SEGURANÇA E QUALIDADE EM
ENDOSCOPIA DIGESTIVA

SEGURANÇA E QUALIDADE EM
ENDOSCOPIA DIGESTIVA

Editores
ANA MARIA ZUCCARO
FAUZE MALUF FILHO
JAIRO SILVA ALVES

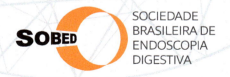
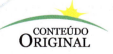

Segurança e Qualidade em Endoscopia Digestiva

Produção editorial: 3Pontos Apoio Editorial Ltda.

Copydesk: Editora dos Editores

Revisão: Tânia Cotrim

Diagramação e projeto: 3Pontos Apoio Editorial Ltda.

Capa: Débora Moreira Lemos Alves e Silva

© 2023 Editora dos Editores

Todos os direitos reservados. Nenhuma parte deste livro poderá ser reproduzida, sejam quais forem os meios empregados, sem a permissão, por escrito, das editoras. Aos infratores aplicam-se as sanções previstas nos artigos 102, 104, 106 e 107 da Lei nº 9.610, de 19 de fevereiro de 1998.

ISBN: 978-85-85162-59-7

Editora dos Editores

São Paulo: Rua Marquês de Itu, 408 - sala 104 – Centro.
(11) 2538-3117

Rio de Janeiro: Rua Visconde de Pirajá, 547 - sala 1121 – Ipanema.

www.editoradoseditores.com.br

Atendimento eE Interativo
(11) 98308-0227

Impresso no Brasil
Printed in Brazil
1ª impressão – 2023

Este livro foi criteriosamente selecionado e aprovado por um Editor científico da área em que se inclui. A Editora dos Editores assume o compromisso de delegar a decisão da publicação de seus livros a professores e formadores de opinião com notório saber em suas respectivas áreas de atuação profissional e acadêmica, sem a interferência de seus controladores e gestores, cujo objetivo é lhe entregar o melhor conteúdo para sua formação e atualização profissional. Desejamos-lhe uma boa leitura!

Dados Internacionais de Catalogação na Publicação (CIP)
Angélica Ilacqua CRB-8/7057

Segurança e qualidade em endoscopia digestiva / editado por Ana Maria Zuccaro, Fauze Maluf Filho, Jairo Silva Alves. - São Paulo : Editora dos Editores, 2023.
492 p. : il., color.

Bibliografia
ISBN 978-85-85162-59-7

1. Endoscopia 2. Sistema gastrointestinal I. Zuccaro, Ana Maria II. Maluf Filho, Fauze III. Alves, Jairo Silva

22-6727   CDD 611.3

Índices para catálogo sistemático:

Índices para catálogo sistemático:
1. Endoscopia

Sobre os Editores

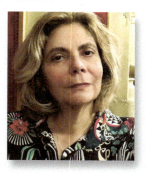

Ana Maria Zuccaro

Mestre em Medicina. Chefe do Serviço de Endoscopia Digestiva do Hospital Federal de Ipanema (HFI). Presidente da Comissão de Ética da Sociedade Brasileira de Endoscopia Digestiva (SOBED), (Biênios 17-18, 19-20, 21-22, 23-24). Ex-Presidente da SOBED RJ. Membro da Câmara Técnica de Endoscopia Digestiva do Conselho Federal de Medicina (CFM) e Conselho Regional de Medicina do Estado do Rio de Janeiro (CREMERJ). Coordenadora da Residência Médica em Endoscopia (CNRM) do HFI. Coordenadora do Centro de Ensino e Treinamento (CET-SOBED-HFI).

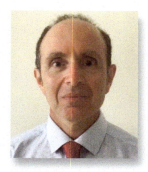

Fauze Maluf Filho

Coordenador do Serviço de Endoscopia Diagnóstica e Intervencionista do Instituto do Câncer da Faculdade de Medicina da Universidade de São Paulo (ICESP/FMUSP).

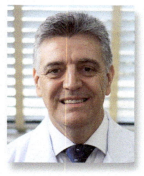

Jairo Silva Alves

Médico Endoscopista. Membro Titular da Sociedade Brasileira de Endoscopia Digestiva (SOBED). Presidente da SOBED (Gestão 2019/2020). Presidente da Comissão de Título de Especialista (Gestão 2008/2010). Endoscopista da Servescopy e Membro do Instituto Alfa de Gastroenterologia do Hospital das Clínicas da Universidade Federal de Minas Gerais (HC-UFMG).

Sobre os Colaboradores

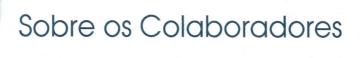

Adriana Marques da Silva

Gerente de enfermagem no Instituto do Câncer do Estado de São Paulo (Icesp-FMUSP).

Adriana Vaz Safatle Ribeiro

Professora livre-docente em cirurgia do aparelho digestivo e coloproctologia do Departamento de Gastroenterologia da Faculdade de Medicina da Universidade de São Paulo (FMUSP). Coordenadora do Serviço de Colonoscopia da disciplina de coloproctologia do Hospital das Clínicas da Faculdade de Medicina da Universidade de São Paulo (HC-FMUSP). Médica assistente do Serviço de Endoscopia do Instituto do Câncer da FMUSP e do Serviço de Endoscopia do Hospital Sírio-Libanês (HSL).

Adriano Chaves de Almeida Filho

Especialista em cardiologia clínica da Sociedade Brasileira de Cardiologia (SBC). Especialista em ecocardiografia da Sociedade Brasileira de Cardiologia (SBC). Instrutor do –do curso Suporte Avançado de Vida em Cardiologia (ACLS) pela American Heart Association (AHA).

Alexandre de Sousa Carlos

Residência em Clínica Médica na Universidade Estadual de Campinas (UNICAMP). Gastroenterologia no Hospital das Clínicas da Faculdade de Medicina da Universidade de São paulo (HC-FMUSP). Endoscopia Digestiva no Centro Diagnóstico em Gastroenterologia do HC-FMUSP. Médico Assistente da Divisão de Gastroenterologia e Hepatologia Clínica do HC-FMUSP. Médico do Corpo Clínico do Hospital Beneficência Portuguesa de São Paulo. Médico do Corpo Clínico do Hospital Sírio Libanês - SP, Unidade Itaim.

Ana Paula Samy Tanaka Kotinda

Médica, cirurgiã-geral e endoscopista gastrointestinal pelo Hospital das Clínicas da Faculdade de Medicina da Universidade de São Paulo (HC-FMUSP). Pós-graduanda em endoscopia digestiva avançada no Hospital Alemão Oswaldo Cruz (HAOC).

Anna Cecília Santana do Amaral

Médica graduada pela Faculdade de Ciências Médicas de Minas Gerais (FCMMG). Cirurgiã--geral pelo Hospital Lifecenter, Belo Horizonte, Minas Gerais. Especialista em endoscopia digestiva pelo Hospital Vera Cruz – Centro de Treinamento SOBED, Belo Horizonte, Minas Gerais. Especializanda em endoscopia digestiva avançada no Instituto Alfa de Gastroenterologia do Hospital das Clínicas da Universidade Federal de Minas Gerais (IAG/HC-UFMG).

Ariela Lourenço Ribeiro Marinho

Enfermeira do Serviço de Endoscopia do Instituto do Câncer do Estado de São Paulo/Faculdade de Medicina da Universidade de são Paulo (Icesp-FMUSP).

Asadur Jorge Tchekmedyian

Chefe do Serviço de Endoscopia Digestiva da Asociación Española. Ex-Presidente da Sociedade Interamericana de Endoscopia Digestiva (SIED) Uruguay.

Bruna Elvira Costa

Enfermeira do Instituto do Câncer do Estado de São Paulo/Faculdade de Medicina da Universidade de são Paulo (Icesp-FMUSP).

Bruno da Costa Martins

Presidente da Sociedade Brasileira de Endoscopia (SOBED) (Gestão 2021-2022). Médico Endoscopista, Membro Titular da SOBED. Médico Assistente do Serviço de Endoscopia Gastrointestinal do Instituto do Câncer do Estado de São Paulo (Icesp) e do Hospital Alemão Oswaldo Cruz, SP. Doutor em Medicina pelo Departamento de Gastroenterologia da Faculdade de Medicina da Universidade de São Paulo (FMUSP).

Carlos Kiyoshi Furuya Junior

Doutor pela Faculdade de Medicina da Universidade de São Paulo (FMUSP). Coordenador do setor de Endoscopia Digestiva Alta do Hospital Alemão Oswaldo Cruz (HAOC) (UV).

Carolina Bortolozzo Graciolli Facanali

Médica voluntária do ambulatório de doenças inflamatórias intestinais do Hospital das Clínicas da Faculdade de Medicina da Universidade de São Paulo (HC-FMUSP). Pós-graduanda pelo Departamento de Gastroenterologia da FMUSP.

Claudia Moraes

Enfermeira chefe do Serviço de Diagnóstico por Imagem e Endoscopia do Hospital Universitário da Universidade de São Paulo (USP).

Claudia Regina Machado

Professora adjunta da Faculdade de Ciências Médicas da Universidade do Estado do Rio de Janeiro (UERJ) na disciplina de anestesiologia. Doutora em saúde pública pelo Instituto de Medicina Social na UERJ. Pós-graduada em qualidade e segurança do paciente pela Fundação Oswaldo Cruz (Fiocruz).

Claudio Lyoiti Hashimoto

Residência em Clínica Médica no Hospital das Clínicas da Universidade Federal do Paraná (HC-UFPR). Gastroenterologia no Hospital das Clínicas da Faculdade de Medicina da Universidade de São Paulo (HC-FMUSP). Endoscopia no HC-FMUSP. Estágio no *National Cancer Center Hospital* – Tóquio – Japão. Doutorado em Gastroenterologia na FMUSP. MBA Gestão de Clínicas e Hospitais da Faculdade Getúlio Vargas (FVG). Coordenador Médico do Centro de Diagnóstico em Gastroenterologia do HC-FMUSP. Médico do Corpo Clínico do Hospital Santa Cruz – SP. Médico do Corpo Clínico do Serviço de Endoscopia do Hospital Sírio Libanês (HSL), SP.

Daniela Medeiros Milhomem Cardoso

Médica Endoscopista, Membro Titular da Sociedade Brasileira de Endoscopia (SOBED). Mestre em Ciencias da Saúde pela Universidade Federal de Goiás (UFG). Endoscopista do Hospital das Clínicas da Universidade Federal de Goiás (HC-UFG) e do Hospital Geral de Goiânia (HGG).

Diogo Freitas Cardoso de Azevedo

Doutor em ciências pela Faculdade de Medicina da Universidade de São Paulo (FMUSP). Especialista em ecocardiografia pela Sociedade Brasileira de Cardiologia (SBC).

Djalma Coelho

Mestre e doutor em cirurgia pela Universidade Federal do Rio de Janeiro (UFRJ). Ex-presidente da Sociedade Brasileira de Endoscopia Digestiva (SOBED) (Biênio 2018-2020). Professor adjunto no Departamento de Cirurgia da Universidade Estácio de Sá (UNESA-RJ). Membro da Câmara Técnica de Endoscopia Digestiva do Conselho Federal de Medicina (CFM) e do Conselho Regional de Medicina do Rio de Janeiro (CREMERJ). Membro da Comissão Científica da SOBED. Membro Titular da SOBED.

Edson Ide

Mestre em Ciências Médicas pela Universidade de São Paulo (USP). Médico supervisor do Serviço de Endoscopia Gastrointestinal do Hospital das Clínicas da Faculdade de Medicina da Universidade de São Paulo (HC-FMUSP). Presidente da Comissão de Avaliação e Credenciamento dos Centros de Treinamento da Sociedade Brasileira de Endoscopia Digestiva (SOBED) (Gestão 2021-2022).

Eduardo Guimarães Hourneaux de Moura

Professor livre-docente do Departamento de Gastroenterologia da Faculdade de Medicina da Universidade de São Paulo (FMUSP). Diretor do Serviço de Endoscopia Gastrointestinal do Hospital das Clínicas da Faculdade de Medicina da Universidade de São Paulo (HC-FMUSP). Coordenador do Programa de Residência Médica em Endoscopia da FMUSP. Professor do Programa de Pós-graduação da FMUSP.

Elaine Aparecida da Silva

Gerente de enfermagem do Instituto do Câncer do Estado de São Paulo (Icesp-FMUSP).

Elaine Jéssica Laranjeira Lima

Médica graduada pelas Faculdades Unidas do Norte de Minas (FUNORTE). Especialista em clínica médica pelo Hospital Regional de Barbacena Dr. José Américo (HRB-JA). Gastroenterologista pelo Hospital Universitário Federal de Juiz de Fora (UFJF). Residente de endoscopia digestiva no Instituto Alfa de Gastroenterologia do Hospital das Clínicas da Universidade Federal de Minas Gerais (IAG/HC-UFMG).

Eliseo Vaño

Catedrático de Física, Médico do Departamento de Radiologia Faculdade de Medicina da Universidade Complutense de Madrid España.

Elizeteh Oliveira Guterres

Coordenadora de enfermagem do Serviço de Endoscopia do Instituto do Câncer do Estado de São Paulo/Faculdade de Medicina da Universidade de São Paulo (Icesp-FMUSP).

Flavio Hayato Ejima

Membro titular da Sociedade Brasileira de Endoscopia Digestiva (SOBED). Membro titular da Federação Brasileira de Gastroenterologia (FBG). Médico gastroenterologista da Secretaria de Saúde do Distrito Federal (SES-DF). Membro da Comissão Cientifica da SOBED.

Francisco Javier Rosales Espizua

Chefe do Serviço de Proteção Radiológica do Hospital Universitário Basurto. Osakidetza - Serviço Básico de Saúde – España

Gabriela Castro de Rezende

Médica graduada pela Universidade Federal de Juiz de Fora (UFJF). Especialista em clínica médica pelo Instituto da Previdência dos Servidores do Estado de Minas Gerais (IPSEMG). Gastroenterologista pelo Hospital Universitário da Universidade Federal de Juiz de Fora (UFJF). Residente em endoscopia digestiva no Hospital das Clínicas da Universidade Federal de Minas Gerais (HC-UFMG).

Gustavo de Paula Andrade

Professor Livre-docente do Departamento de Gastroenterologia da Faculdade de Medicina da Universidade de São Paulo (FMUSP). Coordenador Médico do Serviço de Endoscopia do Hospital Israelita Albert Einsten (HIAE). Médico do Serviço de Endoscopia do Instituto do Câncer do estado de são Paulo (ICESP).

Gustavo Rosa de Almeida Lima

Mestre em cirurgia e medicina translacional pela Faculdade de Medicina de Botucatu (FMB--Unesp). Especialista em endoscopia oncológica pelo Instituto do Câncer da Faculdade de Medicina da Universidade de São Paulo (Icesp-FMUSP). Médico endoscopista pelo Hospital das Clínicas da Faculdade de Medicina de Botucatu (HCFMB).

Gustavo Werneck Ejima

Médico residente de clínica médica do Hospital do Servidor Público Estadual de São Paulo (Iamspe)

Heitor Akira Kuramoto

Diretor da engenharia clínica do Instituto do Câncer do Estado de São Paulo (Icesp-FMUSP).

João Cláudio Soares de Sousa

Médico graduado pela Universidade Federal de Minas Gerais (UFMG). Cirurgião-geral pelo Hospital Júlia Kubitscheck – Fundação Hospitalar do Estado de Minas Gerais (FHEMIG). Cirurgião do aparelho digestivo pelo Hospital Governador Israel Pinheiro – Instituto da Previdência dos Servidores do Estado de Minas Gerais (IPSEMG). Residente em endoscopia digestiva no Hospital das Clínicas da Universidade Federal de Minas Gerais (HC-UFMG).

João Francisco Possari

Gerente de enfermagem do Instituto do Câncer do Estado de São Paulo/Faculdade de Medicina da Universidade de São Paulo (Icesp-FMUSP).

Joel Fernandez de Oliveira

Mestre em gastroenterologia pela Faculdade de Medicina da Universidade de São Paulo (FMUSP). Endoscopista do Hospital Nipo-Brasileiro (HNB), do Hospital Alemão Oswaldo Cruz (HAOC), do Alta Excelência Diagnóstica e do Hospital Vila Nova Star.

José Alejandro Bullón

Consultor jurídico da Sociedade Brasileira de Endoscopia Digestiva (SOBED).

José Flávio Ernesto Coelho

Professor adjunto da Faculdade de Medicinada Universidade Federal do Rio de Janeiro (FMUFRJ). Doutor em medicina pelo Instituo Federal do Rio de Janeiro (IFRJ). Membro titular e Fundador da dor da Sociedade Brasileira de Endoscopia Digestiva (SOBED).

Julia Mayumi Gregorio

Cirurgiã-geral pelo Hospital Municipal Dr. Mário Gatti (HMMG). Médica do Programa de Residência Médica em Endoscopia Digestiva do Hospital Alemão Oswaldo Cruz (HAOC).

Keila Pereira Tomaz Costa

Enfermeira coordenadora do Serviço de Endoscopia do Hospital Santa Luzia na Rede D'Or. Membro da Comissão de Enfermagem da Sociedade Brasileira de Endoscopia Digestiva (SOBED).

Lincoln Eduardo Vieira Ferreira

Mestre e Doutor em Gastroenterologia pela Universidade Federal de São Paulo (UNIFESP). Pós-Doutorado na Mayo Clinic Rochester, EUA. Médico Titular da sOCIEDADE bRASILEIRA DE eNDOSCOPIA dIGESTIVA (SOBED).

Luciano Andrey Ferreira Bicalho

Diretor da Clínica Serviendos – Governador Valadares - MG. Presidente Seccional Leste da Sociedade Brasileira de Endoscopia Digestiva (SOBED-MG). Membro do comitê radioproteção da SIEDBrazil.

Luiza Rogério

Médica graduada pela Faculdade de Medicina da Universidade Federal de Minas Gerais (UFMG). Cirurgiã-geral pelo Hospital Alberto Cavalcanti (HAC-FHEMIG). Coloproctologista pelo Hospital das Clínicas da Universidade Federal de Minas Gerais (HC-UFMG). Residente de endoscopia digestiva no Instituto Alfa de Gastroenterologia do Hospital das Clínicas da Universidade Federal de Minas Gerais (IAG/HC-UFMG).

Marcela Paes Rosado Terra

Médica assistente do Centro de Diagnóstico em Gastroenterologia (CDG-FMUSP), especialista em endoscopia pela Sociedade Brasileira de Endoscopia Digestiva (SOBED) e em gastroenterologia pela Federação Brasileira de Gastroenterologia (FBG). Residência em endoscopia e gastroenterologia pelo Hospital das Clínicas da Faculdade de Medicina da Universidade de São Paulo (HC-FMUSP). Graduada em medicina pela Universidade Federal de Juiz de Fora (UFJF).

Márcia M. Noya Rabelo

Coordenadora do Serviço de Cardiologia do Hospital São Rafael na Rede D'Or São Luiz – Bahia. Coordenadora do Serviço de Cardiologia do Hospital Aliança na Rede D'Or São Luiz – Bahia. Professora na Escola Bahiana de Medicina de Saúde Pública. Doutora em medicina e saúde humana pela Escola Bahiana de Medicina de Saúde Pública. Mestre em biotecnologia e terapia celular pela Fundação Oswaldo Cruz (Fiocruz) – Bahia.

Márcio Roberto Facanali Júnior

Médico titular da Federação Brasileira de Gastroenterologia (FBG) e especialista em endoscopia digestiva pela Sociedade Brasileira de Endoscopia Digestiva (SBED). Pós-graduando pelo Departamento de Gastroenterologia da Faculdade de Medicina da Universidade de São Paulo (FMUSP).

Marcus Vinícius Gonçalves Moreira

Médico graduado pela Universidade de Itaúna (UIT). Pediatra pelo Complexo de Saúde São João de Deus (CSSJD). Gastroenterologista pediátrico pelo Hospital das Clínicas da Universidade Federal de Minas Gerais (HC-UFMG). Residente em endoscopia digestiva no Hospital das Clínicas da Universidade Federal de Minas Gerais (UC-UFMG).

Maria Socorro Vasconcelos Pereira da Silva

Coordenadora de enfermagem do Centro de Material e Esterilização do Instituto do Câncer do Estado de São Paulo (Icesp-FMUSP).

Maria Sonia Batista

Enfermeira pelo Centro Universitário Celso Lisboa. Pós-graduada em enfermagem em oncologia clínica pela Universidade Veiga de Almeida (UVA-RJ). Especialista em enfermagem em endoscopia pelo Centro de Estudo e Pesquisa do Hospital Sírio-Libanês (HSL-SP). Integrante da Comissão de Enfermagem do Grupo de Estudos de Doenças Inflamatórias Intestinais do Brasil (GEDIIB). Enfermeira-gerente da Clínica Katz Endoimagem do Rio de Janeiro.

Mateus Pereira Funari

Médico assistente do Serviço de Endoscopia e Gastrointestinal do Hospital das Clínicas da Faculdade de Medicina da Universidade de São Paulo (HC-FMUSP). Mestre em Ciências em Gastroenterologia pela FMUSP. Doutorando pela FMUSP. Médico Endoscopista do Hospital Vila Nova Star - Rede D'OR. Médico Endoscopista da DASA (Hospital Nove de Julho e Alta)

Nelson Miyajima

Médico assistente do Serviço de Endoscopia do Hospital das Clínicas da Faculdade de Medicina da Universidade de São Paulo (HC-FMUSP). Coordenador médico do Serviço de Endoscopia do Hospital Nipo-Brasileiro de São Paulo (HNB-SP).

Patricia de Paulo Rocha Thudor Dragojevic

Médico assistente do Setor de Endoscopia do Hospital Beneficência Portuguesa de São Paulo (HBP-SP). Médica assistente do Setor de Endoscopia do Hospital Beneficência Portuguesa Mirante de São Paulo. Médica assistente do setor de endoscopia do Hospital Santa Isabel (Santa Casa-SP). Médica assistente do Hospital Salvalus. Especialista em medicina do trabalho na Faculdade de Medicina da Universidade de São Paulo (FMUSP). Membro Titular da Sociedade Brasileira de Endoscopia Digestiva (SOBED).

Paulo Fernando Souto Bittencourt

Mestrado e doutorado em Medicina pela Universidade Federal de Minas Gerais (UFMG). Endoscopista do Hospital Felicio Rocho, BH. Membro Titular da Sociedade Brasileira de Endoscopia Digestiva (SOBED).

Paulo Roberto Rodrigues Bicalho

Professor de Técnica Operatória da Universidade Federal de Juiz de Fora (UFJF).

Renato Luz

Endoscopista e cirurgião pela Universidade Estadual de Campinas (Unicamp). Mestre em gastroenterologia cirúrgica pela Universidade Federal de São Paulo(Unifesp). Responsável pelo Setor de Colonoscopia do Hospital Santa Catarina. Chefe de Clínica Endoscópica do Serviço de Endoscopia do Hospital do Servidor Público Estadual de São Paulo (Iamspe). Presidente da Sociedade Brasileira de Endoscopia Digestiva (SOBED) (Biênio 2019- 2020). Titular Pela Sobed-CBC-CBCD.

Ricardo Anuar Dib

Médico Endoscopista. Membro Titular da Sociedade Brasileira de Endoscopia Digestiva (SOBED). Coordenador do Serviço de Endoscopia Gastrointestinal do Dasa Diagnóstico da America – SP. Mestre em Gastroenterologia Clínica pela Faculdade de Medicina da Universidade de Sao Paulo (FMUSP).

Roberta Cambraia Cunha Ferreira

Especialista em endoscopia digestiva pela Sociedade Brasileira de Endoscopia Digestiva (SOBED). Médica assistente do Serviço de Gastroenterologia e Endoscopia do Hospital do Servidor Público Estadual de São Paulo (Iamspe). Médica endoscopista do Hospital Beneficência Portuguesa de São Paulo. Médica endoscopista da rede Prevent Senior, SP.

Simone Diniz Carvalho

Especialista em pediatria e gastroenterologia pediátrica pela Sociedade Brasileira de Pediatria (SBP). Gastroenterologista e endoscopista pediátrica do Hospital das Clínicas da

Universidade Federal de Minas Gerais (HC-UFMG). Membro Titular da Sociedade Brasileira de Endoscopia Digestiva (SOBED). Mestre em saúde da criança e do adolescente pela Faculdade de Medicina da UFMG.

Simone Guaraldi

Médica-pesquisadora do Programa de Carcinogênese Molecular e do Setor de Endoscopia do Hospital do Câncer I (INCA/RJ). Membro Titular da Sociedade Brasileira de Endoscopia Digestiva (SOBED). Especialização em Endoscopia das Vias Biliares e Pâncreas pelo Wellesley Hospital - Toronto - Canadá. Especialização em Ecoendoscopia pelo Institut Paoli--Calmettes - Marselha - França. Mestre em Ecoendoscopia pela Universidade Federal do Rio de Janeiro (UFRJ/RJ). Doutora em Oncologia pelo INCA/RJ. Coordenadora substituta de Ensino – INCA/RJ.

Sylon Ribeiro de Britto Júnior

Coordenador do Serviço de Endoscopia do Aparelho Digestivo do Hospital São Rafael na Rede D'Or São Luiz – Bahia. Coordenador do Programa de Residência Médica em Endoscopia Digestiva do Hospital São Rafael na Rede D'Or São Luiz   – Bahia. Médico dndoscopista do Centro de Hemorragia Digestiva no Hospital Geral Roberto Santos – Bahia. Especialista em endoscopia digestiva da Sociedade Brasileira de Endoscopia Digestiva (SOBED). Especialista em gastroenterologia da Federação Brasileira de Gastroenterologia (FBG). Conselheiro no Conselho Regional de Medicina do Estado da Bahia (CREMEB) (2018-2023). Coordenador da Câmara Técnica de Gastroenterologia e Endoscopia Digestiva do CREMEB (2018-2023)

Tomazo Antonio Prince Franzini

Médico assistente do Serviço de Endoscopia Gastrointestinal do Hospital das Clínicas da Faculdade de Medicina da Universidade de São Paulo (HC-FMUSP). Doutor em Ciências em Gastroenterologia pela FMUSP. MBA em Gestão de Saúde pela Fundação Getúlio Vargas (FGV). Diretor Executivo da Sociedade Brasileira de Endoscopia Digestiva (SOBED) (Biênio 21/22). Presidente eleito pela SOBED -SP (Biênio 23/24). Médico Endoscopista do Hospital Vila Nova Star - Rede D'OR. Médico Cooperado da Unimed Limeira. Coordenador da Endoscopia do Hospital Unimed Limeira e Coordenador Médico Endoscopia da DASA.

Agradecimentos

Desde a sua fundação, a SOBED, através de profissionais dedicados a boa prática em endoscopia, tem se dedicado a difundir os processos envolvidos na realização de uma endoscopia segura e de qualidade. Agradecemos a persistência e a grandeza dos nossos associados ao abraçar o conhecimento como objeto essencial de nosso trabalho.

Agradecemos também, a todos os autores que trabalharam na confecção deste livro, primeiro de uma série.

Ana, Fauze e Jairo.

Abreviaturas

AMB	Associação Médica Brasileira
ANVISA	Agência Nacional de Vigilância Sanitária
ASGE	American Society for Gastrointestinal Endoscopy
CBC	Colégio Brasileiro de Cirurgiões
CREMERJ	Conselho Estadual de Medicina do Rio de Janeiro
CFM	Conselho Federal de Medicina
CRM	Conselho Regional de Medicina
CNRM	Comissão Nacional de Residência Médica
EA	Eventos Adversos
EPI	Equipamentos de proteção individual
ESGE	European Society for Gastrointestinal Endoscopy
MBE	Medicina baseada em evidências
MBV	Medicina baseada em valor
MS	Ministério da Saúde
PCR	Parada Cardiorrespiratória
PIB	Produto interno bruto
RDC	Resolução da Diretoria Colegiada
RT	Responsável Técnico
WHO	Word Health Organization

Prefácio

ENDOSCOPIA SEGURA E DE QUALIDADE Há pouco mais de meio século iniciava-se uma nova especialidade no Brasil pelas mãos competentes de grandes mestres visionários e curiosos, que traziam da Europa, da Ásia e dos Estados Unidos um novo método propedêutico para as doenças do aparelho digestivo. Nossos endoscopistas pioneiros trouxeram o aprendizado de anos de estudo com os primeiros endoscopistas mundo afora. Em 1975, fundaram a Sociedade Brasileira de Endoscopia Digestiva (SOBED) com o objetivo de agregar todos os interessados na prática e no desenvolvimento da endoscopia digestiva em nosso país. A transformação rápida dos aparelhos de endoscopia, incorporando tecnologias da óptica e da eletrônica, junto com a pesquisa e o desenvolvimento de novas técnicas diagnósticas e terapêuticas, aliadas à rápida difusão desse conhecimento, levaram à evolução surpreendente da *endoscopia digestiva* em curto espaço de tempo. A interface junto à gastroenterologia se estendeu à cirurgia, radiologia e coloproctologia, fazendo muitos não conseguirem ver o surgimento de uma nova especialidade médica que, como uma especialidade madura, com gradual evolução de um método diagnóstico para procedimentos terapêuticos de alta complexidade e resolutividade, teve desde o início os objetivos precípuos da qualidade dos procedimentos e a segurança tanto para o paciente quanto para o endoscopista e a equipe de saúde especializada.

Este livro buscou agrupar para o endoscopista todo o conhecimento acumulado que deve orientar a sua prática diária. Os principais aspectos relacionados à qualidade e à segurança do ato endoscópico estão contemplados em 31 capítulos. A parceria entre a SOBED, os órgãos reguladores (CFM e ANVISA) e a Associação Médica Brasileira (AMB) está demostrada em cada linha. Em temas já estudados e amadurecidos por Sociedades Médicas parceiras (ASGE, ESGE e JEGS), como a definição dos critérios de qualidade relacionados aos procedimentos específicos, o conhecimento já publicado foi reproduzido com a devida referência. Caminhamos através de reflexões sobre todo o trabalho produzido na literatura mundial, as diferenças e a aplicabilidade para a realidade de um país continental e desigual e suas legislações. O fruto dessas reflexões profundas foi aplicado na formação do endoscopista, nas condições necessárias para o ensino e o aprendizado das diferentes técnicas endoscópicas, seus aspectos éticos, a importância da relação médico-paciente adequada e demais capacitações necessárias para o atendimento qualificado.

Apresentamos o primeiro livro que trata, especificamente, de tudo o que envolve a qualidade e a segurança em *endoscopia digestiva*. Esses dois parâmetros da assistência se iniciam na formação do especialista e devem ser aplicados na prática médica, reproduzível em todo o país e não apenas nos grandes centros. A SOBED se envolveu, desde a sua fundação, com a qualificação, o fornecimento e a troca de conhecimento. Evoluímos e hoje temos dezenas de Centros de Treinamento em Endoscopia, com programas bem definidos, acompanhados pela comissão do Centro de Ensino e Treinamento (CET), com amplo conteúdo científico à disposição do discente.

O leitor terá à sua disposição todas as normas para a estruturação de um centro de endoscopia, discussão sobre a regulamentação de todos os atos médicos dos profissionais envolvidos e da enfermagem, ampla descrição dos critérios de qualidade atuais em cada procedimento e do consentimento livre e informado ao paciente (TCLI).

A SOBED, ao longo de seus 46 anos, buscou incessantemente, além da difusão do conhecimento para todos os endoscopistas brasileiros, parametrizar a qualidade e exigir a segurança para o paciente em cada procedimento endoscópico. Construímos, dessa maneira, uma sociedade médica com associados de excelência. Nesta obra, contamos com a participação desses colegas que transpuseram para a escrita sua experiência cotidiana.

Os três editores desta obra acompanharam toda a evolução da endoscopia digestiva nas últimas três décadas:a evolução técnica que ultrapassou os limites da fibra óptica e permitiu o ingresso da endoscopia no mundo da eletrônica e da tecnologia digital; a evolução do conhecimento científico no diagnóstico e tratamento das lesões do trato digestivo com alto rendimento; e a evolução da percepção de nossa função, quando então passamos a compreender que o ato endoscópico necessita do *especialista em endoscopia digestiva*.

Como médicos, temos o dever de oferecer ao paciente o diagnóstico qualificado e o melhor tratamento adequado para o seu caso específico. Cada ser humano é uno, e protocolos não são linhas pétreas, mas, sim, apenas compilações do conhecimento naquele momento em que devem ser adaptadas caso a caso. Isso deve ser realizado com a participação do paciente nessa tomada de decisão, ouvindo suas questões individuais e culturais e tendo-se sempre o cuidado necessário para reduzir drasticamente os possíveis danos que podem ocorrer durante a assistência médica. Como a medicina é uma ciência em constante evolução, atualmente essa conduta tem o nome de "medicina centrada no paciente". Isto não é novidade. A medicina sempre foi centrada no paciente, visando, principalmente, a sua segurança. Desde a era hipocrática da medicina, com recursos escassos de tratamento, já existia o ensinamento de que, antes de tudo, não deveríamos causar danos aos pacientes.

É com enorme orgulho que, através da SOBED, apresentamos pela primeira vez uma obra completamente voltada para a segurança e a qualidade em endoscopia digestiva.

ANA MARIA ZUCCARO

FAUZE MALUF FILHO

JAIRO SILVA ALVES

Sumário

MÓDULO 1

ESTRUTURA DOS SERVIÇOS DE ENDOSCOPIA DIGESTIVA 1

1. Legislações Aplicadas à Especialidade Médica – Endoscopia Digestiva 3
   - José Alejandro Bullón

2. Responsável Técnico: Atribuições e Responsabilidades 13
   - Ana Maria Zuccaro

3. Área Física: Detalhamento 19
   - Heitor Akira Kuramoto

4. Videoendoscópios, Bisturis Elétricos, Equipamentos de Proteção Individual e
   Aparelhos de Suporte de Vida 31
   - Ariela Lourenço Ribeiro Marinho • Elizeteh Oliveira Guterres
   - Elaine Aparecida da Silva • Adriana Marques da Silva • Claudia Moraes

5. Desinfecção, Esterilização e Guarda dos Aparelhos Endoscópicos 41
   - Bruna Elvira Costa • Maria Socorro Vasconcelos Pereira da Silva
   - Claudia Moraes • Ariela Lourenço Ribeiro Marinho • Elizeteh Oliveira Guterres
   - Elaine Aparecida da Silva • Adriana Marques da Silva • João Francisco Possari

6. Gerência de Enfermagem no Serviço de Endoscopia 53
   - Maria Sonia Batista

MÓDULO 2

SEGURANÇA EM ENDOSCOPIA DIGESTIVA 73

7. Segurança do Paciente na Endoscopia Digestiva Baseado nos Critérios da OMS 75
   - Claudia Regina Machado

Segurança e Qualidade em Endoscopia Digestiva

8. Segurança em Endoscopia Digestiva 87
   - Ana Maria Zuccaro

9. Sedação em Endoscopia Diagnóstica e Terapêutica 113
   - Claudio Lyoiti Hashimoto • Alexandre de Sousa Carlos

MÓDULO 3

QUALIDADE EM ENDOSCOPIA DIGESTIVA 135

10. Qualidade em Endoscopia Digestiva Alta 137
    - Joel Fernandez de Oliveira • Nelson Miyajima

11. Qualidade em Colonoscopia 151
    - Lincoln Eduardo Vieira Ferreira

12. Qualidade em CPRE 171
    - Tomazo Antonio Prince Franzini • Mateus Pereira Funari

13. Qualidade em Ecoendoscopia 181
    - Gustavo Rosa de Almeida Lima • Fauze Maluf Filho

14. Qualidade em Enteroscopia Assistida por Balão 193
    - Adriana Vaz Safatle-Ribeiro • Márcio Roberto Facanali Júnior
    - Carolina Bortolozzo Graciolli Facanali

15. Qualidade em Procedimentos Terapêuticos Avançados 209
    - Mateus Pereira Funari • Eduardo Guimarães Hourneaux de Moura

MÓDULO 4

CONSENTIMENTO INFORMADO 227

16. Consentimento Livre e Esclarecido: Aspectos Éticos e Jurídicos 229
    - José Alejandro Bullón

17. Consentimento Informado em Exames Diagnósticos e Procedimentos
    Terapêuticos 239
    - Flavio Hayato Ejima • Keila Pereira Tomaz Costa • Gustavo Werneck Ejima

18. Termo de Consentimento Livre e Esclarecido em Pesquisa 267
    - Simone Guaraldi

MÓDULO 5

CAPACITAÇÃO DO PROFISSIONAL POR NÍVEIS DE COMPLEXIDADE DOS PROCEDIMENTOS – RECOMENDAÇÕES 277

19. A Importância do Título de Especialista em Endoscopia Digestiva 279
- Jairo Silva Alves

20. Capacitação para Exames Diagnósticos e Procedimentos Terapêuticos Básicos em Endoscopia Digestiva Alta e Colonoscopia 285
- Edson Ide • Julia Mayumi Gregorio • Ana Paula Samy Tanaka Kotinda
- Carlos Kiyoshi Furuya Junior

21. Vias Biliares e Pâncreas..299
- Djalma Coelho • José Flávio Coelho

22. Treinamento em Ecoendoscopia.. 323
- Gustavo Rosa de Almeida Lima
- Fauze Maluf Filho

23. Procedimentos Terapêuticos Complexos 331
- Renato Luz

MÓDULO 6

SEGURANÇA E QUALIDADE NO ATENDIMENTO ÀS INTERCORRÊNCIAS E PCR 351

24. Protocolo de Atendimento à PCR (Suportes Básico e Avançado de Vida) 353
- Adriano Chaves de Almeida Filho • Márcia M. Noya Rabelo
- Diogo Freitas Cardoso de Azevedo • Sylon Ribeiro de Britto Júnior

25. Suporte Avançado de Vida em Endoscopia (save-eN): Alterações Respiratórias e Anafilaxia...369
- Claudio Lyoiti Hashimoto • Marcela Paes Rosado Terra

MÓDULO 7

SEGURANÇA DO ENDOSCOPISTA 381

26. Ergonomia e Prevenção das Lesões Osteomusculares..383
- Patricia de Paulo Rocha Thudor Dragojevic • Roberta Cambraia Cunha Ferreira

27. Radioproteção em Endoscopia 395
- Asadur Jorge Tchekmedyian • Luciano Andrey Ferreira Bicalho
- Francisco Javier Rosales Espizua • Paulo Roberto Rodrigues Bicalho • Eliseo Vaño

28. Endoscopia Digestiva e a Pandemia por SARS-CoV-2 413
- Tomazo Antonio Prince Franzini • Ana Paula Samy Tanaka Kotinda
- Ana Maria Zuccaro • Jairo Silva Alves • Daniela Medeiros Milhomem Cardoso
- Bruno da Costa Martins • Ricardo Anuar Dib

29. Proteção Contra Infecções e Contaminações 425
- Jairo Silva Alves • Gabriela Castro de Rezende • João Cláudio Soares de Sousa
- Marcus Vinícius Gonçalves Moreira

30. Conduta nas Complicações Endoscópicas 439
- Anna Cecília Santana do Amaral • Luiza Rogério
- Elaine Jéssica Laranjeira Lima • Gustavo de Paula Andrade

31. Qualidade e Segurança em Endoscopia Digestiva Pediátrica 453
- Paulo Fernando Souto Bittencourt • Simone Diniz Carvalho

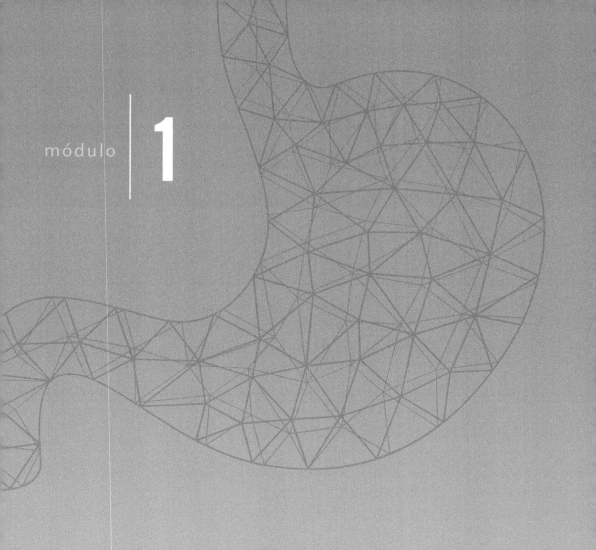

módulo 1

ESTRUTURA DOS SERVIÇOS DE ENDOSCOPIA DIGESTIVA

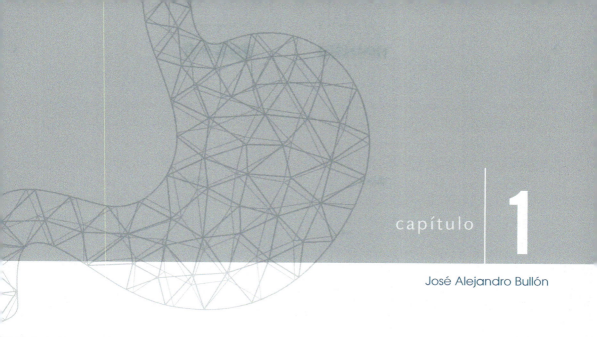

capítulo 1

José Alejandro Bullón

Legislações Aplicadas à Especialidade Médica – Endoscopia Digestiva

Num mundo onde a cada dia existe mais uma interconexão de conhecimento, estudos multidisciplinares e especialização mais aprofundada em determinadas áreas de atuação, como a Medicina por exemplo, é necessário discorrer sobre as legislações envolvendo especificamente a Especialidade Médica da Endoscopia Digestiva.

Neste arrazoado, analisaremos as normas gerais aplicadas à especialidade, não exclusivamente, até a chegada da resolução da Diretoria Colegiada da Agência Nacional de Vigilância Sanitária (ANVISA) nº 6, de 1º de março de 2013, publicada no dia 4 de março, que regulamentou as boas práticas do funcionamento dos serviços de saúde públicos e privados de endoscopia. Buscando, finalmente, apresentar e orientar o cumprimento dos requisitos dispostos na normativa aplicada à especialidade médica.

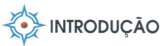 INTRODUÇÃO

Constata-se como importante marco a chegada da resolução da Diretoria Colegiada da Agência Nacional de Vigilância Sanitária (ANVISA), nº 6, de 1º de março de 2013, publicada no dia 4 de março, que regulamentou as boas práticas do funcionamento dos serviços de saúde públicos e privados de endoscopia.

Ressalta-se como importante a atual luta frente aos desafios da Covid-19, na qual as práticas relacionadas à especialidade tiveram ainda mais orientações e segurança.

Entende-se que, a partir das disposições regulamentadas de forma específica para a área, deve ser dado a esses requisitos total e fiel cumprimento, visto que asseguram direito para o profissional e qualidade no serviço para seus pacientes.

DA ESPECIALIDADE MÉDICA E ÁREA DE ATUAÇÃO EM ENDOSCOPIA DIGESTIVA

A Lei nº 6.932 de 7 de julho de 1981, tratou de dispor sobre as atividades do médico residente e outras orientações.

Dentre essas orientações, a lei prevê a formação e certificação de especialidades médicas. Veja-se:

§ 4º As certificações de especialidades médicas concedidas pelos Programas de Residência Médica ou pelas associações médicas submetem-se às necessidades do Sistema Único de Saúde (SUS). (Incluído pela Lei nº 12.871, de 2013) (Regulamento).

§ 5º As instituições de que tratam os §§ 1º a 4º deste artigo deverão encaminhar, anualmente, o número de médicos certificados como especialistas, com vistas a possibilitar ao Ministério da Saúde formar o Cadastro Nacional de Especialistas e parametrizar as ações de saúde pública. (Incluído pela Lei nº 12.871, de 2013).

Mais tarde, após a inclusão pela Lei nº 12.871 de 2013, dos dispositivos mencionados acima, houve a edição e publicação do Decreto nº 8.516 de 10 de setembro de 2015. Essa Lei fora publicada com o objetivo de regulamentar a formação do Cadastro Nacional de Especialistas, conforme previa a Lei anterior.

Art. 1º Este Decreto regulamenta a formação do Cadastro Nacional de Especialistas de que tratam o § 4º e § 5º do art. 1º da Lei nº 6.932, de 7 de julho de 1981, e o art. 35 da Lei nº 12.871, de 22 de outubro de 2013.

Art. 2º O Cadastro Nacional de Especialistas reunirá informações relacionadas aos profissionais médicos com o objetivo de subsidiar os Ministérios da Saúde e da Educação na parametrização de ações de saúde pública e de formação em saúde, por meio do dimensionamento do número de médicos, sua especialidade médica, sua formação acadêmica, sua área de atuação e sua distribuição no território nacional.

Parágrafo único. Para fins do disposto neste Decreto, o título de especialista de que tratam os § 3º e § 4º do art. 1º da Lei nº 6.932, de 1981, é aquele concedido pelas sociedades de especialidades, por meio da Associação Médica Brasileira – AMB, ou pelos

capítulo 1   Legislações Aplicadas à Especialidade Médica – Endoscopia Digestiva   **5**

programas de residência médica credenciados pela Comissão Nacional de Residência Médica – CNRM.

Visando os dispositivos acima, o Conselho Federal de Medicina – CFM publicou a Resolução nº 2.148/2016 para homologar a Portaria CMR nº 01/2016 e "normatiza o reconhecimento e o registro das especialidades médicas e respectivas áreas de atuação no âmbito dos Conselhos de Medicina" (CFM, 2016, P. 1).

Atualmente, em Resolução atualizada, qual seja Resolução CFM nº 2.221/2018, consta a relação das Especialidades Médicas reconhecidas e suas respectivas áreas de atuação. Dessa forma, a especialidade médica ora estudada está assim reconhecida:

PORTARIA CME Nº 1/2018

Aprovada pela Resolução CFM nº 2.221/2018

A COMISSÃO MISTA DE ESPECIALIDADES (CME), no uso das atribuições que lhe confere o Decreto nº 8.516, de 10 de setembro de 2015, e considerando o disposto na Lei nº 6.932, de 7 de julho de 1981 e na Lei nº 12.871, de 22 de outubro de 2013, resolve:

Art. 1º **Aprovar a relação de especialidades e áreas de atuação médicas**, abaixo relacionadas.

A) RELAÇÃO DAS ESPECIALIDADES MÉDICAS RECONHECIDAS

   20. Endoscopia

B) RELAÇÃO DAS ÁREAS DE ATUAÇÃO MÉDICAS RECONHECIDAS

   18. Endoscopia digestiva

Apesar de recentes atualizações e normatizações, a presente especialidade médica conta com anos de estudos e inovações, realizados ao longo dos últimos séculos.

BREVES CONSIDERAÇÕES SOBRE AS NORMAS LEGAIS APLICADAS À ESPECIALIDADE MÉDICA

Ao adentrar o tema envolvendo as normas aplicáveis à Especialidade Médica Endoscopia Digestiva, cumpre ressaltar, ainda que suscinto, o conceito de normas e as fases históricas dessas normas aplicáveis ao tema em tela.

De maneira simples e objetiva, pode-se afirmar que as normas são diretrizes, regras, conjunto de padrões capazes de orientar e conduzir o comportamento humano, além de conter critérios que devem ser devidamente respeitados, tendo em vista que muitas normas estão revestidas de determinada sanção.

Assim, no que diz respeito às normas aplicadas à Especialidade de Endoscopia Digestiva, mostra-se no item seguinte as primeiras resoluções envolvendo os serviços e diretrizes.

Ressalta-se que as resoluções iniciais elucidavam mais especificamente as diretrizes gerais e protocolos médicos, sendo que, inicialmente, essas normativas existentes e suas aplicações não continham exclusividade para a especialidade em análise. Contudo, as orientações dispostas possuíam validade para a atuação da especialidade médica de Endoscopia Digestiva.

Resoluções da Agência Nacional de Vigilância Sanitária – ANVISA – Aspectos Gerais

A fim de analisar de forma mais específica as normas aplicáveis aos Serviços de Endoscopia Digestiva, faz-se necessário apontar as normas vigentes. Em 11 de agosto de 2006, foi publicada pela ANVISA a Resolução – RE nº 2.606, com o principal objetivo de tecer diretrizes para "elaboração, validação e implantação de protocolos de reprocessamento de produtos médicos" (Brasil, 2006, p. 1), isso porque visava garantir a devida segurança e eficácia dos produtos médicos.

Similarmente, em 15 de março de 2012, houve a publicação da Resolução – RDC nº 15, contendo como objetivo o estabelecimento de "requisitos de boas práticas para o processamento de produtos para saúde" (Brasil, 2012, p. 1), além de prever requisitos em relação à segurança dos profissionais e especialmente do paciente.

Em síntese, conforme explicado no item anterior, as primeiras resoluções estabeleciam o protocolo e o método referentes à classificação e especificação de produtos e medicamentos, bem como à forma de manuseio, transporte, armazenamento e gestão de resíduos destas substâncias, correspondentes ainda à limpeza e desinfecção de aparelhos endoscópicos.

Da Resolução – RDC nº 6/2013 – Aspectos Específicos

Mais recentemente, a resolução da Diretoria Colegiada da Agência Nacional de Vigilância Sanitária (ANVISA), nº 6, de 1º de março de 2013, publicada no dia 4 de março, regulamentou as boas práticas do funcionamento dos serviços de saúde públicos e privados de endoscopia, que realizam procedimentos endoscópicos, diagnósticos e intervencionistas de forma mais abrangente e específica, o que representa um grande avanço para a especialidade, já que regulamenta um padrão de qualidade que todos os centros e especialistas devem seguir.

A Resolução, para fins de organização, definiu e classificou os serviços de endoscopia, são eles:

Art. 4º Para cumprimento desta Resolução os serviços de endoscopia passam a ser classificados da seguinte forma:

I - serviço de endoscopia tipo I: é aquele que realiza procedimentos endoscópicos sem sedação, com ou sem anestesia tópica;

II - serviço de endoscopia tipo II: é aquele que, além dos procedimentos descritos no inciso I do Art. 4º, realiza ainda procedimentos endoscópicos sob sedação consciente, com medicação passível de reversão com uso de antagonistas;

III - serviço de endoscopia tipo III: serviço de endoscopia que, além dos procedimentos descritos nos incisos I e II do Art. 4º, realiza procedimentos endoscópicos sob qualquer tipo de sedação ou anestesia.

Parágrafo único. Quando não especificada a classificação, as determinações desta Resolução aplicam-se aos três tipos de serviços de endoscopia. (Grifo nosso). (Brasil, 2013, online).

Deve o profissional médico estar atento às classificações bem como à regulamentação de sua atividade, com profissional legalmente habilitado para tanto:

Art. 5º As atividades realizadas nos serviços de endoscopia autônomos e não autônomos devem estar sob responsabilidade de um profissional legalmente habilitado.

O texto apresenta, entre outros pontos, as classificações dos serviços de endoscopia, os processos detalhados, como o registro diário dos procedimentos endoscópicos realizados, contendo data e horário do exame, nome do paciente, data de nascimento, sexo, procedimento realizado, nome do profissional que executou o procedimento e identificação do equipamento, conforme disposição abaixo:

Art. 6º Todo serviço de endoscopia deve possuir:

I - registro diário dos procedimentos endoscópicos realizados, contendo data e horário do exame, nome do paciente, data de nascimento, sexo, procedimento realizado, nome do profissional que executou o procedimento e identificação do equipamento;

II - registro de intercorrências e eventos adversos, contendo data e horário do exame, nome do paciente, data de nascimento, sexo, identificação do equipamento, procedimento realizado, profissional que executou o procedimento e tipo de intercorrência ou evento adverso, além das medidas de suporte prestadas ao paciente;

III - registro de controle das substâncias e medicamentos sujeitos a controle especial (entorpecentes e psicotrópicos) utilizados durante o procedimento endoscópico; de acordo com as normas específicas vigentes; e

IV - registro de acidentes ocupacionais.

Parágrafo único. As exigências determinadas nos incisos I e II podem ser anotadas diretamente no prontuário para unidades tipo I. (Brasil, 2013, online).

Após anos com seguimento a partir de normas gerais, a Resolução – RDC nº 6/2013 surge como um marco para a Especialidade Médica Endoscópica. Isso porque apresenta ao profissional médico que atua na especialidade, todos os processos, atribuições e responsabilidades de forma específica.

Além disso, no tocante à responsabilidade do profissional médico da especialidade, com relação ao seu paciente a norma dispõe que, em situações emergenciais, o serviço de endoscopia deve estar preparado para garantir a estabilização do paciente até que seja possível a sua remoção em condições de segurança ou a sua liberação para o domicílio. Veja:

Art. 10. Em situações emergenciais, o serviço de endoscopia deve estar preparado para garantir a estabilização do paciente até que seja possível a sua remoção em condições de segurança ou a sua liberação para o domicílio.

Parágrafo único. Em situações que impliquem risco de vida, a transferência do paciente para um serviço de saúde de atendimento a urgências deve ser feita obrigatoriamente com o acompanhamento de um profissional legalmente habilitado.

Art. 11. O serviço de endoscopia deve prestar esclarecimentos a seus pacientes, de forma verbal e escrita, sobre os procedimentos propostos, expondo objetivos, evolução esperada, riscos e complicações mais frequentes.

Conforme as disposições acima, resta claro que a recente Resolução garante maior segurança para o profissional médico da especialidade, bem como, e especialmente para seus pacientes.

Nesse sentido, é importante ressaltar que os Serviços de Endoscopia devem promover a capacitação de seus profissionais, o que garantirá a excelência na qualidade dos serviços médicos. O Art. 15 da Resolução elenca o rol dos conteúdos que devem estar presentes na capacitação:

Art. 15. As capacitações devem contemplar conteúdos relacionados aos seguintes temas:

I.   prevenção e controle de infecção em serviços de saúde;

II. uso de Equipamento de Proteção Individual (EPI);

III. higienização das mãos;

IV. processo de limpeza, desinfecção, esterilização, armazenamento, transporte, funcionamento e manuseio dos equipamentos e acessórios;

V. monitoramento da eficácia dos saneantes;

VI. gerenciamento de resíduos; e

VII. atendimento de emergência.

E ainda,

Art. 16. Para a realização de qualquer procedimento endoscópico, que envolva **sedação profunda ou anestesia não tópica são necessários**:

I.   um profissional legalmente habilitado para a realização do procedimento endoscópico; e

capítulo 1 Legislações Aplicadas à Especialidade Médica – Endoscopia Digestiva

II. um profissional legalmente habilitado para promover a sedação profunda ou anestesia, e monitorar o paciente durante todo o procedimento até que o paciente reúna condições para ser transferido para a sala de recuperação.

A Resolução visa, ainda, orientar o profissional médico da especialidade a adequar a infraestrutura física do ambiente de trabalho de acordo com a classificação do serviço disponibilizado:

Art. 18. O serviço de endoscopia deve possuir, no mínimo, os seguintes ambientes:

I. sala de recepção de pacientes;

II. sala de consulta/procedimento;

III. sala para recuperação, exceto para serviços de endoscopia tipo I; e

IV. sala para processamento de equipamentos, acessórios e outros produtos para a saúde, exceto para serviços de endoscopia tipo I.

Parágrafo único. Caso o serviço de endoscopia utilize no processamento produtos químicos para desinfecção de alto nível, independente da classificação do tipo de serviço, a limpeza e desinfecção devem ser realizadas obrigatoriamente na sala de processamento.

Essa legislação é um importante marco na história da especialidade, pois traz parâmetros básicos sobre definições de termos técnicos afetos à Endoscopia Digestiva e principalmente das atribuições do responsável técnico em endoscopia digestiva, das boas práticas nos centros médicos e no processamento de equipamentos e acessórios de forma específica.

DESAFIOS DA ESPECIALIDADE FRENTE AO NOVO CORONAVÍRUS (COVID-19)

No ano de 2020 o mundo enfrentou e ainda enfrenta uma pandemia causada pela Covid-19, e tendo em vista que a Portaria nº 454 de 20 de março de 2020 do Ministério da Saúde declarou o estado de transmissão comunitária do novo coronavírus em todo o território nacional, o Presidente do Conselho Regional de Medicina do Estado do Rio Grande do Sul – CREMERS, considerando a Recomendação nº 03 da Sociedade Brasileira de Endoscopia Digestiva – SOBED, para endoscopia segura durante a pandemia por Coronavírus, publicou importantes recomendações para a atuação na área (Resolução Nº 6, de 25 de março de 2020).

Essas recomendações partiram da análise do serviço, visto que os procedimentos endoscópicos são geradores de aerossóis, assim:

Art. 1º - Todos os pacientes candidatos aos procedimentos endoscópicos passam a ser considerados como RISCO ALTO a partir desta data e enquanto durar a epidemia por coronavírus.

Cuidados constantes e redobrados com a equipe técnica e pacientes tornam-se mais rígidos, tendo o paciente suas responsabilidades, como por exemplo assinar o termo de consentimento informado, além de alertar a equipe sobre sintomas aparentes. Veja:

Art. 4º - Deverá ser realizada a vigilância dos pacientes submetidos a procedimentos endoscópicos neste período, seja orientando-os a alertar o setor por contato telefônico ou via e-mail caso desenvolva sintomas ou confirmação de COVID-19 nos 14 (quatorze) dias seguintes à realização do exame.

Nesse sentido, o profissional médico da especialidade deve, além das disposições contidas na Resolução RDC nº 6/2013, seguir também todos os protocolos de segurança diante da pandemia causada pela Covid-19 dispostos nas Recomendações emitidas pela Sociedade Brasileira de Endoscopia Digestiva – SOBED.

CONSIDERAÇÕES FINAIS

Tratada toda a questão material envolvendo as normas relacionadas à Especialidade Médica, demonstrou-se que a Resolução RDC nº 6/2013 surgiu como um marco para a especialidade, visto que classificou, regulamentou e trouxe orientações importantes para a disponibilização do serviço médico.

Assegurou maior proteção ao profissional médico da especialidade ao cumprir sua função, além de garantir qualidade e segurança no serviço para o paciente. Com essa importante resolução, após longos anos cumprindo normas gerais, a Especialidade Médica de Endoscopia Digestiva consagra sua função social, com norma específica e regulamentada.

Assim, deve o profissional médico que atua na Especialidade Endoscopia, assim como na Área de Atuação de Endoscopia Digestiva, cumprir fielmente as disposições da Resolução referida a fim de que esteja resguardado e possa resguardar também seus pacientes, especialmente diante dos desafios da especialidade frente à pandemia pelo vírus SARS-CoV-2 (Covid-19).

Por fim, e cumprindo sua função social, deve o médico especialista em Endoscopia atentar-se ao Código de Ética Médica, conduzindo suas funções com respeito, segurança e garantia de qualidade, diante de sua profissão tão essencial à humanidade.

BIBLIOGRAFIA CONSULTADA

1. Brasil. Constituição da República Federativa do Brasil. Promulgada em 5 de outubro de 1988. Disponível em: <www.Planalto.gov.br/ccivil_03/constituicao/constituicao.htm>. Acesso em: 20 jan. 2021.

2. _____. Lei Nº 6.932, de 7 de Julho de 1981. Dispõe sobre as atividades do médico residente e dá outras providências. Disponível em: <http://www.planalto.gov.br/ccivil_03/LEIS/L6932.htm>. Acesso em 19 jan. 2021.
3. _____. Lei Nº 12.871, de 22 de outubro de 2013. Institui o Programa Mais Médicos, altera as Leis nº 8.745, de 9 de dezembro de 1993, e nº 6.932, de 7 de julho de 1981, e dá outras providências. Disponível em: < https://bityli.com/FmAT5>. Acesso em 19 jan. 2021.
4. _____. Ministério da Saúde. Agência Nacional de Vigilância Sanitária (ANVISA). Resolução da diretoria colegiada- RDC Nº 6, de 10 de março de 2013. Dispõe sobre os requisitos de Boas Práticas de Funcionamento para os serviços de endoscopia com via de acesso ao organismo por orifícios exclusivamente naturais. Disponível em:<www.anvisa.gov.br/legis>. Acesso em: 20 jan. 2021.
5. _____. Ministério da Saúde. Agência Nacional de Vigilância Sanitária (ANVISA). Resolução RE Nº 2.606 de 11 de agosto de 2006. Dispõe sobre as diretrizes para elaboração, validação e implantação de protocolos de reprocessamento de produtos médicos e dá outras providências. Disponível em:<www.anvisa.gov.br/legis>. Acesso em: 20 jan. 2021.
6. _____. Ministério da Saúde. Agência Nacional de Vigilância Sanitária (ANVISA). Resolução da diretoria colegiada- RDC Nº 15, de 15 de março de 2012. Dispõe sobre requisitos de boas práticas para o processamento de produtos para saúde e dá outras providências. Disponível em:<www.anvisa.gov.br/legis>. Acesso em: 20 jan. 2021.
7. _____. Ministério da Saúde. Agência Nacional de Vigilância Sanitária (ANVISA). Resolução da Diretoria Colegiada – RDC nº 17, de 16 de abril de 2010, dispõe sobre Boas Práticas de fabricação de Medicamentos. Disponível em: <http://bvsms.saude.gov.br/bvs/saudelegis/anvisa/2010/res0017_16_04_2010.html>. Acesso em: 20 jan. 2021.
8. Conselho Federal de Medicina (Brasil). Código de ética médica – Resolução CFM Nº 2.217, de 01 de novembro de 2018. Aprova o Código de Ética Médica. Disponível em: <https://portal.cfm.org.br/images/PDF/cem2019.pdf>. Acesso em: 20 jan. 2021.
9. _____. Resolução nº 2.148, de 22 de julho de 2016. Dispõe sobre a homologação da Portaria CME nº 01/2016, que disciplina o funcionamento da Comissão Mista de Especialidades (CME) [...]. Disponível em: <https://sistemas.cfm.org.br/normas/arquivos/resolucoes/BR/2016/2148_2016.pdf>. Acesso em: 21 jan. 2021.
10. _____. Resolução nº 2.221, de 24 de janeiro de 2019. Homologa a Portaria CME nº 1/2018, que atualiza a relação de especialidades e áreas de atuação médicas aprovadas pela Comissão Mista de Especialidades. Disponível em: <https://sistemas.cfm.org.br/normas/visualizar/resolucoes/BR/2018/2221>. Acesso em: 21 jan. 2021.
11. Conselho Regional De Medicina Do Estado Do Rio Grande Do Sul-CREMERS (Brasil). Resolução nº 6, de 25 de março de 2020. Recomendações para Endoscopia Digestiva durante a Pandemia por Coronavírus. Disponível em: <https://sistemas.cfm.org.br/normas/visualizar/resolucoes/BR/2018/2221 >. Acesso em: 21 jan. 2021.

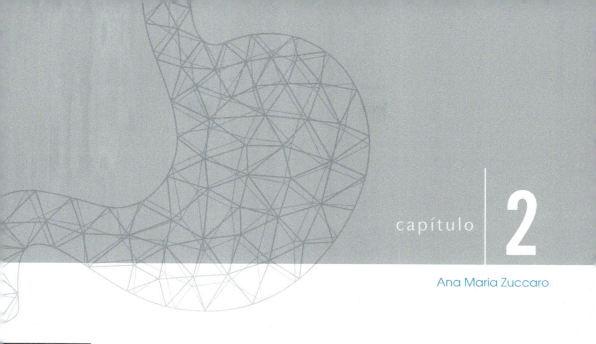

capítulo 2

Ana Maria Zuccaro

Responsável Técnico: Atribuições e Responsabilidades

Para compreendermos as atribuições e responsabilidades do Responsável Técnico de Serviços especializados em Endoscopia, necessitamos atender ao que está disposto nas diversas legislações e regulamentações que regem o nosso exercício profissional.

Para a ANVISA, o Responsável Técnico (RT) de um Serviço de Endoscopia Digestiva, deverá ser um médico especializado em Endoscopia, sendo a pessoa física legalmente habilitada para a adequada cobertura das diversas espécies de processos de produção e na prestação de serviços nas empresas[1]. Neste caso, o profissional legalmente habilitado deverá estar inscrito no Conselho Regional de Medicina e possuir o R.Q.E. em Endoscopia registrado no Conselho Regional de Medicina.

O que significa uma "pessoa física legalmente habilitada?" Esta resposta nos é fornecida pelo Conselho Federal de Medicina através de Pareceres e Resoluções que abordam e atualizam o tema.

No Parecer 2007/13, publicado no D.O.U. em 8 de fevereiro de 2013, e na Resolução 2114/2014, publicada no D.O.U. em 29 de abril, Seção I, p. 104, o Conselho Federal de Medicina dispõe sobre a exigência de Título de Especialista para ocupar o cargo de Diretor Técnico, Supervisor, Coordenador, Chefe ou Responsável Técnico dos serviços assistenciais especializados[2,3].

Parecer 2007/2013:

Art. 1º Para o médico exercer o cargo de diretor técnico ou de supervisão, coordenação, chefia ou responsabilidade médica pelos serviços assistenciais especializados é obrigatória a titulação em especialidade médica, registrada no Conselho Regional de Medicina (CRM), conforme os parâmetros instituídos pela Resolução CFM nº 2.005/2012.

§1º Em instituições que prestam serviços médicos em uma única especialidade, o diretor técnico deverá ser possuidor do título de especialista registrado no CRM na respectiva área de atividade em que os serviços são prestados.

§2º O supervisor, coordenador, chefe ou responsável pelos serviços assistenciais especializados de que fala o *caput* deste artigo somente pode assumir a responsabilidade técnica pelo serviço especializado se possuir Título de Especialista na especialidade oferecida pelo serviço médico, com o devido registro do título junto ao CRM (RQE).

A Resolução CFM 2.114/2014 altera o texto do art. 1º, parágrafos primeiro e segundo do Parecer CFM nº 2.007/2013, para esclarecer que, nas instituições que prestam serviços médicos em uma única especialidade, o diretor técnico deverá ser possuidor do título de especialista registrado no CRM na área de atividade em que os serviços são prestados.

§1º Em instituições que prestam serviços médicos em uma única especialidade, o diretor técnico deverá ser possuidor do título de especialista registrado no CRM na respectiva especialidade em que os serviços são prestados.

§2º O supervisor, coordenador, chefe ou responsável pelos serviços assistenciais especializados de que fala o *caput* deste artigo somente pode assumir a responsabilidade técnica pelo serviço especializado se possuir Título de Especialista na especialidade oferecida pelo serviço médico, com o devido registro do Título junto ao CRM.

Esses Pareceres e Resolução do Conselho Federal de Medicina são complementados, em sua Resolução nº 2.147/2016, publicada no D.O.U. em 27 de outubro de 2016, Seção I, p. 332-4, na qual estabelece normas sobre a responsabilidade, atribuições e direitos de diretores técnicos, diretores clínicos e chefias de serviço em ambientes médicos[4].

Em seu Artigo 1º, institui competências, direitos e deveres de diretores técnicos e diretores clínicos. Nesta Resolução, embora trate de responsabilidade de diretores, temos igualmente estabelecida a regra para os RT ou Chefes dos Serviços de Endoscopia localizados em instituições hospitalares. Devemos entender como obrigação do RT o disposto Capítulo VIII, Artigo 9º, inciso 1º da referida Resolução:

§ 1º Supervisor, coordenador, chefe ou responsável por serviços assistenciais especializados deverão possuir título de especialista na especialidade oferecida pelo serviço médico, com o devido registro do título pelo CRM, e se subordinam ao diretor técnico e diretor clínico em suas áreas respectivas, não se lhes aplicando a limitação prevista no *caput* do artigo 8º.

capítulo 2 — Responsável Técnico: Atribuições e Responsabilidades — **15**

Diante do acima exposto no Parecer 2.007/2013 e nas Resoluções 2.114/2014 e 2.014/2016 do Conselho Federal de Medicina, torna-se inquestionável a obrigatoriedade de que o RT de um Serviço especializado em Endoscopia tenha o Título de Especialista em Endoscopia emitido pela SOBED-AMB ou o Certificado de Conclusão de Residência Médica reconhecido pela Comissão Nacional de Residência Médica na especialidade Endoscopia, ambos devidamente registrados no Conselho Regional de Medicina.

Responsável Técnico nos Serviços de Endoscopia
Habilitação legalmente necessária
Possuir o Título de Especialista emitido pela SOBED-AMB ou Certificado de Conclusão de Residência Médica reconhecida pela CNRM registrados no CRM.

A RDC nº 6, de 3 de março de 2013 – ANVISA – Ministério da Saúde, que dispõe sobre os requisitos de Boas Práticas para os serviços de Endoscopia com via de acesso aos organismos por orifícios exclusivamente naturais, define o RT como o profissional de nível superior, legalmente habilitado, que assume perante a vigilância sanitária a responsabilidade técnica do serviço de saúde[5]. As atribuições do RT estão dispostas no Capítulo II, Seção III, artigo 17º:

Atribuições do responsável técnico
I. Garantir a implementação das normas vigentes ao funcionamento do Serviço de Endoscopia;
II. Prever e prover recursos humanos e materiais necessários ao funcionamento dos Serviços de Endoscopia;
III. Garantir que todas as atribuições e responsabilidades profissionais estejam formalmente designadas, descritas e divulgadas aos envolvidos nas atividades de procedimentos diagnósticos e terapêuticos em endoscopia com via de acesso ao organismo por orifícios exclusivamente naturais.

Diante de tais atribuições, o RT deve ter pleno conhecimento das normas que regulamentam os Serviços na referida RDC quanto às responsabilidades, infraestrutura física e materiais, materiais de suporte de vida, manutenção e desinfecção de endoscópios, acessórios de uso único ou reutilizáveis, esterilização, guarda de documentos e demais obrigações.

Nos Serviços de Endoscopia Autônomos, nos quais o RT é o gestor orçamentário, caberá a ele prover recursos para o cumprimento da regulamentação. Entretanto, nos Serviços instalados em unidades hospitalares devemos avaliar as suas atribuições, diferenciando Unidades Públicas ou Privadas.

Nos Serviços instalados em Unidades Públicas (federais, estaduais, municipais ou universitárias) na qual o RT não é o gestor orçamentário da instituição, ele deverá comunicar oficialmente ao Diretor Médico todas as necessidades de infraestrutura, recursos

Segurança e Qualidade em Endoscopia Digestiva

humanos, materiais e medicamentos para a boa prática da especialidade. É responsabilidade do Diretor Técnico prover os recursos necessários para a adequação do Serviço às normas emanadas pela referida RDC.

De acordo com a Resolução CFM nº 2.147/2016, que estabelece normas sobre a responsabilidade, atribuições e direitos de diretores técnicos, diretores clínicos e chefias de serviço em ambientes médicos, verificamos ser responsabilidade do Diretor Técnico fazer cumprir as normas de boas práticas estabelecidas para a especialidade, baseadas na RDC vigente.

Capítulo II – Dos deveres da direção técnica, artigo 2º, parágrafo 3º

§ 3º São deveres do Diretor Técnico

I. Zelar pelo cumprimento das disposições legais e regulamentares em vigor;

II. Assegurar condições dignas de trabalho e os meios indispensáveis à prática médica, visando ao melhor desempenho do corpo clínico e demais profissionais de saúde, em benefício da população, sendo responsáveis por faltas éticas decorrentes de deficiências materiais, instrumentais e técnicas da instituição;

IV. Certificar-se da regular habilitação dos médicos perante o Conselho de Medicina, bem como sua qualificação como especialista, exigindo a apresentação formal dos documentos, cujas cópias devem constar da pasta funcional do médico, perante o setor responsável, aplicando-se as mesmas regras aos demais profissionais da área da saúde que atuem na instituição;

VIII. Assegurar que as condições de trabalho dos médicos sejam adequadas no que diz respeito aos serviços de manutenção predial;

IX. Assegurar que o abastecimento de produtos e insumos de qualquer natureza seja adequado ao suprimento do consumo do estabelecimento assistencial, inclusive alimentos e produtos farmacêuticos, conforme a padronização da instituição.

Os Serviços de Endoscopia localizados em instituições privadas poderão ser autônomos, se o contrato estabelecido estre as partes assim prevê. Neste caso específico, o RT assume a responsabilidade de prever e prover todos os recursos para a boa prática da especialidade dispostos na RDC que regulamenta os Serviços de Endoscopia por orifícios naturais.

No Serviço de Endoscopia localizado em instituição privada não autônomo, isto é, quando o gestor orçamentário não é o RT, aplica-se a responsabilidade do RT de modo similar aos Serviços Públicos: comunicar oficialmente ao Diretor Técnico as necessidades do Serviço quanto a recursos humanos, infraestrutura, materiais e insumos necessários para a boa prática da especialidade.

Alertamos aos RT dos Serviços de Endoscopia que, além de observarmos rigorosamente o disposto na RDC vigente da ANVISA e nas Resoluções do CFM, que regulam o ato médico, necessitamos estar atentos para as exigências das Vigilâncias Sanitárias locais, que necessitam ser atendidas. Citamos, como exemplo: no Rio de Janeiro, os Serviços de Endoscopia são obrigados a manter contrato com empresas de ambulâncias para transporte em caso de eventos adversos ou complicações.

capítulo 2 — Responsável Técnico: Atribuições e Responsabilidades

Sugerimos que ao contratar profissionais de enfermagem, verifiquem se esses profissionais estão legalmente regularizados no COREN. O COREN tem poder de fiscalizar os profissionais de enfermagem que trabalham nos Serviços de Endoscopia, entretanto não possui poderes para multá-los ou interditá-los, atribuições essas restritas à Vigilância Sanitária ou ao Conselho Regional de Medicina. Os Serviços Médicos e as instituições médicas podem ser fiscalizados apenas pelos Conselhos Regionais de Medicina e a Vigilância Sanitária.

Não é necessária a contratação de farmacêuticos para Serviços de Endoscopia. Esta questão já está pacificada através do Despacho CONJUR CFM nº 304/2016[5] O Conselho Federal de Farmácia não pode interditar ou multar os Serviços de Endoscopia[5].

Do mesmo modo, não há obrigatoriedade de contratação de Enfermeiro para supervisionar o trabalho dos técnicos de enfermagem – Parecer CFM nº 16/12 – Presença de Profissional Enfermeiro nos Serviços de Endoscopia Digestiva. Desobrigatoriedade[5]. A Resolução CFM 1.627/01 é clara ao dispor que "as atividades médicas de direção, coordenação, chefia, perícia, auditoria, supervisão e ensino de procedimentos médicos privativos, incluem-se entre atos médicos, e devem ser exercidos unicamente por médicos"[7].

Como médicos, necessitamos observar as legislações da ANVISA-MS, Vigilâncias Sanitárias e Resoluções do Conselho Federal de Medicina, principalmente ao assumirmos cargos de chefia e de responsável técnico de serviço especializado. A Sociedade Brasileira de Endoscopia Digestiva empenha esforços para manter seus associados informados sobre novas regulamentações.

Como Serviço Especializado, sugerimos que mantenham um corpo clínico capacitado, preferencialmente composto de especialistas com RQE registrado no CRM para poderem se anunciar como tal. Embora o médico possa exercer a Medicina em todas as áreas, apenas o especialista pode se anunciar como tal. O Serviço de Endoscopia somente poderá se anunciar como especializado, sem incorrer em denúncia no Ministério Público, em especial à Defesa do Consumidor, por propaganda enganosa, se seu corpo clínico for composto de especialistas. Esta titulação também garante a capacitação do profissional em caso de eventos adversos, que podem ocorrer na prática de qualquer especialidade médica.

REFERÊNCIAS BIBLIOGRÁFICAS

1. RDC no 6 de 1o de março de 2013 – Anvisa, Ministério da Saúde.
2. Conselho Federal de Medicina - Parecer 2007/13, publicado no D.O.U em 8 de fevereiro de 2013. Disponível em https://sistemas.cfm.org.br/normas/arquivos/resolucoes/BR/2013/2007_2013.pdf
3. Conselho Federal de Medicina -Resolução 2114/2014, publicada no D.O.U em 29 de abril, Seção I, p.104. Disponível em https://sistemas.cfm.org.br
4. Conselho Federal de Medicina - Resolução no 2147/2016, publicada no D.O.U em 27 de outubro de 2016, Seção I, p 332-4. Disponível em https://sistemas.cfm.org.br

5. Conselho Federal de Medicina - Despacho CONJUR CFM no 304/2016. Disponível em https://sistemas.cfm.org.br
6. Conselho Federal de Medicina - Parecer CFM no 16/12 – Presença de Profissional Enfermeiro nos Serviços de Endoscopia Digestiva. Desobrigatoriedade. Disponível em https://sistemas.cfm.org.br
7. Conselho Federal de Medicina- Resolução CFM 1627/01. Disponível em https://sistemas.cfm.org.br

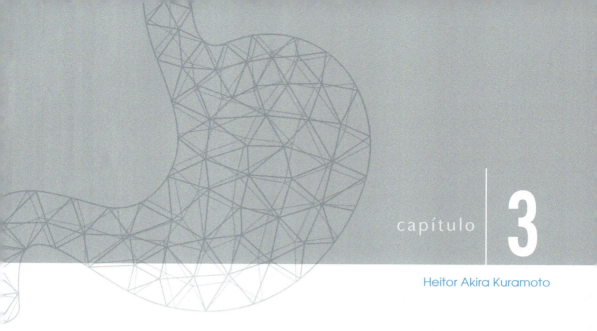

capítulo 3

Heitor Akira Kuramoto

Área Física: Detalhamento

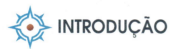 **INTRODUÇÃO**

Abordaremos, neste capítulo, detalhes dos aspectos estruturais e espaciais, alinhados à legislação vigente e às boas práticas atuais observadas nos serviços de Endoscopia do Brasil.

A necessidade de criar instrumentos e dispositivos para observar os tratos gástrico, intestinal e respiratório remonta da era primitiva, mas pouco foi feito na Antiguidade, Idade Média e Idade Moderna. Somente na Idade Contemporânea houve a intensificação no desenvolvimento de dispositivos óptico, mecânico e elétrico, agregando valor à tecnologia para a observação dos tratos gástrico, intestinal e respiratório.

Em 1868, na Alemanha, Kussmaul tentou realizar pela primeira vez o que chamou de "exame endoscópico" utilizando um tubo metálico rígido, mas infelizmente este método não foi bem-sucedido devido ao comprimento do esôfago e à falta de iluminação para uma observação adequada[1]. Onze anos após a tentativa de Kussmaul, Nitze e Leiter utilizaram novos meios de iluminação para observação direta, porém não obtiveram o sucesso esperado. Em 1881, utilizando sistema óptico com lentes e prismas,

Mikulicz desenvolveu o primeiro endoscópio rígido. Depois foi obtido um tubo externo flexível, o que contribuiu com a ideia de que seria mais fácil alcançar o estômago com um tubo flexível do que com um rígido[2].

Rudolf Schindler foi um dos maiores nomes na evolução e no aperfeiçoamento de aparelhos para realização da endoscopia digestiva alta. Em 1922, construiu seu primeiro gastroscópio, que era totalmente rígido. Entre 1928 e 1932, trabalhou com o físico especialista em óptica, Georg Wolf. Desta parceria "nasceu", em julho de 1932, o primeiro gastroscópio semiflexível, chamado Wolf-Schindler, que contava com um conjunto de lentes para observação direta do trato digestivo alto.

O primeiro videoendoscópio foi lançado somente em 1983 por Sivak, que era o protótipo dos aparelhos usados hoje em dia, com maior facilidade para o endoscopista, sendo de boa utilidade diagnóstica e terapêutica por permitir a impressão fotográfica instantânea.

Com o desenvolvimento de novas modalidades de imagem, o diagnóstico endoscópico, inicialmente limitado às lesões visíveis e avançadas, vem evoluindo para a detecção de lesões precocemente, podendo inclusive avaliar a profundidade destas lesões com a integração do sistema de endoscopia a um ultrassonógrafo, trazendo benefícios aos endoscopistas e seus pacientes. A tecnologia de magnificação de imagens impulsiona a acurácia do exame endoscópico para próximo ao diagnóstico histopatológico[2].

Atualmente, a Endoscopia é uma especialidade que abrange os exames mais indicados para a investigação das doenças do esôfago, estômago, duodeno, cólons, intestino delgado e sistema biliopancreático, sendo considerada como método propedêutico essencial para a avaliação de lesões destes segmentos.

A sua indicação como procedimento diagnóstico envolve uma série de sintomas relacionados ao aparelho digestório. Também são indicações do exame os estudos radiológico ou tomográfico anormais e alguns distúrbios respiratórios.

Além de ser um método diagnóstico, a Endoscopia Moderna assumiu o papel de tratamento das doenças dos tratos digestório e biliopancreático através da endoscopia intervencionista, tanto de média quanto de alta complexidade.

O preparo para o exame de endoscopia digestiva alta abrange as orientações quanto ao jejum para alimentos sólidos por, no mínimo, 6 horas, e de líquidos por, pelo menos, 4 horas; deve-se ter conhecimento das doenças de base, da sensibilidade medicamentosa e esclarecimento das possíveis dúvidas do paciente.

A sedação utilizada geralmente compreende o uso de ansiolíticos/hipnóticos e analgésicos, os quais devem promover sedação consciente do paciente, com relaxamento suficiente para proporcionar conforto durante o exame e, ao mesmo tempo, manter-se capaz de responder aos estímulos do meio externo e da via aérea desobstruída.

Durante o exame é altamente recomendada a monitoração do complexo cardíaco do paciente através de um monitor cardíaco, de sua pressão sanguínea através de um esfigmomanômetro mais estetoscópio ou por um monitor de PNI e a saturação do oxigênio através de um oxímetro de pulso, para o acompanhamento das condições cardiopulmonares durante o exame de endoscopia.

Toda esta evolução exigiu infraestruturas físicas que pudessem abarcar tais tecnologias que estavam e estão sendo desenvolvidas, as quais buscaremos detalhar, para maior clareza das necessidades e obrigatoriedades das áreas físicas que compõem um serviço de Endoscopia.[3] Os demais exames e procedimentos endoscópicos terapêuticos, como colonoscopia, ecoendoscopia, colangiopancreatografia, enteroscopia com cápsula endoscópica ou assistida por balão, requerem preparos e orientações distintos.

VISÃO DE FLUXO

A técnica de dimensionamento baseado na visão de fluxos ajuda a compreender as necessidades de infraestrutura para atender às obrigações de um serviço. O racional não seria diferente para detalhar as necessidades de infraestrutura de um serviço de Endoscopia. Ao estudar os serviços de Endoscopia, podemos eleger três grandes fluxos, são eles:

1. Fluxo para Exames de Endoscopia;
2. Fluxo para Exames de Colonoscopia;
3. Fluxo para Exames Respiratórios;
4. Fluxo para os demais exames e procedimentos endoscópicos.

Para facilitar o entendimento das etapas que envolvem cada um dos fluxos de atendimentos elegidos, elaboramos o diagrama da Figura 3.1.

Como podemos observar, cada fluxo elencado requer necessidades particulares de infraestrutura, as quais devem ser concebidas, projetadas e executadas com a visão de integração para a otimização e fluidez, a fim de obter a máxima produtividade do espaço. Esta máxima integração e fluidez deve ser o dogma a ser objetado durante a construção de um serviço de Endoscopia, para que o projeto seja viável financeiramente e producente. Este princípio deve estar sempre alinhado às questões relacionadas à legislação vigente, as quais destacamos no subcapítulo a seguir.

LEGISLAÇÃO

A RDC nº 50 da Agência Nacional de Vigilância Sanitária é o principal instrumento de regulação técnica para planejamento, programação, elaboração e avaliação de projetos físicos de estabelecimentos assistenciais de saúde. No Capítulo 3 do documento "Dimensionamento, quantificação e instalações prediais dos ambientes", na "Unidade Funcional: 4 – Apoio ao diagnóstico e terapia", indica os pontos que o ambiente de um Serviço de Endoscopia deve considerar. Veja a Tabela 3.1.

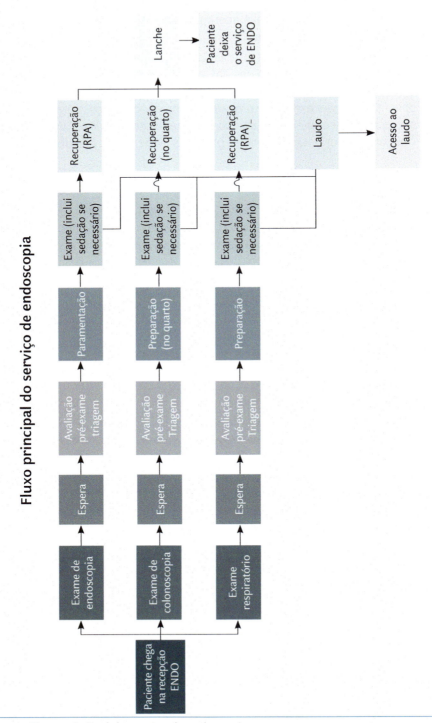

Figura 3.1 Fluxo principal do serviço de endoscopia.
Fonte: Arquivo pessoal do autor.

Tabela 3.1 – Unidade funcional: 4 – Apoio ao diagnóstico e terapia.

Nº Ativ.	Unidade/Ambiente	Dimensionamento		Instalações
	Imaginologia			
		Quantificação (mín.)	Dimensão (mín.)	
4.2.5.f	Endoscopia Digestiva e Respiratória[1]			
4.2.1	Consultório indiferenciado[2]	1	7,5 m²	HF
4.2.2 a 4.2.5f; 4.2.7; 4.2.13; 9.7	Sala de exames e procedimentos[2] • Área para limpeza e desinfecção de endoscópios	1	12,0 m² com área de limpeza e 9 m² sem área de limpeza	HF; HQ; FO; FVC; FAM; ED; EE
4.2.2 a 4.2.5f; 4.2.7; 4.2.13;	Sala de exames para procedimentos associados à radiologia[2]	—	Vide salas de exames de raios X	HF; HQ; FO; FVC; FAM; ED; EE
4.2.7	Sala de recuperação[2]	1	Distância entre leito(s) igual a 0,8 m e entre leito(s) e paredes, exceto cabeceira, igual a 0,6 m e com espaço suficiente para manobra da maca junto ao pé dessa	HF; FO; FVC; FAM; EE
4.2.10	Sala de laudos e interpretação[2]	1	6,0 m²	—

Ambiente de apoio: vide radiologia
Endoscopia Digestiva e Respiratória: sala para preparo de equipamentos/material (obrigatória no caso de haver mais de uma sala de exames. Nesse caso dispensa-se a área de limpeza e desinfecção de endoscópios localizada na sala de exames).

[1] Os ambientes dessa unidade podem ser compartilhados com os demais da imagenologia, exceto a sala de exames e a sala de preparo de equipamentos.

[2] Unidades com uma única sala de exames poderão exercer as atividades 5.2.1, 5.2.7 e 5.2.8 na sala de exames e procedimentos. Nesse caso dispensa-se o consultório e as salas de recuperação e de laudos.

Fonte: Resolução-RDC Nº 50, 2002.[4]

Como podemos observar no descritivo da Tabela 3.1, a RDC nº 50[4] indica somente requisitos mínimos, mas não menos importantes, a serem seguidos para um serviço de endoscopia e trata-se de um complemento específico à regulação da disciplina de imagenologia.

Esta resolução indica a área mínima a ser construída para:

1. Consultório (mínimo de 7,5 m²);
2. Sala de exames e procedimentos com e sem área de limpeza (12,0 m² com área de limpeza e 9,0 m² sem área de limpeza);
3. Sala de recuperação (distância entre leito(s) igual a 0,8 m e entre leito(s) e paredes, exceto cabeceira, igual a 0,6 m e com espaço suficiente para manobra da maca junto ao pé dessa;
4. Sala de laudos e interpretação (mínimo de 6,0 m²).

Além da RDC nº 50, a RDC nº 6[5] dispõe sobre os requisitos de Boas Práticas de Funcionamento para os serviços de endoscopia com via de acesso ao organismo por orifícios exclusivamente naturais.

Ressaltamos que na RDC nº 6, a Seção IV, onde indica a Infraestrutura Física e de Recursos Materiais, o Art. 18 diz que o serviço de endoscopia deve possuir, no mínimo, os seguintes ambientes:

I. sala de recepção de pacientes;
II. sala de consultas/procedimentos;
III. sala de recuperação, exceto para serviços de endoscopia tipo I (tipo I é aquele que realiza procedimentos endoscópicos sem sedação, com ou sem anestesia tópica).

Neste mesmo artigo, como parágrafo único, está descrito: "Caso o serviço de endoscopia utilize no processamento produtos químicos para desinfecção de alto nível, independente da classificação do tipo de serviço, a limpeza e desinfecção devem ser realizadas obrigatoriamente na sala de processamento.".

O Art. 19 diz: "As dimensões das salas descritas nos incisos de I a IV devem ser compatíveis com o número de pacientes atendidos e com o tipo de procedimento realizado no local, preservando o fluxo de trabalho, o espaço reservado para circulação e a área ocupada para equipamentos e mobiliários.".

O Art. 20 diz também: "O serviço de endoscopia tipo II (serviço de endoscopia que, além dos procedimentos descritos nos incisos I e II do Art. 4º, realiza procedimentos endoscópicos sob qualquer tipo de sedação ou anestesia) deve possuir, no mínimo, os seguintes itens:

I. termômetro;
II. esfigmomanômetro;
III. estetoscópio;
IV. oxímetro de pulso com alarme;
V. oxigênio a 100% (cem por cento);
VI. aspirador;

capítulo 3 — Área Física: Detalhamento — 25

VII. suporte para fluido endovenoso; e

VIII. carro ou maleta para atendimento de emergência cardiorrespiratória, contendo:

a) ressuscitador manual do tipo balão autoinflável com reservatório e máscara;

b) cânulas naso e orofaríngeas;

c) laringoscópio com lâminas;

d) tubos endotraqueais;

e) sondas para aspiração;

f) materiais e medicamentos emergenciais; e

g) desfibrilador.".

O Art. 21 diz: "O serviço de endoscopia tipo III deve possuir, no mínimo, além dos itens discriminados no Artigo 20 desta Resolução, equipamentos, instrumental, materiais e medicamentos que permitam a realização do ato anestésico e recuperação pós--anestésica com segurança.".

O Art. 22 diz: "A sala de recuperação dos serviços de endoscopia tipo II e tipo III deve oferecer condições de acomodação com segurança e conforto durante o restabelecimento do paciente.".

O Art. 23 diz: "É proibida a recuperação de pacientes submetidos à sedação ou anestesia não tópica fora da sala de recuperação.".

O Art. 24 diz: "A sala de processamento dos serviços de endoscopia deve possuir:

I. cuba para lavagem com profundidade suficiente para evitar respingos em suas laterais, no piso e no profissional;

II. bancada lisa e impermeável com dimensões compatíveis para a acomodação dos equipamentos, acessórios e outros produtos para a saúde a serem processados;

III. ponto de água que atenda os padrões de potabilidade conforme normatização vigente; e

IV. sistema de climatização.".

O Art. 25 diz: "Os serviços de endoscopia tipo I, que não utilizam no processamento produtos químicos para desinfecção de alto nível, devem possuir uma área para processamento de equipamentos, acessórios e outros produtos para a saúde com os seguintes itens:

I. cuba para lavagem com profundidade suficiente para evitar respingos em suas laterais, no piso e no profissional;

II. bancada lisa e impermeável com dimensões compatíveis para a acomodação dos equipamentos, acessórios e outros produtos para a saúde a serem processados; e

III. ponto de água que atenda os padrões de potabilidade conforme normatização vigente.".

O Art. 26 diz: "O sistema de climatização da sala de processamento dos serviços de endoscopia deve atender aos seguintes requisitos:

I. garantir vazão mínima de ar total de 18,00 $m^3/h/m^2$;

II. manter um diferencial de pressão negativa entre os ambientes adjacentes, com pressão diferencial mínima de 2,5 Pa;

III. prover exaustão forçada de todo ar da sala com descarga para o exterior da edificação; e

IV. o ar de reposição pode ser proveniente dos ambientes vizinhos.".

O Art. 27 diz: "Caso o serviço utilize processo automatizado de limpeza, desinfecção e esterilização, a área física deve atender aos requisitos técnicos necessários para instalação do equipamento conforme indicação do fabricante e legislação vigente.". E, por fim, o Art. 28 diz: "Para a secagem dos equipamentos com canais, os serviços devem dispor de ar comprimido medicinal, gás inerte ou ar filtrado, seco e isento de óleo".

Tendo em mente a legislação e considerando o fluxo do paciente, a estrutura de um Serviço de Endoscopia, via de regra, é composta pelas seguintes áreas:

1. Salas de exames;
2. Recuperação Pós-Anestésica (RPA);
3. Posto de enfermagem;
4. Sala de lavagem (limpeza e desinfecção dos equipamentos e dispositivos);
5. Sala de preparo de equipamentos;
6. Sala de guarda de materiais;
7. Almoxarifado;
8. Farmácia;
9. Leito(s) para preparo de Colonoscopia com banheiro;
10. Área para preparo de Endoscopia, Broncoscopia e outras atividades pertinentes oferecidas pelo serviço;
11. Área para macas (em caso de serviço de endoscopia dentro de EAS com leitos de internação);
12. Área para as cadeiras de rodas;
13. Consultórios;
14. Área para lanche;
15. Sala de laudos;
16. Sala de coordenação de enfermagem;

17. Vestiários para pacientes (Masculino e Feminino);

18. Vestiários para médicos e colaboradores;

19. Sanitários para a equipe (Médicos e Colaboradores);

20. Sanitário para acompanhantes;

21. Recepção e área de espera;

22. Depósito de Material de Limpeza – DML;

23. Área para Resíduos;

24. Área para armazenamento de roupa limpa;

25. Área para armazenamento de roupa suja;

26. Área administrativa como secretaria e financeiro;

27. Sala de *racks* de TI;

28. Casa de máquinas, como por exemplo de ar-condicionado.

Nesta lista, cabe descrever um detalhe na Sala de Exames. A maioria das salas de exames de Endoscopia não possui diferencial de pressão ou tem pressão positiva, mas devido à pandemia pelo SARS-CoV-2 (Covid-19) abriu-se a oportunidade de repensar a concepção dessas salas para que elas também possam ser intercambiáveis e fornecer um ambiente de pressão negativa para minimizar a proliferação do vírus às áreas limítrofes.

É fato que há variações de necessidades devido ao contexto em que o serviço está instalado ou a ser implantado, como por exemplo, disponibilidade de espaço ou estar integrado a um centro médico e consequentemente abrir a possibilidade de compartilhar áreas que possam ser comuns, como sala de espera e sanitários, mas em resumo as áreas listadas são observadas na grande maioria dos serviços de Endoscopia.

Além dessas duas referências legais, RDC 50 e RDC 6, existe a norma ABNT RDC nº 9.050[6] que também deve ser atendida.

Esta norma regra as questões de acessibilidade. É importante observá-la como um todo, já que descreve padrões e o mínimo a ser atendido para esta questão, mas os pontos mais importantes para este contexto estão descritos no capítulo "10.10. Serviços de Saúde", que regula as seguintes questões:

1. Relação de sanitários acessíveis a serem disponibilizados e;

2. Número de acentos públicos, inclusive para obesos.

Existem outros itens a serem observados, como o tipo de sinalização, a quantidade de vagas no estacionamento e rampas de acesso, quando aplicáveis, que também devem ser atendidos e estão descritos nos outros capítulos desta RDC (Resolução da Diretoria Colegiada).

Por último, e não menos importante detalhe que destaco a ser observado, quanto à legislação num serviço de Endoscopia, diz respeito à questão de combate a incêndios.

Existem várias normas e regulamentos que os projetistas observam quando estão concebendo um serviço de Endoscopia, mas a Instrução Técnica "IT nº 02/2018 Conceitos básicos de segurança contra incêndio" ajuda a compreender o raciocínio que o Corpo de Bombeiros aplica nas suas normatizações.[7]

Existem outras normas e leis a serem seguidas, as quais profissionais como engenheiros e arquitetos poderão esclarecer, mas os aspectos colocados neste subcapítulo são a essência do que deve ser visto.

DIMENSIONAMENTO DO SERVIÇO

Os cálculos para o dimensionamento de um serviço de Endoscopia partem da premissa do número máximo de exames e do tipo de exames a serem executados. Por exemplo, considerando as seguintes premissas:

1. Horário de funcionamento: 10 h/dias úteis = 220 h/mês (22 dias/mês);
2. Tempo do paciente na sala de exames: 30 min;
3. Tempo de reorganização da sala de exames para o próximo paciente: 15 min;
4. Tempo para desinfecção, ventilação e preparo para o próximo paciente, diante da disseminação comunitária por SARS-CoV-2, amplamente abordados nas Recomendações para Endoscopia durante a pandemia emitidas pelo Núcleo de Endoscopia Segura da Sociedade Brasileira de Endoscopia Digestiva – SOBED.[8]

Com estas parcas informações, concluímos que cada sala de exames deste serviço poderá atender no máximo 13 pacientes por dia (10 h/45 min), ou seja, 286 pacientes por mês (13 pacientes x 22 dias). Vale salientar que este resultado só será possível atingir se a infraestrutura pré e pós-exames estiver dimensionada para suportar o número de pacientes e se houver recursos como equipamentos e pessoas suficientes para girar o volume de atendimento.

O mais importante a saber é que todo o dimensionamento parte da Sala de Exames e que as premissas como o número de atendimentos e horas de sala devem ser muito bem concebidas com base em estudos de mercado e epidemiológicos para que não haja decepções futuras.

CONCLUSÃO

A evolução da Endoscopia trouxe ganhos importantes no trato das doenças digestivas e atualmente muito tem sido feito no aperfeiçoamento de técnicas, agregando mais valor a esta modalidade de diagnóstico e terapêutica.

A infraestrutura é a base para que os procedimentos endoscópicos possam ocorrer de forma segura, confortável e viável. A legislação trouxe um pouco desta experiência positiva e aponta para as boas práticas que foram observadas e descritas por especialistas ao longo dos anos.

O sucesso do dimensionamento da infraestrutura de um serviço de Endoscopia está intimamente ligado à qualidade das premissas de volume que se espera atender, alinhadas ao cumprimento da legislação e aos recursos disponíveis.

REFERÊNCIAS BIBLIOGRÁFICAS

1. Queiroz MTA. Endoscopia digestiva alta na rede pública de saúde. Diagnósticos de lesões do tubo digestivo alto em uma população de atendimento primário na região sudoeste do municipio de Campinas, São Paulo – Brasil. Campinas: UNICAMP; 2012.
2. Taveira LN, Ricci TC, Alves de Queiroz M, Zeitune JMR. Endoscopia Digestiva Alta na Rede Pública de Saúde do Brasil – Análise quantitativa por Estados e Regiões do país. Artigo original. Campinas: GED; 2011.
3. Barbosa JM, Souza ACS, Ribeiro LCM, Neves HCC, Pires FV, Tipple AFV. Estrutura física das unidades de endoscopia: a realidade do reprocessamento. Artigo original. Rev Eletr Enf [Internet]. (Goiânia). 2012.
4. Resolução-RDC Nº 50, de 21 de fevereiro de 2002. Dispõe sobre o Regulamento Técnico para planejamento, programação, elaboração e avaliação de projetos físicos de estabelecimentos assistenciais de saúde.
5. Resolução-RDC Nº 6, de 1º de março de 2013. Dispõe sobre os requisitos de Boas Práticas de Funcionamento para os serviços de endoscopia com via de acesso ao organismo por orifícios exclusivamente naturais.
6. Norma Brasileira ABNT NBR 9050. 3ª ed. Rio de Janeiro: ABNT; 11/10/2015.
7. Instrução Técnica nº 02/2018 Conceitos básicos de segurança contra incêndio" da Policia Militar do Estado de São Paulo – Corpo de Bombeiros.
8. SOBED – Sociedade Brasileira de Endoscopia Digestiva. Disponível em: <www.sobed.org. br>. Acesso em: 07 set. 2022.

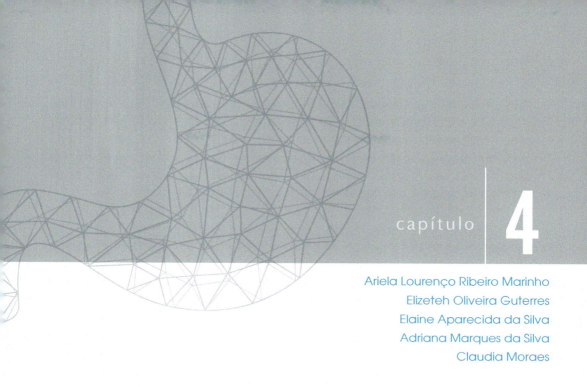

capítulo 4

Ariela Lourenço Ribeiro Marinho
Elizeteh Oliveira Guterres
Elaine Aparecida da Silva
Adriana Marques da Silva
Claudia Moraes

Videoendoscópios, Bisturis Elétricos, Equipamentos de Proteção Individual e Aparelhos de Suporte de Vida

VIDEOENDOSCÓPIOS

Os procedimentos diagnósticos e terapêuticos nos Serviços de Endoscopia são realizados com aparelhos videoendoscópicos, que permitem a visualização de todo o trato gastrointestinal[1]. Os fibroendoscópios, também conhecidos como instrumentos de fibra óptica, são utilizados para exame visual direto de determinadas estruturas internas, por meio de um sistema de lentes inseridas a um tubo flexível, que transmitem a imagem para o monitor. Esses instrumentos de fibra óptica, formados por sistemas de feixes de fibras, redirecionam e transmitem a luz ao redor de giros e curvas em cavidades e órgãos ocos do corpo. Assim, uma fibra de imagem e uma fibra de luz permitem a visualização na extremidade distal do endoscópio[2].

Segurança e Qualidade em Endoscopia Digestiva

Os sistemas de videoendoscopia que agregam novas tecnologias, como equipamentos de alto custo, exigem atenção e destreza quanto a sua conservação e desinfecção, além da importância para a segurança do paciente.

Os videoendoscópios são equipamentos considerados semicríticos, pois entram em contato com mucosa íntegra colonizada. Desta forma, devem ser processados por limpeza mecânica de sujidade, uso de enzimáticos e desinfecção de alto nível.

É importante que os profissionais que limpam e desinfetam os endoscópios sigam diretrizes rigorosas de controle de infecção, as políticas institucionais relacionadas, bem como realizem os registros que permitam a rastreabilidade dos aparelhos e materiais utilizados, caso seja necessária essa verificação diante de um quadro infeccioso. Esses registros consistem em descrever qual procedimento foi realizado, a identificação do paciente, data e hora do procedimento e número de série do endoscópio. Além destes, o registro de acondicionamento do endoscópio (dia e horário da limpeza e desinfecção, número de série) também deve estar atualizado[2].

Caso haja a suspeita de que um quadro infeccioso tenha sido causado por um instrumento contaminado, os setores de controle de infecção e gerenciamento de risco devem ser notificados[2].

Para garantir seu funcionamento adequado, os sistemas de videoendoscopia devem ser submetidos à manutenção preventiva que, além de evitar danos maiores ou a deterioração do aparelho, resultam em um menor custo à instituição, se comparados aos casos que necessitem de reparos com danos maiores ou em que os aparelhos necessitem de manutenção prolongada, impactando na rotina de atendimento do serviço[1].

Os videoendoscópios possuem aberturas distintas que permitem a instilação de medicamentos, lavagem, aspiração e introdução de um *laser*, escovas, pinças ou a utilização de outros instrumentos usados para excisão, coleta de amostras, bem como a realização dos procedimentos diagnósticos de condições patológicas (como obtenção de tecidos para biópsia) e terapêuticos (como remoção de pólipos) ou objetos estranhos[2].

Em oncologia, o registro por meio de documentação em vídeo é usado em segmentos da especialidade – endoscopia digestiva alta, colonoscopia, colangiopancreatografia, enteroscopia e ecoendoscopia, sendo fundamental no diagnóstico de câncer, no seu estadiamento e na programação do tratamento cirúrgico e oncológico[2].

Videogastroscópio

Trata-se de aparelho flexível, que permite uma visão frontal, sendo utilizado para realização de endoscopia digestiva alta, com comprimento geralmente de 1.000 mm e diâmetro externo variando entre 8 a 2,9 mm[1].

Videocolonoscópio

Também é um aparelho flexível, com visão frontal, sendo utilizado em colonoscopias e retossigmoidoscopias, com comprimento em torno de 1.680 mm e diâmetro externo variando entre 9,5 mm a 13,8 mm[1].

Videoduodenoscópio

É um instrumento flexível que, diferente dos demais endoscópios, possui visão lateral e um elevador que permite acesso às vias biliares e pâncreas, em procedimentos terapêuticos como a CPRE terapêutica (colangiopancreatografia retrógrada endoscópica), passagem de próteses biliares e pancreáticas, drenagem de vias biliares, extração de cálculos coledocianos, tratamento da colangite aguda, dilatação do colédoco, papilotomias e demais procedimentos[1].

Endoscópio de Magnificação

O sistema de videoendoscopia de magnificação de imagem e cromoendoscopia digital trata-se de um aparelho flexível, utilizado para avaliação mais detalhada da superfície da mucosa gastrointestinal, permitindo a ampliação da imagem de 1,5 a 100 vezes com colorações específicas para melhor identificação das lesões[1].

Ecoendoscópio

O sistema de videoecoendoscopia é um aparelho flexível, utilizado para avaliação das paredes esofágica, gástrica, duodenal e retal, linfonodos e estruturas vizinhas. Conectado a uma unidade de ultrassonografia, permite a realização de punções ecoguiadas e drenagens[1].

Há dois tipos de aparelhos ecoendoscópicos[1]:

- **Radial:** Dispõe de um transdutor fixo que permite a visualização, porém, sem possibilidade de punção ecoguiada;
- **Setorial:** Dispõe de um transdutor fixo e possibilita a realização de punção ecoguiada.

Enteroscópio Assistido por Balão

Aparelho endoscópico flexível que permite o estudo de todo o intestino delgado, permitindo diagnóstico preciso e terapêutica endoscópica[1].

BISTURIS ELÉTRICOS

Os bisturis elétricos, também conhecidos por unidades eletrocirúrgicas, foram criados pelo físico Willian T. Bovie e pelo neurologista Harvey Cushing, que desenvolveram a capacidade de corte e coagulação[1].

São utilizados na endoscopia para realização de procedimentos terapêuticos, onde é criado o aquecimento celular por meio da energia de alta frequência controlada, alternando-se entre corte e coagulação (conhecido como *blend*), segundo a necessidade clínica[3].

Segurança e Qualidade em Endoscopia Digestiva

As ondas geradas pelo bisturi elétrico produzem quantidades variáveis de corte e coagulação no tecido-alvo[4] e o modo é selecionado pelo médico endoscopista, que deve ter conhecimento das ondas recomendadas para a aplicação em cada procedimento[5]. O corte ocorre após o aquecimento do líquido intracelular, resultando na explosão do mesmo por meio da ação da água do vapor produzido[1]. Existem dois tipos de bisturis elétricos: os monopolares e os bipolares, e é o posicionamento dos eletrodos ativos e neutros que os difere[5].

Monopolar

No equipamento de circuito monopolar a corrente elétrica atravessa o eletrodo ativo, passa para o tecido-alvo e retorna pelo corpo do paciente, sendo captada pela placa de retorno. A corrente circula por grandes partes do corpo, utilizando alta frequência, por meio de um sistema fechado[6]. Essa modalidade é utilizada para realização de polipectomias com alça, uso de pinças *hot biopsy*, papilotomia e coagulação com gás argônio[1].

Bipolar

No equipamento de circuito bipolar os eletrodos ativos neutros encontram-se nas proximidades, sendo separados de 1 a 3 mm[4]. A corrente elétrica circula por uma pequena porção do corpo, partindo de uma das extremidades da pinça/tesoura, atravessando o tecido e retornando pela extremidade oposta, não necessitando de placa de retorno[5].

Tipos de Corte

Corte pulsado

Modo que permite a realização de incisões com menor risco de dano térmico tecidual não intencional, sendo controlado pelo médico endoscopista. A pulsação é composta pela fase inicial do corte, com início rápido, e a etapa de coagulação ocorre entre as fases de corte, proporcionando um efeito adicional de coagulação, sendo controlados a partir do pedal do equipamento. É ideal para a realização de procedimentos como ESD (*Endoscopic Submucosal Dissection*), mucosectomia, papilotomia e polipectomia, resultando na retirada de lesões com maior precisão para análise histológica[6].

Modo *Endo Cut* (ECUT)

Técnica que modifica rapidamente a corrente, em resposta às alterações na impedância tecidual, realizando corte intercalado com correntes de coagulação[5].

Tipos de Coagulação

Dessecação

Na dessecação, a coagulação ocorre após a coloração tecidual apresentar-se esbranquiçada. O eletrodo entra em contato direto com o tecido, aquecendo-o lentamente, resultando em desnaturação proteica, sem centelhamento[6].

Fulguração

A fulguração permite o controle de grandes sangramentos. O líquido intracelular se aquece, sendo vaporizado para a parte externa da membrana celular, resultando em desidratação. A temperatura aumenta e resulta em desnaturação proteica, construindo um tampão sobre o vaso e causando, assim, um efeito de centelhamento que, se mantido, resulta na carbonização celular[1].

Cuidados Necessários com a Placa de Retorno

Para garantir as boas práticas e a segurança do paciente, a equipe da endoscopia deve permanecer atenta quanto ao posicionamento e cuidados com a placa de retorno, prevenindo acidentes por dispersão da corrente elétrica[1].

As placas nunca devem ser fixadas sobre áreas úmidas, lesionadas, com pelos, implantes, próteses metálicas, proeminências ósseas ou próximas a eletrodos de eletrocardiograma. As mesmas devem ser fixadas em áreas com a pele íntegra, limpa e seca, bem perfundidas, livres de pressão e preferencialmente próximo ao local do procedimento. Caso a placa se solte, causando mau contato, ela deve ser substituída.

Antes da realização de procedimentos em que se faça necessário o uso de bisturi elétrico, deve-se questionar o paciente se ele é portador de desfibrilador interno ou marca-passo cardíaco, pois o uso da unidade eletrocirúrgica pode alterar a funcionalidade do marca-passo de forma não intencional[1].

EQUIPAMENTO DE PROTEÇÃO INDIVIDUAL (EPI) EM ENDOSCOPIA

O uso dos EPI é indispensável para garantir a segurança e as boas práticas em todos os procedimentos endoscópicos[1].

De acordo com a Resolução RDC nº 6, de 10 de março de 2013[7], que dispõe sobre as boas práticas em serviços de endoscopia, na seção II – Recursos humanos, Art. 15, o serviço de endoscopia deve promover a capacitação dos seus colaboradores, incluindo:

I. Prevenção e controle de infecção em serviços de saúde;

II. Uso de equipamento de proteção individual.

Nos serviços de endoscopia, para realização de determinados procedimentos terapêuticos, é necessária a utilização de raios X e, conforme a NR 7 – Programa Médico de Saúde Ocupacional, os colaboradores expostos à radiação ionizante deverão realizar exame médico periódico, com coleta de hemograma completo e contagem de plaquetas, na admissão e semestralmente, pois por menor que seja a exposição ocupacional, os efeitos são prejudiciais à saúde[8].

A NR 32 preconiza que toda colaboradora gestante deva ser remanejada das suas atividades, não se expondo à radiação ionizante[8].

O uso de radiações ionizantes em determinados procedimentos endoscópicos, como por exemplo, a CPRE, requer o uso de EPI adequado, como os aventais, protetores de tireoide e óculos plumbíferos. Durante a utilização do avental de chumbo o dosímetro deve ser colocado sobre ele, na altura do tórax. A monitoração periódica dos dosímetros de cada profissional e os valores das doses registradas deverão ser informados mensalmente ao pessoal monitorado. O dosímetro individual é de uso exclusivo de cada profissional no exercício de suas funções e deve ser guardado em local seguro, com temperatura amena, umidade baixa e distante de fontes de radiação após o seu uso (Portaria nº 453, de 1º de junho de 1998)[9].

Após a pandemia por SARS-CoV-2, novas recomendações sobre os EPI necessários, seu uso correto e descarte foram elaboradas para exames endoscópicos durante a pandemia[10].

APARELHOS DE SUPORTE DE VIDA

Durante os procedimentos endoscópicos, sedativos, analgésicos, anestésicos locais ou gerais são utilizados para minimizar o desconforto durante o exame[2], considerando o tipo de procedimento a ser realizado, as comorbidades e o quadro clínico do indivíduo. É importante atentar-se para alguns cuidados com este paciente/cliente, como a observância de jejum, de acordo com a diretriz da Resolução CFM nº 2.174 de 14/12/2017[11], a obtenção de um acesso venoso pérvio e garantir monitoração com um aparelho multiparâmetros. Outro ponto importante é verificar se o paciente/cliente é alérgico a medicações e, especialmente, ao látex[12]. No caso de alérgicos ao látex, seguir o protocolo institucional e, preferencialmente, priorizar a realização do procedimento no primeiro horário da agenda.

Para procedimentos em que é necessário o uso de anestesia geral, o paciente/cliente deverá ser submetido a uma avaliação pré-anestésica antes da admissão ou na unidade de endoscopia, para a sua segurança[11,12].

É importante destacar a relevância do processo do consentimento livre e esclarecido, tanto do procedimento a ser realizado, quanto da sedação/anestesia, a fim de garantir a comunicação e o entendimento efetivos por parte do paciente/cliente e seus familiares[11].

O Serviço de Endoscopia deve dispor de número de profissionais suficientes e capacitados para atender a possíveis complicações e intercorrências durante e após o procedimento com sedação ou anestesia. Os procedimentos endoscópicos não são isentos de complicações e, por isso, recomenda-se que tanto a equipe médica quanto a de enfermagem tenham a capacitação ACLS – Suporte Avançado de Vida em Cardiologia. O Serviço também deve seguir as recomendações da Resolução CFM nº 2.174 de 14/12/2017[11].

Ainda em relação à segurança do paciente/cliente, torna-se vital a adoção de estratégias para diminuição de erros e eventos adversos nas Instituições de Saúde. Estes erros podem ser prevenidos com a implantação de medidas simples e seguras, como por exemplo, o *checklist* de segurança – *time out*[13].

O *time out* é realizado imediatamente antes do início do procedimento, com a presença de todos os membros da equipe. E o *checklist* de segurança deverá ser realizado em voz alta, com o paciente acordado, verificando-se os seguintes itens:

- Confirmar o nome completo e a data de nascimento com a pulseira de identificação;
- Alergia;
- Procedimento certo;
- Materiais e equipamentos certos;
- Posicionamento certo.

Durante o procedimento e na continuidade dos cuidados na sala de RPA (recuperação pós-anestésica) é necessário ter disponível, para cada paciente/cliente, uma régua de gases e um monitor multiparâmetros, com monitoração cardíaca, oximetria de pulso, pressão arterial (não invasiva e com módulo para pressão arterial invasiva caso necessário), estetoscópio, termômetro, aspirador e carro de emergência, de acordo com a resolução supracitada.

O setor deve ter, também, aparelho aquecedor portátil e manta térmica para aquecimento dos indivíduos pós-procedimento[12].

Conforme a RDC nº 6, de março de 2013[7], em plena vigência, os serviços de endoscopia são classificados de acordo com os tipos de sedação/anestesia que são utilizados nos pacientes/clientes:

a) Serviço de endoscopia tipo I: Realiza procedimentos endoscópicos sem sedação, com ou sem anestesia tópica;

b) Serviço de endoscopia tipo II: Realiza procedimentos endoscópicos sob sedação consciente, com medicação passível de reversão com uso de antagonistas;

c) Serviço de endoscopia tipo III: Realiza procedimentos endoscópicos sob qualquer tipo de sedação ou anestesia.

Em relação à infraestrutura, esta resolução afirma que o serviço de endoscopia deve possuir, no mínimo, os seguintes ambientes:

a) Sala de recepção de pacientes;

b) Sala de procedimentos;

c) Sala para recuperação;

d) Sala para processamento de equipamentos.

A monitoração de temperatura deverá ser utilizada para os procedimentos endoscópicos anestésicos com tempo de duração superior a 30 minutos[11].

Para garantir a qualidade e eficácia no atendimento e a segurança do paciente/cliente, é necessário que os equipamentos sejam submetidos periodicamente à manutenção preventiva e que permaneçam de fácil acesso. Os alarmes do monitor cardíaco devem ser previamente ajustados e permanecer audíveis[11].

Após o procedimento, os pacientes/clientes são observados na área de recuperação. O tempo da permanência dos mesmos na RPA depende da complexidade do procedimento, do estado do paciente/cliente e do grau de sedação.

No momento da alta é importante envolver o familiar/acompanhante do paciente/cliente no processo educacional para a continuidade dos cuidados em domicílio, incluindo a identificação precoce de intercorrências.

REFERÊNCIAS BIBLIOGRÁFICAS

1. Averbach M, Ferrari Jr AP, Segal F, Ejima FH, Paulo GA, Fang HL, et al. Tratado ilustrado de endoscopia digestiva. Rio de Janeiro: Revinter; 2018.
2. Fischbach FT, Dunning MB. Exames endoscópicos. In: Manual de Enfermagem: exames laboratoriais e diagnósticos. 7ª ed. Rio de Janeiro: Guanabara Koogan; 2005. p. 464-87.
3. Morris ML, Hwang JH. Electrosurgery in therapeutic endoscopy. In: Chandrasekhara V, Khashab M, Elmunzer BJ, Muthusamy R. Clinical gastrointestinal endoscopy. 3ª ed. Rio de Janeiro: Elsevier; 2019. p. 69-80.
4. Brito MFP. Eletrocirurgia: evidências para o cuidado de enfermagem [dissertação]. Escola de enfermagem de Ribeirão Preto/Universidade de São Paulo, 2007. p. 178.
5. Tokar JL, Barth BA, Banerjee S, et al.; ASGE Technology Committee. Electrosurgical generators. Gastrointestinal endoscopy. 2013;78(2):197-208.
6. Silva MG. Enfermagem em endoscopia digestiva e respiratória. São Paulo: Atheneu; 2010. 352p.
7. Ministério da Saúde. Resolução RDC nº 6, de 10 de março de 2013. Dispõe sobre os requisitos de boas práticas de funcionamento para os serviços de endoscopia com via de acesso ao organismo por orifícios exclusivamente naturais. ANVISA, 2013. Disponível em: <http://bvsms.saude.gov.br/bvs/saudelegis/anvisa/2013/rdc0006_10_03_2013.html>. Acesso em: 20 jan. 2020.
8. Huhn A, Melo JAC, *Vargas MAO, Schneider DG, Lança L, Trentin D*. Proteção radiológica: da legislação à prática de um serviço. Enfermagem em Foco, 2016;7(2):27-31. Disponível em: <http://revista.cofen.gov.br/index.php/enfermagem/article/view/826>. Acesso em: 20 jan. 2020.
9. Brasil. Ministério da Saúde. Secretaria de Vigilância Sanitária. Diretrizes de proteção radiológica em radiodiagnóstico médico e odontológico. Portaria nº 453, de 1º de junho de 1998. Brasília: Ministério da Saúde; 1998.
10. SOBED – Sociedade Brasileira de Endoscopia Digestiva. Disponível em: <www.sobed.org.br>. Acesso em: 08 set. 2022.
11. Brasil. Resolução 2.174 de 14 de dezembro de 2017. Distrito Federal: Diário Oficial da União. 27/02/2018. Edição: 3, Seção: 1, p. 75-84.

12. Mourão J, Pereira L, Alves C, Andrade N, Cadilha S, Perdigão L. Indicadores de Segurança e Qualidade em Anestesiologia. Revista da Sociedade Portuguesa de Anestesiologia. 2018;27(2):23-27. Disponível em: <https://revistas.rcaap.pt/anestesiologia/article/view/13568>. Acesso em: 20 jan. 2020.
13. Joint Commission International. Padrões de Acreditação da Joint Commission International para Hospitais. 5ª ed. Joint Commission Resources, 2014. Disponível em: <https://www.jcrinc.com/-/media/deprecated-unorganized/imported-assets/jcr/default-folders/items/ebjcih14b_sample_pagespdf.pdf?db=web&hash=22513968F3BD3D7653E69A96EFAC5234>. Acesso em: 20 jan. 2020.

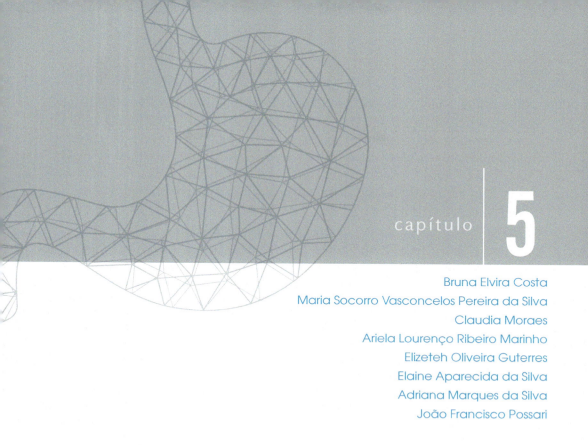

capítulo 5

Bruna Elvira Costa
Maria Socorro Vasconcelos Pereira da Silva
Claudia Moraes
Ariela Lourenço Ribeiro Marinho
Elizeteh Oliveira Guterres
Elaine Aparecida da Silva
Adriana Marques da Silva
João Francisco Possari

Desinfecção, Esterilização e Guarda dos Aparelhos Endoscópicos

A Endoscopia Digestiva, que integra a Gastroenterologia, consiste num procedimento minimamente invasivo para diagnósticos e tratamentos mais rápidos e precisos de doenças do esôfago, estômago e intestinos por meio de tubos flexíveis (videoendoscópios) introduzidos pelas cavidades oral ou anal, mais conhecidas como alta e baixa. A Endoscopia Digestiva Alta (EDA) é um procedimento que permite ao médico examinar a porção alta do sistema digestório com a introdução do endoscópio por via oral, que inclui a visualização direta de imagens do interior do esôfago, do estômago e da parte proximal do duodeno, enquanto a Endoscopia Digestiva Baixa (EDB), também conhecida como colonoscopia, o videoendoscópio milímetros é introduzido pelo ânus e pode-se visualizar o intestino grosso, reto e íleo distal.

No setor de endoscopia são realizados outros procedimentos minimamente invasivos, como a colangiopancreatografia retrógrada endoscópica (CPRE). Trata-se de uma técnica que utiliza simultaneamente a EDA e consiste na utilização do videoendoscópio com visão lateralizada, chamado duodenoscópio, que permite a visualização simultânea endoscópica e fluoroscópica de imagens do tubo digestório em monitores. Este procedimento é utilizado para tratar patologias associadas ao sistema biliar e pancreático.

O procedimento de retossigmoidoscopia flexível consiste em examinar somente as porções finais do intestino grosso, que são o reto e o sigmoide.

A endoscopia digestiva é um procedimento essencialmente médico, entretanto para a segurança do paciente e da equipe que o assiste, exige da enfermagem competência técnica para assegurar a qualidade do processamento do endoscópio flexível, que inclui a limpeza, desinfecção ou esterilização, secagem, armazenamento, assim como a realização de testes de funcionalidade e integridade dos aparelhos a serem utilizados[1].

Os endoscópios flexíveis são aparelhos delicados, de alto custo, o que quase sempre limita a sua disponibilidade em quantidade adequada à demanda de uso diário, de configurações complexas, não desmontáveis ou transparentes, o que dificulta a visualização interna, são utilizados rotineiramente em hospitais e clínicas especializadas. Durante os procedimentos endoscópicos, entram em contato direto com mucosas e secreções contaminadas do trato gastrointestinal por microrganismos, em decorrência do estado clínico do paciente, como vírus das hepatites B e C, podendo ser fontes de importantes infecções se existirem falhas nos processos de limpeza, desinfecção de alto nível e/ou esterilização e armazenamento.

A limpeza é a etapa primordial e mais importante em qualquer processo de desinfecção ou esterilização. Ela deve remover diversos microrganismos, materiais orgânicos e inorgânicos existentes no endoscópio flexível, no entanto, não remove nem elimina todos os microrganismos.

O processo de limpeza do endoscópio flexível constitui um desafio para o profissional de enfermagem, devido à dificuldade ou impossibilidade de acesso aos canais longos e estreitos. Associado a isso, outros aspectos que merecem atenção nessa etapa referem-se à necessidade de utilização adequada de detergente enzimático, neutro ou alcalino de uso profissional, com diluição, controle de temperatura e tempo de imersão (conforme recomendação do fabricante), enxague abundante, secagem e disponibilidade de materiais (pistolas de ar, água de boa qualidade) e escovas apropriadas para cada tamanho do lúmen do endoscópio para a remoção da sujidade[2]. A espuma do detergente escolhido pode dificultar o contato do produto com a superfície e os canais do endoscópio flexível.

O endoscópio flexível é constituído por: corpo – onde estão todos os comandos do aparelho; manopla – onde o endoscopista maneja para fazer as angulações da ponta flexível; tubo de inserção – tubo que é inserido no paciente/cliente para o exame, cuja ponta distal é flexível e onde estão as lentes de luz, lente objetiva, difusor de ar e água, fibra de luz, canal de trabalho e canais de ar e água; tubo conector – tubo de ligação do corpo ao conector; e conector – porção terminal do tubo conector que é acoplado na videoprocessadora[3].

Na limpeza, os colonoscópios apresentam um desafio especial à redução da carga bacteriana, devido ao cólon possuir uma população microbiana grande e diversificada. Eles apresentam sujidade de quatro a cinco vezes maior, em média, em comparação com outros tipos de endoscópios flexíveis. Após o uso, a carga microbiana nos endoscópios gastrointestinais varia de 10^5 UFC/mL a 10^{10} UFC/mL. A limpeza adequada reduz o número de microrganismos e detritos orgânicos em 4 logs ou 99,99%[4,5].

PRÉ-LIMPEZA

A pré-limpeza do endoscópio flexível deve ser realizada logo após o término do procedimento[1]. Ela consiste na retirada externa da sujidade visível do tubo de inserção com uma compressa umedecida em detergente ou toalha descartável, aspiração de detergente no canal de sucção/biópsia por aproximadamente 15 segundos a fim de evitar a fixação de sujidades e a formação de biofilme, além de manter o canal de ar/água acionado por pelo menos 15 segundos, com o aparelho ainda conectado à fonte de luz/processador de vídeo. Certificar-se de que o canal não esteja obstruído. Após essa etapa, deve-se desconectar o endoscópio da processadora e colocar a tampa de proteção da parte eletrônica. Quando forem videoendoscópios, acondicionar, de forma circular em grandes voltas, em *container* plástico transparente com tampa, identificado como "sujo", e encaminhar ao expurgo do setor de processamento de endoscópios para a limpeza propriamente dita.

SALA DE PROCESSAMENTO DE ENDOSCÓPIO

A sala de processamento de endoscópios deve seguir as normas e recomendações de qualquer área de processamento de artigos médicos. Deve estar provida de espaço físico adequado para a demanda do setor, propiciar fluxo de trabalho unidirecional, mobiliários apropriados, bancada lisa e impermeável, manômetro para teste de vazamento, cubas para limpeza compatíveis com o tamanho do endoscópio, iluminação adequada, ponto de água de boa qualidade, conjunto de pistolas pressurizadas de três vias (ar, água, detergente), instalações para lavagem das mãos e dispositivo para secagem dos videoendoscópios com ar comprimido. As áreas de limpeza, desinfecção e armazenamento devem ser separadas para minimizar a contaminação cruzada[1].

Os profissionais de enfermagem que trabalham na sala de processamento de endoscópios flexíveis preferencialmente devem pertencer ao quadro de enfermagem do Centro de Material e Esterilização (CME). Recomenda-se durante o processamento dos videoendoscópios a utilização de máscaras cirúrgicas, óculos de proteção, luvas impermeáveis que se estendem sobre a manga do avental, também impermeável, e sapatos de proteção de exposição às soluções potencialmente contaminadas ao manusear os videoendoscópios flexíveis. Os profissionais que trabalham neste setor devem ser capacitados para o desenvolvimento das atividades inerentes à área.

TESTE DE VAZAMENTO

Ao receber o endoscópio flexível no expurgo, a equipe de enfermagem deve inspecionar a sua integridade quanto a marcas de mordida ou outras irregularidades e à presença de todos os acessórios. A seguir, antes de imergir o endoscópio flexível em qualquer líquido, realizar o teste de vazamento (*leakage testing*)[1]. Este teste tem como objetivo detectar qualquer perfuração ou fissura dentro do endoscópio flexível, que poderia levar à infiltração com a introdução de líquidos e necessitar de reparos onerosos. Existem verificadores de vazamento manuais e automáticos. Indiferentemente do tipo que se usa, o teste tem que ser feito de forma correta e após a cada uso do endoscópio flexível.

No sistema manual deve-se conectar o manômetro para teste de vazamento na válvula de aeração do endoscópio flexível, insuflar até atingir a pressão de 180 mmHg ou de acordo com a pressão indicada pelo fabricante do endoscópio e, caso o ponteiro não se mantenha estabilizado, pode ser um indicativo de perfurações internas da ponta flexível, perfuração no canal de biópsia e corte ou rasgo do tubo de inserção ou conector. Para certificar-se do local da avaria recomenda-se colocar o aparelho na água imergindo a extremidade distal, observando se há formação de bolhas. A seguir, imergir lentamente o aparelho até que fique totalmente imerso e realizar movimento "acima", "abaixo", "esquerda", "direita", observando a formação de bolhas ou queda de pressão do manômetro. Finalizado o teste, desconectar o manômetro. Em caso de vazamento o endoscópio flexível deve ser retirado imediatamente da água, realizada limpeza externa e a engenharia clínica deve ser notificada para avaliação. O profissional de enfermagem precisa estar atento à pressão do manômetro, pois acima de 180 mmHg podem romper-se as colas de vedação interna e externa do endoscópio e necessitar de manutenção. Um teste de vazamento pode ser feito de 15 a 30 segundos[1].

No sistema automático a fase de teste de infiltração é realizada durante todo o processamento (limpeza, desinfecção, enxague) do endoscópio flexível. Caso ocorra a despressurização ou a queda de pressão interna, o líquido da cuba será eliminado, exceto no caso do desinfetante, que retornará ao compartimento específico. Durante essa ocorrência os canais serão mantidos livres de líquidos por meio da injeção de ar.

LIMPEZA

A limpeza do endoscópio flexível consiste na remoção de sujidades orgânicas e inorgânicas, com redução da carga microbiana utilizando-se água, soluções de limpeza, produtos e acessórios de limpeza por meio de ação mecânica (manual ou automatizada), atuando em superfícies internas (lúmen) e externas, de forma a tornar o aparelho seguro para manuseio e preparado para desinfecção ou esterilização. As soluções de limpeza podem incluir produtos que atuam como detergentes comuns ou enzimáticos, que contêm uma mistura de enzimas que eliminam um substrato específico (por exemplo: lipídios, proteínas, carboidratos). Recomenda-se evitar o uso de detergente com compostos à base de aminas ou glicoprotaminas, caso o endoscópio seja submetido à desinfecção por glutaraldeído, pois as reações químicas entre os compostos e o produto podem produzir resíduos coloridos[6].

A solução detergente deve ser preparada na concentração e temperatura de acordo com a orientação do fabricante do produto. Pode-se usar um detergente de pH neutro ou enzimático, mas desde que seja compatível com o endoscópio, segundo as recomendações do fabricante.

O processamento pode ocorrer por três diferentes métodos: manual, automático e automatizado. Pelo método manual, todas as etapas são realizadas manualmente por um profissional. No método automático a desinfecção química à temperatura ambiente é realizada utilizando-se uma desinfetadora, porém a limpeza, o enxague e a secagem acontecem de maneira manual. No método automatizado a lavadora-desinfetadora realiza todas as etapas do processamento, porém não se descarta a necessidade de pré--limpeza na sala de exames após o término do exame e a limpeza manual na sala de processamento ou sala de expurgo. O processamento automatizado minimiza a exposição ocupacional dos profissionais aos agentes desinfetantes, reduz o erro humano, padroniza o processamento em todas as etapas, permite a validação e o rastreamento de todo o processo de desinfecção, faz a impressão dos registros de todo o processo, além de possibilitar ao profissional de enfermagem realizar outras atividades. Deve-se usar escovas de tamanho e composição recomendados pelo fabricante do endoscópio, especialmente para os lumens dos canais. A escova precisa ter contato máximo com as superfícies internas do endoscópio. As escovas podem ser reprocessáveis ou descartáveis. As reprocessáveis devem ser submetidas à limpeza e desinfecção a cada turno de trabalho, conforme a RDC Anvisa nº 6, de 10 de março de 2013[7].

Na limpeza manual, inicialmente deve-se remover as válvulas e imergi-las em solução detergente. Depois limpar toda a superfície externa do endoscópio com gaze ou tecido macio. O videoduodenoscópio possui na ponta distal do tubo de inserção uma alavanca denominada canal elevador, a qual deve ser minuciosamente limpa. A seguir injetar detergente de baixa produção de espuma nos canais, acionando a pistola pressurizada, e introduzir a escova de limpeza no canal de biópsia até a saída na porção distal do tubo de inserção. Sempre limpar as cerdas da escova antes de tracioná-la de volta, para evitar que as sujidades retiradas retornem ao canal. Depois, introduzir a escova de limpeza em ângulo de 45° através do canal de aspiração até a saída na porção distal do tubo e novamente introduzir a escova em ângulo reto (90°) até a saída na parte lateral do tubo conector. Escovar o local das válvulas com escova própria.

Se o serviço de endoscopia preconizar o uso de detergente enzimático, conectar o irrigador de canais, aspirar o detergente com seringa de 20 mL e injetar em todos os canais, deixando em imersão pelo tempo definido pelo fabricante.

ENXAGUE E SECAGEM NO SISTEMA MANUAL

A qualidade da água é parte essencial do processo de limpeza. Ela pode ser estéril, filtrada ou potável. Todavia, é certo que não deverá elevar a carga microbiana nos apare-

Segurança e Qualidade em Endoscopia Digestiva

lhos. Procede-se ao enxague abundante das áreas externas e internas. Após o enxague, injetar ar através dos canais do endoscópio acionando a pistola de ar, com baixa pressão, com no máximo 20 PSI (*pound force per squareinch* – medida de pressão no sistema inglês/americano). Secar as superfícies/partes externas com toalha descartável, colocar o videoendoscópio na caixa de transporte e encaminhar para a sala de desinfecção[8].

Inspeção Visual

Antes da desinfecção de alto nível ou esterilização, os profissionais de enfermagem devem inspecionar visualmente ou com lupa iluminada de ampliação para identificar quaisquer detritos residuais, peças faltantes, clareza das lentes, integridade das vedações e junções, umidade ou defeitos que justifiquem a retirada do uso para manutenção corretiva[1].

Desinfecção Química

A esterilização por meios físicos ou físico-químicos é a mais recomendada para os videoendoscópios flexíveis, entretanto a sua termossensibilidade impossibilita a esterilização por vapor saturado sob pressão, pois seriam danificados. Os métodos físico-químicos por baixa temperatura, como óxido de etileno, plasma de peróxido de hidrogênio e formaldeído de baixa temperatura muitas vezes exigem tempos prolongados, seja pela exposição ao agente esterilizante e/ou a necessidade de aeração, o que dificulta sua prática nos serviços de endoscopia, pela alta demanda de exames.

A desinfecção consiste em um processo de eliminação de microrganismos presentes nos endoscópios flexíveis, porém com menor poder letal que a esterilização, pois não destrói todas as formas de vida microbiana, principalmente os esporos. A RDC nº 35, de 16 de agosto de 2010[9], inclui os esporos *Bacillus subtilis* e *Clostridium sporogenes* a serem eliminados na desinfecção de alto nível.

Segundo a classificação sugerida por Spaulding[10], proposta na década de 1960 e utilizada pelos *Centers for Disease Control* de Atlanta, Estados Unidos da América, desde 1985, em seus guias de recomendações os videoendoscópios flexíveis são classificados como semicríticos. Desta forma a desinfecção de alto nível é indicada após rigorosa limpeza[11].

Para Spaulding[10] a desinfecção é classificada, conforme seu espectro de ação, em alto nível, nível intermediário e baixo nível. A desinfecção de alto nível destrói todos os microrganismos em forma vegetativa e alguns esporos. A desinfecção de nível intermediário destrói todas as bactérias vegetativas, o bacilo da tuberculose, os fungos e os vírus lipídicos, alguns não lipídicos, mas não destrói esporos. A desinfecção de baixo nível destrói apenas bactérias vegetativas, vírus lipídicos, alguns vírus não lipídicos e alguns fungos, mas não elimina micobactérias nem esporos[11].

A desinfecção de alto nível pode ser realizada manualmente ou automatizada, conforme descrito anteriormente.

Os desinfetantes à base de aldeído são os mais utilizados, como é o caso do gluta-raldeído a 2%, mesmo com algumas contraindicações, como exalar vapores, possibilidade de formar biofilme, causar dermatite de contato quando em uso prolongado e ainda necessitar de área específica, com sistema de climatização mantendo um diferencial de pressão negativa entre os ambientes adjacentes e exaustão adequada, além de causar colite nos pacientes/clientes[2,6]. Entretanto, é o mais barato, não danifica os videoen-doscópios nem os equipamentos automáticos e automatizados. O tempo de contato é estabelecido de acordo com a recomendação do fabricante. Pode-se utilizar o ácido peracético, pelo grande poder desinfetante e baixíssimo risco ocupacional, e por ser bio-degradável. Requer um tempo de contato conforme a resolução do fabricante para de-sinfecção. No mercado estão disponíveis outros produtos, como ortoftalaldeído (OPA) e o peróxido de hidrogênio.

O OPA é um desinfetante alternativo mais estável e tem uma pressão de vapor me-nor que a do glutaraldeído. É praticamente inodoro, não emite vapores nocivos, não causa danos ao videoendoscópio flexível, mas como outros aldeídos pode manchar e provocar reações cruzadas com material proteico se o endoscópio não for adequada-mente enxaguado. Requer tempo de contato de acordo com as orientações do fabricante (geralmente 10 minutos).

O peróxido de hidrogênio pode se apresentar nas formas de gás, plasma e líquida. Na forma líquida pode ser utilizado como desinfetante de alto nível, nas concentrações de 3% a 6%, e esterilizante em concentrações de 6% a 25%. É um agente oxidante rápido, o que facilita a remoção de resíduos orgânicos e é relativamente livre de vapores tóxicos. Embora ele seja um potente agente antimicrobiano, pode causar danos às borrachas e plásticos e corroer o zinco, cobre e latão. O peróxido de hidrogênio não tem sido larga-mente empregado no processamento de endoscópios pelas suas propriedades oxidantes que podem ser prejudiciais.

Desinfecção no Método Manual

Acomodar o endoscópio na cuba contendo solução desinfetante, recomendada pelo fabricante e autorizada pelo Serviço de Controle de Infecção Hospitalar e Serviço de Se-gurança do Hospital, em quantidade suficiente para cobri-lo totalmente.

Com o uso de seringa, geralmente de 20 mL, introduzir 100 mL de solução desin-fetante nos canais, utilizando acessórios do aparelho fornecidos pelo fabricante, com a finalidade de eliminar o ar e evitar os espaços mortos.

Deixar o endoscópio imerso na solução desinfetante no tempo recomendado pelo fabricante. Retirar o endoscópio da cuba e proceder ao enxague.

Desinfecção no Método Automático

Acomodar o endoscópio dentro da cuba da desinfetadora de maneira a permitir a fixação dos conectores. Conectar o adaptador de limpeza de canal Ar/Água no cilindro das válvulas Ar/Água, o adaptador do canal de aspiração (exceto para Fibroscópios). Fixar o conector de Ar/Água no conector da Fonte de Luz, o conector de Sucção no canal de aspiração e o conector do canal de Biópsia. Colocar o filtro próximo ao ralo da cuba de forma não o obstruir. A seguir fechar a tampa do equipamento e iniciar o processamento automatizado. Após término do ciclo, desconectar todas as conexões e retirar o videoendoscópio da cuba, realizar a secagem externa manualmente.

Enxague Final Manual

No método manual é imperativo que se faça o enxague final injetando água abundantemente em todos os canais do videoendoscópio. Descartar a água de enxague a cada uso para evitar a concentração de desinfetante.

Secagem Manual

O processo de secagem tem por finalidade retirar a umidade das superfícies internas e externas do endoscópio. A secagem com ar forçado aumenta a eficácia do processo de desinfecção.

Deve-se acomodar o videoendoscópio em uma mesa auxiliar, realizar a secagem dos canais internos e das válvulas com ar comprimido em baixa pressão (limitada em 20 PSI) e completar a operação de secagem com toalha descartável, colocar as válvulas de Ar/Água e do canal de biópsia e deixar pronto para uso.

Para acelerar a secagem pode-se utilizar *flush* de álcool a 70% no interior dos canais e depois realizar novamente a secagem com ar forçado[12], desde que se tenha a certeza que a limpeza foi eficaz, pois o álcool pode favorecer a fixação de proteínas em caso de falhas na limpeza e proporcionar a formação de biofilmes[13].

Armazenamento e Transporte

Na fase final do processamento, após a secagem completa, é essencial aplicar as melhores práticas no armazenamento do endoscópio flexível, em armário próprio, posicionado verticalmente para evitar a retenção de líquidos nos canais com as válvulas desconectadas do aparelho. Recomenda-se o armazenamento em sala exclusiva e livre de umidade, temperatura ambiente e controle do tempo de armazenamento, evitando a proliferação de microrganismos[11,12].

O tempo de armazenamento irá depender da recomendação de uma equipe multiprofissional específica da instituição que, após estudos, irá determinar por quanto tempo os endoscópios podem ser armazenados. A equipe deve levar em consideração as seguintes variáveis: como e onde os endoscópios são armazenados, os resultados da verificação dos testes de limpeza e a exigência de usar luvas quando da manipulação dos endoscópios[1].

Os armários de armazenamento do endoscópio devem ser limpos e desinfetados regularmente (por exemplo, diariamente ou semanalmente) ou quando visivelmente sujos[1].

Controle de Qualidade

Recomenda-se não armazenar o videoendoscópio flexível em recipiente de transporte. Entre a sala de procedimento e a sala de processamento, acondicioná-lo em recipientes laváveis e identificados como "sujo" e "limpo"[11].

A equipe de enfermagem que realiza o processamento dos videoendoscópios flexíveis deve garantir a eficácia do processo de limpeza, desinfecção e armazenamento dos endoscópios. As culturas microbiológicas são consideradas como padrão-ouro, mas elas não podem ser usadas como um processo de monitoramento em tempo real. Dessa forma, a equipe de enfermagem poderá realizar o monitoramento de limpeza por meio do teste de proteína e trifosfato de adenosina (ATP)[1,2,11].

Estes testes são realizados após o processo de limpeza e a escolha do endoscópio é aleatória, embora algumas recomendações internacionais já citem este monitoramento da limpeza como passo obrigatório nos Protocolos Operacionais Padrão. O teste de proteína é constituído por um *swab* protegido por algodão, que depois de umedecido em água destilada estéril é introduzido com movimento circular na entrada dos canais do endoscópio. Depois de retirado, é colocado em tubo com solução reagente e, a seguir, na incubadora com temperatura de 55° por 15 minutos, seguindo a leitura em escala de cores (roxo-contaminado, verde-limpo).

O teste de ATP consiste na medição de adenosina trifosfato (ATP) por meio do equipamento luminômetro. O valor de corte é de 100 RLU para o teste da Ruhoff® e 200 para o teste da 3M®[14].

Para rastreabilidade do processo pode ser utilizada a ficha do reprocessamento de endoscópios e registrados os seguintes dados: n° de série do aparelho, nome do paciente, processadora em que o aparelho foi submetido a limpeza/desinfecção, testes de eficácia de limpeza e controles da efetividade da solução desinfetante.

É obrigatório realizar a monitoração dos parâmetros indicadores de efetividade dos agentes saneantes que possuem ação antimicrobiana, como concentração, pH ou outros indicados pelo fabricante, no mínimo uma vez ao dia antes do início das atividades[7].

CAPACITAÇÃO DA EQUIPE DE ENFERMAGEM

Os treinamentos e as capacitações da equipe de enfermagem devem contemplar conteúdos relacionados aos seguintes temas: medidas padronizadas de controle de infecções, instruções específicas para o processamento de cada dispositivo, seja limpeza e desinfecção de alto nível ou procedimentos de esterilização e armazenamento, uso de EPI; funcionamento e manuseio dos equipamentos e acessórios, monitoramento da eficácia dos saneantes, gerenciamento de resíduos e controle de qualidade dos aparelhos endoscópicos.

REFERÊNCIAS BIBLIOGRÁFICAS

1. Association of periOperative Registered Nurses (AORN). Guidelines for Processing Flexible Endoscopes. In: Guidelines for the Perioperative Practice. Denver, CO: AORN, Inc; 2016.
2. Rutala W, Weber D; Healthcare Infection Control Practices Advisory Committee (HICPAC). Guideline for Disinfection and Sterilization in Healthcare Facilities, 2008. Atualizado em 2019. Disponível em: <https://www.cdc.gov/infectioncontrol/pdf/guidelines/disinfection--guidelines-H.pdf>. Acesso em: 05 jan. 2020.
3. Averbach M, Ferrari Jr AP, Segal F, Ejima FH, Paulo GA, Fang HL, et al. Tratado ilustrado de endoscopia digestiva.. Rio de Janeiro: Revinter; 2018.
4. Chu NS, Favero M. The microbial flora of the gastrointestinal tract and the cleaning of flexible endoscopes. *Gastrointest Endos Clin N Am*. 2000;10:233-244.
5. Chu NS, McAlister D, Antonoplos PA. Natural bioburden levels detected on flexible gastrointestinal endoscope after clinical use and manual cleaning. Gastrointest Endosc. 1998;48(2):137-142.
6. World Gastroenterology Organisation/World Endoscopy Organization. Practice Guidelines. Desinfecção de Endoscópios — um enfoque sensível aos recursos. 2011. Disponível em: <https://www.worldgastroenterology.org/UserFiles/file/guidelines/endoscope-disinfection-portuguese-2011.pdf >. Acesso em: 06 jan. 2020.
7. Brasil. Ministério da Saúde. Resolução RDC nº 6, de 10 de março de 2013. Dispõe sobre os requisitos de boas práticas de funcionamento para os serviços de endoscopia com via de acesso ao organismo por orifícios exclusivamente naturais. ANVISA, 2013. Disponível em: http://bvsms.saude.gov.br/bvs/saudelegis/anvisa/2013/rdc0006_10_03_2013.html. Acesso em: 20 jan. 2020.
8. Association for the Advancement of Medical Instrumentation Technical Information (AAMI). Report n. 34. Water for the reprocessing of medical devices. Virginia: Arlington; 2014.
9. Brasil. Ministério da Saúde. Resolução RDC nº 35, de 16 de agosto de 2010. Dispõe sobre o Regulamento Técnico para produtos com ação antimicrobiana utilizados em artigos críticos e semicríticos. ANVISA, 2010. Disponível em: http://bvsms.saude.gov.br/bvs/saudelegis/anvisa/2010/res0035_16_08_2010.html. Acesso em: 20 jan. 2020.
10. Spaulding EH. Chemical sterilization of surgical instruments. Surg Gynecol Obstet Chicago. 1968;69:738-744.
11. Petersen BT, Cohen JJC, Hambrick JD, Buttar N, Greenwald DA, Buscaglia JM, et al. Multisociety guideline on reprocessing flexible GI endoscopes: 2016 update. Gastrointestinal Endoscopy. 2017;85(2):282-294. Disponível em: <https://doi.org/10.1016/j.gie.2016.10.002>. Acesso em: 05 jan. 2010.
12. Society of Gastroenterology Nurses and Associates (SGNA). Standards of Infection Control in Reprocessing of Flexible Gastrointestinal Endoscopes. 2012. Disponível em: <https://www.sgna.org/Portals/0/Education/PDF/StandardsGuidelines/sgna_stand_of_infection_control_0812_FINAL.pdf>. Acesso em: 06 jan. 2020.
13. Department of Health. Health Technical Memorandum 01-01: Management and decontamination of surgical instruments (medical devices) used in acute care. Department of Health. 2016. Disponível em: <https://assets.publishing.service.gov.uk/government/

uploads/system/uploads/attachment_data/ file/545862/HTM0101PartB.pdf>. Acesso em: 18/agosto/2021.

14. Alfa ML, Fatima I, Olson N. The adenosine triphosphate test is a rapid and reliable audit tool to asses manual cleaning adequacy of flexible endoscope channels. Am J Infect control. 2013;41(3); 249-253.

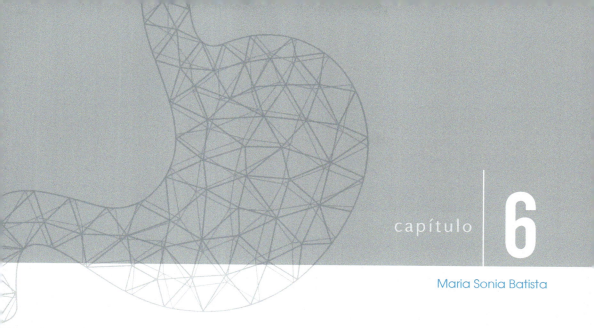

capítulo 6

Maria Sonia Batista

Gerência de Enfermagem no Serviço de Endoscopia

A gestão de um serviço, seja ele de qualquer categoria, requer planejamento, independentemente de sua localização e classificação. A gestão é um trabalho constante, dinâmico e que visa recursos físicos, materiais, financeiros, administrativos e humanos. Nada diferente da vivência do enfermeiro que atua em gerenciamento de qualquer serviço de saúde.

O serviço de endoscopia é tão igual ou mais diferenciado com relação a outros serviços, pois a endoscopia tem em seu atendimento um pouco de centro cirúrgico, centro de esterilização de material e até mesmo centro de tratamento intensivo, com sua funcionalidade ambulatorial e *day clinic*. Portanto envolve raciocínio, reflexão e análise sobre a maneira de realizar determinadas tarefas, bem como sua abrangência para que se perpetue a qualidade e o bom atendimento durante o longo ou curto período de permanência do cliente no serviço.

Para se planejar a gestão do serviço de endoscopia sob o ponto de vista de segurança e qualidade em sua estrutura, é necessário o conhecimento dos recursos organizacionais existentes. Necessariamente não estamos falando de dinheiro quando estamos querendo planejar de forma específica um serviço, de modo genérico estamos diversificando a maneira como o enfermeiro especializado enxerga esse serviço, para que possa classificar com simplicidade o trato da gestão de segurança e qualidade em endoscopia. Hoje os serviços de endoscopia localizam-se dentro de hospitais

Segurança e Qualidade em Endoscopia Digestiva

municipais, estaduais e federais, de portes pequeno, médio ou grande, mas também se localizam em clínicas especializadas divididas em três tipos específicos, conforme esses serviços se comportam no mercado da saúde. O serviço de endoscopia está classificado em tipos conforme a RDC nº 6 de 2013. São eles:

- **Serviço de endoscopia tipo I**: realiza procedimentos endoscópicos sem sedação, com ou sem anestesia tópica;
- **Serviço de endoscopia tipo II**: além dos procedimentos no tipo I, realiza procedimentos endoscópicos sob sedação consciente, com medicação passível de reversão com uso de antagonistas;
- **Serviço de endoscopia tipo III**: serviço de endoscopia que, além dos procedimentos descritos nos tipos I e II, realiza procedimentos endoscópicos sob qualquer tipo de sedação ou anestesia.

Agora que já conhecemos o tipo de cada serviço de endoscopia, com essa informação sabemos como classificar o paciente atendido nessas unidades, e como gerenciar sob o ponto de vista da segurança e da qualidade. Apontaremos a gestão no ponto de vista administrativo e assistencial.

ASPECTO ADMINISTRATIVO

É importante compreender como funciona a gestão ambulatorial. Ela abrange cinco pontos fundamentais:

A Gestão dos Recursos Humanos, Envolvendo Todas as Equipes, Inclusive os Profissionais de Saúde

Os profissionais de saúde envolvidos na unidade de endoscopia precisam trabalhar multidisciplinarmente como equipe e buscar atualização de forma constante, devido à rapidez do desenvolvimento tecnológico e aos novos procedimentos endoscópicos surgindo de tempos em tempos. Hoje a área de endoscopia tem passado por processos constantes de mudança, e uma delas é a formação dos profissionais. No Brasil não existem cursos para técnicos de enfermagem, mas já houve a evolução para enfermeiros com a pós-graduação e cursos de atualização. Quando falamos de equipe, precisamos saber quais profissionais precisam estar inseridos na endoscopia como continuação do atendimento:

1. Médicos especialistas;
2. Médicos anestesistas;
3. Enfermeiros e técnicos ou auxiliares de enfermagem;
4. Recepcionistas ou atendentes;
5. Telefonistas;
6. Serviços gerais ou operacionais;

7. Financeiros;
8. Administrativos.

Não podemos deixar de citar os profissionais agregadores ou prestadores de serviço, que atuam dentro ou fora do serviço de endoscopia, mas não fazem parte da equipe, ou que em algumas instituições são parte integrante da equipe multidisciplinar do serviço de endoscopia, como:

1. Farmacêuticos;
2. Nutricionistas;
3. Psicólogos;
4. Patologistas;
5. Estomaterapeutas.

A segurança e a qualidade trabalham em conjunto com os profissionais do serviço de endoscopia, não só para os pacientes, como para as equipes de frente. Quando falamos da segurança, estamos cientes que começa desde a marcação do exame até a saída do paciente da unidade, e perpetua por até 24 horas pós-procedimentos diagnósticos e 72 horas pós-procedimentos terapêuticos.

Gestão dos Recursos Físicos: Insumos, Medicamentos, Materiais, Equipamentos e Mobiliário

O gerenciamento dos insumos é um dos grandes desafios do enfermeiro ou de qualquer gestor que atua na saúde. Hoje o serviço de endoscopia tem alto custo, com materiais de uso único, reprocessáveis, equipamentos endoscópicos, medicamentos e materiais de uso descartável. Será necessária a criação de metodologia para esse processo, com o objetivo de:

- Organizar um conjunto de conhecimentos para a padronização desse setor no serviço de endoscopia, de forma manual ou eletrônica;
- Colocar a metodologia à disposição dos gestores e diretores do serviço;
- Incentivar a interpretação, análise e promoção de mudanças organizacionais em favor de uma maior eficiência no serviço.

O desafio maior é não perder a qualidade dos produtos reconhecidos no mercado e de uso diário, como os materiais médicos e medicamentos, ao buscar o melhor preço. O profissional que busca constantemente a adequação do custo-benefício deve observar a variação entre o gasto e o consumo em um intervalo de tempo cada vez menor, já que hoje alguns serviços não conseguem fazer um grande estoque. Em um serviço de endoscopia não podem faltar materiais essenciais no funcionamento do dia a dia, e se isso ocorrer pode ser por falta de capacitação e atualização do pessoal, como também:

- Falta de recursos financeiros;
- Falta de controle;
- Corrupção;
- Falta de planejamento;
- Rotinas e normas não estabelecidas adequadamente, levando em conta a estrutura organizacional do serviço ou por má administração de diretores e funcionários desmotivados.

Gestão de Estoque

Há várias formas de calcular os estoques de reserva, como se pode observar. A escolha da metodologia depende da política de armazenamento dos produtos a ser adotada. Em qualquer situação, o sistema deve estar sempre pronto a emitir relatórios de estoques que permitam agir prontamente para suprir necessidades emergenciais, que podem indicar a adoção de medidas extraordinárias para evitar a falta de material. A monitoração de preços e quantidades adquiridas são ferramentas importantes para o administrador de materiais:

- Cinco por cento do total de itens em estoque consomem cerca de 80% dos recursos;
- Quinze por cento do total de itens em estoque consomem aproximadamente 15% dos recursos;
- Oitenta por cento do total de itens em estoque consomem aproximadamente 5% dos recursos.

Armazenamento do Material Médico-Hospitalar

Dentro do serviço de endoscopia a área de armazenamento de materiais e medicamentos deve ser gerenciada com o mesmo olhar crítico dos demais serviços, observando-se os seguintes critérios:

- Armazenar os produtos por forma farmacêutica;
- Armazenar os produtos pelo nome do princípio ativo em ordem alfabética rigorosa, da esquerda para a direita;
- Armazenar os produtos por prazo de validade: os que vão vencer primeiro devem ser armazenados à esquerda e na frente;
- Observar o empilhamento máximo permitido para o produto (ver recomendações do fabricante);
- Observar a temperatura ideal à que o produto deve ser armazenado com termômetro;
- As caixas que forem abertas devem ser riscadas, indicando a violação, a quantidade existente anotada e, em seguida, a caixa deve ser lacrada;

- O material deve ser mantido na embalagem original;
- A estocagem deve ser por ordem alfabética de grupo de material, obedecendo a uma ordem alfabética rigorosa em cada grupo.

Características das Áreas

- Ausência de umidade e de calor ou frio excessivo (temperatura não superior a 25ºC);
- Proteção contra animais e parasitas;
- Proteção contra incêndio;
- Boa circulação de ar;
- Disposição adequada para movimentação de pessoas e materiais;
- Área administrativa;
- Área para produtos que necessitam de temperatura controlada;
- Área para produtos inflamáveis.

A Gestão dos Processos, os Quais Envolvem os Protocolos e os Procedimentos Operacionais

Todo serviço de endoscopia trabalha com processos e protocolos estabelecidos, seja pelas RDC atribuídas ao serviço, seja por resoluções específicas da área da saúde. Ainda existem aquelas adquiridas pelos gestores dos serviços, sejam enfermeiros, médicos ou administradores. Todos os procedimentos devem ser protocolados na ordem e na sequência realizadas no serviço. Com a RDC nº 6, de 2013, foram criados os POPs para esses serviços, onde foram descritos os procedimentos e rotinas específicos, para uso de todos e o processo de fiscalização.

Procedimento Operacional Padrão (POP)

O POP nada mais é que a organização das etapas do processo do serviço no dia a dia. Nele precisam estar detalhadas as atividades prestadas no serviço. Portanto, esse documento precisa estar em local de fácil acesso para toda a equipe. Nele deve conter:

1. Fluxogramas que mostram como funciona o serviço e suas rotinas;
2. Fluxograma de reprocessamento dos aparelhos endoscópicos;
3. Fluxograma dos procedimentos realizados;
4. Fluxograma da entrada do paciente até sua saída do serviço;
5. Fluxograma do lixo infectante e perfurocortante;
6. Fluxograma de acidente ocupacional;
7. Uso de planilhas próprias de gastos de materiais e medicamentos em sala.

A Gestão dos Indicadores Operacionais e Gerenciais, com a Apresentação de Relatórios

O serviço de endoscopia vem se aprimorando com o passar dos tempos, e o enfermeiro especializado em endoscopia vem mudando o cenário desse serviço, utilizando os indicadores para melhorar não só a assistência ao cliente, como a gestão do serviço em todos os processos. Exemplo:

- Qualidade;
- Segurança;
- Atendimento;
- Efetividade.

Estes indicadores utilizados dentro do serviço de endoscopia transformaram protocolos ultrapassados em articulações modernas nos últimos anos, auxiliando a:

- Produzir melhorias;
- Realizar planejamentos apropriados;
- Obter informações que auxiliem as tomadas de decisão;
- Reagir rapidamente à criticidade;
- Fazer um melhor uso dos recursos;
- Melhorar a qualidade do serviço prestado.

Gestão dos documentos, respeitando os padrões definidos na legislação

Todos os documentos produzidos no serviço de endoscopia, seja ele público ou privado, precisam ser guardados por no mínimo 5 anos, e vale ressaltar a importância principalmente dos testes de vazamento, rastreabilidade dos aparelhos de endoscopia e do teste de integridade da solução desinfetante etc. Seguem outros documentos importantes:

1. Documentos tributários: Nota Fiscal – o prazo de guarda do documento é de 5 anos, de acordo com a Lei 5.172, Código Tributário Nacional, Art. 173; Nota Fiscal de saída – deve ser mantida pelo prazo de 10 anos segundo a Lei 8.212, ou Lei Orgânica da Seguridade Social.

2. Laudos e exames com imagens: de acordo com o Conselho Federal de Medicina (CFM), os **exames**, que incluem imagens e laudos, fazem parte do prontuário **médico** do paciente. Esse prontuário **médico deve** ser mantido na instituição por, no mínimo, 20 anos, conforme a Resolução CFM nº 1.821/2007, no caso de documentos impressos em papel.

3. Comprovantes de pagamento com guarda por 3 anos: água, luz, telefone e gás; planos de saúde.

4. Bens duráveis: (eletroeletrônicos, eletrodomésticos, automóveis etc.): as notas fiscais devem ser guardadas durante toda a vida útil do produto, a partir da sua aquisição. A mesma regra também vale para os certificados de garantia.

5. Contratos: contratos em geral precisam ser conservados até que o vínculo entre as partes seja desfeito e, em se tratando de financiamento, até que todas as parcelas estejam quitadas e o bem desalienado (sem dívidas).

Unidade de Endoscopia na Gestão Assistencial

O profissional de enfermagem é peça-chave dentro do serviço de endoscopia, onde pode agregar conhecimento e prática assistencial com o administrativo, atuando principalmente na segurança e na qualidade. Suas obrigações vão além de:

- **Planejar, coordenar e dirigir o fluxo de pacientes através das marcações**. O profissional de enfermagem precisa estar atento à marcação e ao controle da quantidade de pacientes e procedimentos a serem realizados a cada dia, conforme a quantidade de profissionais e médicos disponível;

- **Alocar espaços físicos e recursos materiais de acordo com as necessidades.** O enfermeiro precisa adequar o espaço físico à quantidade de exames a serem realizados durante o período de um dia e efetuar uma previsão para semanas ou meses;

- **Conduzir e rever o pessoal designado à atuação nos procedimentos.** As escalas devem ser bem conduzidas pelo enfermeiro adequar a quantidade de profissionais aos procedimentos marcados. O enfermeiro gerente do serviço de endoscopia deve planejar desde a entrada do paciente até sua saída da unidade, com algumas exceções.

Visão holística de um profissional enfermeiro dentro do serviço de endoscopia ambulatorial

1. **Recepção** – Considerada a porta de entrada da instituição, seja ela hospitalar, clínica ou consultório. A recepção precisa ser confortável, com capacidade para acolher os pacientes e seus acompanhantes conforme agenda, e preparada para os possíveis atrasos. Observar a entrada da recepção do ponto de vista de segurança e conforto para o cliente. Atenção principalmente a:

   - Entrada e saída de cadeiras de rodas e macas;
   - Corrimão e chão antiderrapante;
   - Forma de chamada do paciente, seja oral, eletrônica ou sonora;
   - Pacientes com deficiência auditiva requerem a presença do acompanhante até o procedimento de sedação, e ao término do procedimento o acompanhante deve ser chamado,

- Cadeiras em número suficiente para os pacientes agendados;
- Banheiro amplo, que atenda deficientes e cadeirantes.

2. **Salas de exame** – Salas amplas e que proporcionem conforto ao paciente e tranquilidade aos profissionais que circulam e trabalham no dia a dia. A sala precisa ter todo o material necessário para atendimento dos exames agendados em sistema ambulatorial, e ainda o material para intercorrências. Um enfermeiro de serviço de endoscopia precisa trabalhar com três principais focos:

- Ter o material necessário em sala;
- Ter os profissionais presentes;
- Segurança, tanto para o paciente quanto para a equipe.

O que se deve levar em conta é o fluxo de pacientes na sala de endoscopia, que deve ser o mínimo possível. O enfermeiro precisa estar além da sua zona de conforto, pois o paciente é a base principal de toda a pirâmide de atenção, em qualquer unidade de atendimento à saúde. O enfermeiro gestor pensa na equipe que atende esse paciente de forma coesa, com trabalho multidisciplinar e humanizado. Profissional bom e comprometido no que faz assegura que o paciente seja bem atendido e satisfeito.

3. **Repouso** – Local adequado para o restabelecimento do paciente pós-exame. Precisa ser confortável para ele e seu acompanhante e em número suficiente para atender aos pacientes sedados provenientes da sala de exame. Deve ser provida de cadeiras confortáveis, espaço arejado e que permita a permanência do paciente e do acompanhante até o horário da sua liberação. Exceção para unidade tipo I, em que não há obrigatoriedade de repouso e o paciente pode ficar aguardando a liberação na recepção.

4. **Salas de preparo para colonoscopia** – A unidade de endoscopia que se propõe a oferecer esse serviço precisa ter em conta que é de suma importância a presença do enfermeiro acompanhando todo o preparo. A sala de preparo de colonoscopia deve ser confortável para o paciente e para seu acompanhante. O banheiro deve ser amplo, composto por todos os acessórios necessários e deve estar próximo ao paciente. O ideal é que seja privativo, mas se não for possível, que seja separado por gênero e que haja sanitários suficientes para cada paciente. Precisa possuir barras de segurança e portas que não fechem por dentro, ao mesmo tempo devem ser individualizados e de fácil acesso para a equipe, no caso de alguma intervenção. É necessário produzir um modelo de evolução de enfermagem para acompanhar os eventos que podem acontecer à pessoa que está fazendo o preparo de colonoscopia (Anexo)[1].

6. **Sala de reprocessamento ou desinfecção** – O reprocessamento é o local mais inspecionado ou mais cheio de exigências pelas autoridades no serviço de endoscopia de qualquer tipo, e não poderia ser diferente. A resolução tem seu capítulo específico sobre algumas exigências. Presença de cubas de transporte para apare-

lhos limpos e aparelhos sujos. O fluxo dos aparelhos desde a saída até o retorno à sala de exames, ou até seu armazenamento, precisa ser contínuo. Por onde entra o aparelho contaminado não pode sair o descontaminado e por onde sai o descontaminado não pode entrar o contaminado. O mesmo serve para quem atua na sala de reprocessamento. Uso de EPI e exaustão forçada do ar é obrigatório na sala de reprocessamento.

Não podemos deixar de citar outros importantes setores dentro do serviço de endoscopia, como o *call center*, financeiro, salas de reuniões e sala de diretoria, faturamento, sala da enfermagem e copa (Anexo)[2].

Protocolos de Segurança do Paciente para Serviço de Endoscopia

1. **Protocolo de identificação do paciente:** Por quantas vezes não chamamos o paciente errado para fazer a endoscopia e na sua maioria é constatado o erro quando ele já está deitado na maca do exame, causando transtorno e atraso no atendimento do paciente seguinte? Por esta razão, o protocolo busca "garantir a correta identificação do paciente, a fim de reduzir a ocorrência de incidentes", garantindo que o paciente certo receba o tratamento certo no momento certo e na hora marcada. Neste contexto, é necessária a confirmação da identificação do paciente antes de receber o cuidado.

   - Uma decisão correta e que minimiza muitos erros é chamar o paciente pela primeira vez pelo nome completo e não só pelo primeiro nome.

   - Orientação do paciente/acompanhante/familiar/cuidador. A orientação do exame na marcação é a primeira forma de educar o paciente a respeito do processo anterior ao exame.

   - Paciente na recepção deve saber seu horário, informa-se quanto ao preparo realizado e confirmar o exame marcado.

2. **Protocolo de higiene das mãos:** A higiene das mãos é fundamental no cuidado à saúde, uma vez que o profissional lida com diferentes pacientes, em diversas condições e necessidades. O ato de segurança da higienização das mãos previne a transmissão de microrganismos e doenças.

   O protocolo expõe os cinco momentos em que a higienização das mãos deve ser feita:

   - Antes do contato com o paciente;

   - Antes da realização do procedimento;

   - Após a exposição a fluidos corporais;

   - Após o contato com o paciente;

   - Após o contato com áreas próximas ao paciente.

O protocolo enfatiza a importância em higienizar as mãos com sabonete líquido e água, ou com preparação alcoólica, a fim de "prevenir e controlar as infecções relacionadas à assistência à saúde".

3. Protocolo de segurança na prescrição, no uso e na administração de medicamentos: Este protocolo tem o objetivo de "promover práticas seguras no uso de medicamentos em estabelecimentos de saúde", a fim de reduzir complicações como:
   - Acesso à informação medicamentosa pelos profissionais;
   - Desenvolvimento de um padrão interno de treinamento;
   - Padronização dos processos;
   - Uso de equipamentos tecnológicos;
   - Educação permanente.

4. Protocolo de prevenção de quedas: As quedas possíveis de pacientes submetidos à endoscopia são esperadas, pois em sua maioria os mesmos estão sedados. Por isso mesmo são possíveis de serem evitadas com alguns cuidados, evitando assim problemas para a instituição, como:
   - Aumento da estadia no local;
   - Aumento dos custos assistenciais;
   - Diminuição da credibilidade da instituição;
   - Complicações legais.

   O protocolo pretende "reduzir a ocorrência de queda de pacientes nos pontos de assistência e o dano dela decorrente", identificando os fatores físicos e do ambiente relacionados ao incidente e sugerindo as seguintes intervenções: avaliação do risco de queda; identificação do paciente com risco (pode ser com uso de pulseira, crachá etc.); muita atenção aos calçados utilizados pelos pacientes (saltos altos e finos etc.), se não forem adequados substitua por sapatilhas hospitalares.

5. Protocolo de preparo para cada determinado exame: A enfermagem na maioria das vezes é quem faz o papel de buscar o paciente e nesse intervalo entre recepção e sala de exame, o profissional já observa como o paciente está preparado para o exame.

Perguntas:

1. Está em jejum?
2. Fez o preparo correto?
3. Está acompanhado?
4. Já fez esse exame antes?
5. Trouxe exames anteriores?

Orientar o acompanhante para aguardá-lo na recepção e assim que terminar o exame, ambos ficarão no repouso.

6. **Protocolo para limpeza e desinfecção:** Hoje muitas mudanças vêm ocorrendo no mercado de produtos de limpeza para os serviços de endoscopia. Temos de todas as opções, como: tempo de exposição ao produto, se diluem ou não diluem, com cor, sem cor, com cheiro, sem cheiro, e galões com quantidades variadas. Mas para gestores do serviço de endoscopia, o que se deve levar em conta é o tempo de efeito da solução e o dano que pode causar aos profissionais que manuseiam esses produtos.

   a) **Acessório descartável, processável e de uso permanente.** Os acessórios utilizados em procedimentos de endoscopia que atravessem a mucosa são classificados como artigos críticos e devem ser esterilizados.

   b) **Produtos críticos (termossensíveis ou termorresistentes):** Pinça de biópsia, alça de polipectomia, injetores endoscópicos, agulhas de punção, papilótomos, balões dilatadores, basket, fios-guia, cateteres etc, respeitando o rótulo do produto que indica se é de uso único ou reutilizável. Os demais são teoricamente reprocessáveis, desde que sejam passíveis de limpeza eficaz e que seja indicado no rótulo que são reutilizáveis. Para os produtos críticos, adotar os processos de esterilização não químicos e recomendados pelos fabricantes/importadores. Está proibido no Brasil o processo de esterilização por imersão em produtos químicos. *Nos injetores endoscópicos, como as agulhas de esclerose, o processamento é proibido.*

   c) **Móveis permanentes:** Mesas, bancadas, pias, armários de guardas de aparelhos, *troller* do aparelho e maca – precisam ter uma rotina de limpeza e desinfecção. Esse processo também é protocolado pela enfermeira e feito de rotina pela equipe da limpeza. O primeiro passo é fazer um *checklist* e passar para a responsável da limpeza (Anexo)[3]. Na presença de funcionários novos, é pertinente darmos uma aula sobre a forma correta de limpeza e os produtos certos para saúde. Móveis que tenham equipamentos médicos são de responsabilidade da enfermagem, que deve arrastar e mostrar onde pode ser limpo e onde não pode ser. O que tem que ficar bem claro para a equipe da limpeza é que o serviço de saúde não é nossa casa, e não pode limpar com produtos domésticos. Cabe ao serviço fornecer os produtos corretos e acessórios de limpeza que facilitem o trabalho do profissional e orientar principalmente a:

- **Limpeza concorrente** – Realizada no local, com a presença de paciente ou da própria equipe. Nesse caso, não se pode utilizar produtos com cheiro, nem deixar a área com água parada. O profissional precisa nesses casos ser discreto e ter agilidade;

- **Limpeza terminal** – No serviço de endoscopia significa uma boa "faxina". Geralmente é realizada nos dias sem atendimento ou de rotina uma vez na semana, conforme o protocolo do serviço;

- **Situações emergenciais** – Chão com presença de algum fluido. Limpeza imediata, assim que ocorrer. Banheiros de preparo de colonoscopia precisam ter um profissional treinado e preparado para limpeza rápida e eficaz.

d) **Plano de gerenciamento de resíduos de saúde.** As responsabilidades sobre o correto manejo e descarte dos resíduos gerados no serviço de endoscopia caem sobre todos os envolvidos no processo. Desde a direção, médicos, passando pelos responsáveis pelas áreas de enfermagem e todas equipes que trabalham no serviço. Todo serviço precisa ter esse gerenciamento. Recolher os sacos de lixo nos horários estipulados pela gerência ou sempre que o saco atingir sua capacidade de 2/3, recolocar o saco de lixo correspondente ao tipo de resíduo identificado na lixeira e higienizar a lixeira uma vez por semana ou quando necessário (Anexo)[3].

e) **Fluxograma do resíduo infectante.** Toda unidade de endoscopia precisa ter em seus protocolos o gerenciamento de resíduos e o fluxograma do lixo produzido. Em clínicas privadas há duas questões quanto a essa responsabilidade. A localização desse serviço, se próprio ou alugado, e se o edifício onde está inserida a unidade tem esse plano de gerenciamento.

f) **Material Perfurocortante e Infectante.** Exemplos de materiais perfurocortantes:
- Lâminas e lamínulas;
- Agulhas;
- Agulhas com seringa;
- Ampolas e frascos de vidro;
- Lâminas de bisturi;
- Tubos de vidro;
- Pipetas sorológicas;
- Tubos com protuberâncias (microtubos).

IMPORTANTE

Essas diretrizes de ordem prática não substituem os manuais de instruções dos importadores – fabricantes de produtos médicos. Recomendamos o respeito às normas reguladoras e as boas práticas em saúde. Protocolos são institucionalizados conforme o tipo de serviço. O ideal é que cada tipo serviço produza o seu. O enfermeiro especialista é capacitado para produzir o protocolo específico de endoscopia.

7. **Protocolo de acidente ocupacional:** Quando o funcionário sofrer qualquer acidente ocupacional dentro da unidade de endoscopia, deve seguir o protocolo estabelecido pela unidade. Se o serviço estiver dentro de uma unidade hospitalar, deve procurar a unidade responsável, que pode ser a CCIH ou a própria emergência. Quando essa unidade está inserida em estabelecimento privativo fora de unidade hospitalar, o enfermeiro deve fazer um plano de ação da equipe. O primeiro passo é entrar em contato com a equipe responsável e comunicar o ocorrido. Após, preen-

cher o formulário já estabelecido no serviço e seguir para o posto de saúde mais próximo. Se o paciente sofrer acidente com perfurocortante, é necessário colher seu histórico e solicitar os exames recentes. Se este não tiver exames, o médico de plantão fará solicitação via receituário de sorologia para HIV e hepatites B e C. O material recolhido deverá ser codificado, preservando assim o sigilo do profissional de saúde. Em seguida, será investigado o histórico de vacinas de hepatite B do acidentado e caso o mesmo esteja incompleto, será necessário um encaminhamento para que possa tomar as doses restantes (Anexo)[4,5].

IMPORTANTE

Manter paciente ciente da situação e solicitar exames se for o caso.

8. **Biossegurança no serviço de endoscopia**[6,7]: Biossegurança compreende um conjunto de ações destinadas a prevenir, controlar, mitigar ou eliminar riscos inerentes às atividades que possam interferir ou comprometer a qualidade de vida, a saúde humana e o meio ambiente. Desta forma, a biossegurança caracteriza-se como estratégica e essencial para a pesquisa e o desenvolvimento sustentável, sendo de fundamental importância para avaliar e prevenir os possíveis efeitos adversos de novas tecnologias à saúde. O enfermeiro responsável pelo serviço de endoscopia é responsável em prever e prover condições que possam causar algum dano à saúde, não só do paciente, como a dos profissionais que trabalham nesse serviço. Importante estar ciente de tudo que possa causar esses danos, como:

a) Oxigênio;
b) Bisturi elétrico;
c) Rampas antiderrapantes;
d) Grades de proteção;
e) Corrimão para idosos;
f) Lixo infectante nos locais adequados;
g) Contrato de remoção para lixo infectante;
h) Caixa de perfurocortante;
i) Contratos de manutenção de ar condicionado;
j) Certificado de dedetização;
k) Uso de EPI pela equipe;
l) Avaliação constante de tomadas e cabos (evitar curto-circuito).

São essas e outras situações que precisamos estar atentos e adotar planos de contingência para a saída da equipe e de pacientes em qualquer ocorrência ou circunstância.

ANEXOS

Modelos próprios da autora, do serviço em que atua.

1. Modelo próprio de evolução simples no preparo de colonoscopia.

ADMISSÃO E EVOLUÇÃO DE ENFERMAGEM NO PREPARO DE COLONOSCOPIA		
DATA:	HORA:	
NOME:		IDADE:
ACOMPANHADO?	PARENTESCO?	DEPENDÊNCIA
INÍCIO DO PREPARO:	TÉRMINO DO PREPARO:	
HORA DO EXAME:	LIBERAÇÃO MÉDICA PARA SUA RESIIDÊNCIA:	
APRESENTOU VÔMITO?	CEFALEIA?	OUTRO?
SINAIS VITAIS: PA:	FC:	FR:
QUANTIDADE DE LAXATIVO ACEITO:		
EVOLUÇÃO DE ENFERMAGEM		
08:00		
09:00		
10:00		
11:00		
12:00		

Preparo intestinal – classificação de Boston

BBPS	3	2	1	0
3 = Excelente				
2 = Bom				
1 = Ruim				
0 = Inadequado				
O. esq.	☐	☐	☐	☐	☐
O. transv.	☐	☐	☐	☐	☐
O. dir.	☐	☐	☐	☐	☐
Total				

Pontuação

- 0 → inadequado
- 9 → melhor preparo

PATRIMÔNIO/NÚMERO DO APARELHO USADO:

Preparo laudado como: Excelente (   ) Bom (   ) Regular (   ) Ruim (   )

Presença de: DC (   ) RCU (   ) Divertículo (   ) Polipec. (   ) Biópsia (   ) Normal (   )

2. Modelo de *checklist* da autora

Logo da Empresa	Checklist
Tarefa	Para ser realizada
Limpeza das lixeiras	Todos os dias
Lavagem dos banheiros	Todos os dias
Copa organizada	Todos os dias
Lavagem terminal	Uma vez por semana
Uso do EPI	Sempre
Limpeza do reprocessamento	Todos os dias

Logo da Empresa	Checklist
Organização da recepção	Fim do expediente
Limpeza da sala de colono	Todos os dias
Limpeza da sala de EDA	Todos os dias
Limpeza do repouso da EDA	Todos os dias
Limpeza do repouso da colono	Todos os dias
Organização do material	Todos os dias
Limpeza de janelas	Uma vez por mês
Limpeza de vidros	Na limpeza terminal
Limpeza de paredes	Sempre que estiver sujo
Limpeza de armários	Na liberação da enfermagem

GRUPO A	GRUPO B	GRUPO C	GRUPO D
RISCO BIOLÓGICO	RESÍDUO QUÍMICO	RESÍDUO PERFUROCORTANTE	RESÍDUO COMUM
Gerado	Gerado	Gerado	Gerado
Salas de endoscopia		Salas de endoscopia	Copa
Colonoscopia		Sala de colonoscopia	Call Center
Preparo de exame	Sala de processamento	Preparo de exames	Administração
			Recepção

3. Tabela de lixo gerado, de criação da autora do serviço em que atua
4. Ficha de cadastro, de criação da autora do serviço em que atua

Gerência de Enfermagem no Serviço de Endoscopia **69**

Categoria funcional: Ativo ( ) Em teste ( ) Terceirizado ( )

Nome: _____

Cargo: _____

Setor ou local de trabalho: _____

Horário de trabalho: _____

Data do acidente:_____/_____/_____

Hora do acidente:_____:_____h. Houve lesão? Sim ( ) Não ( )

Local do acidente: _____

Descrição do acidente: _____

Quais EPIs estava usando no momento do acidente? _____
Máscara de procedimento ( ) Jaleco ( ) Óculos de segurança ( ) Propé ( )

Outros: _____

Máscara N95 ( ) Luva ( ) Sapato fechado ( ) Capote ( )

Outros: _____

---

5. Modelo de ficha de acidente ocupacional

ACIDENTE COM PERFUROCORTANTE ( ) SIM ( ) NÃO

Qual Perfurocortante?

O perfurocortante tem um recurso para a prevenção de acidentes, isto é, um dispositivo de Segurança?

( ) Sim

( ) Não

( ) Desconhecido/incapaz de determinar

Se sim, quando ocorreu o acidente?

( ) Antes da ativação do dispositivo de segurança

( ) Durante a ativação do dispositivo de segurança

( ) O dispositivo de segurança foi inadequadamente ativado

( ) O dispositivo de segurança falhou após a ativação

( ) O dispositivo de segurança não foi ativado

( ) Outras:

Havia sangue visível no perfurocortante antes da exposição?

( ) Sim ( ) Não ( ) Indeterminado/desconhecido

Segurança e Qualidade em Endoscopia Digestiva

COMO O ACIDENTE OCORREU? Escolher uma coluna

(1) DURANTE O USO DO PERFUROCORTANTE	(2) APÓS O USO DO PERFUROCORTANTE E ANTES DO DESCARTE	(3) DURANTE OU APÓS O DESCARTE
( ) Paciente se moveu e esbarrou no perfurocortante	( ) Ao manusear o perfurocortante em uma bandeja ou suporte	( ) Ao realizar o descarte no coletor de descarte de perfurocortantes
( ) Ao inserir a agulha/ perfurocortante	( ) Ao transferir a amostra para seu recipiente	( ) Ferido pelo perfurocortante sendo descartado
( ) Ao manipular agulha/perfurocortante	( ) Ao processar as amostras	( ) Ferido por perfurocortante que já estava no coletor
( ) Ao retirar a agulha/ perfurocortante	( ) Ao passar ou transferir o perfurocortante	( ) Ao manipular o coletor de descarte
( ) Ao passar ou receber o perfurocortante	( ) Ao reencapar (errou o encaixe ou perfurou a capa)	( ) Coletor de descarte abarrotado/cheio
( ) Ao suturar	( ) A capa saiu depois de reencapar	( ) Coletor de descarte perfurado
( ) Ao dar nós na sutura	( ) Ao desconectar ou desmontar o perfurocortante ou o equipamento	( ) Perfurocortante projetando-se para fora da abertura do coletor
( ) Ao manipular a agulha de sutura no porta-agulha		
( ) Ao realizar uma incisão		
( ) Ao apalpar/explorar	( ) Na descontaminação/ processamentodo perfurocortante utilizado	( ) Perfurocortante deixado em lugar inadequado
( ) Colisão com colega de trabalho ou outra pessoa durante o procedimento	( ) Durante a limpeza	( ) No lixo
	( ) No trajeto até o ponto de descarte	( ) Na roupa/lavanderia
( ) Perfurocortante derrubado durante o procedimento	( ) Ao abrir/quebrar recipientes de vidro	( ) Deixado na mesa/bandeja
( ) Outro	( ) Colisão com colega de trabalho/outra pessoa	( ) Deixado no leito/colchão
	( ) Perfurocortante derrubado após o procedimento	( ) No chão
	( ) Outro	( ) No bolso/roupa
		( ) Colisão com colega de trabalho ou outra pessoa
		( ) Perfurocortante derrubado
		( ) Outro

PONTOS-CHAVE

- Tipos de serviço de endoscopia;
- Aspectos administrativos na endoscopia;
- Gestão assistencial;

- Fluxo na visão do enfermeiro especialista;
- Protocolos de segurança do paciente;
  - Protocolo de identificação do paciente;
  - Protocolo de higiene das mãos;
  - Protocolo de segurança na prescrição e administração de medicamentos;
  - Protocolo de prevenção de queda;
  - Protocolo de preparo nos exames;
  - Protocolo de limpeza e desinfecção;
  - Gerenciamento de resíduos infectantes.
- Biossegurança.

REFERÊNCIAS BIBLIOGRÁFICAS

1. Vecina Neto G, Terra V, Cutait R, Machado LECJ. Gestão de Recursos Materiais e de Medicamentos. São Paulo: Faculdade de Saúde Pública da Universidade de São Paulo – Editora Fundação Peirópolis Ltda.; 1998.
2. BRASIL. Ministério da Saúde. Agência Nacional de Vigilância Sanitária. RDC nº 6, de 10 de março de 2013. Dispõe sobre os requisitos de boas práticas de funcionamento para os serviços de endoscopia com via de acesso ao organismo por orifícios exclusivamente naturais. Disponível em: <http://www.saude.mt.gov.br/upload/controle-infeccoes/pasta2/rdc-n-6--2013-serv-endoscopia.pdf>. Acesso em: 4 jul. 2020.
3. Fresca A, Moraes C, Lourenço LH. Enfermagem em endoscopia: Da teoria à pratica. Rio de Janeiro: Thieme Revinter; 2020.
4. COREN-SP. Conselho Regional de Enfermagem do Estado de São Paulo. 10 Passos para a segurança do paciente. São Paulo: COREN-SP; 2010.
5. Smeltzer SC, Bare BG, Hinkle JL, Cheever KH. Histórico e cuidados aos pacientes com hipertensão. In: Smeltzer SC, Bare BG, Hinkle JL, Cheever KH. Brunner & Suddart: Tratado de Enfermagem Médico-Cirúrgica. Rio de Janeiro: Guanabara Koogan; 2011. p. 892- 904.
6. Secretaria Municipal da Saúde Comissão de Controle de Infecção. Protocolo de Processamento de Artigos e Superfícies nas Unidades de Saúde Ribeirão Preto-SP. São Paulo: Prefeitura Municipal de Ribeirão Preto.
7. Portal do Conselho Federal de Medicina (online). Disponível em: <https://portal.cfm.org.br/index.php?option=com_content&id=20462:prontuario-medico>. Acesso em: 25 out. 2020.

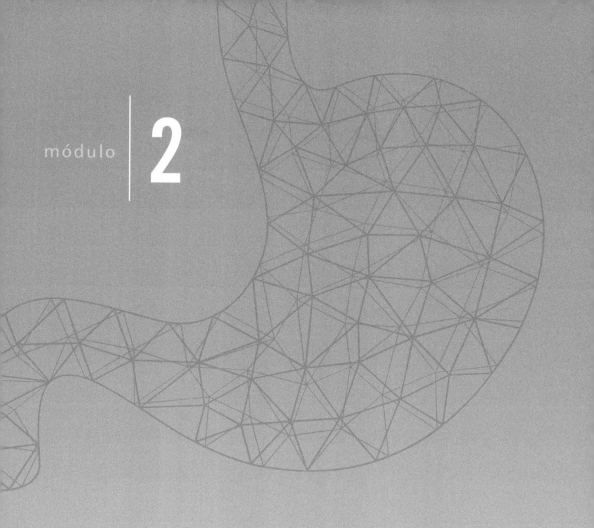

módulo 2

SEGURANÇA EM ENDOSCOPIA DIGESTIVA

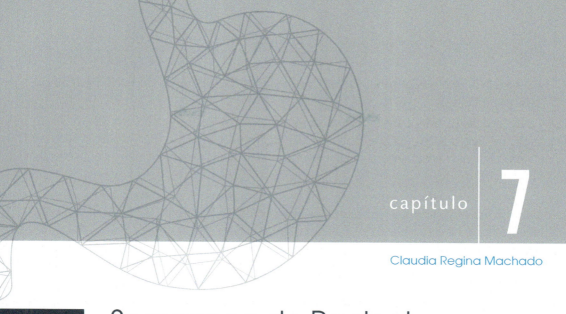

capítulo 7

Claudia Regina Machado

Segurança do Paciente na Endoscopia Digestiva Baseado nos Critérios da OMS

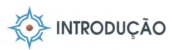 **INTRODUÇÃO**

Historicamente, na assistência à saúde, inúmeros foram os personagens que se preocuparam com questões referentes à Qualidade e Segurança do Paciente. Hipócrates, no século 400 a.C., já relatava esta questão em seu postulado *primum non nocere,* ou seja, primeiro não cause o dano[1].

Em 1999, com a publicação do livro-relatório intitulado: "Errar é Humano": Construindo um Sistema de Saúde mais Seguro" pelo Instituto de Medicina dos Estados Unidos da América (EUA), surgiu o Movimento Internacional para Segurança do Paciente.

A Organização Mundial de Saúde (OMS) em 2004 apresentou a Aliança Mundial para Segurança do Paciente (*Patient Safety*) para coordenar, disseminar e promover a melhoria da Segurança do Paciente em âmbito global.

Em 2005 ocorreu a parceria entre OMS e *Joint Commission International* (JCI), resultando na sistematização de medidas preventivas e na implementação de ações em áreas identificadas como processos falhos na

Segurança e Qualidade em Endoscopia Digestiva

assistência à saúde e lançando, então, as Soluções de Segurança do Paciente (*Patient Safety Solutions*).

A OMS reconhece como conceito de Segurança do Paciente a redução dos riscos de danos desnecessários, associados à assistência em saúde até um mínimo aceitável, levando a lesões mensuráveis nos pacientes afetados, óbito ou prolongamento do tempo de internação[2].

Em 2006, a parceria entre OMS e JCI rendeu um marco importante para a área a partir do estabelecimento das seis metas internacionais de segurança do paciente. O objetivo era promover melhorias específicas em situações da assistência consideradas de maior risco, a saber: identificação correta do paciente, comunicação efetiva, uso seguro de medicamentos, cirurgia segura, prevenção do risco de infecções e prevenção do risco de queda[2].

O lançamento pelo Ministério da Saúde em abril de 2013, do Programa Nacional de Segurança do Paciente (PNSP), por meio da Portaria nº 529[3], teve como objetivo contribuir para a qualificação do cuidado em saúde em todos os estabelecimentos de Saúde do território nacional, públicos e privados. Os eixos do programa são o estímulo a uma prática assistencial segura; o envolvimento do cidadão na sua segurança; a inclusão do tema no ensino e o incremento de pesquisa sobre o tema, e com isso o Brasil finalmente se une ao resto do mundo.

EPIDEMIOLOGIA

Estudos mostram imensa variação na qualidade do cuidado aos pacientes, de acordo com a renda, raça e gênero, mostrando que muitas vezes os procedimentos não seguem os resultados apresentados na literatura, em que os índices encontrados foram de 54%.

O primeiro passo para melhoria da qualidade está na mensuração da mesma com auxílio de diretrizes práticas e protocolos clínicos, dessa forma o profissional de saúde tem a chance de atualização perante a enorme quantidade de avanços baseados em evidências[4].

AS METAS DE SEGURANÇA ESTABELECIDAS PELA OMS

Meta 1: Identificar Corretamente os Pacientes

A identificação é um processo pelo qual se implementa uma melhoria na precisão, pelo qual se assegura o objetivo de sempre identificar o paciente correto, o procedimento correto e o local correto, prevenindo a ocorrência de erros e enganos que o possam lesar (Brasil, 2013)[4].

É uma prática indispensável para garantir a segurança do paciente em qualquer ambiente de cuidado à saúde, incluindo, por exemplo, unidades de pronto-atendimento, coleta de exames laboratoriais, atendimento domiciliar e em ambulatórios[5].

Vale ressaltar a importância de valorizar este processo para manter a qualidade desta prática, porém não basta identificar, é preciso assegurar que a identificação seja de qualidade. Para isto deve-se considerar o material utilizado e as rotinas elaboradas para direcionar esta prática.

Estudo realizado entre os anos de 2003 e 2005 evidenciou que 236 incidentes eram relacionados a pulseiras de identificação com informações incorretas. A identificação de baixa qualidade também foi sinalizada em mais de 100 casos por meio de estudo de causa raiz, realizado pelo *The United States Department of Veterans Affairs* (VA) *National Center for Patient Safety* entre 2000 e 2003. Este fato chama atenção não somente pela necessidade de identificação, mas para a qualidade da mesma[3].

De acordo com a Organização Mundial de Saúde (2007), a identificação incorreta dos pacientes está determinada como causa fundamental de muitos erros (administração de medicamentos, transfusão sanguínea, intervenções cirúrgicas, entre outros)[6].

Segundo o protocolo do Ministério da Saúde (2013) e dos padrões de Acreditação da *Joint Commission International* (2014) para hospitais, devem ser adotadas as seguintes recomendações para identificação correta do paciente[6]:

- A identificação utilizada em todo hospital exige pelo menos dois identificadores que podem ser o nome completo, número de prontuário ou data de nascimento;
- Todos os pacientes (internados, em regime de hospital-dia ou atendidos no serviço de emergência ou no ambulatório) devem ser identificados em sua admissão no serviço através de uma pulseira. Essa informação deve permanecer durante todo o tempo que paciente estiver submetido ao cuidado;
- A instituição escolhe o membro em função do paciente. Em geral, o local escolhido para o adulto é o punho, mas para recém-nascidos a pulseira deve ser colocada preferencialmente no tornozelo. Nos casos em que não haverá possibilidade do uso em adultos em membros superiores, indicar o uso em membros inferiores; a identificação do recém-nascido requer cuidados adicionais. A pulseira de identificação deve conter minimamente a informação do nome da mãe e o número do prontuário do recém-nascido, bem como outras informações padronizadas pela instituição;
- A unidade de saúde deve definir como identificar pacientes que não possam utilizar a pulseira, tais como grandes queimados, mutilados e politraumatizados;
- Deverá ser realizado um rodízio dos membros, de acordo com as necessidades dos pacientes, levando em consideração situações tais como: edemas, amputações, presença de dispositivos vasculares, entre outros;
- Nos casos em que a identidade do paciente não está disponível na admissão e quando não houver a informação do nome completo, poderão ser utilizados o número do prontuário e as características físicas mais relevantes do paciente, incluindo sexo e raça;

Segurança e Qualidade em Endoscopia Digestiva

- O profissional responsável pelo cuidado deverá perguntar o nome ao paciente/ familiar/acompanhante e conferir as informações contidas na pulseira do paciente com o cuidado prescrito, ou com a rotulagem do material que será utilizado.

É importante ressaltar que o número do quarto/enfermaria/leito do paciente **não** pode ser usado como um identificador, em função do risco de trocas no decorrer da estada do paciente na unidade.

Adotar protocolos para identificação de pacientes sem documentos de identificação/ identidade e daqueles com nomes iguais. Pacientes com nomes idênticos não devem ficar no mesmo quarto/enfermaria[4].

Meta 2: Melhorar a Comunicação Efetiva

Um dos maiores problemas enfrentados pelas instituições é a dificuldade de comunicação entre seus colaboradores, atrapalhando o trabalho em equipe e comprometendo a segurança do paciente, especialmente pela fragmentação do cuidado, piorada pela falta de coordenação.

A comunicação humana é um processo que envolve a troca de informações, e utiliza os sistemas simbólicos como suporte para este fim. Nesse processo podem ser identificados os seguintes elementos: emissor, receptor, código (sistema de sinais) e canal de comunicação. Outro elemento presente no processo comunicativo é o ruído, caracterizado por tudo aquilo que afeta o canal, perturbando a perfeita captação da mensagem (p. ex., falta de rede no celular)[7].

Sendo assim, torna-se necessária a utilização de estratégias que minimizem os riscos, como *rounds* interdisciplinares e educação continuada, para que os profissionais percebam o quão é de vital importância que nada escape sobre os dados do paciente, que poderão evoluir para um erro com dano.

A maioria dessas estratégias não envolve barreiras intransponíveis e altos custos financeiros, mas todas dependem de liderança comprometida, equipe de trabalho coesa e forte, além de conhecimento de princípios básicos de melhoria da qualidade em saúde. Envolvem mudanças em um sistema complexo e devem ser vistas através do olhar dos fatores humanos (antes, durante e após eventual implantação), para se certificar de que atenderão localmente suas finalidades e não criarão consequências inesperadas.

Com o objetivo de melhoria nas trocas de informação, algumas técnicas vêm sendo utilizadas, como SBAR (situação, história prévia, avaliação e recomendação), assim como o *read back*, que consiste na repetição das informações, especialmente as obtidas por telefone, como no caso de resultados de exame ou nas ordens verbais. No *read back* as informações obtidas deverão ser registradas no prontuário.

Outro ponto importante é a normatização na passagem de plantão, para que itens relevantes não sejam negligenciados[8].

Meta 3: Melhorar a Segurança de Medicamentos de Alta Vigilância

Os erros relacionados à medicação envolvem um processo complexo relativo a prescrição, dispensa e administração, além de vários profissionais como o médico, farmacêutico, técnico de farmácia, enfermeiro, técnico de enfermagem e o paciente.

Deve ser ressaltado que a instituição define quais serão as drogas consideradas de alta vigilância, as quais deverão estar em compartimentos diversos das drogas habituais.

Outro cuidado importante está relacionado às drogas com embalagens semelhantes, o que poderá induzir a erro na sua administração.

Meta 4: Realização de Cirurgia com Local de Intervenção Correto, Procedimento Correto e Paciente Correto

Nas últimas décadas, as técnicas cirúrgicas foram aperfeiçoadas, aumentando as oportunidades de tratamento de patologias complexas. No entanto, esses avanços também aumentaram de modo expressivo o potencial de ocorrência de erros que podem resultar em dano para o paciente e levar à incapacidade ou à morte[9].

Lesões significativas podem ocorrer no paciente, como: eventos adversos e sentinela resultantes de cirurgia errada, de procedimento errado e de paciente errado. Tais eventos podem resultar da comunicação ineficaz ou inadequada entre os membros da equipe que conduzem o procedimento cirúrgico / invasivo, falta de um processo para demarcar o local do procedimento e falta de envolvimento do paciente na marcação do local. Além disso, a avaliação inadequada dos pacientes, a revisão inadequada dos prontuários, a cultura que não favorece a comunicação aberta entre os membros da equipe, os problemas relacionados com a letra manuscrita ilegível e o uso de abreviaturas são fatores frequentes[7].

Os procedimentos cirúrgicos são responsáveis por altas taxas de incidência de eventos adversos, sendo a maioria deles evitáveis, com taxa de mortalidade entre 0,4% e 0,8% em países desenvolvidos e entre 5% a 10% nos em desenvolvimento, sendo 50% evitáveis[10].

As complicações perioperatórias causam aumento no tempo de internação. Os incidentes são variáveis e podem compreender desde uma alteração no fluxo operatório (0,3% a 25%) sem qualquer dano ao paciente, até complicações mais graves, produzindo danos irreversíveis e morte[11]. Tal problemática levou a Organização Mundial da Saúde a eleger a cirurgia segura como o segundo desafio global para a Segurança do Paciente, em 2007-2008.

A literatura revela que cirurgias em local de intervenção incorreto, principalmente erros de lateralidade, representam o evento adverso mais frequente em cirurgias ortopédicas, embora seja considerado um *never event*.

A cirurgia em local errado recebeu atenção especial da ortopedia nos anos de 1990. Em 1998 a Academia Americana de Cirurgiões Ortopédicos iniciou uma campanha chamada "assinale o local" e após estudos sobre incidentes decorrentes de procedimentos cirúrgicos, formulou e orientou o uso de um protocolo universal para prevenção dos erros relacionados ao local errado, ao paciente errado e ao procedimento errado, o qual foi adotado por muitas organizações profissionais, incluindo o Colégio Americano de Cirurgiões. O protocolo universal é um processo de três etapas no qual cada uma é complementar à prática de confirmar o paciente, local e procedimentos corretos (ANVISA, 2009)[10].

Evento adverso – definição: são definidos como complicações indesejadas decorrentes do cuidado prestado aos pacientes, não atribuídas à evolução natural da doença de base[11].

Evento sentinela – definição (JCI): uma ocorrência imprevista que envolve morte ou lesão física ou psicológica grave, incluindo agora "rapto de criança ou criança liberada com os pais errados".

Padrões de Acreditação da *Joint Commission International* para Hospitais (JCI):

- **Etapa 1 – Verificação:** Consiste na verificação do paciente, local e procedimento correto em todas as etapas, desde o momento da decisão de operar até o momento em que o paciente é submetido à cirurgia.
- **Etapa 2 – Demarcação da lateralidade:** O local e/ou locais a serem operados devem ser demarcados. Isto é particularmente importante em casos de lateralidade, estruturas múltiplas. A marcação deverá ser feita com caneta em forma de alvo, nunca com a letra X.
- **Etapa 3 – "Pausa cirúrgica":** A "pausa cirúrgica" é uma breve pausa antes da incisão para confirmar o paciente, o procedimento e o local da operação.

A partir desta experiência a Organização Mundial de Saúde elaborou uma lista de verificação de segurança cirúrgica que, apesar de ser simples e não exigir nenhum investimento, esbarra no comprometimento e na compreensão de sua importância dos profissionais envolvidos.

Deve ser ressaltado que o uso dessa lista de verificação representa um instrumento para aumentar a segurança do cuidado ao paciente e a do profissional, com redução significativa na taxa de complicações e mortes relacionadas a procedimentos cirúrgicos[12].

Meta 5: Redução dos Riscos de Infecções Associadas aos Cuidados à Saúde

A história da saúde nos revela que as Infecções Hospitalares são tão antigas quanto a origem dos hospitais, sendo que as primeiras referências remontam o ano de 325 a.C., porém, somente em 1950 instituiu-se, na Inglaterra, a primeira Comissão de Controle de Infecção Hospitalar – CCIH[13].

A década de 1980 foi um marco no desenvolvimento da infecção hospitalar no Brasil. Em 24 de junho de 1983 o Ministério da Saúde elaborou a Portaria nº 196, recomendando a criação de Comissões de Controle de Infecções Hospitalares nos hospitais brasileiros, e

Quadro 7.1 – Lista de verificação de segurança cirúrgica da Organização Mundial de Saúde.

Sign in (Enfermeiro e anestesista)	Time out (Enfermeiro, anestesista e cirurgião)	Sign out (Enfermeiro, anestesista e cirurgião)
• Identificar o paciente local da cirurgia e o tipo de operação; • Se o oxímetro está instalado e funcionando; • Se o paciente apresenta alguma alergia; • Se as condições das vias aéreas foram avaliadas e se os equipamentos de aspiração e oxigenação estão em ordem.	• Todos os membros confirmam nome e função; • Identificação do paciente, local de incisão e o tipo de procedimento a ser realizado; • Conhecimento dos momentos críticos da cirurgia; • Revisão pela equipe de enfermagem da esterilização e disponibilidade dos equipamentos; • Administração dos antibióticos preventivo; • Radiografias em local visível.	• Nome do procedimento realizado; • Conferência das agulhas, compressas e instrumental; • Peças operatórias que irão para exame devidamente identificada; • Conhecimento das possíveis complicações pós-operatória.

Fonte: PROQUALIS – repositório.proqualis.net. e OMS, 2009.

definindo conceitos e critérios com vistas a oferecer subsídios para o desenvolvimento de ações de prevenção e controle das infecções hospitalares. Houve investimento em políticas de capacitação de recursos humanos, por ser uma área ainda pouco conhecida pelos trabalhadores, demandando a necessidade de construção de conhecimentos. Depois de algumas edições, culminou na Lei nº 9.431 de 6 de janeiro de 1997[14].

Segundo a Portaria nº 2.616, de 12 de maio de 1998 do Ministério da Saúde, infecção hospitalar (IH) é aquela adquirida após a admissão do paciente e que se manifeste durante a internação ou após a alta, quando puder ser relacionada com a internação ou procedimentos hospitalares.

A portaria apresenta os critérios gerais que auxiliam na definição das infecções hospitalares. Os critérios elencados pelo Ministério da Saúde são:

- Na mesma topografia em que foi diagnosticada infecção comunitária (infecção comunitária é aquela constatada ou em incubação no ato de admissão do paciente, desde que não relacionada com internação anterior no mesmo hospital), foi isolado um germe diferente, seguido do agravamento das condições clínicas do paciente;

- Quando se desconhecer o período de incubação do microrganismo e não houver evidência clínica e/ou dado laboratorial de infecção no momento da internação, convenciona-se infecção hospitalar toda manifestação clínica de infecção que se apresentar a partir de 72 horas após a admissão;

- São também convencionadas infecções hospitalares aquelas manifestadas antes de 72 horas da internação, quando associadas a procedimentos diagnósticos e/ou terapêuticos, realizados durante este período;
- As infecções nos recém-nascidos são hospitalares, com exceção das transmitidas de forma transplacentária e aquela associada à bolsa rota superior a 24 horas;
- Os pacientes provenientes de outro hospital que internam com infecção são considerados como coletadores de infecção hospitalar do hospital de origem. Para o hospital onde interna, é considerada como infecção comunitária;
- As medidas que devem ser tomadas para minimizar esses acontecimentos envolvem a lavagem correta das mãos entre os cuidados de diferentes pacientes, mesmo que o profissional esteja usando luvas;
- Além disso, os profissionais de saúde não deverão utilizar adornos como anéis, relógios, pulseiras, gravatas sem prendedor e sapatos abertos; no nosso País também são proibidos o uso de cordões de qualquer tamanho, assim como de brincos;
- Vale ressaltar que pacientes com infecção, devemos considerar que existe uma área física também contaminada, que envolve o leito, os monitores e aparelhos ligados ao paciente, assim como as cadeiras e mesas que são por ele utilizadas.

Meta 6: Reduzir o Risco de Lesões ao Paciente, Decorrentes de Quedas

Cabe à instituição identificar e aplicar critérios para o risco de quedas em pacientes com histórico de quedas, uso de medicamentos, consumo de álcool, distúrbios de marcha ou equilíbrio, deficiências visuais, alteração do estado mental e similares, muitos fatores podem resultar em queda, tanto para pacientes internados ou externos. Muitos pacientes necessitam de uma reavaliação em casos de cirurgia e/ou anestesia, mudanças súbitas na condição do paciente, e ajuste em medicamentos.

O hospital tem a responsabilidade de identificar os tipos de pacientes dentro da sua população de doentes que podem estar em alto risco de quedas.

Os critérios documentados facilitam a continuidade dos cuidados entre os profissionais de saúde que cuidam de um paciente.

Padrões de Acreditação da *Joint Commission International* para Hospitais (JCI)[15].

1. **Biológicos:**
   Idade, gênero feminino, déficit motor, fraqueza muscular, osteoporose, limitação visual, declínio cognitivo, distúrbio de marcha e equilíbrio, doenças de base como doenças neurológicas, cardíacas, metabólicas.

2. Comportamentais:

Efeitos do uso de medicamentos como psicoativos, antiarrítmicos, tranquilizantes.

3. Ambientais:

Condições inadequadas de habitação como iluminação inadequada, obstáculos no caminho, ambientes inseguros.

4. Socioeconômicos:

Renda inadequada, baixo nível educacional.

O risco de queda aumenta com a idade, No Brasil, quedas produzem danos em 30% a 50% em hospitais, sendo que 6% a 44% desses são danos graves[3].

O paciente deverá ser avaliado para esse risco de forma contínua, uma vez que essa condição pode alterar durante a internação.

CONCLUSÃO

No final de 1999 surgiu um pensamento mágico para a solução de todos os problemas associados a assistência à saúde, sistemas informatizados, processos padronizados, mudança cultural, e os pacientes estariam seguros! Essa foi uma perspectiva equivocada, e aprendemos que os erros associados à assistência à saúde são muito mais complexos, com soluções variadas, com necessidades de melhor tecnologia, melhor comunicação e informação, trabalho de equipe adequado, respeitando normas e regulamentação, *checklist*, simulação, apoio a decisões etc.

Com essa resiliência as organizações compreenderam que as soluções devem ser bidirecionais, ou seja, tanto de baixo para cima como de cima para baixo. As lideranças devem se preocupar em ofertar os melhores recursos, dimensionar e treinar a equipe, consentindo com a expressão de suas preocupações e opiniões, deixando claro que todos podemos aprender com todos os segmentos, e esse aprendizado só trará espírito e cooperação para todos.

A transparência e honestidade com os pacientes e seus familiares sobre erros é um direito que não pode ser negado, independentemente se considerações pragmáticas mudarão ou não o risco de ações judiciais alegadas por má prática.

Não podemos descansar, ainda temos muito a fazer para que os pacientes possam chegar ao sistema de saúde com a certeza de que todo o processo existe para ajudá-los. Dentro desse contexto, os exames endoscópicos deverão seguir todos os passos para garantir o bom resultado, sem expor o paciente a riscos eventuais, tanto para diagnóstico como para procedimentos terapêuticos.

REFERÊNCIAS BIBLIOGRÁFICAS

1. Trindade L, Lage MJ. A perspectiva histórica e principais desenvolvimentos da segurança do paciente. In: Souza P, Mendes WJ, org. Segurança do paciente: conhecendo os riscos nas organizações de saúde. Rio de Janeiro: Fiocruz; 2014.
2. World Health Organization, World alliance for Patient Safety. The conceptual framework for the international classification for patient safety: final technical report.Version 1.1. Genebra: WHO; 2009.
3. Brasil, Ministério da Saúde, 2013. Portaria nº 529, de 1º de abril de 2013, Institui o Programa Nacional de Segurança do Paciente (PNSP). Disponível em: <http://biblioteca.cofen.gov. br/wp-content/uploads/2017/10/Estrat%C3%A9gias-para-seguran%C3%A7a-do-paciente-manual-para-profissionais-da-sa%C3%BAde.pdf>. Acesso em: 22/Jan/2022.
4. Wachter RM. Segurança, Qualidade e Valor. In: Compreendendo a Segurança do Paciente. 2ª ed. São Paulo: Artmed; 2013.
5. Rede Brasileira de Enfermagem e Segurança do Paciente. Estratégias para a segurança do paciente: manual para profissionais da saúde/Rede Brasileira de Enfermagem e Segurança do Paciente. Porto Alegre: EDIPUCRS; 2013. Disponível em: <http:// biblioteca.cofen.gov.br/wp-content/uploads/2017/10/Estrat%C3%A9gias-para--seguran%C3%A7a-do-paciente-manual-para-profissionais-da-sa%C3%BAde.pdf>. Acesso em: 22/Jan/2022.
6. World Health Organization, Joint Commission, Joint Commission International. WHO collaborating centre for Patient Safety Solution: aide memoire. Patient Safety Solution May 2007.
7. Disponível em: <www.cofen.gov.br>.
8. Disponível em: <https://www.jcrinc.com/assets/1/14/EBJCIH14B_Sample_Pages.pdf>.
9. Ministério da Saúde, Resolução - RDC nº 36, de 25 de julho de 2013, Institui ações para a segurança do paciente em serviços de saúde e dá outras providências.
10. Ministério da Saúde. Agência Nacional de Vigilância Sanitária – ANVISA. Programa Nacional de Segurança do Paciente. Resolução RDC nº 36, de 25/07/13. Disponível em: <https:// www20.anvisa.gov.br/segurancadopaciente/index.php/publicacoes/item/protocolo-de--cirurgia-segura>.
11. Gallotti RMD. Eventos adversos: o que são? À Beira do Leito Rev Assoc Med Bras. 2004;50(2). Disponível em: <http://dx.doi.org/10.1590/S0104-42302004000200008>. Acesso em: 14 set. 2020.
12. Giarola LB, Baratieri T, Costa AM, et al. Infecção Hospitalar na Perspectiva dos Profissionais de Enfermagem: Um Estudo Bibliográfico. Revista Cogitare Enfermagem. 2012;17(1). doi: http://dx.doi.org/10.5380/ce.v17i1.26390. Disponível em: <https://revistas.ufpr.br/cogitare/article/view/26390>. Acesso em: 14 set. 2020.
13. Azambuja EP, Pires DP, Vaz MRC. Prevenção e controle da infecção hospitalar: as interfaces com o processo de formação do trabalhador. Texto Contexto – Enferm [online]. 2004;13:79-85. ISSN 0104-0707. doi: http://dx.doi.org/10.1590/S0104-07072004000500009.
14. Disponível em: <www.cofen.gov.br>.
15. Fatores de Risco de Quedas. Brasília: Ministério da Saúde; 2013. Disponível em: <http:// www.saude.mt.gov.br/upload/controle-infeccoes/pasta12/protocolos_cp_n6_2013_prevencao.pdf>.

16. Barcellos GB. Comunicação entre os profissionais de saúde e a segurança do paciente. In: Sousa P, Mendes W. Segurança do Paciente, Criando Organizações de Saúde Seguras. 2ª ed. Rio de Janeiro: CDEAD, ENSP, Fiocruz; 2014.
17. Perdigão P. Erros relacionados aos medicamentos. In: Segurança do Paciente, conhecendo os riscos nas organizações de saúde. Rio de Janeiro: Fiocruz; 2014. p. 160-184.
18. Sousa P. Segurança do paciente: conhecendo os riscos nas organizações de saúde. Sousa P, Mendes W, orgs. 2ª ed. (revista e ampliada). Rio de Janeiro: CDEAD, ENSP, Fiocruz; 2019. Disponível em: <https://www.ensp.unl.pt/wp-content/uploads/2019/09/seguranca-do--paciente--livro-1.pdf>. Acesso em: 14 set. 2020.

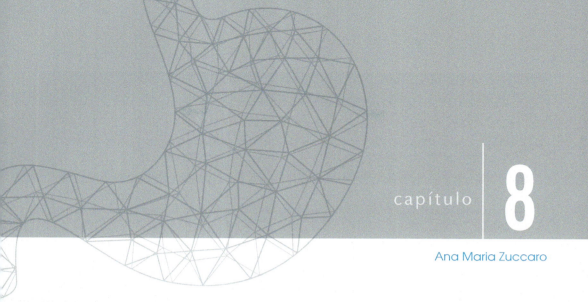

capítulo | 8

Ana Maria Zuccaro

Segurança em Endoscopia Digestiva

Primum non Nocere

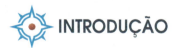 **INTRODUÇÃO**

O conceito de não causar dano ao paciente remonta a Hipócrates (460-377 a.C.), com a noção de que o médico deve ter dois objetivos, "fazer o bem e evitar fazer o mal". O termo latino de bioética – *Primum non nocere* ou *Primum nil nocere* – "primeiro não causar danos", também conhecido como princípio da não maleficência, tem o registro da frase em latim atribuído a Thomas Sydenham (1624-1689) no livro de Thomas Inman (1860): "Fundamentos para uma Nova Teoria e Prática da Medicina" (*Foundation for a New Theory and Practice of Medicine*).

Ao longo dos séculos a ciência Medicina evoluiu em todas as áreas – prevenção, diagnóstico, tratamento, incorporação de tecnologias, assim como aplicou os valores da bioética em sua prática[1]. Esses mesmos princípios são os atualmente reconhecidos pela *American Medical Association – Principles of Medical Ethics*[2] (Quadros 8.1 e 8.2).

Compreende-se como "segurança do paciente" todos os estudos e práticas que possuem como meta a redução ou eliminação de riscos na assistência em saúde que possam causar danos ao paciente. A segurança do

Quadro 8.1 – Associação Médica Americana – Princípios da Medicina Ética.

Associação Médica Americana (AMA): princípios da medicina ética

1. Princípio da Beneficência: consiste em assegurar o bem estar dos indivíduos, afim de evitar danos e garantindo que sejam supridas suas necessidades e interesses.
2. Princípio da Autonomia: o profissional deve respeitar as crenças, a vontade e valores morais do sujeito e do paciente.
3. Princípio da Justiça: igualdade da repartição dos benefícios e bens em qualquer área da ciência.
4. Princípio da Não Maleficência: assegura a possibilidade mínima ou inexistente de danos físicos aos pacientes de ordem psíquica, moral, intelectual, espiritual, cultural e social.
5. Princípio da Proporcionalidade: defende o equilíbrio entre os benefícios e os riscos, sendo maior benefício às pessoas. O objetivo de estudo da bioética é a criação de uma ponte entre o conhecimento científico e humanístico, a fim de evitar os impactos negativos sobre a vida

Quadro 8.2 – Associação Médica Americana – Princípios da Medicina Ética.

Associação Médica Americana (AMA): princípios da medicina ética

Discute
- Dignidade humana
- Honestidade
- Responsabilidade com a sociedade
- Confidencialidade
- Necessidade de estudo continuado
- Autonomia do paciente
- Responsabilidade de melhorar a comunidade

Fonte: Associação Médica Brasileira.[17]

paciente envolve ações promovidas pelas instituições de saúde, ensino e profissionais de saúde para reduzir, a um mínimo aceitável, o risco de dano desnecessário associado ao cuidado de saúde.

A segurança do paciente entrou em foco de discussão mundial após a publicação, em 2000, de um relatório divulgado pelo Instituto de Medicina dos Estados Unidos (Errar é Humano: Construindo um Sistema de Saúde mais Seguro), que analisou prontuários de 30.121 internações (6,5% dos quais provocaram disfunções permanentes e 13,6% envolveram a morte dos pacientes). Com base nestes resultados, estimou-se que os danos haviam contribuído para as ocorrências de 180.000 óbitos por ano naquele país. Após a publicação desse relatório, tornou-se urgente a redução de eventos adversos (EA) em todo o mundo[3].

Em 2002, a Organização Mundial de Saúde, em sua 55ª Assembleia Mundial de Saúde, publica sua primeira Resolução sobre a Segurança do Paciente e, em 2004, a "Aliança Mundial para a Segurança do Paciente". Em 2007 e 2008 seguiram-se as publicações WHO *Guidelines for Safe Surgery* e *Safe Surgery Saves Lives*[4].

No Brasil, seguindo-se as recomendações da Organização Mundial da Saúde, foi lançado o Programa Nacional de Segurança do Paciente **(PNSP)**, instituído pela **Portaria GM/MS nº 529/2013**, que tem como objetivo contribuir para a qualificação do cuidado em saúde em todos os estabelecimentos de saúde do território nacional[5].

Devemos enfatizar que **Segurança** é apenas um dos seis atributos da Qualidade do Cuidado em Medicina e tem adquirido, em todo o mundo, grande importância para os pacientes, famílias, gestores e profissionais de saúde, com a finalidade de oferecer uma assistência segura (Quadros 8.3 e 8.4).

Imediatamente, as Sociedades de Especialidade lançaram seus programas de Procedimentos Seguros, destacando-se, no Brasil, o Manual de Cirurgia Segura organizado pelo Colégio Brasileiro de Cirurgiões[6].

O tema da segurança do paciente tornou-se uma questão central nas agendas de diversos países do mundo a partir do início do século XXI. No Brasil, ainda não há um diagnóstico amplo sobre os problemas de segurança do paciente em hospitais e em procedimentos invasivos. Do mesmo modo, não dispomos de dados compilados em todo o território nacional sobre a elevada proporção de EA evitáveis. Deste modo, torna-se primordial a necessidade do fortalecimento da cultura da segurança entre os profissionais de saúde e as instituições hospitalares[7].

Historicamente, as Sociedades de Internacionais de Endoscopia Digestiva se preocupavam apenas com o controle da infecção durante procedimentos endoscópicos, principalmente no reprocessamento dos aparelhos. A primeira publicação tendo como tema a segurança do paciente foi a recomendação da *American Society for Gastrointestinal Endoscopy* (ASGE): *Guideline for Infections Control During GI Endoscopy,* publicada em 2008[8]. Posteriormente, o conceito de segurança e qualidade em endoscopia digestiva foi

Quadro 8.3 – Qualidade em Medicina.	
SEGURANÇA DO PACIENTE	
1	Identificar corretamente o paciente.
2	Melhorar a comunicação entre profissionais de saúde.
3	Melhorar a segurança na prescrição, no uso e na administração de medicamentos.
4	Assegurar cirurgia em local de intervenção, procedimento e paciente corretos.
5	Higienizar as mãos para evitar infecções.
6	Reduzir o risco de quedas e úlceras por pressão.
MELHORAR SUA VIDA, NOSSO COMPROMISSO.	

Fonte: Organização Mundial de Saúde (OMS)

Quadro 8.4 – Dimensões da Qualidade em Saúde.

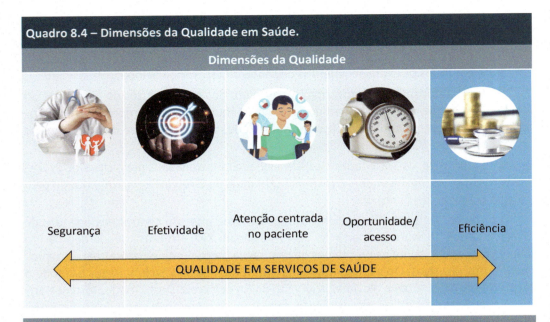

As demais são:
- **Efetiva:** Fazer a coisa certa, para a pessoa certa, na hora certa. Baseada na melhor evidência científica.
- **Centrada no paciente:** Os valores dos indivíduos devem estar contemplados nas tomadas de decisão.
- **Oportuna:** Evitar toda perda ou atraso de tempo.
- **Eficiente:** Racional, sem desperdícios, sem excessos.
- **Igualitária:** A qualidade da assistência prestada deve ser igual para qualquer ser humano, não importando gênero, raça, idade, religião, condição econômica ou característica social ou cultural.

Fontes: Institute of Medicine (IOM), 2002. Organização Mundial da Saúde (OMS), 2006.

ampliado, englobando todas as etapas do procedimento, os possíveis EA, a qualidade e o desfecho clínico do ato endoscópico. Nesta nova abordagem sobre Segurança e Qualidade do ato endoscópico, as demais sociedades internacionais publicaram e atualizaram suas recomendações sobre segurança e qualidade em endoscopia digestiva com agregação de novos conceitos[9-14].

Necessitamos desenvolver e divulgar tanto os conceitos de Segurança quanto os de Qualidade em Endoscopia Digestiva no Brasil. Ao fazê-lo, precisamos considerar, ao elaborar uma recomendação nacional, que essas orientações sejam replicáveis e adaptadas à nossa realidade, considerando-se as diversidades regionais e os recursos desiguais de um país de dimensões continentais.

A CULTURA DA SEGURANÇA EM ENDOSCOPIA DIGESTIVA NO BRASIL

A cultura de segurança é definida como o produto de valores, atitudes, competências e padrões de comportamento individuais e de grupo, os quais determinam o compromisso, o estilo e a proficiência da administração de uma organização saudável e segura. Organizações com uma cultura de segurança positiva são caracterizadas pela comunicação fundamentada na confiança mútua, pela percepção comum da importância da segurança e da confiança na efetividade de medidas preventivas[14].

A cultura da segurança em Endoscopia Digestiva teve início no Brasil em 2013, com a publicação da RDC nº 6, de 10 de março de 2013 da ANVISA-MS, na qual foram regulamentadas as normas para o funcionamento dos Serviços de Endoscopia[15]. Na referida RDC são introduzidos os conceitos de responsável técnico, recursos humanos e materiais mínimos para funcionamento, classificação de tipos de Serviço de Endoscopia, desinfecção de alto nível, materiais de suporte de vida, sedação, materiais descartáveis e de uso único, fluxogramas e estrutura dos Serviços. Este foi o primeiro passo na especialidade, visando a segurança do paciente durante o ato endoscópico.

A RDC aborda toda a estrutura organizacional, recursos humanos e materiais e os meios para prover durante e após ato endoscópico. Entretanto, os atos necessários para a segurança do paciente têm início bem antes da entrada do paciente na sala de exame: começam na marcação do procedimento. É necessário que todos os profissionais administrativos dos serviços de endoscopia, e não apenas os profissionais de saúde, estejam treinados e comprometidos com protocolos de segurança.

ENDOSCOPIA SEGURA: ETAPAS QUE ANTECEDEM O ATO ENDOSCÓPICO

Primeira etapa: agendamento, recepção e preparo da sala de procedimento

A primeira etapa da Endoscopia Segura começa com o agendamento pelo funcionário administrativo responsável pela marcação dos procedimentos endoscópicos, diagnósticos ou terapêuticos do Serviço (Quadro 8.5).

Esta primeira etapa é fundamental para a identificação correta do paciente e do procedimento solicitado. Na atualidade, com a pandemia por SARS-CoV-2 em curso, este primeiro atendimento para a marcação de qualquer procedimento endoscópico necessita ser qualificado, obtendo e fornecendo informações precisas. A falha neste primeiro contato pode ser deletéria tanto para o paciente quanto para o médico. Os sistemas de marcação ou agendamento eletrônico, estruturas corporativas nas quais o médico não tem acesso à sua agenda, necessitam se adaptar para não incorrerem em falha nesta etapa fundamental.

Segurança e Qualidade em Endoscopia Digestiva

Quadro 8.5 – Agendamento telefônico.

ETAPA 1 – Marcar Exame

Ação: recepcionista

- Marcar dia e hora. Informar o local. **Anotar nome completo e telefones de contato do paciente e/ou familiar**
- **Perguntar idade e peso**
- Informar sobre a necessidade do Termo de Consentimento Livre e Informado
- No caso de pacientes de convênio, orientar em relação às exigências burocráticas. No caso de paciente particular, informar os custos
- **Identificar corretamente qual procedimento está sendo agendado**
- Informar o preparo e a orientação alimentar/jejum necessários para aquele procedimento
- Perguntar sobre doenças existentes e medicações de uso regular
- **Orientar sobre o uso de medicações de uso continuado de acordo com o estabelecido pela equipe médica**
- Em caso de dúvida, anotar as medicações, entrar em contato com o médico e retornar para o paciente
- **No curso da pandemia por COVID-19: perguntar se teve algum sintoma ou contato com pessoa próxima com sintomas. Neste caso, se for eletivo, remarcar. Informar que deve vir com o mínimo de acompanhante e usando máscaras. Informar que a temperatura será aferida na entrado do Serviço e que assinará o Consentimento para o Procedimento durante a pandemia**

Fonte: Arquivo pessoal da auutora

É muito importante o treinamento do funcionário administrativo para este primeiro contato com o paciente. Não raramente, os pacientes ligam para "marcar uma endoscopia", ao passo que na verdade sua solicitação é para "dilatação endoscópica", "ligadura de varizes" e demais procedimentos terapêuticos que erroneamente são agendados como endoscopia diagnóstica.

A anotação dos dados pessoais do paciente é fundamental. É necessário saber a idade do paciente, porque em idades extremas – crianças e idosos – a orientação é completamente diferente do adulto jovem. É necessário saber o peso do paciente, porque nem todos os serviços estão estruturados para realizar exames em obesos mórbidos. Obter informações sobre as medicações de uso contínuo do paciente: algumas necessitam ser interrompidas e outras devem ser administradas com pouca água na manhã do procedimento; em algumas situações o preparo precisa ser adaptado de acordo com o procedimento, diagnóstico ou terapêutico, e as condições clínicas do paciente.

Para evitar que ocorram erros de agendamento são fundamentais a adoção de protocolos de agendamento pelos serviços e instituições e a confirmação do agendamento na véspera do procedimento. O treinamento desses funcionários administrativos deve ser constante para manter uma comunicação clara em linguagem de fácil compreensão a fim de evitar erros de procedimentos agendados, uso de medicações contínuas, e promover o preparo correto para o procedimento corretamente agendado e a liberação pós-procedimento. Com essas medidas estamos prevenindo EA e erros de agendamento que podem levam à suspensão do procedimento (Quadro 8.6).

Recepção

É necessário identificar corretamente o paciente: nome, idade, endereço físico e endereço eletrônico, telefone, procedimento solicitado, médico solicitante, convênio, autorização; identificação e contato do acompanhante responsável. Verificar se o preparo orientado foi realizado corretamente. Informar, explicar em linguagem clara e obter o Consentimento Livre e Informado para o procedimento proposto e, na atualidade, o Consentimento Livre e Informado para o procedimento endoscópico durante a pandemia por COVID-19[16,17].

Caso o paciente ou o acompanhante se recuse a assinar, o médico deverá explicar. Se o paciente ou o acompanhante se recusarem a assiná-lo, mesmo após esclarecimentos, o médico tem o direito de não realizar o procedimento endoscópico. Neste período pandêmico, está indicada a aferição da temperatura na entrada do Serviço, tanto do paciente quanto do acompanhante, e o uso de máscaras durante todo o tempo que permanecerem no Serviço. Os funcionários da recepção devem usar EPI e ter barreiras físicas (Quadro 8.7).

Quadro 8.6 – Protocolo de agendamento de procedimentos endoscópicos.

ETAPA 1 – Confirmar a marcação do exame

Confirmação do agendamento
Ação: recepcionista

- Esclarecer que o procedimento é realizado sob sedação e por este motivo o paciente obrigatoriamente deverá ter um acompanhante maior de idade e responsável
- Não poderá dirigir automóveis ou voltar para casa de motocicleta ou bicicleta após o procedimento
- Solicitar que caso possua exames anteriores, trazê-los para comparação
- Anotar o nome do médico que solicitou o exame e, se possível, o telefone
- Em caso de qualquer dúvida, entrar em contato com o médico responsável
- Na véspera do exame entrar em contato com o paciente por telefone preferencialmente, através de endereço eletrônico ou mensagem para confirmar o procedimento, a compreensão sobre as orientações fornecidas, reforçar o preparo e informar sobre a suspensão de procedimentos eletivos em caso de sintomas compatíveis com COVID-19
- Reforçar para vir de máscara, assim como seu acompanhante. Informar que terão a temperatura aferida na entrada do Serviço
- Explicar sobre a necessidade de assinar o Consentimento Livre e Informado para o procedimento e o Consentimento Livre e Informado para realização de procedimento endoscópico durante pandemia por SARS-CoV-2

Fonte: Arquivo pessoal da auutora

Quadro 8.7 – Segurança pré-procedimento: recepção no serviço.

ETAPA 3 – Atendimento inicial no dia do exame – recepção

Ação da recepcionista

- **IDENTIFICAR CORRETAMENTE O PACIENTE**
  Em caso de serviços com atendimento de grande volume de pacientes, usar pulseiras identificadoras com o nome completo e data de nascimento
- Identificar os dados pessoais do paciente e do acompanhante (CPF, endereço, telefone, endereço eletrônico etc.)
- Identificar o procedimento solicitado, se o preparo foi realizado corretamente, o uso correto ou a suspensão de medicações de uso contínuo
- Proceder à burocracia própria de cada convênio ou emitir NF em caso de pacientes particulares
- Oferecer o **Termo de Consentimento Livre e Informado para o procedimento, sedação/ anestesia** proposta e o **Termo de Consentimento Livre e Informado para procedimentos endoscópicos durante a pandemia por COVID-19** para assinatura do paciente e do responsável
- Em caso de dúvidas ou de recusa, avisar ao médico para que possa esclarecer o paciente ou suspender o exame/procedimento, em caso de não concordância em assiná-lo
- Verificar se o paciente está acompanhado de um responsável maior de idade. Em caso de paciente desacompanhado, avisar ao médico para a tomada de decisão sobre a realização do exame sem sedação ou a remarcação para outra data
- Explicar ao paciente o motivo deste cuidado
- **SANAR TODAS AS DÚVIDAS DO PACIENTE**
- Preencher prontuário físico ou eletrônico com os dados completos do paciente: nome completo, CPF, identidade, endereço, telefones, data de nascimento, sexo, médico assistente. Identificar o responsável
- Encaminhar o paciente para a sala do médico
- Aferir a temperatura do paciente e do acompanhante
- Todos devem permanecer de máscaras dentro do Serviço

Fonte: Arquivo pessoal da auutora

Os sistemas informatizados de gerenciamento de consultório devem permitir o registro e gerenciamento de todos os dados necessários para a correta identificação do paciente, acompanhante, procedimento e Termos de Consentimento. Do mesmo modo, existe a responsabilidade no tratamento dos dados sensíveis dos pacientes pela Lei de Proteção de Dados.

Preparo da Sala de Procedimento

O preparo da Sala de Procedimento antes do início de cada turno e do primeiro paciente agendado é responsabilidade do médico e do profissional auxiliar (enfermeira, instrumentador, técnico de enfermagem, auxiliar não licenciado especialmente treinado

capítulo 8 — Segurança em Endoscopia Digestiva — 95

pelo médico)[10]. Nesta checagem inicial verificam-se todos os materiais de suporte de vida, os sistemas de aspiração e de suplementação de oxigênio, CO_2, sistema de endoscopia, carro de anestesia (quando houver), medicações necessárias na validade e em número suficiente, livro de registro de psicotrópicos, acessórios necessários para os procedimentos previstos para o período, maleta de parada respiratória, desfibrilador, equipamentos de proteção individual (EPI) em número suficiente para os procedimentos programados, lençóis e aventais para pacientes e profissionais de saúde, limpeza e desinfecção da sala de procedimento.

Em decorrência da pandemia por SARS-CoV-2, novos EPI foram incorporados, assim como a paramentação e desparamentação antes e após cada exame. O intervalo de agendamento entre procedimentos deve ser maior para limpeza e desinfecção da sala de procedimento, de modo a possibilitar esta nova etapa. Recomenda-se que o serviço tenha um estoque mínimo de EPI, materiais e medicamentos suficiente para 2 semanas[16,17].

Em relação aos endoscópios, não há recomendações específicas para a desinfecção de alto nível dos aparelhos durante a pandemia por SARS-CoV-2. As recomendações são as mesmas para a desinfecção de alto nível dos aparelhos de endoscopia, devendo reforçar o treinamento e realizar reuniões com os colaboradores, reforçando a importância de seguir rigorosamente a política de reprocessamento do endoscópio como um método seguro e eficiente para evitar a propagação da infecção viral[16,17] (Quadros 8.8 e 8.9).

Quadro 8.8 – Preparo da Sala de Procedimento antes de cada turno.

ETAPA 4 – Atendimento inicial no dia do exame – preparação na sala

Ação: médico endoscopista e profissional auxiliar

- **VERIFICAR O PERFEITO FUNCIONAMENTO: aparelhagem de endoscopia, lâmpadas do aparelho e lâmpada de emergência, mídia de gravação, aspirador, eletrocautério, placas, ambu, laringoscópio, pilhas, lâminas, cânulas, cateter de O_2, TOT, pressão de oxigênio e aparelhos de suporte de vida (de acordo com a classificação do Serviço pela RDC nº 6)**
- **Não há necessidade de capnógrafo para sedação moderada (ASGE)**
- **Deixar visível e disponível a conduta para PCR**
- Verificar se dispõe de todos os medicamentos, materiais, enzimáticos e saneantes dentro do prazo de validade
- Considerar estoque de materiais e medicamentos para 15 dias
- Verificar se a desinfecção do aparelho teve seu ciclo completo
- Verificar a disponibilidade em sala dos EPIs em número suficiente para todos os profissionais em sala: propé, luvas, máscaras N95, máscaras cirúrgicas, óculos, touca, sapatos fechados, aventais impermeáveis descartáveis, *face schield*
- Verificar se dispõe de todos os acessórios necessários para o procedimento proposto
- Verificar se possui acessórios disponíveis para o tratamento endoscópico das complicações e EA, caso ocorra

Quadro 8.8 – (Cont.) Preparo da Sala de Procedimento antes de cada turno.

- Verificar se possui todas as drogas necessárias para a anestesia tópica, sedação e reversão, se necessário. Checar prazo de validade
- Verificar se dispõe de todos os medicamentos e materiais, soros, corantes que possam ser utilizados durante o procedimento. Checar prazo de validade
- As medicações, soluções e produtos estéreis devem estar acondicionados em locais adequados, que não sejam atingidos por respingos de água, materiais de limpeza ou sofrer danos por compressão (empilhamento) (ASGE)
- A checagem da data de validade deve ser documentada (ASGE)
- A preparação das drogas deve ser realizada para cada paciente com a identificação das drogas nas seringas. Se houver sobra de medicação, o conteúdo deve ser imediatamente descartado

Fonte: Arquivo pessoal da auutora

Quadro 8.9 – Preparo da sala de exame pré-procedimento.

ETAPA 4 – Pré-exame

Ação: Profissional auxiliar

Preparo dos materiais e medicamentos

- Deixar disponível as drogas sedativas, analgésicas, anestésicas, reversoras disponíveis IDENTIFICADAS E ROTULADAS
- Água com dimeticona, compressas, seringas, escalpes, jelco, seringas, água destilada, cateter de oxigênio, álcool, curativos, soros
- Corantes e vidros com formol
- Verificar a disponibilidade de todos os acessórios para o procedimento proposto e para tratamento de complicações imediatas
- Embora as diretrizes de várias Sociedades recomendem o uso de água estéril na garrafa de irrigação, é aceitável utilizar água não estéril. As taxas de culturas bacterianas não são diferentes quando utilizada água estéril ou não estéril, nem estão associadas a infecções clínicas (ASGE-2014)

Fonte: Arquivo pessoal da auutora

ENDOSCOPIA SEGURA: ATENDIMENTO MÉDICO INICIAL

O atendimento médico não tem início com o paciente já sedado na maca. A relação médico-paciente no ato endoscópico requer uma anamnese completa e exame físico. Mesmo que todos os dados já estejam disponíveis nos sistemas informatizados, os mesmos devem ser confirmados pelo endoscopista durante a anamnese, incluindo a indicação escrita pelo médico solicitante. A avaliação de via aérea difícil pelo endoscopista deve ser uma rotina obrigatória antes da entrada na sala de procedimento, podendo inclusive levar à suspensão do procedimento ou à indicação de acompanhamento por médico anestesiologista.

Informações detalhadas sobre sintomas e tempo de sintomas, outras queixas clínicas, comorbidades, alergias, medicações de uso contínuo ou eventual, certificação de que o paciente compreendeu todas as informações sobre o procedimento ao qual será submetido, esclarecer sobre a sedação e período de recuperação pós-procedimento são atos médicos e fazem parte da anamnese pré-procedimento (Quadro 8.10).

O exame físico, destacando-se a avaliação de via aérea difícil pelo endoscopista, deve ser uma rotina obrigatória antes da entrada na sala de procedimento, podendo inclusive levar à suspensão do procedimento ou à indicação de acompanhamento por médico anestesiologista: mobilidade cervical e abertura oral – classificação de Mallampati.

Ao cumprirmos corretamente todas as etapas protocolares que antecedem o procedimento endoscópico, estamos traduzindo para a Endoscopia Digestiva as quatro metas iniciais antes do procedimento endoscópico, estamos cumprindo as quatro metas iniciais preconizadas para a Cirurgia Segura, segundo os critérios da WHO[4] (Quadro 8.11).

Quadro 8.10 – Atendimento médico inicial.

ETAPA 5 – Atendimento médico inicial

Ação: Médico Endoscopista

- Verificar se existem comorbidades importantes e situação de risco durante o procedimento endoscópico: **cardiopatias graves, doenças respiratórias graves, asma, coagulopatias, hepatopatia, diabetes, uso de trombolíticos, uso de psicotrópicos ou drogas ilícitas, alcoolismo, tabagismo, alergia a medicamentos, indicação de antibioticoterapia profilática, incapacidade de cooperar com o exame etc.**
- Informar detalhadamente, em linguagem de fácil compreensão ao paciente e, se necessário, ao seu acompanhante (obrigatoriamente se menor de idade), como é realizado o exame e esclarecer suas dúvidas a respeito do exame ao qual será submetido
- Avaliar o grau de compreensão do paciente sobre o procedimento e sua ansiedade para que possa optar pela sedação ideal. **A sedação deve ser decidida para cada caso**
- Informar ao paciente sobre a sedação à qual será submetido: sem sedação, sedação consciente, sedação profunda
- Informar o tempo aproximado de duração dos efeitos da anestesia tópica e da sedação, assim como repouso necessário antes da liberação
- Verificar se o jejum prescrito foi observado. Nas EDA/ECO/CPER, atenção para sintomas ou doenças que cursem com retardo do esvaziamento gástrico e risco de broncoaspiração. Para as colonoscopias, verificar se o preparo foi bem tolerado e adequado
- **Verificar se o paciente faz uso contínuo de drogas trombolíticas e a adequação ao procedimento proposto**
- O exame físico antecedendo o exame/procedimento endoscópico frequentemente é necessário
- Avaliar as condições clínicas do paciente através de HC, exame físico, Classificação ASA
- **Avaliar condições físicas que podem resultar em intubação difícil de VAS: abertura oral, mobilidade cervical, índice de Mallampati**
- Se julgar necessário por motivo maior ou a pedido do paciente, após os esclarecimentos, suspender o exame

Segurança e Qualidade em Endoscopia Digestiva

Quadro 8.11 – Procedimento Seguro: Etapas cumpridas no atendimento que antecedem o ato endoscópico.

1	Identificar corretamente o paciente
2	Melhorar a comunicação entre profissionais de saúde
3	Melhorar a segurança na prescrição, no uso e na administração de medicamentos
4	Assegurar cirurgia em local de intervenção, procedimento e paciente corretos

Fonte: Arquivo pessoal da auutora

ENDOSCOPIA SEGURA: PROCEDIMENTO ENDOSCÓPICO

A primeira ação básica é a higienização das mãos por todos os profissionais dentro da sala de exame, antes e imediatamente após o término de cada procedimento, após desparamentação. Com isto estamos cumprindo a META 5 – Higienização das mãos para evitar infecções (Quadro 8.12).

Na atualidade, com a pandemia por SARS-CoV-2 em curso, devem ser observadas as normas de paramentação e desparamentação antes e após cada procedimento[17].

O preparo do paciente para o exame deve seguir o protocolo estabelecido por cada serviço que contemple os atos iniciais do procedimento, tanto do médico quanto do profissional auxiliar (Quadro 8.13).

São ações do profissional auxiliar a observação do paciente e a manipulação de acessórios de acordo com a orientação do médico endoscopista (Quadro 8.14).

O estafe mínimo para procedimentos de rotina, endoscopia digestiva alta e colonoscopia diagnóstica ou procedimentos terapêuticos de rotina (biópsias, polipectomias, hemostasia, tatuagem ou injeção de drogas) necessita do médico endoscopista e de um auxiliar técnico treinado[10].

Quadro 8.12 – Higienização das mãos.

5	Higienizar as mãos para evitar infecções

- A lavagem das mãos é considerada a medida primordial para a prevenção da transmissão de patógenos.
- A higiene das mãos deve ser feita antes do contato com o paciente (mesmo que sejam usadas luvas), após o contato com o paciente e antes da saída da sala de exames
- Após o contato com sangue, fluídos corporais, superfícies contaminadas
- Antes de realizar punção venosa e procedimentos (mesmo com o uso de luvas)
- Após retirar as luvas. É necessário usar água e sabão. Usar solução alcoólica em caso de suspeita de *c. dificille*

Fonte: ASGE - 2014.

Quadro 8.13 – Preparo do paciente na sala de exame.

- Após a entrevista do médico com o paciente, encaminhá-lo à sala de exame. CONFIRMAR A IDENTIFICAÇÃO CORRETA
- Estar paramentado ao receber o paciente para o exame
- Retirar próteses dentárias e óculos. Retirar adornos metálicos na possibilidade de uso de eletrocautério
- Ajudar o paciente a vestir o avental para o exame e retirar os sapatos
- Deitar o paciente sobre a maca, em decúbito lateral esquerdo
- Instalar o oxímetro de pulso ou monitor multiparâmetros no paciente
- Preparar a medicação para a sedação de acordo com as ordens do médico no momento do exame. ATENÇÃO PARA OS RÓTULOS DAS MEDICAÇÕES
- Puncionar acesso venoso periférico (profissional de enfermagem ou médico)

Fonte: Arquivo pessoal da auutora

Quadro 8.14 – Atuação do profissional auxiliar durante o procedimento.

- Estar devidamente paramentado de acordo com as recomendações da Sociedade Brasileira de Endoscopia Digestiva – SOBED
- Estar presente durante todo o exame
- Manter o paciente na posição correta
- Nos procedimentos com uso de bocal, mantê-lo posicionado
- Observar o paciente – conforto e respiração
- Monitorar os parâmetros de saturação de O_2 e FC. Alertar o médico caso se aproximem dos níveis mínimos definidos. O monitor de parâmetros vitais deve estar posicionado de modo que esteja visível durante o procedimento, tanto para o auxiliar quanto para o médico
- Instrumentar pinças e demais acessórios, de acordo com a ordem do médico
- Descartar agulhas e escalpes imediatamente após o uso em recipientes adequados
- Descartar sobras das drogas utilizadas, seringas e materiais de uso único em local identificado como lixo biológico, imediatamente após o uso
- Identificar corretamente os frascos contendo peças de biópsias, ressecções, pólipos
- Encaminhar o paciente para a sala de recuperação após o procedimento
- Desparamentação de acordo com as Recomendações da Sociedade Brasileira de Endoscopia Digestiva
- Preparar a sala para o próximo exame de acordo com as Recomendações da Sociedade Brasileira de Endoscopia Digestiva

Fonte: Arquivo pessoal da auutora

Para procedimentos avançados, CPER, ecoendoscopia com ou sem punção ou biópsia, ressecção endoscópica de mucosa, dissecção endoscópica de submucosa, miotomia endoscópica, colocação de endopróteses, gastrostomia endoscópica e videoenteroscopia profunda, é necessário, além do profissional auxiliar, um auxiliar médico[10]. Esta recomendação da ASGE sobre auxiliares médicos encontra-se também contemplada na Tabela AMB- CBHPM 2018, com a designação de um primeiro auxiliar médico em diversos procedimentos terapêuticos endoscópicos[18].

Sedação do paciente

A sedação/analgesia do paciente, leve, moderada ou consciente, pode ser realizada pelo médico endoscopista, de acordo com o disposto na RDC nº 6 da ANVISA, que continua vigente até a presente data[15]. Entretanto, a Resolução do Conselho Federal de Medicina 2.174/2017, publicada no D.O.U. em 27 de fevereiro de 2018, que dispõe sobre a prática do Ato Anestésico, em seu artigo 5º recomenda: *(a) a sedação/analgesia seja realizada por médicos, preferencialmente anestesistas, ficando o acompanhamento do paciente a cargo do médico que não esteja realizando o procedimento que exige sedação/analgesia*[19].

Devemos nos ater à palavra empregada no texto: "recomenda". Recomendação, por definição, não possui o significado de "obrigação".

Este é um tema ainda em discussão, mais bem explanado em capítulo próprio. Entretanto, o reconhecimento da capacitação do médico endoscopista qualificado (portador do Título de Especialista emitido pela SOBED-AMB ou Certificado de Conclusão de Residência Médica em Endoscopia reconhecido pela Comissão Nacional de Residência Médica – MEC, ambos registrados no CRM) em sedar os pacientes com segurança, prestando um atendimento qualificado durante procedimentos endoscópicos, é inquestionável. Esses procedimentos são realizados sob sedação pelo endoscopista desde 1978, sem que sejam atribuídos elevados números de eventos adversos (EA) ou morbimortalidade durante os 43 anos em que são praticados em larga escala mundial[20,21]. Caso esta prática causasse risco elevado de EA ou aumento de morbimortalidade, não seria praticada em escala mundial até a presente data, nem recomendada pelas Sociedades Internacionais de Endoscopia Digestiva.

Algumas instituições exigem que a sedação seja realizada por médico anestesiologista. Entretanto, se exigir apenas dois médicos, um para sedar e outro para executar o ato endoscópico, a sedação pode ser realizada por um segundo endoscopista treinado e capacitado, que ficará encarregado de realizar a sedação, monitorar e controlar os sinais vitais[10,19]. A sedação faz parte da formação do médico especialista em Endoscopia.

A anestesia geral é um ato médico privativo do médico anestesiologista. Sua utilização para procedimentos endoscópicos possui indicações precisas na literatura médica internacional: idades extremas: crianças menores de 14 anos ou idosos, pacientes com comorbidades importantes, ASA > 3, classificação de Mallampati III/IV ou procedimentos terapêuticos de emergência ou prolongados[10,22-25].

Procedimento endoscópico

As ações do médico endoscopista durante o procedimento endoscópico devem ser realizadas de acordo com a melhor técnica proposta para procedimento proposto. Tanto os procedimentos diagnósticos quanto os terapêuticos só devem ser realizados por especialistas capacitados[10].

Para garantir a segurança do procedimento endoscópico, o médico endoscopista deve[26]:

a) Estar sempre treinado, atualizado e capacitar-se em novas técnicas;

b) O treinamento de toda a equipe assistente é fundamental e deve ser realizado periodicamente;

c) documentação, fotografias, laudo descritivo, devem ser completos, com uma cópia arquivada e outra entregue ao paciente. Reiteramos que o laudo endoscópico é privativo do paciente, devendo-se evitar o envio através de meios eletrônicos não criptografados, apenas através de sistemas seguros em obediência à Lei Geral de Proteção de Dados. Recomendamos que a entrega seja registrada em livro de protocolo;

d) O tempo mínimo de realização dos exames diagnósticos deve obedecer ao preconizado pela literatura mundial, permitindo a inspeção detalhada da mucosa, seu relevo e alterações, estudo da trama vascular subepitelial, permitindo o diagnóstico correto das doenças e a identificação de lesões pré-malignas e malignas precoces, que podem passar despercebidas em um "exame rápido". O diagnóstico dos tumores avançados deve obedecer aos critérios de classificação macroscópica, tamanho, localização e limites. Quando disponível cromoendoscopia digital ou magnificação de imagem, o laudo descritivo deve conter igualmente as classificações existentes;

e) O tempo de procedimento terapêutico é significativamente superior, dependendo da complexidade da terapêutica proposta.

As ações do médico endoscopista durante o procedimento estão descritas no Quadro 8.15.

As recomendações sobre segurança do ato endoscópico preconizadas pela *American Society for Gastrointestinal Endoscopy* estão descritas no Quadro 8.16.

Atendimento a urgência e evento adverso durante o Procedimento Endoscópico

Todos os Serviços de Endoscopia, de acordo com o disposto na RDC n° 6 da ANVISA-MS, devem dispor de todo o material necessário, assim como os agentes farmacológicos para o atendimento à urgência durante o ato endoscópico. O protocolo para o atendimento à parada cardiorrespiratória (PCR) deve estar disponível e de fácil acesso. São recomendados a educação e o treinamento regular de toda a equipe para o manejo das drogas e dos equipamentos de atendimento à emergência[11].

Os EA relacionados à sedação devem ser manejados de imediato pela equipe com o uso das drogas indicadas para reversão da sedação e atendimento à PCR. As complica-

Quadro 8.15 – Ações do médico endoscopista durante o procedimento.

- Em casos selecionados de pacientes considerados de risco ou procedimentos prolongados, realizar o exame sob suplementação de O_2
- Realizar o exame endoscópico de acordo com a melhor prática proposta
- Realizar as biópsias ou procedimentos terapêuticos propostos de acordo com os critérios de segurança e qualidade recomendados pela literatura internacional
- Monitorar os sinais vitais com contato visual do oxímetro ou monitor multiparâmetros
- Utilizar corantes, se necessários, e para aqueles que dispõem de técnicas avançadas de imagem, lançar mão da cromoendoscopia digital e magnificação de imagem. No momento, o padrão-ouro ainda permanece a luz branca de alta resolução
- Assegurar-se de que o paciente mantém parâmetros cardiorrespiratórios estáveis durante e ao término do procedimento
- Proceder todos os exames diagnósticos em endoscopia digestiva alta, colonoscopia e videoenteroscopia profunda com a inspeção cuidadosa da mucosa, nos tempos determinados pela literatura médica mundial, de modo a realizar o diagnóstico correto das lesões, identificação das lesões pré-malignas e malignas precoces, orientando sua biópsia endoscópica de modo adequado
- Os procedimentos diagnósticos complexos (CPER, ecoendoscopia, videoenteroscopia profunda) ou terapêuticos complexos, em qualquer área da Endoscopia Digestiva, necessitam de maior tempo de execução, de um endoscopista auxiliar, além do profissional auxiliar e médico anestesiologista

Fonte: Arquivo pessoal da auutora

Quadro 8.16 – Recomendações de Segurança da *American Society for Gastrointestinal Endoscopy*.

1. Nos procedimentos endoscópicos não existe a marcação de lateralidade ou local do procedimento
2. Antes de iniciar o procedimento a equipe (médico e auxiliaries) deve verificar o paciente correto e o procedimento endoscópico a ser realizado
3. Verificar se todos os acessórios necessários estão disponíveis
4. Verificar a fonte de oxigênio e aspirador
5. O desfibrilador e o carrinho de parada devem ser verificados no início de cada dia e devem estar em local prontamente acessível
6. Não existem recomendações sobre controle de temperatura ou umidade em unidades de endoscopia
7. Os recipientes para materiais perfurocortantes não devem estar próximos do paciente
8. Para procedimentos específicos como CPER ou ECOENDOSCOPIA as salas de procedimento devem ter características especiais de tamanho e equipamentos radiológicos. Um número maior de profissionais auxiliares não aumenta a segurança do procedimento

Fonte: ASGE-2014.

ções do ato endoscópico do mesmo modo devem ser abordadas através das recomendações técnicas para cada complicação. Portanto, é necessário ter em sala, além dos acessórios para o procedimento proposto, aqueles indicados para manejo endoscópico de complicações endoscópicas.

Todos os EA devem ser registrados em formulário próprio, sendo entregue uma cópia ao paciente.

LIBERAÇÃO PARA A SALA DE RECUPERAÇÃO

O endoscopista, quando realiza a sedação consciente, deve avaliar a estabilidade dos parâmetros vitais e o nível de sedação: o despertar quando chamado e o atendimento a ordens simples, antes de liberá-lo para a sala de recuperação. Verificar a necessidade de reversão da sedação e acompanhar o paciente até o leito/cadeira na sala de recuperação (Quadro 8.17).

Na sala de recuperação é função do auxiliar médico:

- A vigilância até que o paciente possa levantar da maca ou da cadeira de repouso;
- Verificar a estabilidade dos parâmetros vitais, presença de dor, queixas clínicas pós-procedimento e avisar ao médico endoscopista para tomar as devidas providências;

Quadro 8.17 – Atribuições do médico endoscopista pós-procedimento.

- **Informar o paciente e seu acompanhante sobre sonolência e possíveis lapsos de memória após o uso de sedativos**
- Esclarecer o paciente se necessita de alguma orientação especial pós-procedimento
- Esclarecer o paciente se necessita de alguma restrição alimentar após o procedimento
- Informar o paciente e seu acompanhante para entrar em contato com o médico assistente, ou com o médico endoscopista, se surgirem novos sintomas após o exame
- Fornecer telefone para contato
- Realizar o laudo endoscópico
- Realizar o pedido do exame histopatológico com identificação das lesões, sua localização e dados clínicos relevantes. Conferir os frascos com o material
- Na maioria dos casos, o laudo do exame/procedimento endoscópico poderá ser entregue ao paciente imediatamente após sua confecção
- Quando encontrada doença grave, comunicar de imediato ao médico assistente que solicitou o procedimento
- Quando realizado o procedimento terapêutico, orientar sobre o procedimento realizado e a conduta após a alta
- Verificar as condições do paciente antes de liberá-lo para residência

Fonte: Arquivo pessoal da auutora

Segurança e Qualidade em Endoscopia Digestiva

- Auxiliar o paciente a sair da maca e vestir-se, após cessados os efeitos de sono-lência;
- Devolver próteses dentárias, óculos e demais pertences que tenham sido recolhi-dos antes do exame;
- Encaminhar o paciente da sala de recuperação para a recepção.

Quando o procedimento for realizado por médico anestesiologista, o mesmo será responsável pelo seu acompanhamento até a liberação para a alta.

Com estas medidas estamos contribuindo para a META 6 DE SEGURANÇA DO PA-CIENTE: EVITAR O RISCO DE QUEDAS

PREPARAÇÃO DA SALA PARA O PRÓXIMO EXAME E A DESINFECÇÃO DOS ENDOSCÓPIOS

Durante a pandemia por SARS-CoV-2, este intervalo de tempo deve ser maior[27-29]. A ANVISA – NT 7 e a Sociedade Brasileira de Endoscopia Digestiva, em sua Recomendação n° 6, abordam este tema[27-30]:

- Nesse sentido, intervenções para aumentar a troca de ar ou adicionar purificado-res de ar com filtragem HEPA (*High Efficiency Particulate Air*) podem ser bem--vindas;
- A NT 7 da ANVISA recomenda manter o ambiente ventilado (janelas abertas ou exaustão);
- Até o momento não existem recomendações específicas definindo o intervalo de tempo necessário entre os procedimentos endoscópicos. Portanto, a logística e o intervalo entre exames devem ser definidos por uma comissão local de cada instituição;
- O senso comum sugere que períodos mais longos entre os procedimentos são mais seguros, considerando-se a transmissão comunitária, principalmente por portadores assintomáticos;
- Além de permitir um tempo suficiente para limpeza e descontaminação de todas as superfícies, telas, teclado, cabos, monitores e aparelho de anestesia, essa me-dida ajuda a diminuir o contato entre pacientes e acompanhantes no setor;
- Em procedimentos endoscópicos que necessitem de intubação orotraqueal, re-comenda-se que durante a intubação ou extubação do paciente pela equipe de anestesia, a equipe de endoscopia aguarde do lado de fora da sala de exame caso não esteja adequadamente paramentada. Se a equipe de endoscopia já estiver adequadamente paramentada, poderá permanecer dentro da sala. O desloca-mento desnecessário da equipe para fora da sala pode dispersar aerossóis para o corredor;

capítulo 8 · Segurança em Endoscopia Digestiva · 105

- A estação de trabalho deve ser readequada com quantidade mínima de objetos, de forma a viabilizar a limpeza com álcool a 70% ou saneantes após cada exame.

Além desse novo protocolo instituído pela pandemia em curso, o profissional auxiliar deverá manter toda a rotina entre exames já estabelecida antes da pandemia (Quadro 8.18).

O processo de desinfecção de alto nível dos aparelhos de endoscopia durante a pandemia por SARS-CoV-2 é o mesmo realizado antes da pandemia. Não há recomendações específicas para a desinfecção de alto nível dos aparelhos durante a pandemia. As instituições devem desenvolver protocolos próprios, baseados nas recomendações da ANVISA. As recomendações são as mesmas para a desinfecção de alto nível dos aparelhos de endoscopia, devendo-se intensificar o treinamento e realizar reuniões com os colaboradores, reforçando a importância de seguir rigorosamente a política de reprocessamento do endoscópio como um método seguro e eficiente para evitar a propagação da infecção viral[28].

A limpeza da sala deve seguir os protocolos estabelecidos pelas instituições. O comportamento do novo coronavírus em superfícies inanimadas ainda não é completamente

---

Quadro 8.18 – Ação do profissional auxiliar pós-procedimento.

- Identificar os frascos de biópsias com nome do paciente e tipo do material (ex.: mucosa duodenal)
- Proceder a pré-limpeza mecânica imediatamente após o uso do endoscópio, removendo a sujidade, seguido da limpeza e desinfecção do endoscópio, de acordo com as normas estabelecidas pela RDC nº 6 da ANVISA
- Usar saneantes adequados e com tempo de imersão recomendado pelo fabricante, a legislação vigente, aprovados pela ANVISA para a desinfecção de alto nível
- Desinfecção, lavagem e secagem dos aparelhos, verificação e limpeza da lavadora. A desinfecção manual pode ser realizada desde que cumpridas todas as etapas recomendadas
- Os acessórios caracterizados como de USO ÚNICO pelo rótulo do fabricante devem ser imediatamente descartados como lixo biológico
- Separar os acessórios reutilizáveis para limpeza manual e esterilização de acordo com as normas vigentes
- Preparar a sala para o exame seguinte, com limpeza com álcool a 70% de todas as superfícies, troca de lençóis de papel etc.
- Seguir as recomendações da Sociedade Brasileira de Endoscopia Digestiva e disponibilizar EPI para toda a equipe no próximo exame
- Ao final de cada período: desconexão do oxigênio, limpeza do aspirador, remoção do lixo biológico, verificação do recipiente de coleta de agulhas
- No final do expediente proceder a limpeza, embalagem e esterilização dos acessórios reutilizáveis; esterilizar de acordo com as normas disponibilizadas na RDC da ANVISA-MS; identificar, colocar a data do reprocessamento e armazenar de acordo com as normas da referida RDC
- Em instituições hospitalares com Central de Esterilização, encaminhar o material reutilizável para reprocessamento adequado

Fonte: Arquivo pessoal da auutora

Segurança e Qualidade em Endoscopia Digestiva

conhecido. Superfícies como o *trolley* de endoscopia, processadora, mesa de trabalho e o piso devem ser higienizadas ao término de cada exame. A maca deve ser higienizada impreterivelmente ao término de cada exame[28].

PÓS-PROCEDIMENTO: AÇÕES DO MÉDICO ENDOSCOPISTA

As ações do médico endoscopista após a liberação do paciente para a sala de recuperação não são a finalização do atendimento. Neste contexto, a solicitação do exame anatomopatológico deve conter informações claras sobre o aspecto da lesão ressecada ou da mucosa, em caso de biópsia, localização, dados clínicos relevantes e idade do paciente. Do mesmo modo, o laudo endoscópico descritivo deve ser detalhado, com descrição das alterações observadas no procedimento diagnóstico, os procedimentos terapêuticos, caso sejam realizados e sua localização. A documentação fotográfica não é obrigatória, entretanto, agrega qualidade ao laudo (ver Quadro 8.17).

LIBERAÇÃO DO PACIENTE

A liberação do paciente é um conjunto de ações da equipe do Serviço de Endoscopia, após a certificação de que o paciente se encontra em condições de alta e acompanhado de um responsável maior de idade, ao qual serão fornecidas as orientações pós-procedimento (Quadro 8.19).

INDICADORES DE SEGURANÇA

Nos últimos anos, todas as Sociedades de Especialidades buscam agregar e difundir indicadores de segurança e qualidade aos atos médicos sob sua responsabilidade.

Quadro 8.19 – Liberação do paciente.

- **MÉDICO: Verificar as condições clínicas antes de liberá-lo**
- **Profissional auxiliar:** acompanhar o paciente até a recepção
- **Recepcionista:**
- Entregar o laudo em envelope fechado
- Verificar se houve procedimentos adicionais e proceder à burocracia de cada convênio
- Informar ao paciente sobre o envio do material para análise histopatológica, prazo de entrega e como receber o resultado
- Caso o paciente prefira encaminhar o material para outro laboratório de sua confiança, providenciar a liberação do pedido do exame histopatológico com o médico e entregar junto com os frascos
- Protocolar a entrega do material e do laudo endoscópico
- Arquivar, se necessário, a cópia do laudo e o pedido do exame

Fonte: Arquivo pessoal da auutora

Na Endoscopia Digestiva, inúmeras recomendações e pesquisas sobre os indicadores de segurança e qualidade estão disponíveis na literatura médica mundial. Uma busca no *National Center for Biotechnology Information* tendo como palavras-chave *quality, safety* e *gastrointestinal endoscopy* resultou em 672 publicações entre estudos randomizados, *guidelines*, artigos, editoriais e capítulos de livros. Observamos o aumento significativo das publicações a partir de 2012, com mais de 42 publicações anuais sobre o tema (Figura 8.1).

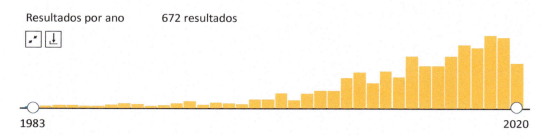

Figura 8.1 Publicações internacionais sobre indicadores de segurança e qualidade em Endoscopia Digestiva na base de dados do *National Center for Biotechnology Information*.
Fonte: PubMed.gov

O *Canadian Association of Gastroenterology Safety and Quality Indicators in Endoscopy Consensus Group* realizou, em 2012, um consenso rigoroso, identificando 19 indicadores de segurança aplicáveis a todos os procedimentos endoscópicos (endoscopia digestiva alta, colonoscopia CPER, ecoendoscopia). Neste estudo, sugerem que sejam registrados os eventos adversos por todos os Serviços de Endoscopia, como parte de seus programas de melhoria contínua da qualidade[31].

Estes indicadores foram agrupados em três categorias distintas:

a) Relacionados a medicamentos – necessidade de ressuscitação cardiorrespiratória, uso de drogas reversoras, hipóxia, hipotensão, hipertensão, doses de sedação em pacientes idosos, reações alérgicas, laringoespasmo, broncoespasmo;

b) Relacionados ao procedimento – perfuração, sangramento imediato pós-polipectomia, necessidade de hospitalização ou transferência para unidade de emergência, impactação do endoscópio ou acessórios, dor abdominal persistente que necessita de avaliação comprovada de não haver perfuração;

c) Eventos tardios relacionados ao procedimento – morte dentro de 30 dias do procedimento, hospitalização não planejada de 14 dias, sangramento tardio, infecção ou complicações metabólicas sintomáticas.

A recomendação da ASGE, publicada em 2018, atribui a esses indicadores referidos no consenso canadense, como indicadores de qualidade do procedimento endoscópico, e não de segurança[26]. Como já citado anteriormente, Segurança é apenas um dos atributos

Segurança e Qualidade em Endoscopia Digestiva

da Qualidade. De acordo com a publicação da ASGE, segurança e controle de infecção são os parâmetros mais importantes de eficácia na endoscopia digestiva.

Na recomendação da ASGE são definidas as cinco prioridades como **indicadores de qualidade**, sendo incluída a Segurança, em uma Unidade de Endoscopia Digestiva:

1. A Unidade de Endoscopia deve possuir uma estrutura de liderança definida. Garantir que uma liderança definida esteja em vigor, ajuda a promover liderança de alto nível organizacional. Este compromisso não só aumenta a eficiência das Unidades de Endoscopia, mas melhora a experiência da equipe;

2. A Unidade de Endoscopia oferece educação regular, programas de treinamento e melhorias contínuas da qualidade para toda a equipe; treinamento em novas tecnologias, equipamentos, dispositivos e novas técnicas endoscópicas;

3. A Unidade de Endoscopia rastreia, registra e monitora os parâmetros de qualidade da Unidade e dos endoscopistas individualmente;

4. Os relatórios de procedimentos endoscópicos devem ser armazenados em um provedor seguro e uma cópia entregue ao paciente, sendo laudos qualificados. A comunicação clara com os pacientes ajuda a promover o cuidado centrado no paciente, melhorando assim a experiência do paciente, a percepção das melhorias da transição no atendimento e o fortalecimento da relação médico-paciente;

5. Adotar um protocolo para rastrear cada endoscópio específico, desde o armazenamento, uso, reprocessamento e a volta ao armazenamento. Neste contexto, a endoscopia de alta qualidade é a cultura da segurança e altos padrões de controle de infecção no reprocessamento e armazenamento de endoscópios.

Esses indicadores prioritários são considerados pontos de partida para a construção de melhorias da segurança e qualidade das Unidades de Endoscopia[26].

A Endoscopia Digestiva evoluiu drasticamente nas últimas 4 décadas para tornar-se uma ferramenta importante no diagnóstico e tratamento das doenças digestivas e biliopancreáticas. O foco na segurança e qualidade do ato endoscópico imprimiu a necessidade de garantir competência entre os endoscopistas e as Unidades de Endoscopia. Essas métricas representam a segurança e qualidade pertinentes a todas as etapas do Ato Endoscópico sobre as quais dissertamos neste capítulo. São processos dinâmicos, que requerem monitoração contínua de vários indicadores, de acordo com a prática local e nacional[26,32,33].

CONCLUSÕES

Ocorreu nas últimas 2 décadas uma expansão do Ato Médico – Endoscopia Digestiva, tanto como procedimento diagnóstico, quanto terapêutico. Isto nos leva a refletir sobre os processos de segurança e qualidade que precisamos desenvolver, atualizar e aplicar ao Ato Médico – Endoscopia Digestiva.

É um processo dinâmico, em constante atualização de acordo com as evidências científicas emanadas das pesquisas em curso sobre o tema. Independente da segurança, são propostos indicadores de qualidade para os diversos procedimentos endoscópicos com recomendações específicas para cada procedimento diagnóstico ou terapêutico (endoscopia digestiva alta, colonoscopia, CPER, ecoendoscopia, cápsula endoscópica, enteroscopia profunda, endoscopia bariátrica).

Entretanto, a base da qualidade do Ato Endoscópico é a Segurança. Esta depende, diretamente, da capacitação e do treinamento contínuo do endoscopista e da equipe; do domínio das novas tecnologias e procedimentos endoscópicos em programas de treinamento amplamente divulgados e acessíveis para os especialistas; do estabelecimento de protocolos institucionais mínimos de segurança; do controle de infecção; do manuseio e desinfecção de aparelhos, principalmente duodenoscópios; dos processos de rasteio; do material de uso único como tal; da redução dos EA; da qualidade da comunicação e clareza de informação aos pacientes, estabelecendo uma relação de confiança mútua.

É necessária a mobilização da Sociedade para estabelecer indicadores, rastreio e monitoração próprios e reproduzíveis, adaptados à realidade brasileira. Não é um simples copia e cola das recomendações internacionais. As recomendações de outros países estão inseridas em outro contexto cultural, com formação de profissionais médicos e especialistas distinta da realidade brasileira; com recursos financeiros e gerenciais igualmente desiguais.

É um trabalho a ser construído no Brasil pelos especialistas em Endoscopia e gestores de clínica, considerando-se tanto o Sistema Único de Saúde como a Saúde Suplementar; igualitário para todos, como recomendado. Essas medidas são urgentes porque vivemos em um país com desigualdade de recursos humanos, sociais e financeiros; diversidade de formação dos profissionais; sem controle do exercício da especialidade e da capacitação dos médicos que atuam praticando Endoscopia Digestiva, mesmo sem formação qualificada.

Precisamos empenhar esforços em ter profissionais especialistas capacitados e legalmente documentados (título de Especialista emitido pela SOBED-AMB ou Certificado de Residência Médica em Endoscopia reconhecida pela CNRM, ambos registrados no Conselho Regional de Medicina – RQE).

Os recursos disponíveis para cumprir protocolos rígidos estabelecidos para grandes grupos, com grandes centros de endoscopia, são distintos da capacidade de colegas que atuam em cidades de menor porte ou de menor PIB. Portanto, esses indicadores de segurança e qualidade devem contemplar medidas exequíveis, que possam ser adotadas por todos, igualitariamente no Sistema Público e na Saúde Suplementar. Medidas de alta complexidade podem ser desenvolvidas para os Centros de Referência de alto custo.

Importantes no estabelecimento desses indicadores e processos são a melhoria da segurança, saúde e satisfação do paciente, ao mesmo tempo que se reduza EA e gerencie custos, preservando a qualidade e a segurança do atendimento ao paciente (Figura 8.2 e Quadro 8.20).

Devemos destacar que todas essas resoluções devem ter como princípio a Medicina Baseada em Evidências (MBE), que pressupõe a integração da experiência clínica com a capacidade de analisar e aplicar racionalmente a informação científica. Olhar centrado no paciente, segurança, intolerância aos desperdícios e erros preveníveis.

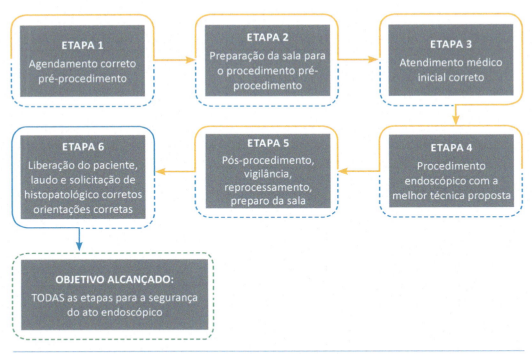

Figura 8.2 Processos mínimos de segurança do ato médico em endoscopia digestiva.

A tomada de decisão deve estar coadunada aos valores e preferência de todos os envolvidos, juntamente com as melhores evidências disponíveis atreladas à experiência clínica das equipes de saúde, no tempo oportuno.

Mais recentemente foi agregado o conceito de Medicina Baseada em Valor (MBV), que vincula as evidências científicas aos valores específicos e às vezes conflitantes que operam tanto do lado do paciente quanto do médico durante o tratamento. Isto resulta numa abordagem abrangente que unifique práticas baseadas em evidências e baseadas em valores. Devemos complementar, especificando o que é "valor" em medicina: médicos qualificados, tecnicamente capacitados; com princípios éticos sólidos, com autonomia de atuação; respeito a autonomia do paciente.

Qualidade e segurança do paciente são alicerçadas na construção de uma relação médico-paciente honesta e respeitosa, com tempo de consulta/procedimento adequados para este atendimento "qualificado". Todos esses atributos não geram economia imediata aos sistemas de saúde públicos ou privados, pelo contrário, geram custos para formação e implantação.

Entretanto, em longo prazo, geram satisfação do paciente, segurança, qualidade do ato médico e economia com redução dos eventos adversos, hospitalizações desnecessárias, cirurgias ou reintervenções de urgência, estes sim, de elevado custo para os sistemas de saúde.

Quadro 8.20 – Objetivos alcançados com protocolos de Segurança.

1. A equipe fará o procedimento proposto para o paciente correto
2. O procedimento deverá ser compartilhado com o paciente e respeitada a sua opinião sobre o procedimento proposto
3. A equipe usará métodos cientificamente reconhecidos para a sedação/analgesia, com administração segura das drogas recomendadas, na dosagem e no tipo de sedação indicados para cada caso
4. A equipe está capacitada para reconhecer via aérea difícil e, do mesmo modo, está capacitada para acessá-la em caso de urgência
5. A equipe está capacitada para o atendimento às possíveis complicações do ato endoscópico
6. A equipe está capacitada para evitar possíveis reações adversas às medicações, assim como reconhecer possíveis alergias medicamentosas
7. A equipe usará de modo protocolar todas as orientações e ações necessárias para evitar infecções associadas ao ato endoscópico
8. A equipe dispõe de conhecimento e prática da desinfecção de aparelhos, assim como a esterilização de acessórios reutilizáveis de acordo com o disposto na legislação e a recomendação dos fabricantes
9. A equipe fará o descarte imediato dos materiais de uso único, agulhas e sobra de medicações
10. O médico endoscopista realizará o procedimento, diagnóstico ou terapêutico, de acordo com a melhor técnica e no tempo necessário para o procedimento qualificado
11. A equipe identificará de modo correto todos os tecidos e materiais coletados durante o ato endoscópico para o paciente correto
12. A equipe fará o registro dos eventos adversos, caso ocorram, durante o procedimento e liberará uma cópia para o paciente
13. O paciente será liberado pela equipe após a verificação das condições seguras para tal
14. A equipe fornecerá o laudo descritivo detalhado e as orientações pós-procedimento para cada caso
15. A equipe disponibilizará telefone de contato para comunicação do paciente em caso de urgência

Fonte: Arquivo pessoal da auutora

REFERÊNCIAS BIBLIOGRÁFICAS

1. Kohn LT, Corrigan JM, Donaldson MS. To Err is Human: Building a Safer Health System. Institute of Medicine (US) Committee on Quality of Health Care in America. 2020
2. Frank A. Riddick, Jr. The Code of Medical Ethics of the American Medical Association, Ochsner J. 2003 Spring; 5: 6–10
3. Leape LL, Brennan TA, Laird NM, Lawthers AG, Localio AR, Barnes BA, Hebert L, Newhouse JP, Weiler PC, Hiatt H. The nature of adverse events in hospitalized patients: results from the Harvard Medical Practice Study II. N Engl J Med. 1991; 324(6):377-384.
4. www.who.int - Safe Surgery Saves Lives
5. Ministério da Saúde – Portaria 529 de 1º de abril de 2013
6. cbc.org.br - Manual de Cirurgia Segura 7. Reis CT e cols. A segurança do paciente como dimensão da qualidade do cuidado de saúde – um olhar sobre a literatura. Ciênc. Saúde Coletiva. 2013, 18;2029-36

Segurança e Qualidade em Endoscopia Digestiva

7. www.asge.org/guidelines; ASGE Guideline for Infections control during GI endoscopy.2008 9. Lieberman D, Nadel M, Smith RA et al. Standardized colonoscopy reporting and data system: report of the Quality Assurance Task Group of the National Colorectal Cancer Roundtable. Gastrointest Endosc. 2007. 65:757-66

8. ASGE. ASGE guideline on minimum staffing requirements for the performance of GI endoscopy; www.giejournal.or. 2020; 1-17. Article in press

9. ASGE. Guidelines for safety in the gastrointestinal endoscopy unit. www.giejournal.org. 2014.79:363-73, 469-70

10. ASGE Review of adverse events in colonoscopy.www.giejournal.org. 2019; 90:863-76

11. ASGE. Guidelines for safety in the gastrointestinal endoscopy unit. www.giejournal.org. 2014.79:363-73, 469-70

14. Health and Safety Comission. Third Report: Organizing for Safety. ACSNI Study Group of Human Factors. 1993: London: HMSO

15. RDC número 6 de 10 de março de 2013 – ANVISA- Ministério da Saúde

16. WEO Advice to Endoscopists – WEO Guidance to Endoscopists: Reopening of Endoscopy Services – Update 9 April 2020.

17. SOBED – Recomendação número 5 para Endoscopia Segura pós-pandemia por COVID-19. www.sobed.org.br

18. Associação Médica Brasileira – Tabela CBHPM. 2018

19. CFM – Resolução 2.174/2017

20. Ponchon T, Bauerfeind. Management of Complications. Editorial. Endoscopy, 2019, 51:110-12

21. Taveira LN, Ricci TC e cols. Endoscopia Digestiva Alta na Rede Pública de Saúde no Brasil – análise quantitativa por Estados e Regiões do país. GED.2011,30:142-47

22. GE Standards of Practice Committee. Guideline for sedation and anesthesia in GI Endoscopy. Gastrointest Endoscopy. 2018. 85:327 -38

23. ESGE. Non-anesthesiologist administration of propofol for gastrointestinal endoscopy: European Society of Gastrointestinal Endoscopy, European Society of Gastroenterology and Endoscopy Nurses and Associates Guideline – Updated June 2015. Endoscopy.2015; 47:1175-89

24. Vargo JJ, Niklewski PJ et al. Patient safety during sedation by anesthesia professionals during routine upper endoscopy and colonoscopy: an analysis of 1.38 million procedures. Gastrointest Endoscopy. 2017, 85:101-8

25. GE Standards of Practice Committee. Guideline for sedation and anesthesia in GI Endoscopy. Gastrointest Endoscopy. 2018. 85:327 -38

26. ASGE. Quality indicators for gastrointestinal endoscopy units. Gastrointest Endoscopy. 2017. VideoGIE, 2:119- 40

27. NOTA TÉCNICA GVIMS/GGTES/ANVISA Nº 07/2020 orientações para a prevenção da transmissão de covid-19 dentro dos serviços de saúde. Disponível em: http://portal.anvisa.gov.br/documents/33852/271858/NOTA+T%C3%89CNICA+-GIMSGGTES--ANVISA+N%C2%BA+07-2020/f487f506-1eba-451f-bccd-06b8f1b0fed6

28. Recomendações no 6 para Procedimentos Endoscópicos Durante a Pandemia por SARS-CoV-2. Disponível em www.sobed.org.br

29. Ti LK, Ang LS, Foong TW, Wei BS. What we do when a COVID-19 patient needs an operation: operating room preparation and guidance. Can J Anesth 2020 Mar 6 [Epub ahead of print] DOI:https://doi.org/10.1007/s12630-020-01617- 17.

30. Tao KX, Zhang BX, Zhang P, Zhu P, Wang GB, Chen XP. Recommendations for general surgery clinical practice in novel coronavirus pneumonia situation. Zhonghua Wai Ke Za Zhi. 2020. 58(0):E001 [Epub ahead of print] doi: 10.3760/cma.j.issn.0529-5815.2020.0001

31. Borgaonkar, MR, Hookey L, Hollingworth R et al. Indicators of safety compromise in gastrointestinal endoscopy. Can J Gastroenterol. 2012; 26:71-8

32. Gurudu SR, Ramirez FC. Quality metrics in Endoscopy. Gastroenterol Hepatol. 2013; 9:228-33

33. Vadlamudi C, Brethauer S. Surg Clin North Am. 2020 Dec;100(6):1021-1047. doi: 10.1016/j.suc.2020.08.008. Epub 2020 Oct 10.

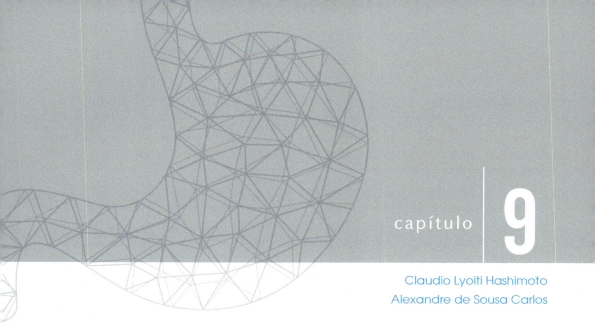

capítulo 9

Claudio Lyoiti Hashimoto
Alexandre de Sousa Carlos

Sedação em Endoscopia Diagnóstica e Terapêutica

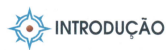 **INTRODUÇÃO**

A realização de sedação em procedimentos endoscópicos é prática rotineira em nosso meio, pois reduz a ansiedade, o desconforto, promove amnésia, aumentando a tolerância, aceitação e eficiência do exame. Por outro lado, o uso de sedativos aumenta o risco de complicações, e até 50% das complicações estão relacionadas à sedação[1,2].

A intensidade da sedação varia de anestesia tópica até´ anestesia geral, com ampla disponibilidade de medicamentos e acessórios, por isso deve--se considerar o tipo e a complexidade do procedimento endoscópico, a condição clínica do enfermo, as características socioculturais, assim como a preferência do paciente.

Avaliar a presença de comorbidades e conhecer as medicações utilizadas orientam a escolha do tipo de sedação e podem reduzir eventos adversos cardiorrespiratórios graves[3].

EPIDEMIOLOGIA

Nos Estados Unidos, cerca de 98% dos exames são realizados sob sedação, enquanto na Europa o quadro se inverte e cerca de 60% dos procedimentos são realizados com nível mínimo de sedação[4].

No Brasil os exames endoscópicos rotineiros geralmente são realizados sob sedação moderada com controle da dor e amnésia aceitáveis pelo paciente. Considera-se sedação como *ato médico*, portanto é atribuição do profissional médico conhecer a farmacologia e farmacocinética dos medicamentos, os conceitos de sedação, suas possibilidades e limitações, efeitos colaterais, prevenção e tratamento de complicações mais frequentes, como eventos adversos cardiorrespiratórios e anafilaxia[5].

CONCEITOS

A sedação e a analgesia englobam um *continuum* que vai de sedação leve até anestesia geral[6] (Tabela 9.1), portanto, a equipe de endoscopia deve estar treinada para reconhecer os diferentes níveis de sedação e assistir o paciente em qualquer um destes estágios, até mais profundo que o inicialmente programado[7].

Tabela 9.1 – Níveis de sedação e repercussão clínica.

	Sedação mínima	Sedação moderada ou consciente	Sedação profunda	Anestesia geral
Receptividade	Reação adequada para comandos verbais	Sonolência, reação lentificada aos comandos verbais ou estimulação tátil adicional	Sonolência, despertar difícil mesmo à repetida estimulação tátil ou dolorosa	Paciente não pode ser acordado, nem mesmo em resposta a estímulos dolorosos
Via aérea	Inalterada	Sem intervenção necessária	Pode ser necessária intervenção	Intervenção muitas vezes necessária
Ventilação espontânea	Inalterada	Adequada	Pode estar adequada	Frequentemente inadequada
Função cardiovascular	Inalterada	Normalmente mantida	Pode estar inadequada, mas normalmente mantida	Frequentemente inadequada. Pode estar prejudicada

Fonte: Arquivo pessoal do autor.

A Resolução da Diretoria Colegiada (RDC) nº 6 de 2013, da Agência Nacional de Vigilância Sanitária (ANVISA), classifica os serviços de endoscopia em três categorias conforme o nível de sedação[8]:

- **Serviço de endoscopia tipo I:** realiza procedimentos endoscópicos sem sedação e com anestesia tópica;
- **Serviço de endoscopia tipo II:** além dos procedimentos no tipo I, realiza procedimentos endoscópicos sob sedação consciente, com medicação passível de reversão por antagonistas;
- **Serviço de endoscopia tipo III**: realiza procedimentos endoscópicos sob qualquer tipo de sedação e anestesia geral.

O Conselho Federal de Medicina (CFM) e a ANVISA preconizam que a realização de qualquer procedimento endoscópico que necessite de *sedação profunda* ou *anestesia não tópica* requer um profissional habilitado para a realização do procedimento endoscópico e outro para promover e monitorar a sedação durante todo o procedimento, até que o paciente apresente condições para ser transferido para a sala de recuperação. As medicações devem ser administradas de forma titulada, respeitando a variabilidade individual na resposta. Diluições podem ser padronizadas e a equipe de enfermagem está autorizada a preparar e dispensar as medicações conforme a orientação da equipe médica. A administração dos fármacos deve ser feita pelo médico ou pela enfermagem sob orientação do médico responsável pelo procedimento[5].

PRÉ-PROCEDIMENTO

Risco de Complicações Relacionadas à Sedação

Coortes multicêntricas sobre morbimortalidade associada à sedação em endoscopia gastrointestinal (endoscopia digestiva alta, colonoscopia, colangiopancreatografia endoscópica retrógrada (CPRE), enteroscopia e broncoscopia) com mais de um milhão pacientes demonstraram baixo risco de eventos adversos graves (intubação, reanimação, necessidade de cuidados intensivos, óbito) variando de 0,2 a 0,35% e baixa taxa de mortalidade, da ordem de 0,0006 a 0,01%[9,10]. Procedimentos endoscópicos sob sedação, inclusive os avançados e intervencionistas, são seguros e apresentam baixa morbimortalidade e baixa taxa de eventos adversos graves[9,11,12].

Alguns fatores estão associados ao aumento na taxa de complicações, tais como: uso de sedação profunda, idade > 70 anos, presença de comorbidades, pois a abolição dos reflexos de proteção que ocorre na sedação profunda implica em aspiração, hipoxemia, hipotensão arterial, arritmia cardíaca, entre outros eventos adversos.

Situações de emergências e/ou instabilidade clínica também apresentam maior risco de complicações em procedimentos complexos como gastrostomia percutânea, drenagem de pseudocisto pancreático infectado, inserção de prótese, sondagem entérica e tratamento de hemorragia digestiva[12,13].

Como Reduzir Risco de Complicações nos Procedimentos Endoscópicos?

Recomenda-se avaliar o risco pré-procedimento a fim de minimizar complicações e oferecer maior segurança e satisfação ao paciente e ao médico endoscopista[9].

A classificação da Sociedade Americana de Anestesiologia (ASA – *American Society of Anesthesiologists*) é usada para avaliação do estado físico de pacientes submetidos a procedimentos invasivos (cirúrgicos e endoscópicos) e avalia a morbimortalidade perioperatória conforme o histórico clínico do paciente, incluindo:

1) doença cardíaca ou pulmonar;
2) doença neurológica ou convulsão;
3) estridor, ronco ou apneia do sono;
4) reação adversa à sedação ou anestesia;
5) medicações em uso e alergias;
6) abuso de drogas ou álcool; e
7) horário da última refeição[8,14] (Tabela 9.2).

Considera-se imprescindível a avaliação de risco ASA, tendo em vista que pacientes com risco habitual submetidos a procedimentos endoscópicos rotineiros sob sedação moderada apresentam baixo risco de complicações, não sendo observadas sequelas ou óbitos. Por outro lado, pacientes com graves comorbidades (ASA ≥ 3) e/ou com instabilidade hemodinâmica, especialmente quando submetidos a procedimentos emergencial e/ou complexo, têm indicação de assistência anestésica, devido ao maior risco de eventos adversos graves[11,14].

AVALIAÇÃO DOS PRINCIPAIS FATORES DE RISCO PARA COMPLICAÇÕES CARDIORRESPIRATÓRIAS

Idade Avançada

Com o envelhecimento, sabe-se que há um declínio fisiológico em todos os sistemas orgânicos, a uma taxa de 1% ao ano após 40 anos de idade. Observa-se redução progressiva na reserva de órgãos e declínio funcional dos sistemas cardiovascular, respiratório, renal, nervoso central, hematológico, musculoesquelético e imunológico, que limita a resposta fisiológica ao estresse, doenças agudas, anestesia e cirurgias, logo, pode influenciar o resultado de um procedimento cirúrgico/endoscópico eletivo ou de emergência[15].

A literatura é controversa em relação à associação de idade avançada e risco de eventos adversos durante procedimentos endoscópicos, com diferentes pontos de corte para idade e diferentes resultados de complicações, entretanto, procedimentos avançados (CPRE, ecoendoscopia, enteroscopia, terapia endoscópica) e comorbidades têm maior frequência de complicações e exigem maior atenção[9,11] (Tabela 9.3).

Tabela 9.2 – Classificação do estado físico conforme a Associação Americana de Anestesiologia (ASA).

ASA 1	Paciente saudável normal	P. ex., saudável, não tabagista, pequena ingestão de bebida alcoólica
ASA 2	Paciente com doença sistêmica leve	P. ex., doença leve sem limitação funcional. Hipertensão arterial sistêmica (HAS) controlada, diabetes *mellitus* (DM) controlada, doença pulmonar obstrutiva crônica (DPOC) leve, IMC < 30
ASA 3	Paciente com doença sistêmica grave	P. ex., doença com limitação funcional. IAM > 3 meses, AVC isquêmico, insuficiência coronariana (ICO), ICC moderada, IRC não dialítica, HAS intensa, MD descompensada, DPOC descompensado, IMC > 40
ASA 4	Paciente com doença sistêmica severa com risco de vida	P. ex., doença grave descompensada. IAM < 3 meses, AVC, ICO instável, ICC grave, valvulopatia grave, IRC dialítica
ASA 5	Paciente moribundo que não se espera que sobreviva sem uma operação	P. ex., IAM < 3 meses, sangramento cerebral com edema cerebral intenso, aneurisma torácico ou abdominal roto, sepses com insuficiência de múltiplos órgãos
ASA 6	Paciente com morte cerebral declarada cujos órgãos estão sendo removidos para fins de doadores	

Fonte: Adaptada de Vicari, GI Endos Clin N Am, 2016[16].

Vias Aéreas e Pneumopatias

Um dos aspectos mais importantes relacionados à sedação é a avaliação das vias aéreas, a fim de identificar alterações que possam dificultar a função respiratória, em especial a ventilação por máscara (VPM). Recomenda-se avaliar a via aérea com: classificação de Mallampati, estado dentário, distância hioidementoniana, mobilidade cervical e cavidade oral[17].

O único estudo randomizado disponível a respeito de sedação em pneumopatas avaliou a forma de infusão do propofol (contínua x *bolus*). A infusão contínua no paciente com doença pulmonar obstrutiva crônica (DPOC) esteve relacionada à maior incidência de hipoxemia e retardo na recuperação[18].

Apneia obstrutiva do sono (AOS) caracteriza-se por episódios intermitentes e recorrentes de obstrução parcial ou total das vias aéreas superiores durante o sono. A AOS tem sido associada a vários distúrbios de saúde, como p. ex., o aumento da taxa de acidentes de viação, hipertensão arterial, diabetes *mellitus*, insuficiência cardíaca conges-

Segurança e Qualidade em Endoscopia Digestiva

Tabela 9.3 – Estudos avaliando a idade e o risco de complicações em endoscopia digestiva.

Autor	Tipo	Exames	Conclusão
Sharma *et al.*, 2007	Retrospectivo CORI (*Clinical Outcomes Research Initiative – database review*) – 1997-2002	N = 324.737 EDA: 140.692 Colono: 174.255 CPRE: 6.092 EcoEDA: 3.698	Acima de 60 anos de idade com OR = 1,8 (IC 95% 1,6 a 1,9) fator preditivo para eventos cardiopulmonares
Vargo *et al.*, 2016	Coorte retrospectiva CORI – 2002 a 2013	N = 1,38 milhão procedimentos endoscópicos (EDA: 508.053, colonoscopia: 880.182)	Idade avançada (> 75 anos): risco de eventos adversos com OR = 3,53 (IC 95% 2,96 a 4,19) na colonoscopia e 2,06 (IC 95% 1,78 a 2,39) na EDA em comparação com pacientes < 50 anos

Fonte: Arquivo pessoal do autor.

tiva, acidente vascular cerebral e mortalidade por qualquer causa. Pacientes com AOS submetidos a exame endoscópico habitual (endoscopia, colonoscopia, retossigmoidoscopia) sob sedação consciente não apresentam risco aumentado de eventos adversos e, portanto, são seguros quanto à ocorrência de eventos cardiopulmonares[19]. Em relação a procedimentos endoscópicos avançados (terapia endoscópica, CPRE e ecoendoscopia), sob sedação profunda há maior risco de hipoxemia e de intervenção nas vias aéreas, demandando maior cuidado na assistência e sedação[17].

Obesidade

A literatura relata que obesos apresentam alta prevalência de AOS e ronco, além disso, obesos mórbidos podem ter mau funcionamento dos músculos respiratórios, diminuição da capacidade residual funcional, limitação de fluxo expiratório, aumento do consumo de oxigênio, aumento da produção de dióxido de carbono, aumento do trabalho respiratório, doença pulmonar restritiva, hipertensão pulmonar e aumento significativo de gradiente alveolar-arterial de oxigênio. A obesidade (Índice de Massa Corporal – IMC ≥ 30) foi identificada como fator preditivo de risco independente de eventos adversos relacionados à sedação, em pacientes submetidos a procedimentos endoscópicos avançados[20]. Pacientes obesos (IMC 30 a 34) e com ASA ≥ 3 submetidos a procedimentos avançados (terapia, CPRE, ecoendoscopia, enteroscopia) e pacientes IMC ≥ 35, independente do ASA, apresentam maior risco de eventos adversos cardiovasculares e maior necessidade de manobras na via aérea e hipoxemia, sendo recomendada assistência anestésica[20].

Sistema Cardiovascular (Cardiopatias Isquêmicas e Hipertensão Arterial)

Os procedimentos endoscópicos, apesar de minimamente invasivos, ocasionam efeitos cardiovasculares (redução do tônus parassimpático e aumento do simpático) em clássica resposta endócrina metabólica mediada por estimulação visceral. Vários estudos demonstraram a segurança e eficácia dos procedimentos endoscópicos em pacientes com cardiopatia isquêmica[21].

Pacientes com antecedente de infarto agudo do miocárdio (IAM) recente (até 30 dias), com doença coronariana estável e indicação absoluta de endoscopia digestiva alta, podem ser examinados com segurança, entretanto, necessitam de monitoração rigorosa, evitando hipotensão, taquicardia e procedimentos desnecessariamente prolongados[21,22].

Pacientes com IAM recente (até 30 dias), com doença coronariana instável (hipotensão, arritmia, insuficiência cardíaca) e indicação absoluta de endoscopia digestiva alta, devem ser clinicamente estabilizados antes do exame, devido ao elevado risco de evento adverso. Recomenda-se que sejam atendidos em UTI sob monitoração rigorosa, pois o risco de complicações é elevado nesta condição[23].

Em relação à colonoscopia no paciente com miocardiopatia isquêmica sintomática ou mesmo IAM recente (< 30 dias), o exame deve ser postergado até a estabilização clínica e, quando for realizado, deve ser feito sob sedação moderada monitorada, a fim de reduzir o risco de angina relacionado ao estresse e ansiedade, mas com atenção especial para não causar depressão miocárdica significativa, sendo recomendável autorização cardiológica e assistência de anestesiologista[22].

Pacientes coronariopatas que serão submetidos a procedimentos prolongados como, por exemplo, CPRE, devem ser clinicamente avaliados, e alterações no ECG de repouso procuradas com atenção, pois são fatores de risco para eventos isquêmicos durante exames endoscópicos[24]. Nesta situação, a monitoração cardiorrespiratória deve ser rigorosa, tendo em vista que durante o procedimento alterações como taquicardia e hipotensão aumentam o risco de complicações e devem ser evitadas.

Não há recomendação de suspender medicamentos para hipertensão arterial sistêmica (HAS) antes de procedimentos endoscópicos. O controle da HAS prévio a procedimentos endoscópicos terapêuticos é importante para diminuir o risco de complicações e sangramento, como demonstrado em estudo japonês retrospectivo e multicêntrico em pacientes com neoplasia precoce do trato digestivo por dissecção submucosa endoscópica (DSE). Este estudo constatou que a HAS aumentou significativamente o risco de sangramento pós-DSE[25].

A clonidina, anti-hipertensivo agonista α_2-adrenérgico de ação central, tem sido utilizada na sedação de pacientes submetidos a procedimentos cirúrgicos ou minimamente invasivos. Em virtude de suas propriedades sedativas desprovidas de depressão respiratória e característica de atenuar o estresse induzido pela resposta simpaticoadrenal, esta medicação causa menor resposta hemodinâmica aos estresse e é uma boa opção de tratamento da hipertensão arterial durante a endoscopia[26].

Doenças Renais Crônicas

A avaliação da função renal é importante para a correção de doses de drogas sedativas, manutenção de níveis pressóricos, a fim de garantir a perfusão renal e evitar o uso de drogas nefrotóxicas. Sabe-se que o ajuste da dose de fármacos não é necessário até que a Taxa de Filtração Glomerular (TFG) seja < 50 mL/min/1,73 m^2[2,27].

Em pacientes com insuficiência renal crônica (IRC) é frequente constatar anemia e coagulopatia, que são agravadas com uremia e, diante da inexistência de estudos específicos sobre sedação em EDA, é fundamental o conhecimento da farmacocinética dos sedativos. Importante lembrar a recomendação de não manipular com venopunção e compressão do membro com a fístula arteriovenosa (FAV) usada para hemodiálise, a fim de evitar infecção e trombose da mesma[27].

Dos fármacos atualmente disponíveis, o propofol é um dos mais seguros, pois sua farmacocinética está praticamente inalterada na insuficiência renal, por apresentar metabolismo hepático[28].

Em relação aos opioides, fentanil e alfentanil são considerados seguros, devido a metabolização hepática, baixa excreção renal (cerca de 7%) e pouco efeito cardiovascular[27]. A meperidina, cujo metabólito é a normeperidina, tem metabolização hepática e excreção renal, podendo produzir efeito excitatório no sistema nervoso central e resultar em crise convulsiva, mioclonia e alteração do estado mental, portanto, deve ser evitada no nefropata crônico[3].

Hepatopatias Crônicas

A maioria dos sedativos é metabolizada no fígado e depende de enzimas do citocromo P450, de ligação com proteínas e do fluxo sanguíneo hepático. Pacientes hepatopatas apresentam retardo no metabolismo, *clearance* lentificado, aumento na meia-vida e maior frequência de complicações[29]. A oxidação hepática de opioides está reduzida em cirróticos, exceto o fentanil, remifentanil e sufentanil, que são lipossolúveis e têm o *clearance* pouco alterado em hepatopatas, principalmente, quando não utilizados em infusão contínua[29].

Em hepatopatas compensados a utilização de benzodiazepínicos não causa impacto significativo na doença, entretanto, em cirróticos descompensados aumenta o tempo de recuperação e o risco de encefalopatia hepática, principalmente durante episódios de hemorragia digestiva e nos casos mais graves (Child C), necessitando de avaliação mais rigorosa no pré e pós-procedimento[30].

O propofol é uma das drogas de escolha em hepatopatas crônicos, pois tem efeito previsível devido a rápida metabolização no fígado, resultando em um metabólito excretado pelos rins, e por não necessitar de correção de dose[10]. Em pacientes hepatopatas crônicos, a utilização de propofol, em comparação a benzodiazepínicos, permite sedação mais rápida, com menor tempo de recuperação, alta hospitalar mais precoce, sem alterações significativas nos testes psicomiméticos e na segurança do procedimento[12].

O PROCEDIMENTO: JEJUM, MONITORAÇÃO, SEDATIVOS, REVERSORES

Jejum

O jejum é importante antes da realização de endoscopia digestiva por duas razões principais: (1) Prevenir broncoaspiração do conteúdo gástrico, cuidado recomendado para qualquer procedimento anestésico; (2) Permitir boa avaliação da mucosa do trato gastrointestinal, principalmente para endoscopia digestiva alta[13].

A revisão de literatura, incluindo revisão sistemática sobre pacientes submetidos à anestesia geral avaliando a segurança (broncoaspiração, volume e pH do conteúdo gástrico) e o conforto (sede, fome e ansiedade pré-exame), indica jejum de 6 horas para alimentos sólidos, com refeição de véspera hipogordurosa e baixo volume, conforme recomendação da Sociedade Americana de Endoscopia Digestiva (ASGE) e a Sociedade Americana de Anestesiologia (ASA). Em relação a líquidos límpidos, sem resíduos, em baixo volume e em pacientes de baixo risco para broncoaspiração, 2 horas são suficientes para promover exames endoscópicos com segurança e qualidade[31].

São considerados líquidos límpidos sem resíduos: água, chá, café, bebidas isotônicas, suco diluído sem polpa, refrigerante. Bebidas alcoólicas e lácteas não são categorizadas como líquidos límpidos sem resíduos[32].

Devido ao pequeno número de estudos em pacientes de maior risco de complicações, como idosos, obesos, grávidas e com distúrbio do esvaziamento gástrico, como diabéticos, essa recomendação da ingestão de líquidos límpidos sem resíduos periprocedimento deve ser cautelosa.

Monitoração do Paciente

A legislação brasileira, conforme a portaria 1.802, publicada em 2006 pelo Conselho Federal de Medicina (CFM), orienta que o serviço de saúde deve prover condições mínimas de segurança para a prática da anestesia em procedimentos sob assistência anestésica, no artigo 3, inciso I, com monitoração da circulação, incluindo a determinação da pressão arterial, batimentos cardíacos e determinação contínua do ritmo cardíaco, incluindo cardioscopia[33].

Sabe-se que a *oximetria de pulso* reflete a oxigenação do sangue, mas não detecta alterações na ventilação, principalmente em indivíduos que recebem suplementação de oxigênio durante os procedimentos sob sedação.

A *capnografia* é um método não invasivo para monitorizar a função ventilatória, permitindo avaliar a quantidade de CO_2 ao final da expiração e, com isso, em tempo real, a atividade respiratória do paciente. A avaliação da capnografia em pacientes submetidos à sedação com opioides, benzodiazepínicos e propofol tem sido objetivo de estudos desde 2001, quando a *Joint Commission on Accreditation* of *Healthcare Organizations* dos Estados Unidos recomendou a monitoração da atividade respiratória nesses indivíduos.

Evidências atuais não comprovam que a capnografia reduz a incidência de eventos adversos importantes, como suporte ventilatório artificial, internação hospitalar ou mortalidade. Caso disponível, a capnografia pode ser incorporada à monitoração padrão[34].

Sabe-se que, na prática, a monitorização da atividade elétrica cardíaca com *cardioscopia* está recomendada em pacientes com doença cardiovascular significativa, idosos e em exames endoscópicos prolongados e complexos sob assistência anestésica[16]. A *monitoração eletrocardiográfica* não é empregada durante todos os procedimentos sob sedação moderada (consciente), devido à escassez de evidências comprovando o benefício na redução de morbimortalidade e, possivelmente, pelo acréscimo de custo referente à aquisição de monitores multiparamétricos e insumos.

O *nível de consciência* deve ser avaliado periodicamente durante o procedimento endoscópico, a fim de verificar o grau de sedação e evitar depressão respiratória. Das escalas existentes para avaliar o nível de consciência durante o exame, destacam-se a escala OAA/S (*Observer's Assessment of Alertness/Sedation*) e MOAA/S (*Modified Observer's Assessment of Alertness/Sedation*), desenvolvidas para avaliar o nível de consciência durante e após a sedação intravenosa. São consideradas simples, de rápida aplicação e necessitam de pouco treinamento para sua execução, podendo ser aplicadas ao longo do exame e durante a recuperação.

Segundo a escala OAA/S são considerados sedação profunda os escores iguais a 1, sedação consciente valores de 2 a 4 e sedação leve escores iguais a 5 (Tabela 9.4). A escala MOAA/S é uma modificação que simplifica a escala anterior, sendo considerada sedação profunda o valor zero, sedação intermediária, valor 1, sedação moderada valores entre 2 e 3 e maiores que 4, sedação leve[33] (Tabela 9.5).

O nível de consciência pode ser avaliado objetivamente por monitoração não invasiva, conhecido como *índice bispectral* (BIS). A aferição é feita por um *probe* adesivo fixado na região frontal do crânio, que transforma as ondas eletroencefalográficas em números que variam de 0 a 100, por meio de análises matemáticas, e que não sofre interferência dos sinais vitais ou com a medida da saturação de oxigênio[35]. A pontuação 100 corresponde ao indivíduo totalmente acordado; 70 a 90 indica sedação mínima para moderada; 60 a 69 representa sedação profunda, 40 a 59 indica anestesia geral e abaixo de 40, hipnose profunda[36]. Estudos prospectivos randomizados em procedimentos endoscópicos avançados como CPRE ou dissecção endoscópica submucosa, em pacientes sedados por médicos anestesiologistas, endoscopistas experientes ou enfermeiras sob supervisão de gastroenterologistas, demonstraram que o BIS não incrementou a detecção de sedação consciente, profunda ou aumentou a segurança cardiorrespiratória[35,37,38]. É importante mencionar a concordância positiva entre a escala MOAA/S e a monitoração com o BIS em relação à escala de sedação[32,39].

Suplementação de Oxigênio

A *hipoxemia*, conceituada como saturação de oxigênio (O_2) menor que 90%, é uma das complicações mais frequentes em pacientes submetidos a exames endoscópicos, ob-

Tabela 9.4 – Escala OAA/S.

Escore	Responsividade	Fala	Expressão facial	Olhos
5	Resposta normal do nome	Normal	Normal	Abertos, ausência de ptose palpebral
4	Resposta lenta do nome	Fala arrastada	Levemente relaxado	Leve ptose palpebral
3	Responde somente quando chamado com tom de voz alto e repetidas vezes	Fala ininteligível	Relaxada, com queda da mandíbula	Ptose palpebral evidente
2	Responde após estímulo tátil	Palavras incompreensíveis		
1	Não responde ao estímulo tátil			

Fonte: Arquivo pessoal do autor.

Tabela 9.5 – Escala MOAA/S.

Escore	Responsividade
6	Agitado
5	Resposta rápida e normal do nome (alerta)
4	Resposta lenta do nome em tom normal
3	Responde somente quando chamado com tom de voz alto e repetidas vezes
2	Responde apenas após estímulo tátil moderado ou ao ser balançado
1	Não responde após estímulo tátil moderado ou ao ser balançado
0	Não responde ao estímulo profundo

Fonte: Arquivo pessoal do autor.

servada entre 4% e 50%. Ensaios clínicos não demonstraram que o uso suplementar de oxigênio tenha reduzido o risco de complicações[2].

A Sociedade Americana de Endoscopia Digestiva (ASGE) e de Anestesiologia (ASA *Task Force*) recomenda a suplementação de O_2 em procedimentos sob sedação moderada ou profunda[39]. O consenso europeu (ESGE) sobre utilização de propofol por médicos não anestesiologistas também recomenda a utilização de O_2 suplementar, baseado em estudos randomizados que mostraram hipoxemia transitória nesses pacientes, porém sem evidência robusta de que a suplementação diminui complicações cardiopulmonares[40].

Recomenda-se aos pacientes que serão submetidos à sedação moderada ou profunda a administração suplementar de O_2 puro a pelo menos 2 L/min, devido à redução nos eventos de hipoxemia[41].

Anestesia Tópica

A utilização de solução de lidocaína *spray* na faringe antes de EDA é prática comum entre os endoscopistas. A evidência indica que anestesia tópica na faringe com *spray* de lidocaína a 10% melhora a tolerância em pacientes jovens submetidos à EDA sem sedação[42].

Por outro lado, em pacientes submetidos à endoscopia digestiva alta sob sedação (opioide e benzodiazepínico), a lidocaína *spray* reduz o reflexo do vômito, mas não facilita a realização ou melhora a satisfação global com o exame. Em pacientes sedados com propofol a adição de lidocaína *spray* não melhora a satisfação com exame, não sendo necessária sua utilização.

Benzodiazepínicos

O *midazolam* é uma das medicações mais utilizadas para a sedação endoscópica porque promove com facilidade a sedação com ansiólise e amnésia anterógrada, não tem propriedade analgésica, pode ser titulado e administrado por via endovenosa de maneira lenta e gradual até atingir o nível de sedação desejado. A metabolização é hepática, seguindo-se de excreção renal. Apresenta grau variável de ligação a proteínas e pacientes com hipoalbuminemia podem sofrer aumento do efeito sedativo esperado[43].

A dose recomendada de midazolam para sedação consciente é de 0,03 a 0,06 mg/kg, e deve ser injetada lentamente, podendo repetir-se a dose de 0,5 a 2,0 mg a cada 2 a 3 minutos e assim sucessivamente até ser obtida a sedação desejada. O fármaco possui início de ação de 1 a 2 minutos, com pico de 3 a 5 minutos e a meia-vida de 2 a 3 horas[43].

A depressão respiratória é uma das complicações mais comuns e a associação com opioides pode potencializar o risco desta complicação. Em idosos a metabolização é mais lenta e em obesos, os benzodiazepínicos armazenam-se no tecido adiposo, podendo prolongar o tempo de recuperação. Reações paradoxais, incluindo hiperatividade ou comportamentos agressivos, têm sido relatadas principalmente nos casos de infusão rápida da medicação. O midazolam ultrapassa a barreira placentária, sendo considerado categoria D na gravidez e concentra-se no leite materno até 6 horas após sua administração.

O *diazepam* possui propriedades similares ao midazolam, embora tenha meia-vida mais longa, menor capacidade de induzir amnésia, menor potência e maior chance de provocar flebite, por isso, para a sedação endoscópica tem sido substituído pelo midazolam[40]. A dose inicial recomendada é de 2,5 a 5,0 mg, com manutenção de 2,0 mg a cada 3 a 4 minutos. Tem início de ação de 2 a 3 minutos, com pico de 7 a 8 minutos. A metabolização também é hepática e pode perdurar por 24 horas. É considerado categoria D na gravidez e está relacionado ao desenvolvimento de lábio leporino.

Opioides

Opioides atuam diretamente nos receptores opioides no SNC e na medula causando analgesia, sensação de bem-estar e conforto aos pacientes. Devido ao baixo efeito sedativo não são usados como droga única na sedação dos pacientes, sendo associado a benzodiazepínico ou propofol. A metabolização dos opioides é hepática e sua excreção é renal[44].

Causam depressão no SNC, diminuem a frequência cardíaca e reflexos autonômicos e deprimem a função respiratória[43].

Os opioides, principalmente, a meperidina, podem causar aumento da pressão do esfíncter de Oddi e diminuição da motilidade gástrica ocasionando náuseas e vômitos. Observa-se ainda constipação e retenção urinária em alguns casos.

Deve ser usado com cautela e dose reduzida nos pacientes que usam depressores do SNC, como outros opioides, sedativos, tranquilizantes, barbitúricos, fenotiazínicos e anti-histamínicos. A maioria das interações medicamentosas dos inibidores da monoamino oxidase (IMAO) tem sido relatada à meperidina, mas outros opioides também devem ser evitados em pacientes usuários de IMAO (moclobemida, tranilcipromina) devido à possibilidade de agitação, confusão mental e tremores. Considera-se que a meia-vida pode aumentar em pacientes que utilizam medicamentos metabolizados pelo citocromo CYP3A4 (claritromicina, ritonavir, fluconazol).

Pacientes com antecedente de epilepsia devem usar doses menores de opioides, por diminuírem o limiar convulsivante. Deve-se avaliar o uso de medicações serotoninérgicas (citalopram, fluoxetina, sertralina, venlafaxina) pelo potencial de causar síndrome serotoninérgica (agitação, ansiedade, tremores, hipertensão, taquicardia, hipertemia, tremores, espasmos musculares, rigidez). Devido à lipossolubilidade maior no fentanil, quantidades significativas podem ficar retidas nos pulmões, recirculando mais tarde (efeito aumentado nos tabagistas)[43,44].

Fentanil é o opioide mais utilizado em sedação/analgesia para endoscopia, sendo 100 vezes mais potente que a morfina, tem início de ação entre 1 e 2 minutos e duração de 30 a 60 minutos. A dose recomendada é de 0,5 a 2,0 mcg/kg de peso, com incremento de 10 mcg até atingir o grau de analgesia desejado. Quando associado a benzodiazepínicos (BZD), deve ser injetado primeiro e em doses menores que quando usado isoladamente[32]. Fentanil é categoria C na gravidez. Pode causar rigidez da musculatura da caixa torácica se administrado em doses altas e com infusão rápida.

Meperidina apresenta início de ação entre 3 e 6 minutos e duração de 1 a 3 horas. A dose recomendada é 0,5 mg/kg, com doses adicionais de 10 a 25 mg até o efeito desejado. Metabolizada no fígado, a normeperidina é seu principal metabólito, que possui potencial de neurotoxicidade, podendo levar a convulsões em pacientes renais crônicos. A normeperidina tem meia-vida de 15 a 20 horas e o naloxone não reverte convulsões induzidas por este metabólito. Não tem sido utilizada rotineiramente devido alta frequência de efeitos colaterais (náusea, vômitos, lipotimia) e risco de drogadição. A meperidina é categoria B na gravidez[44].

Estudos que compararam a sedação entre midazolam *versus* diazepam em pacientes submetidos à EDA não mostraram diferença significativa quanto a satisfação do médico,

Segurança e Qualidade em Endoscopia Digestiva

a colaboração, dor e desconforto do paciente em relação ao procedimento. No entanto, pacientes sedados com midazolam apresentaram maior satisfação com a sedação e maior probabilidade de repetir o procedimento com a mesma sedação[4].

A combinação entre *benzodiazepínico* e *opioide* é amplamente utilizada na prática clínica da EDA, mas não há evidência comprovando que seja mais eficaz que um benzodiazepínico ou um narcótico isolado para sedação. Deve-se considerar que a terapia combinada tem maior potencial para causar depressão respiratória e obstrução de vias aéreas[4].

Para colonoscopia não há ensaios clínicos controlados randomizados comparando estes grupos de tratamento. Os estudos existentes que avaliaram a sedação com combinação de benzodiazepínico e opioide demonstraram alto nível de satisfação médica, alta proporção de pacientes satisfeitos com a sedação e dispostos a repetir o procedimento com a mesma sedação. Por outro lado, uma coorte prospectiva não randomizada que avaliou pacientes sedados com combinação de midazolam e meperidina constatou sedação profunda não intencional em 11% das colonoscopias e 26% das endoscopias, e hipoxemia (oximetria de pulso < 90%) em mais 50% dos pacientes[4].

Propofol

O propofol é classificado como sedativo de ação curta, amnésico e hipnótico que fornece analgesia mínima. O efeito de pico ocorre em 30 a 60 segundos e a meia-vida é de 1,8 a 4,1 minutos, com tempo de recuperação de 10 a 30 minutos após a parada de infusão.

Na sedação de endoscopia o propofol pode ser administrado em *bolus* ou infusão contínua, isolado ou associado a benzodiazepínicos e opioides. As vantagens do propofol são: melhor tolerância à endoscopia, nível mais profundo de sedação e tempo de recuperação mais rápido. As desvantagens do propofol incluem: flebite e dor no local da injeção, menor tempo de amnésia e pouca analgesia[32].

Diversos estudos demonstraram que a utilização de propofol durante procedimentos endoscópicos é segura e promove maior satisfação ao paciente e ao endoscopista, quando comparado a esquemas padrão de sedação, à base de opioides e benzodiazepínicos[45].

Um ensaio clínico controlado randomizado em colonoscopias eletivas comparou a sedação realizada por endoscopistas *versus* anestesiologistas utilizando propofol. Este estudo demonstrou aplicação de dose total menor de medicação (94 mg *vs.* 260 mg), maior satisfação dos pacientes (95% *versus* 75%, p = 0,03) e menor incidência de efeitos adversos (3% *versus* 16%, p < 0,008) no grupo sedado por médicos endoscopistas[46].

Uma metanálise de 26 estudos prospectivos observacionais que comparou sedação com propofol administrada por não anestesiologista *versus* anestesiologista em mais de 5.000 procedimentos endoscópicos avançados (EUS, CPRE e enteroscopia), demonstrou segurança semelhante entre os dois grupos, entretanto, menor satisfação do paciente e do endoscopista na sedação administrada pelo anestesista[47].

Uma revisão sistemática da literatura e metanálise avaliou o uso de propofol e sedativos tradicionais em procedimentos endoscópicos nos seguintes grupos: (1) propofol *versus* benzodiazepínico e/ou opioide; (2) propofol *versus* propofol com benzodiazepínico (BZD) e/ou opioide e, (3) propofol com benzodiazepínico adjuvante e opioide *versus* BZD e opioide. Esta metanálise conclui que propofol isolado ou em combinação com outros sedativos é seguro e não resulta em aumento de eventos adversos em pacientes submetidos a procedimentos endoscópicos[48].

No Brasil, o Conselho Federal de Medicina recomenda que em procedimentos endoscópicos sob sedação profunda o médico que realiza o procedimento endoscópico não seja o mesmo que realiza a sedação, e que este tenha treinamento em suporte avançado de via aérea[49].

Flumazenil

Flumazenil é imidazobenzodiazepínico bloqueador seletivo dos receptores benzodiazepínicos, atuando como antagonista eficiente dos benzodiazepínicos, que pode ser utilizado de forma segura para reversão da depressão do SNC, porém não reverte a depressão respiratória causada por opioide[50].

O uso do flumazenil está indicado quando houver infusão de 0,09 mg/kg ou mais de midazolam com importante depressão respiratória e da depressão do SNC junto com outras medidas de suporte respiratório e circulatório. Em eventos adversos, quando há associação de BZP e opioides, o flumazenil pode ser utilizado para reversão, mas nessa situação deve ser sempre infundido após o naloxone[51].

A dose recomendada é de 0,2 a 0,4 mg EV, com início de ação em 1 minuto, mas curta duração devido à rápida distribuição e alta excreção hepática. Portanto, a dose do flumazenil deve ser titulada a cada 3 a 5 minutos até obter reversão da atividade do benzodiazepínico. Apresenta como efeitos colaterais frequentes náuseas e vômitos. Lembrar que usuários crônicos de benzodiazepínicos podem apresentar agitação e convulsões após administração de altas doses de flumazenil, por desencadear a síndrome de abstinência aguda. O flumazenil é categoria C na gravidez.

O uso rotineiro do flumazenil em endoscopia digestiva não é indicado, embora haja redução do tempo de recuperação dos pacientes sedados com benzodiazepínicos, não há comprovação de que o uso de flumazenil rotineiro seja custo-efetivo[50]. Outro detalhe importante, como o tempo de ação do flumazenil é mais curto que dos benzodiazepínicos, podendo resultar em ressedação, esta medicação não deve ser utilizada para acelerar a alta do paciente da sala de recuperação[50].

Naloxone

Naloxone é um antagonista competitivo específico dos opioides, apresenta início de ação em 30 segundos e tem meia-vida curta, menor que da meperidina e do fentanil. A dose recomendada seria de 0,2 a 0,4 mg a cada 3 minutos até a reversão dos efeitos, entretanto após aplicação de 10 mg deve-se considerar outras causas de depressão respiratória[51]. A aplicação do naloxone em usuários crônicos de narcóticos pode resultar em dor e precipitar a síndrome de abstinência aguda caracterizada por hipertensão, taquicardia,

Segurança e Qualidade em Endoscopia Digestiva

edema pulmonar e dor. Deve-se ter cuidado em idosos e cardiopatas devido à liberação de catecolaminas. O naloxone é categoria B na gravidez[42].

O uso rotineiro do naloxone em endoscopia digestiva não é indicado, pois tem tempo de ação mais curto que a meperidina e o fentanil, podendo ocasionar ressedação se administrado para acelerar alta hospitalar[2].

CUIDADOS PÓS-EXAME ENDOSCÓPICO E ALTA HOSPITALAR

A recuperação pós-procedimento de unidades de endoscopia tipo II e tipo III, conforme classificação da ANVISA, recomenda sala que ofereça condições de acomodação segura e confortável durante o restabelecimento do paciente, provida de gases medicinais (oxigênio, ar comprimido), vácuo ou aspirador e equipamentos de monitoramento, sob cuidado permanente de profissional treinado e habilitado para reconhecer eventos adversos[4].

Atribuem-se *critérios mínimos de alta hospitalar* do paciente sedado após endoscopia:

- Sinais vitais estáveis por pelo menos 1 hora;
- Alerta e orientado quanto ao tempo, lugar e pessoa (crianças e pacientes cujo estado mental foi inicialmente anormal deveriam ter retornado para o seu estado de referência);
- Sem dor excessiva, sangramento ou náuseas;
- Capacidade de vestir-se e andar com assistência;
- Dispensa para o domicílio com um adulto responsável que permanecerá com o paciente para assistir a quaisquer complicações pós-procedimento;
- Instruções escritas e verbais a pessoa de contato orientando dieta, atividade, medicamentos, consultas de acompanhamento, circunstâncias que justificam a busca de assistência e um número de telefone a ser acionado em caso de emergência.

O paciente submetido exame endoscópico sob qualquer tipo de sedação ou anestesia não tópica nos serviços tipos II e III segundo critério ANVISA, só pode ser liberado na presença de um acompanhante adulto. Se a idade for inferior a 18 anos ou considerado legalmente incapaz, este deve estar acompanhado pelo responsável legal[52].

A avaliação pós-procedimento de pacientes submetidos a procedimentos ambulatoriais sob sedação pode ser feita por escalas padronizadas de avaliação clínica[52]. Essas escalas têm sido utilizadas nos últimos 30 anos para pós-operatório e ainda não há escores dedicados exclusivamente para procedimentos endoscópicos.

Uma das escalas para alta hospitalar mais utilizadas é a de Chung, que avalia sinais vitais, nível de consciência, presença de náuseas e vômitos, dor e hemorragia (Tabela 9.6). A soma dos critérios ≥ 9 pontos autoriza a alta.

Outra escala muito utilizada é a de Aldrete modificada (Tabela 9.7), que avalia atividade muscular, respiração, circulação, nível de consciência e saturação de O_2. Da mesma forma que na escala de Chung, a soma dos critérios sendo ≥ 9 pontos autoriza a alta.

Tabela 9.6 – Escala de Chung para alta hospitalar pós-sedação.

	Até 20% do pré-procedimento	2 pontos
Sinais vitais	20 a 40% do pré-procedimento	1 pontos
	> 40% do pré-procedimento	0 pontos
	Bem orientado e com andar firme	2 pontos
Grau de atividade e condição mental	Bem orientado ou com andar firme	1 ponto
	Nenhum	0 ponto
	Mínimos	2 pontos
Dor, náuseas e vômitos	Moderados	1 ponto
	Intensos	0 ponto
	Mínimos	2 pontos
Sangramento cirúrgico	Moderados	1 ponto
	Intensos	0 ponto
	Líquidos VO e eliminação de gases	2 pontos
Líquidos via oral e eliminação de gases	Líquidos VO ou eliminação de gases	1 ponto
	Nenhum	0 ponto

Fonte: Arquivo pessoal do autor.

Tabela 9.7 – Escala modificada de Aldrete.

Atividade Muscular	Movimenta os quatro membros
	Movimenta dois membros
	É incapaz de mover os membros voluntariamente ou sob comando
Respiração	É capaz de respirar profundamente ou de tossir livremente
	Apresenta dispneia ou limitação da respiração
	Tem apneia
Circulação	PA em 20% do nível pré-anestésico
	PA em 20%-49% do nível pré-anestésico
	PA em 50% do nível pré-anestésico
Consciência	Está lúcido e orientado no tempo e no espaço
	Desperta, se solicitado
	Não responde
Saturação de O_2	É capaz de manter a saturação de O_2 > 92% em ar ambiente
	Necessita de O_2 para manter saturação > 90%
	Apresenta saturação O_2 de menor que 90%, mesmo com suplementação de oxigênio

Fonte: Arquivo pessoal do autor.

PONTOS-CHAVE

- A realização de sedação em procedimentos endoscópicos é prática rotineira em nosso meio.
- Procedimentos endoscópicos sob sedação, inclusive os avançados e intervencionistas, são seguros e apresentam baixa morbimortalidade, com taxa de eventos adversos graves < 0,2% e mortalidade < 0,001%.
- Considera-se imprescindível a avaliação de risco ASA e indicação de assistência anestésica em pacientes com graves comorbidades (ASA ≥ 3) e/ou com instabilidade hemodinâmica, especialmente quando submetidos a procedimentos emergenciais e/ou complexos.
- A literatura é controversa em relação à associação de idade avançada e risco de eventos adversos, entretanto procedimentos avançados e presença de comorbidades requerem atenção devido à maior frequência de complicações.
- Há recomendação de avaliação prévia das vias aéreas de pacientes que serão submetidos a exames endoscópicos com sedação profunda.
- Obesidade é fator preditivo independente de eventos adversos relacionados com sedação em pacientes submetidos a procedimentos endoscópicos avançados.
- Em pacientes pós-IAM recente (até 30 dias) com doença coronariana instável (hipotensão, arritmia, insuficiência cardíaca) e com indicação absoluta de endoscopia digestiva alta devem ser clinicamente estabilizados antes do exame, devido ao elevado risco de evento adverso.
- A colonoscopia em pacientes pós-IAM recente (até 30 dias) deve ser postergada até a estabilização clínica, estando recomendada monitoração cardiológica e assistência anestésica, devido ao elevado risco de complicações cardiorrespiratórias.
- Pacientes coronariopatas que serão submetidos a procedimentos prolongados (CPRE) devem ser monitorados rigorosamente.
- Pacientes hipertensos submetidos a procedimentos endoscópicos terapêuticos devem ter assegurado o controle da HAS com objetivo de reduzir o risco de sangramento pós-procedimento.
- Pacientes renais crônicos submetidos a exames sob sedação podem ser medicados com propofol, fentanil ou midazolam com segurança, porém sempre com cautela.
- A meperidina deve ser evitada no nefropata e hepatopata crônico devido a metabolização hepática e excreção renal.
- Em hepatopatas crônicos compensados a utilização de benzodiazepínicos não causa impacto significativo na doença. O uso do propofol é seguro nestes pacientes.
- O jejum de 6 horas para alimentos sólidos e de 2 horas para líquidos límpidos sem resíduos em pacientes de baixo risco para broncoaspiração é suficiente para promover exames endoscópicos com segurança e qualidade.

- Caso disponível, a capnografia pode ser incorporada à monitoração padrão.
- Monitoração eletrocardiográfica está recomendada em pacientes com doença cardiovascular significativa, idosos e em exames endoscópicos prolongados e complexos sob assistência anestésica.
- Todo procedimento de sedação/analgesia assistido por médico anestesiologista deve incluir monitoração da circulação.
- Não há vantagem quanto à segurança cardiorrespiratória e satisfação do endoscopista ou do paciente submetidos à endoscopia no uso do BIS em comparação com as escalas OAA/S ou MOAA/S.
- Recomenda-se aos pacientes que serão submetidos à sedação moderada ou profunda a administração suplementar de O_2 puro, a pelo menos 2 L/min, devido à redução nos eventos de hipoxemia.
- Anestesia tópica na faringe com *spray* de lidocaína a 10% melhora a tolerância em pacientes jovens submetidos à EDA sem sedação.
- Para EDA de rotina, midazolam é superior ao diazepam, quando utilizado como o único agente sedativo.
- A seleção do tipo de sedação consciente deve-se pautar pelas condições de infraestrutura e recursos humanos disponíveis no serviço de endoscopia. Especial destaque para a experiência, competência e qualificação do examinador e da equipe, além da condição financeira e condição clínica, limitações e expectativas dos pacientes.
- A utilização de propofol durante procedimentos endoscópicos simples e complexos, com nível de sedação moderada e profunda, tem se mostrado eficaz, segura e com alto índice de satisfação dos pacientes.
- No Brasil, o CFM recomenda que em procedimentos endoscópicos sob sedação profunda o médico que realiza o procedimento endoscópico não seja o mesmo que realiza a sedação.
- O flumazenil deverá ser administrado em pacientes submetidos à sedação consciente para endoscopia gastrointestinal nos casos depressão respiratória associada ao uso de benzodiazepínicos.
- O naloxone deverá ser administrado em pacientes submetidos à sedação com opioides (meperidina, fentanil ou morfina) para endoscopia gastrointestinal somente em caso de depressão respiratória.
- A utilização das escalas de Aldrete e de Chung proporciona maior segurança para a alta após procedimento endoscópico sob sedação e uma maneira eficaz de padronização da avaliação clínica na sala de recuperação.

REFERÊNCIAS BIBLIOGRÁFICAS

1. Abraham, NS., et. Sedation versus no sedation in the performance of diagnostic upper gastrointestinal endoscopy: a Canadian randomized controlled cost-outcome study. Am J Gastroenterol.2004;99(9):1692-1699.
2. Cohen LB, Delegge MH, Aisenberg J et al. AGA Institute review of endoscopic sedation. Gastroenterology 2007; 133: 675-701.
3. Craig, RG. and J. M. Hunter. Recent developments in the perioperative management of adult patients with chronic kidney disease. Br J Anaesth. 2008; 101(3): 296-310.
4. McQuaid, KR. and L. Laine. A systematic review and meta-analysis of randomized, controlled trials of moderate sedation for routine endoscopic procedures. Gastrointest Endosc. 67(6): 910-923.
5. MEDICINA, C. F. D. Resolução do CFM 1670/2003: Publicada no D.O.U. 14 JUL 2003, SECAO I, pg. 78 2003
6. Patel, S, et al. Deep sedation occurs frequently during elective endoscopy with meperidine and midazolam. Am J Gastroenterol.2005;100(12): 2689-2695.
7. Cohen LB et al. Sedation in digestive endoscopy: the Athens international position statements. Aliment Pharmacol Ther. 2010; 32(3): 425-42.
8. RESOLUÇÃO CFM Nº 1.802/2006 (Publicado no D.O.U. de 01 novembro 2006, Seção I, pg. 102)
9. Sharma, VK, et al. A national study of cardiopulmonary unplanned events after GI endoscopy. Gastrointest Endosc.2007;66(1): 27-34.
10. Bamji, N. and Cohen, LB. Endoscopic sedation of patients with chronic liver disease. Clin Liver Dis.2010; 14(2): 185-194
11. Vargo JJ et al. Patient safety during Sedation by Anesthesia Professionals during Routine Upper Endoscopy and Colonoscopy: An Analysis of 1.38 Million Procedures. Gastrointest Endosc.2016; Feb18.S0016-5107(16)00157-7.
12. Weston, BR et al. Nurse-administered propofol versus midazolam and meperidine for upper endoscopy in cirrhotic patients. Am J Gastroenterol.2003; 98(11): 2440-2447
13. De Silva A. P et al. One-hour fast for water and six-hour fast for solids prior to endoscopy provides good endoscopic vision and results in minimum patient discomfort. J Gastroenterol Hepatol.2009; 24(6):1095-1097.
14. Enestvedt, BK et al. Is the American Society of Anesthesiologists classification useful in risk stratification for endoscopic procedures? Gastrointest Endosc.2013; 77(3): 464-471.
15. Griffiths, R et al. Peri-operative care of the elderly 2014: Association of Anaesthetists of Great Britain and Ireland. Anaesthesia.2014; 69 Suppl 1: 81-98.
16. Vicari J J. Sedation in the Ambulatory Endosc Center Safety Expectations and Throughput GI ndosc Clin N Am 26 (2016) 539–552.
17. Cote, GA, et al. A screening instrument for sleep apnea predicts airway maneuvers in patients undergoing advanced endoscopic procedures. Clin Gastroenterol Hepatol.2010; 8(8): 660-665 e661
18. Xu CX et al. Stepwise sedation for elderly patients with mild/moderate COPD during upper gastrointestinal endoscopy. World J Gastroenterol. 2013 Aug 7;19(29):4791-8

19. Cha JM et al. Risk of sedation for diagnostic esophagogastroduodenoscopy in obstructive sleep apnea patients. World J Gastroenterol 2013 19(29): 4745-4751.
20. Wani, S et al. Obesity as a risk factor for sedation-related complications during propofol--mediated sedation for advanced endoscopic procedures.Gastrointest Endosc.2011; 74(6): 1238-1247.
21. Schenck, J et al. Does gastroscopy induce myocardial ischemia in patients with coronary heart disease? Endoscopy 32(5): 373-376.
22. Cena, M et al. Safety of endoscopic procedures after acute myocardial infarction: a systematic review. Cardiol J. 2012. 19(5): 447-452.
23. Al-Ebrahim F et al. Safety of esophagogastroduodenoscopy within 30 days of myocardial infarction: a retrospective cohort study from a Canadian tertiary centre. Can J Gastroenterol. 2012 Mar;26(3):151-4.
24. Lee, C. T et al. Myocardial ischemia during endoscopic retrograde cholangiopancreatography: an overlooked issue with significant clinical impact.J Gastroenterol Hepatol.2010;25(9): 1518-1524.
25. Miyahara, K et al. Perforation and postoperative bleeding of endoscopic submucosal dissection in gastric tumors: analysis of 1190 lesions in low- and high-volume centers in Saga, Japan. Digestion.2012; 86(3): 273-280.
26. De Padua AI et al. Clonidine as a pre-anesthetic agent for flexible bronchoscopy. Respir Med.2004; 98(8): 746-751
27. Joseph, AJ and S. L. Cohn. Perioperative care of the patient with renal failure. Med Clin North Am.2003; 87(1): 193-210.
28. Goyal, P et al. Evaluation of induction doses of propofol: comparison between endstage renal disease and normal renal function patients. Anaesth Intensive Care.2002; 30(5): 584-587.
29. Tegeder, I et al. Pharmacokinetics of opioids in liver disease. Clin Pharmacokinet.199; 37(1): 17-40.
30. Assy N et al. Risk of Sedation for Upper GI Endoscopy Exacerbating Subclinical Hepatic Encephalopathy in Patients with Cirrhosis. Gastrointest Endosc.1999 Jun;49(6):690-4.
31. Brady M, Kinn S, Stuart P. Preoperative Fasting for Adults to Prevent Perioperative Complications. Cochrane Database Syst Rev. 2003;(4):CD004423.
32. Faigel, DO et al. Preparation of patients for GI endoscopy. Gastrointest Endosc.2003;57(4): 446-450.
33. Chernik, D. A et al. Validity and reliability of the Observer's Assessment of Alertness/Sedation Scale: study with intravenous midazolam. J Clin Psychopharmacol. 1990;10(4): 244-251.
34. Wall BF et al. Capnography versus standard monitoring for emergency department procedural sedation and analgesia. Cochrane Database Syst Rev. 2017 Mar 23;3(3):CD010698.
35. Hata, K. et al. Usefulness of bispectral monitoring of conscious sedation during endoscopic mucosal dissection. World J Gastroenterol.2009;15(5): 595-598
36. Bower, AL, et al. Bispectral index monitoring of sedation during endoscopy. Gastrointest Endosc.200;52(2): 192-196.

37. Jang, SY et al. Bispectral index monitoring as an adjunct to nurse-administered combined sedation during endoscopic retrograde cholangiopancreatography. World J Gastroenterol.2012;18(43): 6284-6289.

38. Sasaki, T et al. Propofol sedation with bispectral index monitoring is useful for endoscopic submucosal dissection: a randomized prospective phase II clinical trial. Endoscopy.2012;44(6): 584-589.

39. Lera dos Santos, ME et al. Deep sedation during gastrointestinal endoscopy: propofol-fentanyl and midazolam-fentanyl regimens. World J Gastroenterol.2013;19(22): 3439-3446.

40. Lichtenstein, DR et al. Sedation and anesthesia in GI endoscopy. Gastrointest Endosc.2008;68(5): 815-826.

41. Riphaus, A et al. Endoscopic sedation and monitoring practice in Germany: results from the first nationwide survey. Z Gastroenterol. 2010;48(3): 392-397.

42. Soma Y et al. Evaluation of Topical Pharyngeal Anesthesia for Upper Endoscopy Including Factors Associated with Patient Tolerance. Gastrointest Endosc. 2001 Jan;53(1):14-8.

43. Frieling, T et al. Sedation-associated complications in endoscopy-prospective multicentre survey of 191142 patients. Z Gastroenterol.2013;51(6): 568-572.

44. Horn E, Nesbit S. Pharmacology and pharmacokinetics of sedatives and analgesics. Gastrointest Endosc Clin N Am. 2004; 14(2):247-68.

45. Lee, C. K., et al. Balanced propofol sedation for therapeutic GI endoscopic procedures: a prospective, randomized study. Gastrointest Endosc.2011; 73(2): 206-214.

46. Poincloux, L, et al. A randomized controlled trial of endoscopist vs. anaesthetist-administered sedation for colonoscopy. Dig Liver Dis.2011;43(7): 553-558.

47. Goudra, B.G, et al. Safety of Non-anesthesia Provider-Administered Propofol (NAAP) Sedation in Advanced Gastrointestinal Endoscopic Procedures: Comparative Meta-Analysis of Pooled Results. Dig Dis Sci.2015;60(9): 2612-2627.

48. Delgado AAA, de Moura DTH, Ribeiro IB, Bazarbashi AN, dos Santos MEL, Bernardo WM, de Moura EGH. Propofol vs traditional sedatives for sedation in endoscopy: A systematic review and meta-analysis. World J Gastrointest Endosc 2019; 11(12): 573-58

49. CFM. RESOLUÇÃO 2.174, DE 14 DE DEZEMBRO DE 2017

50. Chang, A. C et al. Impact of flumazenil on recovery after outpatient endoscopy: a placebo-controlled trial. Gastrointest Endosc. 1999;49(5): 573-579.

51. Saletin, M et al. A randomised controlled trial to evaluate the effects of flumazenil after midazolam premedication in outpatients undergoing colonoscopy. Endoscopy.1991;23(6): 331-333.

52. Ead, H. From Aldrete to PADSS: Reviewing discharge criteria after ambulatory surgery. J Perianesth Nurs.2006;21(4): 259-267.

53. American Society of Anesthesiologists Task Force on Sedation and Analgesia by Non-Anesthesiologists. Anesthesiology. 2002; Apr;96(4):1004-17

54. Yu, YH et al. Efficacy of bispectral index monitoring during balanced propofol sedation for colonoscopy: a prospective, randomized controlled trial. Dig Dis Sci.2013;58(12): 3576-3583.

55. Waring JP et al. American Society for Gastrointestinal Endoscopy, Standards of Practice Committee. Guidelines for conscious sedation and monitoring during gastrointestinal endoscopy. Gastrointest Endosc. 2003; 58(3):317-22

56. Morse J, Bamias G. Ability to reverse deeper levels of unintended sedation. Digestion 2010; 82: 94-96.

57. RDC 6 de 1o de Março de 2013 - ANVISA - Serviços de Endoscopia

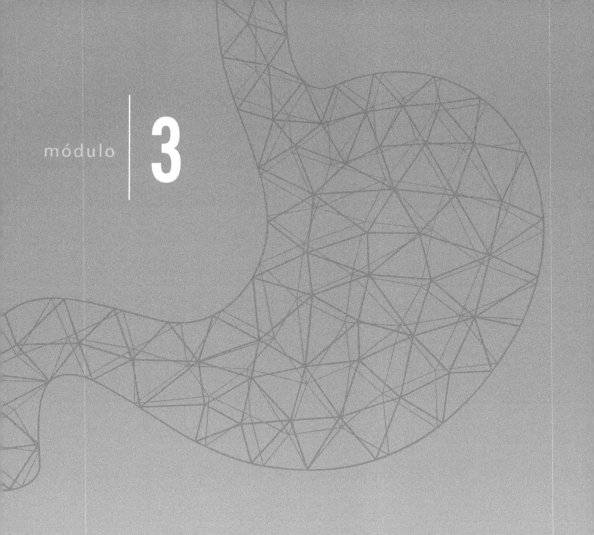

módulo 3

QUALIDADE EM
ENDOSCOPIA DIGESTIVA

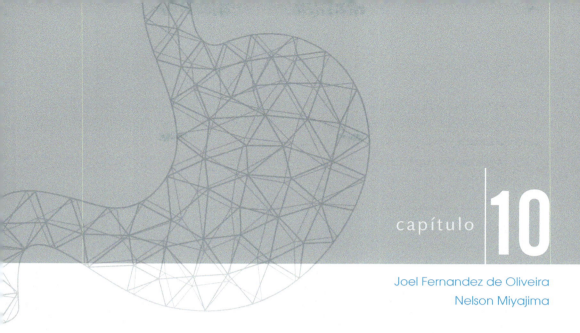

capítulo 10

Joel Fernandez de Oliveira
Nelson Miyajima

Qualidade em Endoscopia Digestiva Alta

INTRODUÇÃO

A qualidade dos serviços de saúde pode ser medida através da comparação do desempenho de um indivíduo ou um grupo, com relação a um ideal ou uma referência[1,2]. No entanto, tão importante quanto o próprio profissional, deve-se pensar no ambiente em que este presta o serviço, no estímulo profissional, além claro de sua equipe assistente.

Tendo em vista que esse conceito parece algo muito amplo, definindo os parâmetros de qualidade podemos incentivar o profissional e sua equipe a atingir modelos predefinidos, a fim de potencializar a *performance*, motivando os endoscopistas a incrementar suas práticas diárias, traduzindo uma experiência adequada ao paciente.

Os indicadores de qualidade podem ser divididos em três categorias:

- **Estruturais:** avaliam as características de todo o ambiente hospitalar (qualidade e manutenção dos endoscópios, acessórios disponíveis e estrutura física hospitalar);

- **Processo:** avalia o desempenho durante o cuidado (cromoscopia de rotina em pacientes com megaesôfago ou número de biópsias na investigação de doença celíaca);
- **Resultado:** avalia o resultado dos cuidados fornecidos (avaliação do paciente ao atendimento e taxa de eventos adversos).

Além disso, os indicadores de qualidade podem ser avaliados em três tempos: pré, intra e pós-procedimento.

PRÉ-PROCEDIMENTO

Este período compreende todo o cuidado desde o primeiro contato do paciente com a instituição até o início da sedação.

Estrutura física

Deve-se pensar desde o serviço de estacionamento disponível aos clientes até a saída da clínica/hospital. O aspecto primordial deverá ser a estrutura local, seguindo as resoluções da RDC nº 6, de 01/03/2013, que dispõem sobre as boas práticas de funcionamento de um serviço de endoscopia. Esta estabelece como estrutura mínima a presença de sala de recepção, sala de procedimento, sala de recuperação e sala de processamento de equipamentos (com separação de área limpa e suja).

Procedimentos dito terapêuticos avançados devem ser preferencialmente realizados em serviços dispostos em hospitais, com estrutura de retaguarda para eventuais complicações, classificados como serviços de endoscopia tipo III, adequados para realização de sedação profunda.

Equipamentos

A evolução dos equipamentos na endoscopia é constante, possibilitando cada vez mais o diagnóstico precoce de lesões que em tempos anteriores passariam desapercebidas. Porém, tão importante quanto um endoscópio de qualidade é a realização de manutenções preventivas anuais nesses equipamentos, bem como o planejamento de atualizações (compras), quando necessárias. Outro ponto importante é a disponibilidade de acessórios (alça, clipe hemostático, cateter injetor, ligadura elástica, *endoloop*, pinças de biópsia e corpo estranho), sempre respeitando a orientação adequada do fabricante com relação ao descarte após seu uso.

Guidelines de Referência

Os serviços de endoscopia devem possuir *guidelines* (fluxogramas) em formato eletrônico ou impresso, dos procedimentos endoscópicos realizados na instituição, com base nas recomendações nacionais e internacionais. Esta organização, em especial nos casos de urgência, pode propiciar melhores resultados e diminuir a incidência de eventos adversos[3].

Indicação Apropriada

Em geral, o exame deverá ser realizado quando a informação obtida através dele trouxer benefícios ao paciente, suplantando o risco do procedimento[1]. Existe uma lista das indicações aceitas pela Sociedade Americana de Endoscopia Gastrointestinal (ASGE) que pode ser consultada[4]. A discussão do caso e indicação com equipe solicitante, principalmente nos casos de pacientes internados e/ou com critérios de urgência, deverá ser sempre que possível realizada.

História e Exame Físico

Recomendamos uma avaliação pré-procedimento que inclua histórico de saúde e exame físico direcionados. A anamnese deve focar na indicação, bem como nas condições que podem afetar o desempenho e a segurança do procedimento. A história também deve enfatizar questões relacionadas à sedação, incluindo doenças prévias, eventos adversos com sedação ou anestesia, alergias, medicamentos em uso, história de uso de tabaco, álcool ou drogas[1,3]. Outro ponto importante é o tempo de jejum para procedimento, de acordo com as diretrizes da ASA (*American Society of Anesthesiologists*), os pacientes não devem consumir líquidos claros por 2 horas, leite por 6 horas, refeição leve por 6 horas e alimentos fritos ou gordurosos 8 horas antes da sedação[5].

Planejamento de Sedação

Antes de qualquer exame, deve ser planejado qual o nível de sedação se deseja obter (consciente, profunda ou anestesia geral). No caso de sedação consciente (sem uso de propofol) poderá ser realizada pelo próprio endoscopista, porém na sedação profunda existe a necessidade de um segundo médico, preferencialmente o anestesista. Além desse ponto, a escolha da melhor sedação deve ser realizada dependendo do quadro clínico do paciente (estratificado preferencialmente pelo escore ASA) e também do local para realização do exame (sala de exame, unidade de urgência, UTI ou centro cirúrgico)[1].

Agentes Antitrombóticos

Em geral, os procedimentos endoscópicos diagnósticos são considerados de baixo risco de sangramento e não requerem interrupção de agentes antitrombóticos. Alguns procedimentos terapêuticos considerados de alto risco (polipectomia, gastrostomia, tratamento de varizes de esôfago e dilatação) podem necessitar de interrupção desses medicamentos. Pacientes com alto risco de eventos tromboembólicos podem exigir terapia em ponte, sendo necessária a avaliação do cardiologista[6].

Segue abaixo a duração de ação dos medicamentos mais utilizados (Tabela 10.1).

Segurança e Qualidade em Endoscopia Digestiva

Tabela 10.1 – Medicamentos anticoagulantes e seus respectivos períodos de duração de ação.

Droga	Tempo de ação
Tienopiridinas	
Dipiridamol (Persantin®)	2-3 dias
Clopidogrel (Plavix®)	5-7 dias
Ticagrelor (Brilinta®)	3-5 dias
Prasurgel (Effient®)	5-7 dias
Ticlopidina (Ticlid®)	10-24 dias
Inibidores da GPIIbIIIa	
Tirofiban (Aggrastat®)	1-2 segundos
Abciximab (ReoPro®)	24 horas
Eptifibatide (Integrilin®)	4 horas
Drogas Anticoagulantes	
Warfarin (Coumadin®, Warfarin®)	5 dias
Heparina não fracionada	EV: 2-6 horas
	SC: 12-24 horas
Heparina de Baixo Peso Molecular	
Enoxaparina	24 horas
Dalteparina (Fragmin®)	24 horas
Fondaparinux (Arixta®)	36-48 horas
Inibidores do Fator Xa	
Rivaroxaban (Xarelto®)	≥ 1 dia
	3-4 dias se função renal alterada
Apixaban (Eliquis®)	1-2 dias
	3-4 dias se função renal alterada
Inibidores Diretos da Trombina	
Dagigatran (Pradaxa®)	2-3 dias

Fonte: Arquivo pessoal do autor.

Termo de Consentimento

Objeto obrigatório, em que o paciente declara estar ciente da natureza da intervenção médica e dos correspondentes riscos, assumindo-os livremente. Este deve conter certos requisitos como capacidade (idade ≥ 18 anos ou emancipado e consciente da situação), voluntariedade (prestação livre e espontânea), compreensão (texto adequado para seu nível intelectual) e prestação de informações relevantes.

Menores de 18 anos não emancipados não são considerados "capazes" pelo código civil, devendo ser assinado seu termo de consentimento pelo representante legal.

O termo de consentimento pode não ser essencial em casos de risco iminente ou se paciente impossibilitado de prestar o consentimento em situações de risco intermediário (não sendo encontrado o responsável legal)[7].

Documentação em Prontuário

Deve-se tomar atenção especial à documentação em prontuário de todas as informações pertinentes, seja em formato físico ou eletrônico. Esta atitude facilita uma eventual reabordagem (nova endoscopia), possibilitando a consulta das informações anteriores, o que pode ser um diferencial nos casos complexos. Além disso, com objetivo de se resguardar juridicamente, podemos comprovar que todos os passos necessários para a realização do procedimento com segurança foram tomados[1].

Antibioticoprofilaxia

A profilaxia antibiótica específica para cepas dermatológicas (cefazolina), 30 minutos antes da realização de gastrostomia, deve ser sempre realizada para prevenção de infecção periostomal[8].

O uso de fluoroquinolonas orais (ou ceftriaxona nos casos avançados) em pacientes com cirrose e hemorragia digestiva alta, reduz significativamente as infecções bacterianas e a mortalidade, além de diminuir ressangramento e hospitalização prolongada[9, 10].

Drogas Vasoativas

Na suspeita de sangramento por varizes, as drogas vasoativas (terlipressina, octreotide ou somatostatina) devem ser iniciadas o mais rápido possível, antes mesmo da endoscopia, podendo ser continuadas por até 5 dias[11].

Inibidor de Bomba de Prótons (IBP)

O tratamento com IBP iniciado antes da endoscopia na suspeita de HDA reduz os achados de estigmas de sangramento (sangramento ativo, vaso visível ou coágulo aderido) e consequentemente reduz de forma significativa a necessidade de terapia endoscópica. No entanto, não há evidências de que o tratamento com IBP afete desfechos clinicamente importantes, como mortalidade, ressangramento ou necessidade de cirurgia[12].

Conferência Pré-procedimento (*time-out*)

O objetivo desta pausa é confirmar paciente, história, exames e materiais disponíveis, devendo sempre ser documentada. Também pode fornecer uma oportunidade para o endoscopista informar os membros da equipe sobre o procedimento planejado e o potencial de intervenções ou desvios da prática habitual[1].

Tempo para Realização do Procedimento

A EDA precoce (dentro de 24 horas da admissão) nos pacientes com HDA é um importante critério de qualidade[13], pois está associada a uma menor morbimortalidade, menor tempo de internação e menores custos hospitalares[14].

Endoscopista Qualificado

Inicialmente todo endoscopista deve ter *expertise* adequada para realizar procedimentos diagnósticos e o ponto inicial dessa qualificação é o título de especialista da SOBED (Sociedade Brasileira de Endoscopia Digestiva). Entretanto, em procedimentos avançados isso pode não ser suficiente, nesses casos o diretor do serviço tem a responsabilidade de definir quais membros da equipe estão qualificados para realizar procedimentos específicos.

INTRAPROCEDIMENTO

Este período compreende todo o período da introdução à retirada do aparelho.

Documentação Fotográfica

Embora a documentação fotográfica não garanta a qualidade do exame, esta auxilia a compreensão do paciente sobre o processo da doença, facilita a consulta de outros médicos e permite comparações na eventual necessidade de repetição do procedimento[1,15]. As imagens tradicionalmente adquiridas são: transição esofagogástrica, retrovisão em fundo gástrico, corpo, incisura angular, antro e duodeno distal[16].

Monitoração do Paciente

Durante o procedimento sob sedação os seguintes parâmetros devem ser monitorados: frequência cardíaca, pressão arterial (ambos a cada 5 minutos) e saturação de oxigênio com oximetria de pulso[1]. Embora o monitoramento da capnografia demonstrasse estar associado a redução de hipoxemia, ainda não existem dados para apoiar o uso rotineiro[17].

Documentação do Uso de Agentes Reversores

O uso de agentes reversores (flumazenil, naloxona) deve ser documentado. Esta proporção poderá nos dar uma amostra de quais procedimentos tiveram uma sedação excessiva, necessitando de sua reversão a partir desses medicamentos[15].

Interrupção do Procedimento Devido à Sedação

Qualquer evento relacionado à sedação, incluindo necessidade de intubação ou mesmo interrupção do procedimento, deve ser documentado. Tais eventos devem ser examinados de uma maneira não punitiva no contexto de contínua melhoria da qualidade[1].

Exame Completo

As estruturas que devem constar na avaliação tradicional de uma endoscopia diagnóstica, além de alterações específicas, são:

- segunda porção duodenal com papila maior (se possível);
- bulbo;
- antro;
- incisura;
- corpo distal e proximal;
- fundo;
- retrovisão no fundo (cárdia);
- pinçamento diafragmático;
- junção escamocolunar;
- esôfago distal, médio e proximal.

Cromoscopia

Consiste na aplicação de corantes ou pigmentos que tornam mais nítidas ou sutis as alterações da superfície mucosa, além de aumentar a acurácia diagnóstica, direcionar as biópsias e definir as margens de lesões. Dentre os corantes os mais utilizados são: lugol, índigo-carmim e ácido acético. Existe também o tratamento digital da imagem ou da luz, intrínseca a alguns aparelhos de endoscopia, que também realça as estruturas da mucosa. Dentre essas tecnologias mais comuns são: NBI, LCI, BLI, FICE e IScan (Figura 10.1).

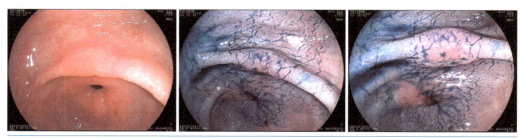

Figura 10.1 Cromoscopia com índigo carmim: neoplasia gástrica precoce tipo 0-IIc.
Fonte: Arquivo pessoal do autor.

Magnificação

Consiste na ampliação da imagem, sendo nos aparelhos modernos em cerca de 150 vezes, possibilitando uma avaliação detalhada da superfície mucosa. Esta técnica já é bem estabelecida para a correlação das criptas nas lesões do cólon (*pit-pattern*)[18] e no padrão dos capilares da mucosa de esôfago no carcinoma epidermoide[19], além de diagnóstico e identificação de margens nas lesões gástricas precoces[20], dentre outras (Figuras 10.2 e 10.3).

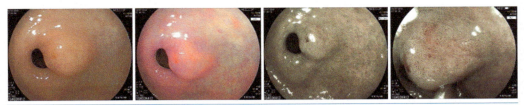

Figura 10.2 Neoplasia gástrica precoce tipo 0-IIc: luz branca, LCI, BLI e BLI com magnificação.
Fonte: Arquivo pessoal do autor.

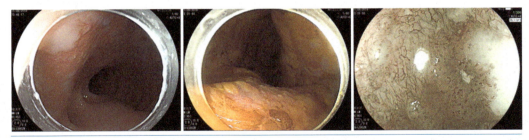

Figura 10.3 Neoplasia superficial de esôfago tipo 0-IIc: luz branca, cromoscopia com Lugol e BLI com magnificação e observação do IPCL.
Fonte: Arquivo pessoal do autor.

Avaliação Adequada do Esôfago de Barrett

É de extrema importância a correta caracterização do esôfago de Barrett, devendo ser utilizada a classificação de Praga, que avalia a extensão máxima e o acometimento circunferencial[21]. Apesar de o aspecto endoscópico ser sugestivo, é sempre importante a realização de biópsias para confirmação e avaliação de displasia, especificamente nas áreas suspeitas (irregulares).

Biópsias na Doença Celíaca

Em pacientes suspeitos de intolerância ao glúten, a realização de biópsias endoscópicas pode ajudar na elucidação diagnóstica e avaliar a resposta à terapia. Nesses pacientes devem ser realizadas pelo menos quatro biópsias duodenais, incluindo também material do bulbo além da segunda porção.

Biópsias em Úlceras Gástricas

Úlceras gástricas sem estigmas de sangramento devem ser biopsiadas para exclusão de malignidade. Apesar de o número e o tipo de pinça não estarem bem definidos, sabe-se que com quatro fragmentos detectamos até 95% dos casos de malignidade e com sete chega-se a 98%[22].

Tipo e local de Sangramento na Descrição do Laudo

Facilita a identificação da lesão em eventual reabordagem, bem como estimativa do risco de ressangramento[15].

Utilização de Terapia Dupla nas Úlceras Pépticas

Múltiplas modalidades podem ser usadas no tratamento do sangramento de úlcera péptica. Práticas atuais incluem o uso de injeção de adrenalina em conjunto com uma segunda modalidade como cateter bipolar, clipe metálico ou plasma de argônio. A injeção de forma isolada não deve ser realizada, pois múltiplos estudos mostram superioridade da terapia dupla[23,24].

Taxa de Hemostasia Primária

O prognóstico do paciente com sangramento depende em parte do sucesso da intervenção inicial. Pacientes nos quais a hemostasia inicial não é alcançada têm maior propensão a necessitarem de radiologia intervencionista ou mesmo cirurgia[1,25].

Inteligência artificial

Consiste na utilização de máquinas para processar informações de maneira semelhante ou até superior aos seres humanos. Na área da endoscopia está sendo utilizada na detecção de displasia em esôfago de Barrett, câncer gástrico precoce, lesões do intestino delgado, detecção e diagnóstico histológico presuntivo de pólipos do cólon, além de identificação de displasia nas doenças inflamatórias intestinais[26, 27].

PÓS-PROCEDIMENTO

Este período compreende todo o cuidado, desde a retirada do aparelho até o seguimento do paciente.

Critérios de Alta da Unidade

As unidades de endoscopia devem ter uma política com relação aos critérios para o paciente receber alta da unidade. Um dos sistemas mais utilizados para esta avaliação é o escore de Aldrete (Tabela 10.2). Este avalia consciência, atividade motora, respiração, circulação e saturação de O_2, creditando a cada um deles valores de 0 a 2, sendo necessário atingir um valor ≥ 8 para receber alta da unidade[1].

Tabela 10.2 – Escore de Aldrete.

Itens de Avaliação	Condição	Pontos
Atividade Muscular	Movimenta os quatro membros	2
	Movimenta dois membros	1
	Incapaz de mover os membros voluntariamente ou sob comando	0
Respiração	Capaz de respirar profundamente ou tossir livremente	2
	Apresenta dispneia ou limitação da respiração	1
	Tem apneia	0
Circulação	PA em 20% do nível pré-anestésico	2
	PA em 20%-49% do nível anestésico	1
	PA em 50% do nível pré-anestésico	0
Consciência	Está lúcido e orientado no tempo e espaço	2
	Desperta, se solicitado	1
	Não responde	0
Saturação de O_2	Capaz de manter saturação de O_2 maior que 92%	2
	Necessita de O_2 para manter saturação maior que 90%	1
	Apresenta saturação de O_2 menor que 90%, mesmo com suplementação de oxigênio	0
Total de pontos		

Fonte: Arquivo pessoal do autor.

Orientação Pós-procedimento por Escrito

Todos os pacientes devem receber por escrito uma orientação incluindo:

- procedimento realizado (endoscopia, biópsia, polipectomia, mucosectomia e/ou hemostasia);
- dieta indicada e período;
- orientações quanto ao uso de medicamento;
- tempo de retorno às atividades cotidianas;
- contato em caso de eventos adversos[15].

Laudo Detalhado, Porém Sucinto[16,28]

Um laudo adequado deve conter as seguintes informações:

- identificação do paciente;
- data, hora e local;
- procedimento endoscópico realizado;
- identificação do endoscopista;
- identificação do médico do paciente;
- indicação;
- tipo de sedação e drogas utilizadas;
- equipamento utilizado;
- qualidade de visualização do órgão;
- estruturas avaliadas (extensão do exame);
- alterações evidenciadas, bem como descrição de negativas, quando necessárias;
- imagens correlacionadas às alterações encontradas;
- procedimentos realizados;
- conclusão e recomendações, quando pertinentes;
- eventos adversos.

Aviso de Resultado Crítico

Com o objetivo de otimizar a terapêutica necessária ao paciente, em especial aquele em que foi encontrada alguma anormalidade grave, como lesões suspeitas para malignidade ou risco de sangramento, deve ser realizada a integração do endoscopista, patologista e médico requisitante, sendo qualquer um destes responsável por alertar os demais, além do paciente e seus familiares, sobre o risco de resultado crítico, bem como a documentação dessa notificação[3].

Eventos Adversos

Conforme a endoscopia se torna cada vez mais terapêutica, a incidência de eventos adversos pode aumentar, sejam os intraprocedimento, pós-procedimento (≤ 14 dias) ou tardios (> 14 dias). Assim a documentação, bem como a busca ativa, deve ser incentivada com o intuito de otimizar o tratamento fornecido[3].

Uso de IBP Pós-hemorragia Péptica e Dilatação de Estenoses Pépticas de Esôfago

O uso de IBP está indicado no tratamento da doença ulcerosa péptica[29], além de diminuir a necessidade de futuras dilatações de esôfago nos casos de estenose péptica[30].

Pesquisa de *H. Pylori* na Hemorragia Péptica

A presença de sangue na cavidade gástrica diminui a sensibilidade dos testes endoscópicos (urease, histologia e cultura) para *H. pylori*, isto pois o plasma sanguíneo tem efeito bactericida, podendo levar a falso-negativos. O teste ideal nesses casos seria o teste respiratório, porém este é pouco disponível no Brasil. Tendo em vista nossa realidade, deverá ser feito o teste histológico e se o resultado for negativo repetir o exame pelo menos 1 mês após episódios de sangramento[31].

Validação da Satisfação do Paciente

É importante a realização de pesquisas com os pacientes (clientes), idealmente poucos dias após o procedimento, para avaliar o grau de satisfação, bem como os pontos negativos, desse modo implementando um processo de melhoria contínua. Uma das metodologias atualmente mais utilizadas é o *NET Promoter Score* (NPS), que permite avaliar o grau de lealdade dos clientes e em que medida estes recomendariam uma determinada empresa a seus conhecidos[32].

Programas de Educação Médica Continuada

Com o intuito de incentivar o aprimoramento de seus colaboradores, as instituições como hospitais, convênios e sociedade devem promover e estimular a realização de aulas, convenções, palestras e congressos.

Em suma, as orientações apresentadas possibilitam ao profissional realizar uma endoscopia digestiva alta de qualidade, onde os pacientes são submetidos a um procedimento com indicação adequada, em que diagnósticos relevantes são reconhecidos ou excluídos, com a terapêutica fornecida apropriada e taxas aceitáveis de falhas e/ou eventos adversos.

PONTOS-CHAVE

- Guidelines
- Indicação apropriada
- IBP, ATB e agentes antitrombóticos
- Tempo para realização do procedimento
- Pesquisa de *H. pylori* (úlceras pépticas)
- Contato com médico assistente após o exame
- Programas de educação continuada

REFERÊNCIAS BIBLIOGRÁFICAS

1. Rizk MK, Sawhney MS, Cohen J, Pike IM, Adler DG, Dominitz JA, et al. Quality indicators common to all GI endoscopic procedures. Gastrointest Endosc. 2015;81(1):3-16.

2. Chassin MR, Galvin RW. The urgent need to improve health care quality. Institute of Medicine National Roundtable on Health Care Quality. JAMA. 1998;280(11):1000-5.
3. Valori R, Cortas G, de Lange T, Salem Balfaqih O, de Pater M, Eisendrath P, et al. Performance measures for endoscopy services: A European Society of Gastrointestinal Endoscopy (ESGE) quality improvement initiative. United European Gastroenterol J. 2019;7(1):21-44.
4. Early DS, Ben-Menachem T, Decker GA, Evans JA, Fanelli RD, Fisher DA, et al. Appropriate use of GI endoscopy. Gastrointest Endosc. 2012;75(6):1127-31.
5. Committee ASoA. Practice guidelines for preoperative fasting and the use of pharmacologic agents to reduce the risk of pulmonary aspiration: application to healthy patients undergoing elective procedures: an updated report by the American Society of Anesthesiologists Committee on Standards and Practice Parameters. Anesthesiology. 2011;114(3):495-511.
6. Acosta RD, Abraham NS, Chandrasekhara V, Chathadi KV, Early DS, Eloubeidi MA, et al. The management of antithrombotic agents for patients undergoing GI endoscopy. Gastrointest Endosc. 2016;83(1):3-16.
7. Godinho AM, Lanziotti LH, Morais BS. Termo de consentimento informado: a visão dos advogados e tribunais. Revista Brasileira de Anestesiologia. 2010;60:207-11.
8. Thomas S, Cantrill S, Waghorn DJ, McIntyre A. The role of screening and antibiotic prophylaxis in the prevention of percutaneous gastrostomy site infection caused by methicillin-resistant Staphylococcus aureus. Aliment Pharmacol Ther. 2007;25(5):593-7.
9. Chavez-Tapia NC, Barrientos-Gutierrez T, Tellez-Avila F, Soares-Weiser K, Mendez-Sanchez N, Gluud C, et al. Meta-analysis: antibiotic prophylaxis for cirrhotic patients with upper gastrointestinal bleeding - an updated Cochrane review. Aliment Pharmacol Ther. 2011;34(5):509-18.
10. Khashab MA, Chithadi KV, Acosta RD, Bruining DH, Chandrasekhara V, Eloubeidi MA, et al. Antibiotic prophylaxis for GI endoscopy. Gastrointest Endosc. 2015;81(1):81-9.
11. de Franchis R, Faculty BV. Expanding consensus in portal hypertension: Report of the Baveno VI Consensus Workshop: Stratifying risk and individualizing care for portal hypertension. J Hepatol. 2015;63(3):743-52.
12. Sreedharan A, Martin J, Leontiadis GI, Dorward S, Howden CW, Forman D, et al. Proton pump inhibitor treatment initiated prior to endoscopic diagnosis in upper gastrointestinal bleeding. Cochrane Database Syst Rev. 2010(7):CD005415.
13. Siau K, Hodson J, Ingram R, Baxter A, Widlak MM, Sharratt C, et al. Time to endoscopy for acute upper gastrointestinal bleeding: Results from a prospective multicentre trainee-led audit. United European Gastroenterol J. 2019;7(2):199-209.
14. Garg SK, Anugwom C, Campbell J, Wadhwa V, Gupta N, Lopez R, et al. Early esophagogastroduodenoscopy is associated with better Outcomes in upper gastrointestinal bleeding: a nationwide study. Endosc Int Open. 2017;5(5):E376-E86.
15. Park WG, Shaheen NJ, Cohen J, Pike IM, Adler DG, Inadomi JM, et al. Quality indicators for EGD. Gastrointest Endosc. 2015;81(1):17-30.
16. Aabakken L, Barkun AN, Cotton PB, Fedorov E, Fujino MA, Ivanova E, et al. Standardized endoscopic reporting. J Gastroenterol Hepatol. 2014;29(2):234-40.
17. Calderwood AH, Chapman FJ, Cohen J, Cohen LB, Collins J, Day LW, et al. Guidelines for safety in the gastrointestinal endoscopy unit. Gastrointest Endosc. 2014;79(3):363-72.

18. Kudo S, Hirota S, Nakajima T, Hosobe S, Kusaka H, Kobayashi T, et al. Colorectal tumours and pit pattern. J Clin Pathol. 1994;47(10):880-5.

19. Kumagai Y, Inoue H, Nagai K, Kawano T, Iwai T. Magnifying endoscopy, stereoscopic microscopy, and the microvascular architecture of superficial esophageal carcinoma. Endoscopy. 2002;34(5):369-75.

20. Yao K. The endoscopic diagnosis of early gastric cancer. Ann Gastroenterol. 2013;26(1):11-22.

21. Sharma P, Dent J, Armstrong D, Bergman JJ, Gossner L, Hoshihara Y, et al. The development and validation of an endoscopic grading system for Barrett's esophagus: the Prague C & M criteria. Gastroenterology. 2006;131(5):1392-9.

22. Graham DY, Schwartz JT, Cain GD, Gyorkey F. Prospective evaluation of biopsy number in the diagnosis of esophageal and gastric carcinoma. Gastroenterology. 1982;82(2):228-31.

23. Baracat F, Moura E, Bernardo W, Pu LZ, Mendonça E, Moura D, et al. Endoscopic hemostasis for peptic ulcer bleeding: systematic review and meta-analyses of randomized controlled trials. Surg Endosc. 2016;30(6):2155-68.

24. Gralnek IM, Barkun AN, Bardou M. Management of acute bleeding from a peptic ulcer. N Engl J Med. 2008;359(9):928-37.

25. García-Iglesias P, Villoria A, Suarez D, Brullet E, Gallach M, Feu F, et al. Meta-analysis: predictors of rebleeding after endoscopic treatment for bleeding peptic ulcer. Aliment Pharmacol Ther. 2011;34(8):888-900.

26. Abadir AP, Ali MF, Karnes W, Samarasena JB. Artificial Intelligence in Gastrointestinal Endoscopy. Clin Endosc. 2020;53(2):132-41.

27. Mori Y, Kudo SE, Mohmed HEN, Misawa M, Ogata N, Itoh H, et al. Artificial intelligence and upper gastrointestinal endoscopy: Current status and future perspective. Dig Endosc. 2019;31(4):378-88.

28. Lieberman D, Nadel M, Smith RA, Atkin W, Duggirala SB, Fletcher R, et al. Standardized colonoscopy reporting and data system: report of the Quality Assurance Task Group of the National Colorectal Cancer Roundtable. Gastrointest Endosc. 2007;65(6):757-66.

29. Lauritsen K, Rune SJ, Wulff HR, Olsen JH, Laursen LS, Havelund T, et al. Effect of omeprazole and cimetidine on prepyloric gastric ulcer: double blind comparative trial. Gut. 1988;29(2):249-53.

30. Silvis SE, Farahmand M, Johnson JA, Ansel HJ, Ho SB. A randomized blinded comparison of omeprazole and ranitidine in the treatment of chronic esophageal stricture secondary to acid peptic esophagitis. Gastrointest Endosc. 1996;43(3):216-21.

31. Coelho LGV, Marinho JR, Genta R, Ribeiro LT, Passos MDCF, Zaterka S, et al. IVTH Brazilian Consensus Conference on Helicobacter pylori Infection. Arq Gastroenterol. 2018;55(2):97-121.

32. Reichheld FF. The one number you need to grow. Harv Bus Rev. 2003;81(12):46-54, 124.

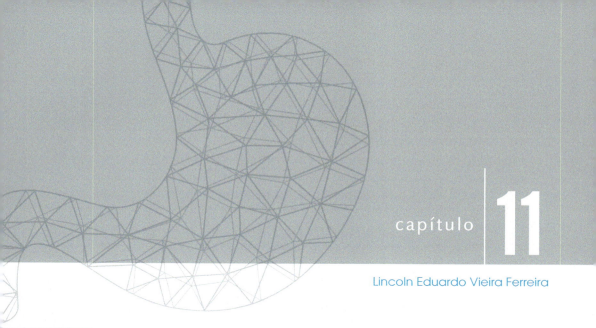

capítulo 11

Lincoln Eduardo Vieira Ferreira

Qualidade em Colonoscopia

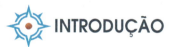 **INTRODUÇÃO**

No ano de 1805, o médico alemão Philipp Bozzini utilizou um sigmoidoscópio para visualizar a porção final do trato gastrointestinal, iniciando um importante capítulo para a medicina. Apesar disso, a primeira colonoscopia documentada foi realizada apenas 161 anos depois, em 1966, quando William Wolff e Hiromi Shinya utilizaram um endoscópio de fibra óptica para estudar o cólon. Desde então, muitas coisas mudaram: os aparelhos se tornaram mais flexíveis, ergonômicos, terapêuticos e evoluíram para modelos digitais, com a introdução dos videocolonoscópios em 1983. No final do século IX e início do século XXI, quase 200 anos depois da primeira sigmoidoscopia, uma série de estudos foi publicada, abordando aspectos isolados relacionados ao custo, indicações, complicações, preparo do cólon, falhas na identificação de adenomas e carcinomas, entre outros que interferiam na eficiência do procedimento[1-11]. Nesse período, foi observado que várias colonoscopias não alcançavam o ceco e que pólipos menores e até alguns maiores não eram visualizados durante os exames. Notou-se também que alguns médicos "perdiam" mais pólipos que outros e que alguns pacientes desenvolviam câncer avançado de cólon poucos meses após suas colonoscopias de rastreio. Esses estudos motivaram a compilação e publicação, em 2006, pela Sociedade Americana de Endoscopia Gastrointestinal (ASGE) e pelo Colégio Americano de Gastroenterologia (ACG), de um artigo direcionado aos indicadores de

Segurança e Qualidade em Endoscopia Digestiva

qualidade para colonoscopia, com o objetivo de estabelecer as competências mínimas necessárias para a realização de exames mais seguros e efetivos, além de criar oportunidades para o desenvolvimento de novos indicadores de qualidade[12].

A importância de se introduzir indicadores de qualidade advém do fato de que o aumento de gastos, emprego de mais médicos colonoscopistas, admissão de mais pacientes ou a criação de "centros de excelência" não resultam necessariamente em melhorias na qualidade dos procedimentos[13]. O estabelecimento de metas e objetivos específicos para os procedimentos de colonoscopia tem maior impacto, uma vez que auxilia os profissionais e os serviços que as realizam a se adequarem a padrões nacionais e internacionais de qualidade, podendo monitorar, comparar, avaliar e melhorar sua própria eficiência.

A busca pela qualidade inclui também o cuidado incessante com a segurança do paciente e dos profissionais envolvidos nos procedimentos. Para isso, é essencial que a sala de procedimento e a unidade de endoscopia digestiva estejam completamente habilitadas e aparelhadas conforme recomendações da ANVISA e do CFM para o procedimento proposto. Vale ressaltar que somente profissionais devidamente treinados e habilitados deveriam realizar esses procedimentos.

METODOLOGIA

Critérios de qualidade em colonoscopia podem ser organizados de diversas formas. Uma forma de fazê-lo é através do agrupamento de acordo com o momento em que os eventos ocorrem durante um procedimento. Desse modo, os critérios de qualidade abordados neste capítulo serão divididos em:

PRÉ-PROCEDIMENTO

Entre o primeiro contato com a equipe do setor de colonoscopia até o momento em que se inicia sedação ou inserção do aparelho.

Intraprocedimento

Entre o início da sedação ou inserção do aparelho até a liberação do paciente para a sala de recuperação.

PÓS-PROCEDIMENTO

Entre a chegada do paciente na sala de recuperação até 24 horas após a alta pelo serviço de colonoscopia.

Para a elaboração desses critérios, foram usados como referência os Critérios de Qualidade para Colonoscopia atualizados da ASGE e ACG[14] e os critérios para Qualidade em Colonoscopias de Rastreio da Sociedade Europeia de Endoscopia Gastrointestinal (ESGE)[13].

Indicadores Relacionados ao Período Pré-Procedimento

É importante destacar que os diferentes indicadores propostos pelas sociedades médicas são embasados por diferentes graus de recomendação e níveis de evidência. Para aqueles que ainda necessitam de mais estudos para se comprovar benefícios, foram levados em conta estudos observacionais e a opinião de *experts* em colonoscopia.

Indicadores Relacionados ao Período Pré-Procedimento

Avaliação inicial dos riscos do procedimento e da sedação

A partir da rápida anamnese, orienta-se documentar todos os fatores de risco relacionados ao procedimento em si e à sedação, considerando fatores como idade avançada, obesidade, cardiopatias e pneumopatias, entre outras comorbidades, alergias em geral, uso de medicações, avaliação dos riscos de dessaturação e necessidade de ventilação. Vale ressaltar que, frequentemente, o profissional que agenda o exame não possui qualquer preparo para avaliar esses riscos. Muitos desses pacientes necessitarão de uma avaliação cuidadosa antes do procedimento, que pode incluir desde uma simples consulta de triagem com enfermeiro especializado ou com o próprio colonoscopista até avaliações mais específicas, que incluem risco anestésico e cardiológico, orientação específica sobre a suspensão ou troca de medicamentos e do preparo de cólon em si. É nesse momento que se busca identificar os pacientes com maior risco de efeitos adversos e adotar medidas para minimizá-las.

Anamnese e exame físico

A anamnese detalhada, incluindo dados como história familiar, medicamentos em uso, alergias, história patológica pregressa, cirurgias prévias, hábitos de vida e dados do exame físico são ferramentas essenciais no direcionamento do colonoscopista durante a realização do exame. Todos precisam ser impreterivelmente avaliados e documentados antes da realização do exame.

Indicação apropriada da colonoscopia

A indicação apropriada da colonoscopia visa a realização de diagnósticos mais relevantes e a redução do número de procedimentos inadequados. É necessário que ela esteja contida em uma lista padronizada (Quadro 11.1) e que seja documentada a cada procedimento. Quando a indicação não estiver incluída na lista, deve ser justificada na documentação.

Experiência mínima em colonoscopia

A exigência de capacitação de um profissional para realização da colonoscopia varia entre os países. Nos EUA, a ASGE sugere que 100 colonoscopias supervisionadas sejam necessárias[14]. Já na Inglaterra, o Programa inglês de Rastreamento de Câncer de Intestino do National Health Service (NHS) estabeleceu o valor mínimo de 1.000 exames e um número anual mínimo de 150 colonoscopias de rastreamento[13]. No Brasil, atualmente

154 · Segurança e Qualidade em Endoscopia Digestiva

Quadro 11.1 – Indicações apropriadas para colonoscopia.

Avaliação de sangramento gastrointestinal não definido

Encontro de alterações em exames de imagens com probabilidade significativa de lesão anatômica, como um defeito de enchimento ou estenose

Hematoquezia

Melena após a exclusão de uma fonte GI superior

Presença de sangue oculto nas fezes

Anemia ferropriva inexplicada

Triagem e vigilância de neoplasia de cólon

Triagem de pacientes assintomáticos de risco médio para neoplasia do cólon

Exame para avaliar o cólon inteiro para câncer síncrono ou pólipos neoplásicos em um paciente com câncer tratável ou pólipo neoplásico

Colonoscopia para remover lesões neoplásicas síncronas no momento ou próximo da ressecção curativa do câncer, seguida de colonoscopia após 1 ano e, se o exame for normal, após 3 anos e, se normal, 5 anos depois, para detectar câncer metacrônico

Vigilância de pacientes com pólipos neoplásicos

Vigilância de pacientes com história familiar significativa de neoplasia colorretal

Vigilância de câncer e displasia em pacientes selecionados com colite ulcerativa ou de Crohn de longa data

Para avaliação de pacientes com doença inflamatória intestinal crônica do cólon, caso o diagnóstico ou a determinação da extensão da atividade da doença mais precisos forem influenciar o manejo

Diarreia clinicamente significativa de origem não definida

Identificação intraoperatória de uma lesão não aparente na cirurgia (p. ex., local da polipectomia, localização do sangramento)

Tratamento do sangramento de lesões como malformação vascular, ulceração, neoplasia e local da polipectomia

Avaliação intraoperatória de reconstruções anastomóticas (p. ex., avaliação de vazamento e perviedade anastomótica, sangramento, formação de bolsas)

Como complemento da cirurgia minimamente invasiva para tratamento de doenças do cólon e do reto

Gerenciamento ou avaliação de eventos adversos operatórios (p. ex., dilatação de estenoses anastomóticas)

Remoção de corpo estranho

Excisão ou ablação de lesões

Descompressão de megacólon agudo ou vólvulo de sigmoide

Dilatação com balão de lesões estenóticas (p. ex., estenoses anastomóticas)

Tratamento paliativo de neoplasias estenosantes ou hemorrágicas (p. ex.,, *laser*, eletrocoagulação, *stent*)

Para localização de uma neoplasia

Fonte: Adaptado de Quality indicators for colonoscopy. Gastrointest Endosc. 2015[14].

não há recomendações específicas para um número mínimo de exames, mas a Sociedade Brasileira de Endoscopia Digestiva (SOBED) preconiza, para os especialistas, um tempo de treinamento de no mínimo 2 anos (período integral) em residência médica credenciada pelo MEC ou o mesmo período nos centros de treinamento credenciados pela SOBED.

Estudos populacionais realizados no Canadá revelaram risco de efeitos adversos, como perfuração e sangramento, três vezes maior em profissionais que realizaram menos de 300 colonoscopias por ano, o que ratifica a importância da qualificação e experiência profissional na realização e obtenção de resultados favoráveis na colonoscopia[15].

Identificação dos pacientes com risco aumentado de Câncer Colorretal (CCR)

Existe uma série de condições que levam o paciente a ser estratificado como portador de "alto risco para CCR". Quando detectadas, os pacientes devem ser submetidos à vigilância colonoscópica. São eles: pacientes com história pessoal de CCR ou pólipos adenomatosos, história pessoal de doença inflamatória intestinal, história familiar de CCR ou adenomas em parentes de primeiro grau, história familiar/pessoal de síndrome hereditária de CCR, tais como polipose adenomatosa familiar e carcinoma colorretal hereditário não polipoide (CCHNP – síndrome de Lynch)[16].

É importante que o médico colonoscopista tenha conhecimento dessas condições, fornecendo as recomendações adequadas e promovendo os procedimentos de vigilância no momento correto, de acordo com os *guidelines* específicos para cada uma dessas situações.

Terapia antitrombótica

O uso e o manejo da terapia antitrombótica devem ser documentados no período anterior ao procedimento, mesmo se somente medidas não farmacológicas forem adotadas. Deve-se estar atento ao uso de anticoagulantes e antiagregantes e à terapia antitrombótica adequada a cada caso[14]. O colonoscopista deve ter conhecimento dessas medicações e, *em conjunto com o médico assistente*, fazer o adequado manejo ou a suspensão dessas medicações conforme descrito nos *guidelines* das sociedades médicas de especialidades. Por questões legais, todas as alterações adotadas e relacionadas ao procedimento devem ser documentadas, registradas e assinadas pelo médico assistente.

Indicação de antibioticoprofilaxia

Alguns procedimentos endoscópicos exigem antibióticos profiláticos para serem realizados. A escolha do antibiótico para profilaxia não é escopo desse capítulo. Entretanto, o uso correto e seu registro fazem parte dos indicadores de qualidade, e obviamente é um critério de endoscopia segura. *Guidelines* específicos foram publicados pela ASGE e ESGE[13,14].

Intervalo entre os exames

De forma a otimizar o uso de recursos dentro dos sistemas de saúde, é importante que os procedimentos endoscópicos sejam custo-efetivos e tragam benefícios reais, sem

Segurança e Qualidade em Endoscopia Digestiva

expor o paciente a riscos desnecessários. Para isso, os intervalos entre os procedimentos devem ser bem estabelecidos conforme orientações descritas nos *guidelines* das sociedades de especialidades.

O intervalo para o próximo exame é determinado pelo número, tamanho e histologia das lesões pré-malignas ou malignas encontradas no exame-índice, ou pela técnica de ressecção empregada. A partir desse ponto, os achados endoscópicos e histológicos em cada exame ditarão o intervalo seguinte. Vale lembrar que, muitas vezes, não cabe ao médico endoscopista determinar o intervalo para o próximo exame, e sim ao médico assistente, que acompanha o paciente, e que receberá o laudo endoscópico e histológico. Entretanto, cabe ao endoscopista ressaltar se os achados endoscópicos foram obtidos em condições adequadas ou não, o que certamente tem papel relevante na definição do intervalo para o próximo exame[14].

Comumente, muitos endoscopistas indicam colonoscopias de rastreio em intervalos mais curtos do que os recomendados pelos *guidelines* atuais. Este tipo de prática não é custo-efetiva, expõe o paciente a riscos desnecessários e não é justificada[14].

Preparo adequado dos cólons

Uma boa preparação intestinal aumenta a taxa de detecção de lesões menores, lesões planas e lesões no cólon direito, reduz o tempo total do exame, otimiza a chegada ao ceco, melhora a satisfação com o exame, reduz o consumo de sedativos e é essencial para uma bora terapêutica[14]. A preparação se inicia muito antes do procedimento, na pré-avaliação do paciente: comorbidades como insuficiência renal, hepática e cardíaca devem ser checadas, assim como a descrição do preparo em colonoscopias prévias, o uso de medicamentos, tais como diuréticos e medicações constipantes (p. ex., levodopa), a presença de doença diverticular e constipações graves, e a possibilidade de lesões suboclusivas ou obstrutivas. O paciente deve estar devidamente informado e orientado sobre os benefícios e riscos relacionados ao preparo, tanto verbalmente quanto por escrito. Por fim, as condições do preparo devem ser documentadas através de escalas de preparação conhecidas, tais quais a de Boston[17] ou Ottawa[18].

As sociedades de endoscopia recomendam que pelo menos 90% dos exames devam ser classificados como "preparo adequado" e que não mais que 10% dos exames devam ser repetidos devido à preparação inadequada dos cólons. Diferentes substâncias e técnicas de preparo estão disponíveis na literatura, sendo a escolha uma decisão do paciente em conjunto com o setor de colonoscopia e o médico assistente[13,14].

Consentimento informado

Além de um importante instrumento de resguardo para o endoscopista, o consentimento informado é fonte de conhecimento para o paciente sobre o exame ao qual será submetido, devendo sempre ser obtido antes dos procedimentos (> 98% ASGE)[14]. No documento deve constar uma clara explicação de como é realizado o exame e seu preparo, assim como uma discussão realista sobre seus benefícios, desconfortos e possíveis riscos. O paciente deve estar ciente de que lesões podem não ser detectadas durante o exame, assim como da ocorrência de eventos adversos precoces e tardios. Após o procedimento, os pacientes devem ter acesso direto a aconselhamento 24 horas por dia em caso de complicações ou dúvidas.

Tão importante quanto a obtenção do consentimento, o número de pacientes que recusam ou retiram o consentimento informado também deve ser documentado. Recomenda-se que o número de pacientes que retiram o consentimento no dia do procedimento seja menor que 5%[12].

Identificação do paciente

Orienta-se realizar a verificação da identidade do paciente no período intraprocedimento para evitar erros, trocas de procedimentos e realização de exames inadequados, como no caso de pessoas homônimas. Portanto, a identificação do paciente deve englobar não só o nome do paciente, mas também dados como data de nascimento, nome da mãe, telefone, entre outras ferramentas de diferenciação, e deve ser feita pelo menos uma dupla checagem: ao se apresentar na recepção para o exame e ao chegar na sala do procedimento. O ideal é que o paciente receba uma pulseira de identificação com nome ou código e que a mesma seja utilizada na impossibilidade do paciente em se comunicar.

Indicadores Relacionados ao Período Intraprocedimento

Documentação do preparo de cólon

Como já mencionado anteriormente, as condições do preparo devem ser registradas em escalas validadas na literatura e documentadas para reavaliações futuras.

Monitoração

A monitoração do paciente se inicia antes do procedimento, assim como o registro dos sinais vitais e parâmetros ventilatórios, os quais devem ter seus valores anotados no momento zero. A utilização de oxigênio e o volume ofertado precisam ser registrados. A partir daí, novas medidas deverão ser realizadas a cada 5 minutos até o fim do procedimento e liberação do paciente para a sala de recuperação. Todas as medicações, doses, intervenções, efeitos adversos, drogas reversoras e manobras de ressuscitação também devem ser registradas. Para a segurança do paciente é essencial que a sala de procedimento e a unidade de endoscopia digestiva estejam completamente habilitadas e aparelhadas conforme recomendações da ANVISA e do CFM para o procedimento proposto.

Obtenção de fragmentos de biópsias e lesões ressecadas

O número de biópsias necessárias para se obter acurácia diagnóstica pode variar de acordo com cada patologia. Existem diretrizes específicas para cada situação, como por exemplo nas diarreias crônicas e doenças inflamatórias intestinais. Não é o propósito desse capítulo relatar como as biópsias devem ser realizadas em cada situação. Entretan-

Segurança e Qualidade em Endoscopia Digestiva

to, faz parte dos indicadores de qualidade que as biópsias realizadas sigam as orientações específicas das sociedades médicas. É essencial que as lesões ressecadas e/ou fragmentos de biópsias obtidos sejam cuidadosamente colocados em frascos corretamente identificados com o material removido, origem da amostra e nome do paciente (p. ex., pólipo de sigmoide, nome do paciente).

Detecção de lesões pré-malignas

É papel preponderante das colonoscopias de rastreio ou vigilância identificar lesões pré-malignas, como os adenomas tradicionais e as lesões serrilhadas. O primeiro e mais utilizado indicador é a Taxa de Detecção de Adenomas (TDA), a qual está inversamente relacionada à mortalidade e ao risco de CCR de intervalo[19]. Recomenda-se, portanto, pela ASGE, uma TDA de pelo menos 25% (30% para homens e 20% para mulheres) como alvo a ser atingido em colonoscopias de rastreio em uma população de risco médio, com 50 anos ou mais.

Existem limitações inerentes à TDA, como a não mensuração do número total de adenomas detectados e a necessidade de registro manual de dados patológicos. Outro problema é que muitos colonoscopistas desenvolvem uma abordagem chamada de *one and done* (um e pronto), na qual após a identificação de um pólipo com aparência de adenoma, o profissional deixa de examinar a mucosa restante com o mesmo cuidado. Apesar dessas limitações, a TDA permanece superior a outros parâmetros de qualidade em estudos recentes. Outras ferramentas como a Taxa de Detecção de Pólipos e a Taxa de Adenoma por Colonoscopia ainda necessitam de estudos para serem endossadas como ferramentas de bom custo-benefício e como indicadores de qualidade independentes.

As recomendações para TDA foram estabelecidas usando estudos que se basearam em lesões classificadas como "adenomas convencionais" e não se aplicam para lesões serrilhadas, visto que essas lesões pertencem a uma classificação histológica diferente. Devido à associação de lesões serrilhadas com o câncer pós-colonoscopia em cólon proximal, existem discussões sobre a recomendação de uma taxa de detecção para lesões serrilhadas, com um estudo sugerindo 5% como o padrão para essas lesões[20].

Com relação às lesões intervalares, não existe um consenso sobre sua correta definição. Para alguns autores, pode-se incluir adenomas maiores que 1 cm nesse tópico, enquanto outros consideram apenas CCR confirmados. Fato é, que quando essas lesões aparecem entre duas colonoscopias, sejam elas de rastreio ou vigilância, estamos diante de uma lesão intervalar.

Estatisticamente, o câncer pós-colonoscopia é mais comum no cólon direito e, por isso, as sociedades médicas da especialidade recomendam uma atenção maior a esse segmento, lançando mão de técnicas complementares, tais como a lavagem abundante da região, a dupla checagem ou retrovisão do cólon direito e a inspeção cuidadosa das regiões entre pregas.

Interrupção ou término precoce do procedimento

Devem ser documentados quaisquer motivos que resultem em interrupção precoce do procedimento, seja por complicações associadas à sedação ou à colonoscopia, como hipotensão, sangramento intenso ou desconforto do paciente.

Taxa de chegada ao ceco

A observação do ceco é essencial para a avaliação completa do cólon, especialmente nos exames de rastreio. Essa habilidade se justifica visto que taxas insatisfatórias de chegada ao ceco estão associadas a maiores índices de câncer de intervalo no cólon proximal[21].

Deve-se fazer a documentação fotográfica do ceco nomeando as estruturas anatômicas regionais, tais como o orifício do apêndice e a válvula ileocecal.

Endoscopistas experientes devem atingir o ceco em pelo menos 95% das colonoscopias de rastreio em adultos saudáveis.

Em caso de interrupção do procedimento, como por exemplo nos casos de preparo inadequado, o exame não deverá ser contabilizado na estatística de chegada ao ceco. O mesmo vale para procedimentos que tenham como objetivo único a ressecção de uma neoplasia maligna ou benigna específica ou de um pólipo localizado distalmente à região cecal, desde que a chegada ao ceco tenha sido documentada em uma colonoscopia prévia.

Tempo de retirada do aparelho

O exame cuidadoso de todo o cólon requer tempo e atenção. Estudos demonstraram uma correlação positiva entre o tempo de retirada do colonoscópio e a detecção de pólipos[13]. As sociedades médicas da especialidade recomendam que o tempo de retirada do colonoscópio seja maior ou igual a 6 minutos em pelo menos 90% das colonoscopias de rastreio, considerando-se um paciente de risco médio, sem qualquer achado relevante.

É importante notar que o tempo de retirada do aparelho é um padrão de qualidade secundário à taxa de detecção de adenomas (TDA): endoscopistas com baixas TDA devem estar atentos a este padrão de qualidade, visto que podem melhorar sua *performance* puramente através da correção do tempo de retirada do colonoscópio, enquanto para endoscopistas com boas TDA, o tempo de retirada pode não demonstrar grandes diferenças.

Recuperação de pólipos

A recuperação de pólipos após sua retirada é indispensável para a análise histopatológica da lesão. Alguns centros terciários vêm adotando a política de "ressecar e descartar" para diminuir os custos de rastreio, visto que a análise de pequenos pólipos (menores que 10 mm) através de colonoscópios modernos pode ter acurácia diagnóstica de até 90%. Como esse tipo de política ainda não foi amplamente testado fora de centros terciários, sociedades médicas como a ESGE recomendam que todos os pólipos retirados sejam recuperados, com valores mínimos sugeridos de 90%[13].

Tatuagem

Ao identificar pólipos maiores, lesões possivelmente malignas e cânceres, o colonoscopista deve recorrer à tatuagem com duas finalidades principais:

1) Facilitar a identificação da lesão ou da área ressecada em colonoscopias de seguimento;

2) Marcação cirúrgica, principalmente para procedimentos laparoscópicos.

Essa distinção se justifica visto que, na primeira, a tatuagem deve ser superficial, enquanto na última deve ter maior profundidade.

A tatuagem endoscópica é preconizada quando a lesão não está localizada em grandes marcos anatômicos, como o ceco ou reto, e pode ser realizada com tinta nanquim ou similares carbonados.

Geralmente, a tatuagem é realizada em posição discretamente distal à lesão, mas sua localização pode variar, devendo sempre ser documentada e informada para o colonoscopista ou cirurgião que fará o próximo procedimento. Em alguns casos, é preferível que mais de uma tatuagem seja feita, para garantir que a lesão seja encontrada com facilidade no futuro.

Após a retirada de lesões maiores onde há dúvidas sobre sua margem, ou em lesões retiradas através da técnica de *piecemeal*, a tatuagem também está recomendada, devido ao risco aumentado de lesão residual[13].

Indicadores Relacionados ao Período Pós-Procedimento

Registro de efeitos adversos precoces e tardios

Os efeitos adversos pós-colonoscopia envolvem eventos com resolução espontânea, como desconforto abdominal, até outros mais graves, como perfuração e sangramento. É importante destacar que todos devem ser detalhadamente registrados, incluindo aspectos como readmissão não programada; internação hospitalar mais longa, intervenções, reações alérgicas, cirurgias de emergência ou morte do paciente.

Perfuração

A perfuração é um evento adverso grave, podendo se manifestar de forma precoce ou tardia. Devem ser registrados os detalhes de todas as perfurações, como por exemplo se resultou de um procedimento diagnóstico ou terapêutico, sua localização, tamanho, se houve sucesso no tratamento endoscópico com clipes, uso de antibiótico, uso de CO_2, destino do paciente pós-perfuração e condições do preparo colônico no segmento perfurado. A ESGE propõe que menos de 1:1.000 colonoscopias de rastreio resultem em perfuração com necessidade de tratamento cirúrgico emergencial.

Sangramento

Sangramentos durante a polipectomia fazem parte da rotina do colonoscopista e devem ser resolvidos endoscopicamente em 90%-95% das vezes, sem a necessidade de cirurgia.

Caso uma intervenção adicional seja necessária, tal como uma admissão hospitalar, o sangramento deve ser entendido como efeito adverso e documentado. Para evitar a inclusão equívoca de sangramentos tardios rotineiros como efeitos adversos, a ESGE define os sangramentos pós-polipectomia como "perda de sangue ou melena após o procedimento, que persiste por até 2 semanas e necessita de transfusão, cirurgia ou terapias endoscópicas adicionais"[13].

Sangramentos tardios frequentemente cessam de forma espontânea. A internação para observação é uma opção para os pacientes com muitas comorbidades e/ou para aqueles que moram em locais distantes.

Deve-se ter em mente que pacientes idosos ou em uso de medicações anticoagulantes são aqueles de maior risco para sangramento. Também apresentam risco aumentado para sangramento as lesões grandes, sésseis e de cólon direito, enquanto a experiência do colonoscopista e o uso de correntes baixas são fatores que podem auxiliar na diminuição desse risco.

Recuperação pós-anestésica e alta do paciente

No contexto da alta, a recuperação pós-sedação ou anestésica tem suma importância, principalmente no quesito segurança. Existe hoje uma tentativa por parte das sociedades de endoscopia digestiva de padronizar a alta de pacientes submetidos a procedimentos endoscópicos sob sedação[13]. Muitos serviços já fazem uso de escores como o de Aldrete-Kroulik Modificado (MAK), originalmente destinado para pacientes submetidos à cirurgia e avaliados na sala de recuperação pós-anestésica. Um estudo brasileiro conduzido por Ferreira *et al.* e publicado em 2020[22] formulou uma nova escala específica para procedimentos endoscópicos, que pode ser vista em comparação com o escore MAK (Tabela 11.1). A vantagem dessa escala proposta é que ela inclui critérios clínicos que já são usados na rotina diária do colonoscopista, além de padronizar a decisão de alta em concordância com as recomendações das sociedades médicas da especialidade.

Recomenda-se que o registro de alta do paciente seja realizado em pelo menos 98% dos procedimentos e que inclua um escore validado[13].

Dados sobre satisfação do paciente

O nível de satisfação dos pacientes após a colonoscopia está diretamente relacionado à aderência ao tratamento e às chances de retorno para repetição do exame[14]. Na prática colonoscópica, exames sem sedação, longa espera para a realização do exame e informações inadequadas pré-procedimento afetam negativamente a satisfação do paciente.

Tabela 11.1 – Escala pós-sedação proposta *vs.* Escore MAK.

Score	Escala proposta	Escore	Escore modificado de Aldrete-Kroulik
2 1 0	**Sinais vitais (pulso e pressão sanguínea)** ± 20% do nível de pré-sedação ± 20-40% do nível de pré-sedação > 40% do nível de pré-sedação	2 1 0	**Atividade** Capaz de mover as 4 extremidades Capaz de mover as 2 extremidades Incapaz de mover as extremidades
2 1 0	**Atividade motor** Capaz de andar sem ajuda Capaz de andar com ajuda Incapaz de andar	2 1 0	**Respiração** Capaz de respirar profundamente ou tossir de forma espontânea Dispneia ou respiração limitada Apneico
2 1 0	**Náusea e vômito** Ausente ou moderado: não necessita de medicação Moderado: medicação oral Severa: medicação intravenosa	2 1 0	**Circulação** Pressão sanguínea ± 20% do nível pré-anestésico Pressão sanguínea ± 20-50% do nível pré-anestésico Pressão sanguínea > 50% do nível pré-anestésico
2 1 0	**Dor** Ausente ou moderada: não necessita de medicação Moderada: medicação oral Severa: medicação intravenosa	2 1 0	**Consciência** Completamente acordado Acorda quando chamado Não responsivo
2 1 0	**Consciência** Completamente acordado Acorda quando chamado Não responsivo	2 1 0	**Saturação de O_2** Mantém SpO_2 > 90% em ar ambiente Mantém SpO_2 > 90% com O_2 Mantém SpO_2 < 90% com O_2
2 1 0	**Saturação de O_2** Mantém SpO_2 > 90% em ar ambiente Mantém SpO_2 > 90% com O_2 Mantém SpO_2 < 90% com O_2		

Aldrete-Kroulik: 9-10 pontos para liberação

Proposed scale: 11-12 pontos para liberação

Nenhum paciente pode ser liberado após pontuar 0 em qualquer um dos parâmetros avaliados

Fonte: Adaptada de: Ferreira LE et. al. A new discharge scale directed to patients submitted to endoscopic procedures with sedation. Gastrointest Endosc Journal[22].

No momento da alta, portanto, deve ser solicitado ao paciente que informe seu nível de satisfação com o procedimento e cuidados prestados, além de posterior documentação das informações recebidas. Tal atitude é fundamental para que o colonoscopista e sua equipe recebam *feedback* sobre o serviço realizado, objetivando melhorias profissionais necessárias.

Desde 2017, desenvolvemos e implantamos em nosso serviço uma ficha de sala (Anexo 1) que contempla inúmeros indicadores de qualidade, envolvendo os períodos pré, intra e pós-procedimento. Na porção final dessa ficha encontra-se uma seção para registro da satisfação geral do paciente e se houve contato por parte da equipe com o paciente após a alta.

Limpeza e desinfecção de equipamentos

Os padrões de desinfecção preestabelecidos por fabricantes, agências reguladoras e o Conselho Federal de Medicina devem ser rigorosamente obedecidos e documentados. Essas resoluções têm por objetivo estabelecer os requisitos de boas práticas de funcionamento para os serviços de endoscopia com via de acesso ao organismo por orifícios exclusivamente naturais[23].

Laudo da colonoscopia

O laudo pós-colonoscopia deve se iniciar com detalhes sobre o paciente e sobre o endoscópio utilizado, além de informar a indicação do procedimento e os nomes dos médicos e auxiliares envolvidos.

Sobre o exame, informações a respeito da qualidade do preparo, a tolerância do paciente ao regime utilizado, o tipo de sedação, o grau e a duração do procedimento e os achados endoscópicos precisam estar presentes.

Em relação às lesões encontradas, é importante destacar a localização, o tamanho, a morfologia (classificação de Paris) e, quando possível, descrição do padrão de criptas e microvascular. Diagnóstico endoscópico e histopatológico, conduta, resultado e complicações também devem ser registrados.

Caso seja realizada ressecção endoscópica, detalhes referentes à mesma devem ser incluídos no laudo.

O FUTURO

A realização de polipectomias de forma inadequada pode ter graves consequências, como o CCR pós-colonoscopia e efeitos adversos. Muito se discute sobre a necessidade de encontrar e remover lesões pré-malignas, mas a eficácia dessas ressecções é pouco abordada e pouco registrada na prática. Além disso, métricas para estabelecer indicadores de qualidade são escassas. Estudos demonstraram que existe grande variação quanto à competência de colonoscopistas para realizar ressecções. No futuro, o registro de eficácia na remoção de lesões seguramente será um critério de qualidade importante, mas

Segurança e Qualidade em Endoscopia Digestiva

para isso mais estudos para definir métricas objetivas devem ser realizados. Exemplos de indicadores para ressecções de qualidade estão detalhados no Quadro 11.2.

Com o advento de novas tecnologias como o *Computer-Aided Diagnosis* (diagnóstico auxiliado por computador – CAD), teremos a aplicação prática de Inteligência Artificial na rotina diária de cada vez mais serviços de colonoscopia. Essas tecnologias podem auxiliar colonoscopistas a encontrar pólipos pouco visíveis e evitar que lesões passem despercebidas durante os exames, além de fornecer diagnóstico óptico com bastante acurácia. O resultado final da aplicação desses sistemas deve culminar em um aumento da detecção de lesões pré-malignas e, consequentemente, na eficácia das colonoscopias de rastreio, visto que somente as lesões potencialmente malignas serão removidas.

Quadro 11.2 – Indicadores de competência para realização de ressecções endoscópicas.

Alcançar a posição ideal frente ao pólipo

Otimizar a visão

Determinar a total extensão da lesão

Utilizar a técnica adequada de polipectomia

Ajustar/estabilizar a posição do colonoscópio

Examinar talo/base remanescente

Identificar e tratar o pólipo residual

Identificar sangramento e realizar hemostasia adequada

Recuperar ou tentar recuperar o pólipo

Realizar tatuagem, quando indicado

Fonte: Adaptado de: Assessing colon polypectomy competency and its association with established quality metrics. Gastrointest Endosc[24].

ANEXOS

FICHA DE SALA

Ficha de acompanhamento de exames (colonoscopia)

Pré-procedimento

Nome:_____ Data:____/____/____ .

Gênero: ☐ Masc. ☐ Fem. Idade:_____ DN:_____ Pront: _____

Início: _____:_____

Procedimento solicitado: ☐ Diagnóstico ☐ Terapêutico

Qual: _____

Indicação: _____

TCI: ☐ Sim ☐ Não Jejum adequado: ☐Sim ☐ Não

HPP/HF de CCR: ☐ Sim ☐ Não (Quem? _____)

HPP/HF de Pólipos: Sim Não (Quem? _____)

Colonoscopias prévias: ☐ Sim ☐ Não   Pesq. sangue oculto: ☐ Sim Não   ☐ Pos ☐ Neg

Cirurgia(S) Prévia(S): ☐ Sim ☐ Não

Qual(is): _____

Alergias: ☐ Sim ☐ Não   Qual(is): _____

Indicação de antibiótico profilático: ☐ Sim ☐ Não

Qual: _____

Anticoag./antiagreg. plaquetários: ☐ Sim ☐ Não   Qual: _____
☐ Conforme *Guideline*

Avaliação do plano de sedação com base em dados do paciente: ☐ Sim ☐ Não

Outros dados relevantes: ☐ CA mama ☐ DM ☐ Radioterapia ☐ Não Outros: _____
_____

Exame suspenso ou contraindicado: ☐ Sim ☐ Não

Motivo: _____

Preparo: ☐ Manitol ☐ Picoprep ☐ PEG ☐ Retrógrado   Preparo bem orientado e realizado:
☐ Sim ☐ Não

Rastreabilidade: Endoscópio: ☐ Fujinon ☐ Olympus ☐ Pentax   Modelo: _____
NS: _____

Check-up do aparelho: ☐ Sim ☐ Não

Intraprocedimento

Pré-oxigenação: ☐ Sim_____L/min ☐ Não   Horário do início do exame:_____

Plano de sedação	Medicamento	Dose	Via	Medicamento	Dose	Via
	Propofol 10 mg/mL	mg	EV			
	Fentalin 50 mcg/mL	mcg	EV			
_____	Midazolan 5 mg/5 mL	mg	EV			
Assinatura/Carimbo	Sol. Fisiológica 0,9%	mL	EV			
	Água para injeção	mL	EV			

Uso de antagonistas após sedação: ☐ Sim ☐ Não   ☐ Qual: ☐ Flumazenil ☐ Naloxona
Interrupção do exame devido a problemas associados à sedação: ☐ Sim ☐ Não
Motivo: _____
Eventos adversos associados à sedação: ☐ Sim ☐ Não
Qual(is): _____

PARÂMETROS

Funções vitais	Pré	PER 1	PER 2	PER 3	pós
FC (bpm)					
PA (mmHg)					
SpO$_2$ (%)					

Oxigenação: ☐ Sim_____L/min ☐ Não
Documentação com fotos: ☐ Sim ☐ Não
Preparo (escala de Boston): ☐ __ C. Esquerdo ☐ __ C. Transverso ☐ __ C. Direito
☐ NA Total: _____
Mapa de coleta de material: ☐ _____Transverso ☐ _____Outros
Biópsia: ☐ Sim ☐ Não
Polipectomia: ☐ Sim ☐ Não   ☐ _____Ascendente
Mucosectomia: ☐ Sim ☐ Não   ☐ __ íleo   ☐___Descendente
Detecção de pólipos: ☐ Sim ☐ Quantos:____ ☐ Não
Biópsias de acordo com *guidelines*: ☐ Sim ☐ Não ☐ NA
Frascos corretamente identificados: ☐ Sim ☐ Não ☐ NA ☐ __ Ceco ☐ __ Sigmoide
Chegada ao ceco: ☐ Sim ☐ Não ☐ NA
Chegada ao íleo terminal: ☐ Sim ☐ Não ☐ NA ☐ __ Reto
Dupla checagem ou retrovisão do cólon direito: ☐ Sim ☐ Não ☐ NA
Eventos adversos: ☐ Broncoaspiração ☐ Sangramento ☐ Perfuração ☐ Queimadura por
bisturi ☐ PCR ☐ Dessaturação SpO$_2$ mín.:_____ Tempo:_____ min
☐ Outros:_____
Tempo de retirada do aparelho: _____ min ☐ NA   Tempo total de exame: _____ min
Procedimentos adicionais: Hemostasia: ☐ Química ☐ Térmica ☐ Mecânica
Cromoscopia: ☐ Ác. Acético ☐ Lugol ☐ Azul de metileno ☐ Índigo carmim
☐ Outros:_____ Cromoscopia digital: ☐ NBI ☐ FICE ☐ BLI ☐ LCI
☐ ISCAN ☐ Magnificação ☐ Tatuagem ☐ Dilatação ☐ Outros Procedimentos:_____
Acessórios: ☐ __ Pinça ☐ __ Injetor ☐ __ Alça ☐ __ Cesta ☐ __ Clipe ☐ __ Balão dilatador
☐ __ Fio-guia ☐ __ Cateter de argônio ☐ __ Outros:_____

capítulo 11 — Qualidade em Colonoscopia — 167

PÓS-PROCEDIMENTO

EXAME: **COMPLETO:** ☐ Sim ☐ Não
Motivo: _____

CHEGADA NA SALA DE RPA: _____ : _____ h **AVALIAÇÃO INICIAL ENTRE 15'-30':** ☐ Sim ☐ Não ☐ NA

FORMULÁRIO DE HISTOPATOLOGIA PREENCHIDO CORRETAMENTE: ☐ Sim ☐ Não ☐ NA

DIETA PARA: ☐ Jejum ☐ DM ☐ Doença Celíaca ☐ Livre ☐ Outros:

INTERCORRÊNCIAS E EVENTOS ADVERSOS: ☐ Hipotensão ☐ Arritmia ☐ Hipoxemia ☐ Lipotimia
☐ Náuseas ☐ Vômitos ☐ Dor abdominal ☐ Tontura ☐ Outros: _____

Prescrição Médica	MEDICAMENTO	DOSE	VIA	PARÂMETROS FUNÇÕES VITAIS		
				FC (bpm)		
				PA (mmHg)		
Assinatura/Carimbo				SpO2 (%)		

Pontuações da Escala de Aldrete-Kroulik e da Escala de Alta de RPA no ato da liberação do paciente

	Escala de alta de RPA em Endoscopia		Escala de Aldrete-Kroulik modificada
	Sinais vitais (pulso e PA)		**Mobilidade**
2	± 20% do valor basal	2	Move todas as extremidades
1	± 20-40% do valor basal	1	Move duas extremidades
0	> 40% de alteração do valor basal	0	Não move nenhuma extremidade
	Atividade motora		**Respiração**
2	Deambula sem auxílio	2	Inspirações profundas, tosse
1	Assistência para deambular	1	Dispneia, respiração limitada
0	Não deambula	0	Apneia
	Náusea e vômitos		**Circulação (pressão arterial)**
2	Ausentes ou leve sem necessidade do uso de medicações	2	± 20 mmHg do valor pré-anestésico
1	Moderados: medicações orais	1	± 20-50 mmHg do valor pré-anestésico
0	Intensos: medicações injetáveis	0	± 50 mmHg do valor pré-anestésico
	Dor		**Consciência**
2	Ausente ou leve sem necessidade do uso de medicações	2	Completamente acordado
1	Moderada – controlada com medicações orais	1	Desperta ao ser chamado
0	Persistente e intensa necessitando de medicação venosa	0	Inconsciente
	Consciência		**Saturação de oxigênio**
2	Completamente acordado	2	SpO2 > 90% em ar ambiente
1	Desperta ao ser chamado	1	SpO2 > 90%, oxigênio suplementar
0	Não desperta ao ser chamado	0	SpO2 < 90%, oxigênio suplementar
	Saturação de oxigênio		**OBS:**
2	SpO2 > 90% em ar ambiente		1- Na pontuação básica deve considerar o estado pré-exame
1	SpO2 > 90%, oxigênio suplementar		2- Nenhum paciente poderá ser liberado com pontuação zero em
0	SpO2 < 90%, oxigênio suplementar		qualquer um dos parâmetros

Escala de alta de RPA: – Pontuação: _____
11 e 12 Paciente em condições de alta
6 a10 Paciente em vigilância relativa
0 a 5 Paciente em vigilância restrita

Aldrete-Kroulik – Pontuação: _____
9 a 10 Paciente em condições de alta
5 a 8 Paciente em vigilância relativa
0 a 4 Paciente em vigilância restrita

LIBERAÇÃO SEGURA DO PACIENTE POR CRITÉRIOS PREDEFINIDOS: ☐ Sim ☐ Não
DESTINAÇÃO:
☐ Liberado para casa e/ou acompanhamento ambulatorial.
☐ Liberado para transporte em ambulância SEM necessidade de acompanhamento médico.
☐ Liberado para transporte em ambulância COM necessidade de acompanhamento médico.
☐ Liberado para retornar ao quarto do Hospital.
☐ Encaminhado para internação Hospitalar.

Alta do paciente: _____ : _____ h

SATISFAÇÃO GERAL DO PACIENTE:

Muito Insatisfeito	Insatisfeito	Indiferente	Satisfeito	Muito Satisfeito
0	2,5	5	7,5	10

_____
Equipe de Enfermagem
Assinatura/Carimbo

_____
Equipe Médica
Assinatura/Carimbo

LIBERAÇÃO RETARDADA? ☐ Sim ☐ Não ☐ Pa:

REFERÊNCIAS BIBLIOGRÁFICAS

1. Rex DK, Cutler CS, Lemmel GT, et al. Colonoscopic miss rates of adenomas determined by back-to-back colonoscopies. Gastroenterology 1997;112:243–8.
2. Rex DK, Johnson DA, Lieberman DA, et al. Colorectal cancer prevention 2000: screening recommendations of the American College of Gastroenterology. Am J Gastroenterol 2000;95:868-77.
3. Anderson ML, Pasha TM, Leighton JA. Endoscopic perforation of the colon: Lessons from a 10-year study. Am J Gastroenterol 2000;95:3418–22.
4. Vader JP, Pache I, Froehlich F, et al. Overuse and underuse of colonoscopy in a European primary care setting. Gastrointest Endosc 2000;52:593-9.
5. Rex DK. Colonoscopic withdrawal technique is associated with adenoma miss rates. Gastrointest Endosc 2001;51:33–6.
6. Rex DK, Imperiale TF, Latinovich DR, et al. Impact of bowel preparation on efficiency and cost of colonoscopy. Am J Gastroenterol 2002;97:1696-700.
7. Harewood GC, Sharma VK, de Garmo P. Impact of colonoscopy preparation quality on detection of suspected colonic neoplasia. Gastrointest Endosc 2003;58:76-9
8. Pickhardt PJ, Nugent PA, Mysliwiec PA, et al. Location of adenomas missed by optical colonoscopy. Ann Intern Med 2004;141:352-9.
9. Sanchez W, Harewood GC, Petersen BT. Evaluation of polyp detection in relation to procedure time of screening or surveillance colonoscopy. Am J Gastroenterol 2004;99:1941-5.
10. Barclay R, Vicari JJ, Johanson JF, et al. Variation in adenoma detection rates and colonoscopic withdrawal times during screening colonoscopy [abstract]. Gastrointest Endosc 2005;61:AB107.
11. Froelich F, Wietlisbach V, Gonvers JJ, et al. Impact of colonic cleansing on quality and diagnostic yield of colonoscopy: the European Panel of Appropriateness of Gastrointestinal Endoscopy European Multicenter Study. Gastrointest Endosc 2005;61:378-84.
12. Rex DK, Petrini JL, Baron TH, et al. Quality indicators for colonoscopy. Gastrointest Endosc. 2006;63(4 Suppl):S16-28.
13. Rembacken B, Hassan C, Riemann JF, Chilton A, Rutter M, Dumonceau JM, Omar M, Ponchon T. Quality in screening colonoscopy: position statement of the European Society of Gastrointestinal Endoscopy (ESGE). Endoscopy. 2012.
14. Rex DK, Schoenfeld PS, Cohen J, Pike IM, Adler DG, Fennerty MB, Lieb JG 2nd, Park WG, Rizk MK, Sawhney MS, Shaheen NJ, Wani S, Weinberg DS. Quality indicators for colonoscopy. Gastrointest Endosc. 2015 Jan;81(1):31-53.
15. Rabeneck L, Paszat LF, Hilsden RJ et al. Bleeding and perforation after outpatient colonoscopy and their risk factors in usual clinical practice. Gastroenterology 2008;135: 1899–1906.
16. Rex DK, Boland CR, Dominitz JA, Giardiello FM, Johnson DA, Kaltenbach T, Levin TR, Lieberman D, Robertson DJ. Colorectal Cancer Screening: Recommendations for Physicians and Patients From the U.S. Multi-Society Task Force on Colorectal Cancer. Gastroenterology. 2017 Jul;153(1):307-323.
17. Calderwood AH, Jacobson BC. Comprehensive validation of the Boston Bowel Preparation Scale. Gastrointest Endosc 2010;72: 686-92.

18 Rostom A, Jolicoeur E. Validation of a new scale for the assessment of bowel preparation quality. Gastrointest Endosc 2004;59:482-6.

19 Kaminski MF, Regula J, Kraszewska E, Polkowski M, Wojciechowska U, Didkowska J, Zwierko M, Rupinski M, Nowacki MP, Butruk E. Quality indicators for colonoscopy and the risk of interval cancer. N Engl J Med. 2010 May 13;362(19):1795-803. doi: 10.1056/NEJMoa0907667. PMID: 20463339.

20 Kahi CJ, Li X, Eckert GJ, et al. High colonoscopic prevalence of proximal colon serrated polyps in average-risk men and women. Gastrointest Endosc 2012;75:515-20.

21 Baxter N, Sutradhar R, Forbes DD, et al. Analysis of administrative data finds endoscopist quality measures asociated with post-colonoscopy

22 Ferreira LE, Halfeld LC, Reis CS, Ferreira VH, Corrêa TS, Carvalho BE, Ferreira JP, Tonisi AJ, Teixeira FM, Costa VD, Neiva LM. A new discharge scale directed to patients submitted to endoscopic procedures with sedation. Gastrointest Endosc Journal Volume 91, No. 6S : 2020 AB550

23 BRASIL. Ministério da Saúde. Portaria nº 422, de 16 de abril de 2008. RESOLUÇÃO-RDC Nº 6, de 10 de março de 2013. Dispõe sobre os requisitos de Boas Práticas de Funcionamento para os serviços de endoscopia com via de acesso ao organismo por orifícios exclusivamente naturais.

24 Duloy AM, Kaltenbach TR, Keswani RN. Assessing colon polypectomy competency and its association with established quality metrics. Gastrointest Endosc. 2018 Mar;87(3):635-644. doi: 10.1016/j.gie.2017.08.032. Epub 2017 Sep 4. PMID: 28882577.

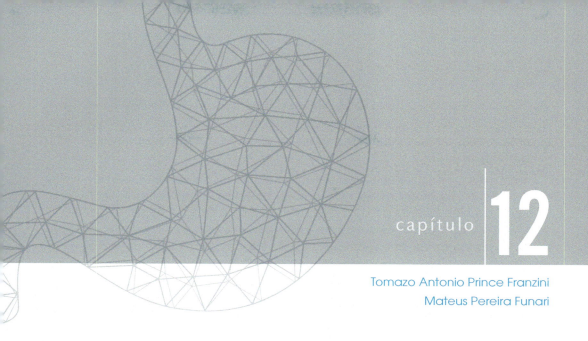

capítulo 12

Tomazo Antonio Prince Franzini
Mateus Pereira Funari

Qualidade em CPRE

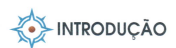 **INTRODUÇÃO**

A colangiopancreatografia retrógrada endoscópica (CPRE) é um procedimento que pode ser tecnicamente desafiador e não isento de risco de eventos adversos (EA). Por tal motivo, sua indicação é atualmente quase que restrita a casos terapêuticos. Além disso, muitos serviços e sociedades têm feito grandes esforços para padronizar a capacitação do endoscopista e tomar medidas para diminuir a incidência de eventos adversos e maximizar o sucesso terapêutico.

Tais esforços se baseiam no estabelecimento de parâmetros mínimos necessários para considerar a prática da CPRE adequada, seja na sua segurança (baixa incidência de eventos adversos) ou no cumprimento do objetivo terapêutico (indicação do exame). Com esta meta estabelecida, podemos avaliar precisamente se determinado profissional ou serviço de endoscopia se adequa à qualidade exigida para aquele procedimento. O próximo passo é identificar os fatores com potencial de melhorias e tomar medidas para elevar a qualidade do serviço prestado. Nos casos em que as metas são atingidas, também é importante avaliar todas as medidas que estão sendo tomadas para melhor compreender os fatores que garantem a qualidade deste procedimento. O ponto principal não é a "penalização" dos serviços e profissionais que não atingirem parâmetros estabelecidos,

Segurança e Qualidade em Endoscopia Digestiva

mas sim uma maneira objetiva de melhorar os desfechos clínicos dos pacientes que são submetidos à CPRE. Isso ganha força nos tempos em que a acreditação dos hospitais tem se tornado cada vez mais importante, assim como a chegada de modelos de pagamento por *performance*.

É evidente que os parâmetros estabelecidos devem ser baseados em estudos de qualidade prévios, buscando sempre o maior nível de evidência disponível na literatura. Seguindo a pirâmide da qualidade da evidência, na ausência de estudos que sustentem um parâmetro específico, a opinião do especialista guia a respectiva recomendação. Infelizmente, a maioria das recomendações feitas pelas principais sociedades de endoscopia no mundo (*American Society for Gastrointestinal Endoscopy* – ASGE e *European Society of Gastrointestinal Endoscopy* – ESGE) possui nível de evidência baixo[1,2]. Por tal motivo, a ESGE pontua temas prioritários para o desenvolvimento de pesquisas (Quadro 12.1)[2]. Isso deve servir como motivação para o desenvolvimento de estudos de controle de qualidade que forneçam maior embasamento científico para as tomadas de decisão.

Os indicadores de qualidade são divididos em três momentos: o pré-procedimento, definido como todo contato da equipe com o paciente e seus respectivos dados clínicos até o início da sedação ou anestesia; o intraprocedimento, que se inicia com a sedação ou anestesia e se encerra com a retirada do duodenoscópio; e por fim o pós-procedimento, que diz respeito à recuperação imediata e ao seguimento do paciente.

Trata-se de um assunto muito relevante, pois aumenta a segurança do ato médico para o paciente e para os profissionais da saúde, gerando ainda a possibilidade de rastrear falhas e implementar medidas para corrigi-las. Sua relevância é reforçada pela rede de qualidade em CPRE dos Estados Unidos (ERCP *Quality Network*), em que dados são coletados desde 2013 para melhor compreensão e aplicação de critérios que auxiliem a prestação deste serviço[3].

Quadro 12.1 – Temas prioritários para pesquisa para melhoria na elaboração de marcadores de qualidade em CPRE.

Profilaxia de pancreatite aguda pós-CPRE – valor do *stent* pancreático vs. AINE

Quando o pré-corte é indicado e seguro?

Como conduzir estenoses pancreáticas benignas?

A radiofrequência por CPRE é eficaz e segura no tratamento paliativo de câncer?

Qual é o método de preferência no acesso à via biliar diante de alterações anatômicas?

CPRE (colangiopancreatografia retrógrada endoscópica), AINE (anti-inflamatório não esteroidal)

Fonte: Modificado do Guideline a ESGE de 2018 - *Performance measures for ERCP and endoscopic ultrasound: a European Society of Gastrointestinal Endoscopy (ESGE) Quality Improvement Initiative.*

QUALIDADE EM CPRE

Fatores Pré-procedimento

O primeiro ponto a ser estudado é a indicação do procedimento e do plano anestésico baseando-se nos dados clínicos do prontuário do paciente. A Sociedade Americana de Endoscopia (*American Society for Gastrointestinal Endoscopy* – ASGE) recomenda que este parâmetro seja atingido em > 90% dos casos e apresenta uma lista com suas principais indicações (Quadro 12.2)[1,3]. Para a maioria dos procedimentos, defende-se a meta de > 80% de indicações adequadas, mas neste caso, pelo potencial mais elevado de EA, a indicação deve ser especialmente precisa[1].

Casos com probabilidade intermediária de coledocolitíase devem ter seu diagnóstico confirmado com outros métodos menos mórbidos, como ultrassom endoscópico (USE), colangiorressonância ou colangiografia intraoperatória[4].

Pacientes com neoplasia associada a icterícia obstrutiva candidatos a tratamento cirúrgico só devem ser submetidos a CPRE pré-operatória em casos de colangite, prurido refratário ou atraso da cirurgia[3,5]. A drenagem pré-operatória de rotina envolve a realização de mais um procedimento, não sendo evidenciados melhores resultados após a cirurgia nesses casos[3,6].

No atendimento de casos complexos em grandes centros, não é incomum o endoscopista se deparar com casos em que a indicação não é precisamente padronizada. Estes casos devem ser bem documentados, a sua indicação deve ser registrada em prontuário, preferencialmente após decisão da equipe e reunião multidisciplinar[1].

Outro ponto essencial na realização de qualquer procedimento endoscópico é a obtenção do termo de consentimento livre e esclarecido (TCLE) assinado e documentado em prontuário, o que deve ocorrer em > 98% dos casos[1]. É evidente que este ato deve ser acompanhado da explicação da doença do paciente, necessidade de intervenção, características do procedimento, expondo a possibilidade de EA e esclarecendo eventuais dúvidas. A ASGE pontua a abordagem de ao menos seis EA a serem esclarecidos quanto a incidência (de acordo com os fatores de risco de cada paciente) e potencial gravidade: pancreatite (1-7%), sangramento (1-2%), perfuração (0,1-0,6%), eventos cardiopulmonares, infecção (< 1%) e reações alérgicas[1]. Algo que nem sempre é lembrado é a orientação quanto à possibilidade de a CPRE não ser bem-sucedida, o que pode tornar um segundo procedimento necessário[3]. A documentação adequada em prontuário do seguimento destes pacientes também é um fator crucial na qualidade da CPRE, uma vez que proporciona maior clareza a respeito da incidência destes EA.

Quando indicados, a não administração de antibióticos pode causar sérios prejuízos ao paciente. Por esse motivo e mínima dificuldade na sua administração, antibióticos devem ser utilizados adequadamente em > 95-98% das CPRE[1,2]. Em caso de colangite, deve-se atentar para o momento da dose de antibioticoterapia. Já a antibioticoprofilaxia está indicada antes do início da CPRE em casos de drenagem inadequada após o procedimento, pacientes transplantados hepáticos, portadores de colangite esclerosante

Quadro 12.2 – Indicações adequadas de CPRE.

Paciente ictérico com suspeita de obstrução biliar

Paciente sem icterícia cujos dados clínicos e bioquímicos ou de imagem sugerem doença do ducto pancreático ou das vias biliares

Avaliação de sinais ou sintomas que sugerem malignidade pancreática quando os resultados de imagem direta (p. ex., USE, US, TC, RNM) são ambíguos ou normais

Avaliação de pancreatite de etiologia indeterminada

Avaliação pré-operatória do paciente com pancreatite crônica e/ou pseudocisto

Avaliação manométrica do esfíncter de Oddi

• Esfincterotomia biliar empírica sem manometria do esfíncter de Oddi não é recomendada em pacientes com suspeita de disfunção do esfíncter de Oddi tipo III

Esfincterotomia biliar

• Coledocolitíase

• Estenose papilar

• Disfunção do esfíncter de Oddi

• Facilitar a passagem de próteses biliares ou de dilatação de estenoses

• *Sump syndrome*

• Coledococele

• Carcinoma ampular não candidato a tratamento cirúrgico

• Facilitar o acesso ao ducto pancreático

Colocação de *stent* em estenoses benignas ou malignas, fístulas biliares ou em pacientes de alto risco com cálculos biliares grandes não removíveis

Dilatação de estenoses ductais

Dilatação balonada da papila

Colocação de dreno nasobiliar

Drenagem de pseudocisto pancreático (indicação adequada por esta via)

Obtenção de material para diagnóstico histopatológico ou citológico do ducto pancreático ou hepatocolédoco

Indicações de ampulectomia

Facilitar colangioscopia ou pancreatoscopia

CPRE (colangiopancreatografia retrógrada endoscópica), USE (ultrassom endoscópico), US (ultrassom abdominal), TC (tomografia computadorizada), RNM (ressonância nuclear magnética)

Fonte: Modificado do *Guideline* a ASGE – *Quality indicators for ERCP*, 2015.[1]

primária (CEP) ou submetidos a colangioscopia[2,7]. Ressalta-se que a antibioticoterapia ou profilaxia adequada também deve evitar o extremo oposto, que é a administração de antibióticos em casos sem a indicação. Isso aumenta os EA relacionados ao seu uso e custos, sem benefício ao paciente[2,8].

Por fim, ressalta-se a necessidade de um endoscopista propriamente credenciado e habituado à prática da CPRE. Estudos mostram maiores índices de EA relacionados a CPRE realizadas por profissionais que realizam menos que uma CPRE por semana (< 50 por ano), logo, este tipo de procedimento deve ser restrito a profissionais com treinamento e prática adequados[3,9,10].

Fatores Intraprocedimento

Uma vez que esta etapa começa com o início da anestesia (ou sedação), a monitoração e a documentação dos sinais vitais e medicações administradas são fundamentais. Em se tratando de um procedimento de duração prolongada (quando comparado a outros procedimentos endoscópicos) e com potencial desconforto ao paciente, recomenda-se sedação profunda ou anestesia geral[3]. Dentro das possibilidades de intervenção envolvidas na CPRE, a ASGE estratifica procedimentos mais complexos e de maior duração em que seria indicada a anestesia geral, como extração de cálculos > 10 mm, abordagem de tumores hilares, ampulectomia, entre outros[11]. Por outro lado, procedimentos realizados em pacientes de baixo risco anestésico e com menor potencial de desafio técnico, como passagem de *stent* em tumor extra-hilar, obtenção de citologia com escova ou extração de cálculos < 10 mm, entre outros, podem ser realizados de modo seguro com sedação profunda[11].

Os fatores de controle de qualidade avaliados durante a CPRE apresentam íntima relação com a técnica empregada, avaliando assim seu sucesso terapêutico. A canulação seletiva das vias biliares deve ser obtida em > 90% dos casos de papila sem manipulação endoscópica prévia ou alteração anatômica e documentada em prontuário médico[1-3]. Tecnicamente, isso envolve a canulação transpapilar convencional com papilótomo e métodos avançados como fistulotomia suprapapilar (infundibulotomia) ou pré-corte (*precut*). Tal parâmetro possui íntima relação com a experiência do endoscopista e com a incidência de EA, apresentando grande relevância, a qual é reforçada pela recomendação de retorno ao treinamento ou encerramento da realização de CPRE em profissionais com taxa de canulação seletiva < 80%, diante de condições adequadas (nível de sedação, ausência de resíduos alimentares ou de variação anatômica etc.)[1].

Um ponto que abrange segurança do paciente e da equipe assistente envolvida no procedimento (enfermagem, endoscopista e anestesista) é o tempo de exposição à radiação. Este recurso deve ser usado o mínimo possível e controlado em termos de tempo de uso de dose de radiação empregada. Tais dados devem ser registrados em prontuário médico e analisados para melhor controle de qualidade do serviço prestado[1]. Um fator que ressalta a necessidade de um endoscopista devidamente capacitado é a maior dose de radiação utilizada por profissionais menos experientes[12].

Outro parâmetro que deve ser habitualmente monitorado é a extração bem-sucedida de cálculos < 10 mm e sua respectiva documentação. Recomenda-se que, na ausência de variações anatômicas ou outros fatores que aumentem a dificuldade técnica, mais de 90% destes casos sejam solucionados e documentados[1,2]. A documentação adequada envolve tamanho, quantidade e topografia do(s) cálculo(s), presença de estenose associada e manobras realizadas durante o procedimento, como uso de balão extrator, litotripsia, dilatação, passagem de *stent*, entre outros[2]. Em centros de referência, com profissionais que realizam maior volume de CPRE, a Sociedade Europeia de Endoscopia (ESGE) estende esta meta para mais de 95% dos casos[2].

Por fim, mais de 90%-95% dos casos de obstrução de hepatocolédoco (sub-hilar) sem outros fatores de dificuldade técnica devem ter sucesso técnico da drenagem com *stent* transpapilar plástico ou metálico e ser documentados[1,2,13]. A documentação deve incluir dados como extensão, calibre e topografia da estenose ou cálculo causando a obstrução, posição final e características do *stent*.

Fatores Pós-procedimento

Após a CPRE, a primeira preocupação envolve a documentação adequada de todo o procedimento (que teve início durante a CPRE), incluindo os equipamentos utilizados. O laudo deve detalhar todas as informações relevantes como fatores de risco para EA, técnica empregada para acesso, acessórios e incluir as imagens-chave endoscópicas e radioscópicas dos principais achados e passos do procedimento. EA e a respectiva conduta evidentemente devem ser incluídos no laudo e em prontuário médico[1].

Imediatamente após a recuperação anestésica, o médico responsável pela CPRE deve explicar ao paciente os achados do exame, manobras diagnósticas e terapêuticas e resultados, oferecendo ainda instruções a respeito dos cuidados subsequentes[3].

Um dos indicadores mais importantes envolve o principal EA após a CPRE: a pancreatite aguda. Como sua incidência varia substancialmente de acordo com as características do paciente e do procedimento, não há consenso quanto à meta a ser estabelecida. Por tal motivo, a ASGE não define uma meta de incidência de pancreatite aguda pós--CPRE, mas reforça a necessidade de tomar medidas para evitá-la, documentando-as e realizando o seguimento adequado dos casos após o procedimento[1]. A ESGE, por outro lado, estabelece, com base na incidência deste EA em grandes séries, a meta de < 10%, com alvo < 5% de pancreatite aguda pós-CPRE[2]. Entretanto, ressalta-se a importância de empregar medidas para evitá-la, como o uso indometacina ou diclofenaco via retal (recomendado em todos os casos em que não houver contraindicação), hiper-hidratação e passagem de prótese pancreática[2]. As medidas tomadas para prevenir pancreatite aguda e as características do procedimento devem ser documentadas em prontuário médico.

A perfuração pode estar relacionada ao duodenoscópio em si (parede lateral do duodeno, esôfago ou estômago), à papilotomia ou à via biliar (manipulação de acessórios). Trata-se de um EA infrequente em casos com anatomia normal, mas pela sua gravidade deve gerar uma preocupação constante. A maioria dos casos é identificada durante a

CPRE, entretanto deve existir um baixo limiar para a solicitação de TC durante o seguimento, pois o quadro pode se abrir com sintomas leves tardiamente. Espera-se que sua incidência ocorra em menos de 0,2% das CPRE e que este evento, bem como seu tratamento, seja propriamente documentado[1]. Casos de maior complexidade como fibrose papilar e alterações anatômicas importantes que aumentem seu risco devem ser realizados preferencialmente em centros de referência e por profissionais mais experientes.

Outra complicação incomum é o sangramento, o qual é esperado em < 1% das CPRE[1]. Pacientes com risco aumentado pelo uso de medicações ou outras condições clínicas como colangite devem ser cautelosamente avaliados pré-procedimento e manejados para a realização de um procedimento seguro, principalmente quando o mesmo envolve papilotomia e/ou dilatação. O sangramento tardio que pode ocorrer até 1-2 semanas da CPRE não deve ser negligenciado, pois é potencialmente grave e normalmente ocorre com o paciente em ambiente extra-hospitalar, reforçando a necessidade de adequada orientação na alta e para assinatura do TCLE pré-procedimento. Este EA tardio reforça o benefício do contato com o paciente durante o seguimento, como modo a aumentar a qualidade do serviço prestado[1]. Assim como no caso de outros EA, a literatura aponta para maior risco de sangramento em procedimentos realizados por endoscopistas menos experientes[10].

CONCLUSÃO

A CPRE é um procedimento tecnicamente desafiador e com substancial risco de EA, sendo elementar a necessidade de controlar eficazmente a qualidade deste serviço. O fluxograma da Figura 12.1 sumariza os principais pontos expostos neste capítulo no controle de qualidade da CPRE. Nós os denominamos como os 15 passos de qualidade em CPRE. A ASGE aponta como pontos-chave deste quesito a indicação do procedimento, taxa de sucesso de canulação, de extração de cálculos e de passagem de *stents*, e incidência de pancreatite aguda (Quadro 12.3)[1]. Tais parâmetros são considerados pontos-chave por estarem relacionados com desfechos clínicos importantes.

A documentação fotográfica e em prontuário médico é essencial para manter a qualidade de qualquer serviço prestado, entretanto isso é ainda mais fundamental em um procedimento terapêutico com substancial risco de EA como a CPRE.

O controle de qualidade baseado em evidências é crucial para manter a prática médica de um procedimento terapêutico avançado dentro de parâmetros eficazes e seguros, garantindo a capacitação adequada de serviços e de profissionais. Ressalta-se que o fim último deste assunto é o melhor desfecho possível para os pacientes submetidos à CPRE.

PRÉ-PROCEDIMENTO

1. Indicação do procedimento e sua documentação (> 90%)
2. Admissão, identificação do paciente e aplicação do TCLE (> 98%)
3. Organização da sala, materiais, medicamentos e equipamentos
4. Preparo e posicionamento do paciente e equipamentos
5. *Time out*, cirurgia segura seguida da sedação/anestesia geral
6. Administração de antibióticos (> 95%-98%)

INTRAPROCEDIMENTO

7. Canulação seletiva das vias biliares (> 90%)
8. Interpretação e diagnóstico colangiográfico
9. Controle da exposição à radiação
10. Definição e realização da conduta terapêutica
    Taxa de extração de cálculos < 10 mm (> 90%); Taxa de passagem de stent em estenoses benignas de hepatocolédoco/sub-hilar (> 95%-98%)
11. Diagnosticar e conduzir eventos adversos agudos

PÓS-PROCEDIMENTO

12. Documentação adequada do procedimento (laudo e imagens)
13. Orientação a paciente e familiares
14. Seguimento adequado e documentado
15. Controle da incidência de eventos adversos
    Pancreatite aguda pós-CPRE (< 10%)

Figura 12.1 Fluxograma dos 15 passos de qualidade em CPRE.
Fonte: Arquivo pessoal do autor.

Quadro 12.3 – Indicadores de qualidade prioritários no controle de qualidade da CPRE segundo a ASGE (1).

- Indicação do procedimento
- Taxa de sucesso de canulação
- Taxa de extração de cálculos
- Taxa de sucesso técnico na passagem de stents
- Incidência de pancreatite aguda pós-CPRE

Fonte: Arquivo pessoal do autor.

REFERÊNCIAS BIBLIOGRÁFICAS

1. Adler DG, Lieb JG 2nd, Cohen J, Pike IM, Park WG, Rizk MK, et al. Quality indicators for ERCP. Gastrointest Endosc. 2015;81(1):54-66.
2. Domagk D, Oppong KW, Aabakken L, Czakó L, Gyökeres T, Manes G, et al. Performance measures for endoscopic retrograde cholangiopancreatography and endoscopic ultrasound: A European Society of Gastrointestinal Endoscopy (ESGE) Quality Improvement Initiative. United Eur Gastroenterol J. 2018;6(10):1448-60.
3. Katzarov AK, Dunkov ZI, Popadiin I, Katzarov KS. How to measure quality in endoscopic retrograde cholangiopancreatography (ERCP). Ann Transl Med. 2018;6(13):265.
4. Buxbaum JL, Abbas Fehmi SM, Sultan S, Fishman DS, Qumseya BJ, Cortessis VK, et al. ASGE guideline on the role of endoscopy in the evaluation and management of choledocholithiasis. Gastrointest Endosc. 2019;89(6):1075-1105.e15.
5. Dumonceau J-M, Tringali A, Blero D, Devière J, Laugiers R, Heresbach D, et al. Biliary stenting: indications, choice of stents and results: European Society of Gastrointestinal Endoscopy (ESGE) clinical guideline. Endoscopy. 2012;44(3):277-98.
6. van der Gaag NA, Rauws EAJ, van Eijck CHJ, Bruno MJ, van der Harst E, Kubben FJGM, et al. Preoperative biliary drainage for cancer of the head of the pancreas. N Engl J Med. 2010;362(2):129-37.
7. Chandrasekhara V, Khashab MA, Muthusamy VR, Acosta RD, Agrawal D, Bruining DH, et al. Adverse events associated with ERCP. Gastrointest Endosc. 2017;85(1):32-47.
8. Brand M, Bizos D, O'Farrell PJ. Antibiotic prophylaxis for patients undergoing elective endoscopic retrograde cholangiopancreatography. Cochrane database Syst Rev. 2010;(10):CD007345.
9. Alkhatib AA, Hilden K, Adler DG. Comorbidities, sphincterotomy, and balloon dilation predict post-ERCP adverse events in PSC patients: operator experience is protective. Dig Dis Sci. 2011;56(12):3685-8.
10. Freeman ML, Nelson DB, Sherman S, Haber GB, Herman ME, Dorsher PJ, et al. Complications of endoscopic biliary sphincterotomy. N Engl J Med. 1996;335(13):909-18.
11. Cotton PB, Eisen G, Romagnuolo J, Vargo J, Baron T, Tarnasky P, et al. Grading the complexity of endoscopic procedures: results of an ASGE working party. Gastrointest Endosc. 2011;73(5):868-74.
12. Jorgensen JE, Rubenstein JH, Goodsitt MM, Elta GH. Radiation doses to ERCP patients are significantly lower with experienced endoscopists. Gastrointest Endosc. 2010;72(1):58-65.
13. Cotton PB. Income and outcome metrics for the objective evaluation of ERCP and alternative methods. Gastrointest Endosc. 2002;56(6 Suppl):S283-90.

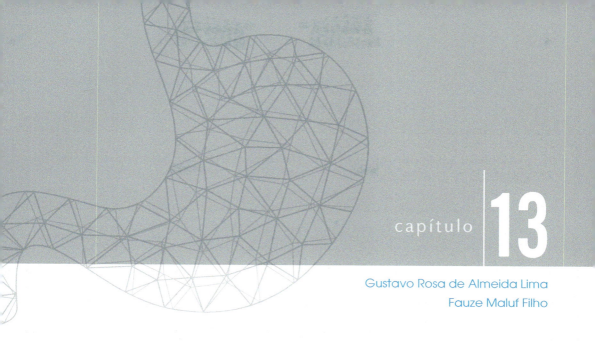

capítulo 13

Gustavo Rosa de Almeida Lima
Fauze Maluf Filho

Qualidade em Ecoendoscopia

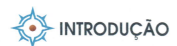 **INTRODUÇÃO**

A ecoendoscopia está integrada no diagnóstico, estadiamento e tratamento de várias doenças do aparelho digestivo, e como parte disso, devem-se ter parâmetros que indiquem a qualidade para a sua realização com segurança, eficácia adequada e promoção de melhores práticas endoscópicas aos pacientes. Desse modo, a *European Society of Gastrointestinal Endoscopy* (ESGE)[1] e a *American Society for Gastrointestinal Endoscopy* (ASGE)[2] publicaram consensos sobre esse tema, tendo em vista sua importância.

Os procedimentos endoscópicos podem ser classificados em três categorias, dependendo do tempo de avaliação: pré-procedimento, intraprocedimento e pós-procedimento[2].

PRÉ-PROCEDIMENTO

Os cuidados pré-procedimento são os mesmos para qualquer exame endoscópico, porém para a realização da ecoendoscopia há alguns cuidados específicos como avaliação da indicação do exame, o consentimento informado, risco da anestesia, necessidade antecipada de intervenções clínicas, como o uso antibiótico profilático e manejo de antitrombóticos.

Indicação Formal e Adequada Documentação da Ecoendoscopia

A ecoendoscopia possui diversas indicações estabelecidas por diretrizes atualizadas[3,4] (Quadro 13.1), e deve ser realizada baseando-se nelas, em uma frequência maior que 80%[1]. Porém, em alguns casos o procedimento pode ser realizado fora das suas indicações formais, contanto que a indicação estabelecida seja justificada e documentada, além de que o julgamento clínico para a escolha do método não extrapole a segurança do mesmo.

A indicação da ecoendoscopia deve ser levada em consideração frente ao que se espera para o manejo de cada indivíduo, sempre analisando eventuais intervenções de métodos competitivos que possam se mostrar superiores, tanto em estabelecer o diagnóstico como o tratamento.

Assim, a definição da indicação e a sua documentação são um indicador de qualidade, pois guiam o ecoendoscopista para onde deve manter seu foco de avaliação, diminuindo o tempo de procedimento e melhorando os resultados[5]. Por exemplo, se a indicação do exame é para a avaliação de uma lesão subepitelial do esôfago, a avaliação detalhada do pâncreas torna-se desnecessária; em contrapartida, a avaliação da exata camada de sua origem é essencial.

Quadro 13.1 – Indicações formais para ecoendoscopia.

Estadiamento neoplásico do trato gastrointestinal (TGI), pâncreas, vias biliares e mediastino, incluindo câncer de pulmão

Avaliação de anormalidades da parede do TGI ou estruturas adjacentes

Coletar amostra tecidual de lesões dentro ou adjacentes à parede do TGI

Avaliação de anormalidades do pâncreas, incluindo massas, cistos e pancreatite crônica

Avaliação de anormalidades da via biliar

Implantação de marcadores radiológicos tumorais (fiduciais) ou adjacentes à parede do TGI

Tratamento de pseudocisto sintomático

Fornecer acesso à via biliar ou ducto pancreático, independentemente ou como um complemento à colangiopancreatografia retrógrada endoscópica (CPRE)

Avaliação de distúrbios perianais e perirretais (lesões no esfíncter anal, fístulas, abscessos, entre outros)

Avaliação de pacientes com risco aumentado de câncer de pâncreas

Bloqueio e neurólise do plexo celíaco

Fonte: Arquivo pessoal do autor.

Consentimento Informado Assinado Após a Explicação sobre os Riscos Inerentes ao Procedimento

Além dos riscos inerentes ao exame endoscópico convencional, a ecoendoscopia apresenta riscos exclusivos do procedimento, além dos relacionados à punção, sendo assim, o paciente deve estar ciente de todos os riscos do procedimento, a sua anuência deve ser registrada e esta adesão deve ser superior a 98%, segundo a ASGE[2].

A própria progressão do aparelho pode provocar lesões e perfurações em zonas de estreitamento como, por exemplo, no esôfago cervical ou no duodeno[6], porém felizmente este evento adverso é raro. A incidência da perfuração esofágica cervical pode chegar a 0,06%[6], sendo o risco mais elevado na dilatação tumoral para estadiamento da neoplasia esofágica, em idosos, na dificuldade de intubação esofágica e com a falta de experiência do ecoendoscopista[7,8].

A ecoendoscopia com punção aspirativa por agulha fina (EE-PAAF) aumenta o risco de complicações com sangramento (0,5%), infecção (< 1%) e pancreatite (≤ 2%), porém com taxas maiores nas lesões císticas em comparação com lesões de sólidas[8].

A neurólise, ou bloqueio do plexo celíaco, possui risco baixo de eventos adversos como hipotensão transitória (1%), diarreia transitória (4-15%), aumento transitório da dor (9%) e formação de abscessos[8].

Antibioticoprofilaxia nas Punções de Lesões Císticas

O risco de infecção nas EE-PAAF de lesões sólidas é baixo (< 0,6%), contudo se forem realizadas em lesões císticas há um risco maior de febre e possíveis complicações infecciosas, sendo necessária a profilaxia com antibiótico[9]. A EE-PAAF de lesões císticas mediastinais está associada a altas taxas de infecção e complicações graves[10], sendo essencial a utilização de antibiótico[9]. Deste modo, a *European Society of Gastrointestinal Endoscopy* (ESGE)[4] e a *American Society for Gastrointestinal Endoscopy* (ASGE)[3] recomendam o uso de antibióticos profiláticos para a punção ecoguiada de lesões císticas em taxas iguais ou superiores a 95%[1].

Ecoendoscopia com Profissional Treinado

O ecoendoscopista treinado e experiente precisa ter realizado treinamento formal, adquirido habilidades técnicas e cognitivas necessárias para tal, uma vez que a qualidade do procedimento, na assistência ao paciente, é diretamente proporcional ao treinamento, habilidade e experiência do profissional. Por este motivo é um critério de qualidade e todo serviço deve ter um ecoendoscopista treinado em mais de 98% dos casos (Quadro 13.2).

INTRAPROCEDIMENTO

Este período varia desde a administração da sedação até a remoção do ecoendoscópio. Deste modo todos os aspectos técnicos do procedimento estão incluídos.

Quadro 13.2 – Resumo dos critérios de qualidade pré-procedimento.

	META
Frequência de ecoendoscopia com indicação formal e sua adequada documentação	> 80%
Aplicar o termo de consentimento informado e explicar todos os eventos adversos do procedimento em questão	> 98%
Manejo adequado da profilaxia antibiótica pré-procedimento baseado nas indicações dos consensos vigentes	≥ 95%
Realização do procedimento com ecoendoscopista treinado	> 98%

Fonte: Arquivo pessoal do autor.

Avaliação e Documentação dos Marcos Relevantes e Específicos para Cada Indicação

A ecoendoscopia deve fornecer todas as informações relevantes sobre o procedimento baseadas na indicação clínica, deste modo, a visualização de estruturas específicas, documentação escrita e fotográfica deve ser essencial em mais de 98% dos casos, segundo a ASGE[2] e ≥ 90% pela ESGE[1].

Estadiamento de neoplasia de esôfago e mediastino

Localizar massa, linfonodos mediastinais, avaliar transição esofagogástrica, visualizar o plexo celíaco (linfonodos) (Figura 13.1) e lobo hepático esquerdo (descartar presença de metástases).

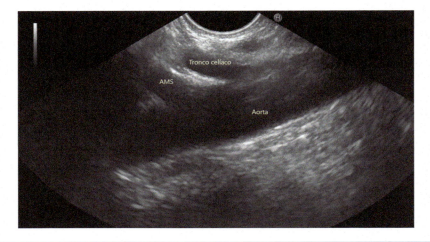

Figura 13.1 Avaliação do plexo celíaco (ausência de linfonodopatia). AMS: Artéria mesentérica superior.
Fonte: Arquivo pessoal do autor.

Doença Pancreatobiliar

Pâncreas

Na suspeita de lesão pancreática, deve-se incluir a descrição do parênquima (cabeça, colo, corpo e cauda), descrição e mensuração do ducto pancreático e avaliar linfonodos peripancreáticos (Figura 13.2).

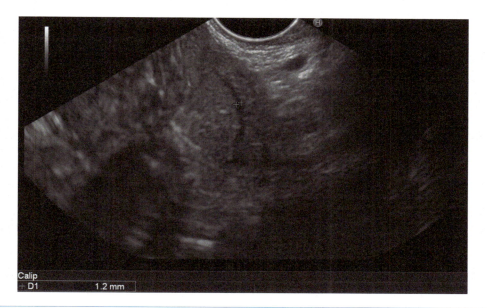

Figura 13.2 Avaliação do pâncreas com mensuração do ducto pancreático.
Fonte: Arquivo pessoal do autor.

Via biliar

Descrever as características do ducto hepatocolédoco (p. ex., dilatações, espessamento, presença de cálculos, lesões etc.), ducto cístico e detalhar o conteúdo da vesícula biliar (p. ex., espessamento, barro biliar, pólipo, microlitíase ou outros achados).

Estadiamento de Neoplasia Retal

Localização do tumor, infiltração, visualização de estruturas adjacentes tais como vasos ilíacos, linfonodopatias, estruturas genitourinárias e esfíncteres.

Estadiamento de Neoplasias (Indicador de Prioridade)

Os sistemas de estadiamento mais utilizados atualmente são da *American Joint Committee on Cancer* (AJCC)[11] e da *Union for International Cancer Control* (UICC)[12], deste modo, a utilização destas normativas para o estadiamento ecoendoscópico é um critério

Segurança e Qualidade em Endoscopia Digestiva

de qualidade que deve ter desempenho superior a 98% e, principalmente, ser considerado um indicador prioritário[2].

Na ausência de metástase, a ecoendoscopia se mostrou precisa para avaliar T e N[2]. Além disso, o desenvolvimento de novas tecnologias relacionadas, como aspiração por agulha fina (PAAF), agulha de biópsia (PAB), sonda de cateter de alta frequência, elastografia e contraste ajudou a melhorar a precisão do estadiamento[13].

Esôfago

Sensibilidade e especificidade do método podem variar, para o estadiamento T, de 81,6% e 99,4% (T1), 81,4% e 96,3% (T2), 91,4% e 94,4%, (T3) e 92,4% e 97,4% para estadiamento T4, respectivamente[14]. A acurácia é maior para lesões T3-T4 (> 90%) do que para T1-T2 (65%).

Já no estadiamento N, a associação de PAAF na avaliação melhora consideravelmente a sensibilidade e a especificidade, de 85% a 97%, e 85% a 96%, respectivamente[15]).

O estadiamento por ecoendoscopia para pacientes com lesões provenientes do esôfago de Barrett é injustificado, uma vez que a ressecção endoscópica traz o estadiamento patológico direto e guiará a decisões clínicas subsequentes, além da possibilidade do super ou subestadiamento nestes casos[16].

Estômago

Na neoplasia gástrica, a sensibilidade e especificidade para discriminar T1-T2 das lesões T3-T4 é de 86% e 90%, respectivamente. Além disso, a sensibilidade e especificidade do estadiamento linfonodal foi de 83% e 67%, respectivamente[17].

Reto

A sensibilidade e especificidade para estadiamento T na neoplasia retal foram de 88% e 98% para T1, 81% e 96% para T2, 96% e 91% para o T3, e 95% e 98% para o câncer estadiado como T4, respectivamente[18]. Contudo, o método se mostrou menos acurado para o estadiamento N, com média de 74%[17].

Estadiamento de Tumores de Pâncreas

A acurácia dos estadiamentos T e N na neoplasia pancreática varia de 62 a 67%, e de 40 a 85%, respectivamente[19,20]. Na ausência de metástases à distância, a presença e o grau de contato entre o tumor e os vasos peripancreáticos são de primordial importância na determinação de ressecção cirúrgica. Contudo, a sensibilidade e especificidade do método para avaliação da invasão vascular variam consideravelmente entre médicos, de 73% a 90%[21]. Por isso, a acurácia na identificação vascular não é critério de qualidade, porém sua documentação sim e deve ter taxa de desempenho igual ou maior que 98% dos casos[2].

Avaliação de Lesões Subepiteliais

O diagnóstico diferencial das lesões subepiteliais baseia-se na camada de origem da parede, característica ecográfica, linfonodopatias, infiltração vascular e no tamanho. Deste modo, estes parâmetros devem ser documentados em taxas superiores a 98%.

Neoplasia Avançada com Mudança de Conduta Após Punção Ecoguiada da Lesão Primária e da Lesão à Distância

A ecoendoscopia com aspiração por agulha fina (EE-PAAF) deve ser realizada quando os resultados podem alterar a decisão terapêutica (ressecção cirúrgica primária, adjuvância ou neoadjuvância)[2]. Em algumas situações a EE-PAAF pode ser realizada em pacientes com suspeita de doença avançada, por exemplo, metástases à distância, e nesses casos recomenda-se uma taxa de desempenho de 98% na alteração da conduta, quando a punção é realizada tanto da lesão primária quando da lesão à distância.

Amostra de Tecido Adequada nas Punções Ecoguiadas

O tecido obtido através de uma punção ecoguiada pode aumentar a acurácia diagnóstica confirmando um diagnóstico patológico, porém sua principal desvantagem é a amostra inadequada e erros na obtenção do material[22].

A amostra adequada de tecido de uma punção ecoguiada é definida como a que permite um diagnóstico preciso, deste modo, independentemente da técnica utilizada para a punção, deve haver controle sobre as taxas de material que resultam em diagnóstico. Sendo assim, é um critério de qualidade e deve ter desempenho superior a 85%, lembrando que a ESGE estipula alvo de desempenho em 90%[1].

Sensibilidade para Malignidade em Punções de Massas Pancreáticas (Indicador de Prioridade)

A punção de massas pancreáticas tem como objetivo principal confirmar o diagnóstico e excluir outras lesões tais como metástases, pancreatite pseudotumoral, histologia negativa para adenocarcinoma e linfoma, deste modo o ecoendoscopista deve fazer o máximo esforço para conseguir uma amostra adequada de tecido. Ademais, a presença do citopatologista no local durante o procedimento pode ajudar a limitar o número de punções e aumentar a precisão diagnóstica do procedimento. Contudo, essa não é a realidade de muitos serviços, não sendo incluída como critério de qualidade.

Além disso, recomenda-se de cinco a sete passadas de PAAF para massas pancreáticas e duas a quatro passagens para os linfonodos ou suspeitas de metástases hepáticas[1]. Deste modo, consideram-se valores iguais ou superiores a 70% no diagnóstico e iguais ou superiores a 85% na sensibilidade para malignidade pancreática como desempenho esperado de qualidade[2].

Segurança e Qualidade em Endoscopia Digestiva

O impacto que a amostra adequada proveniente da punção provoca no manejo do paciente torna esse critério de qualidade essencial e prioritário, independentemente da realização com agulha de aspiração fina ou de biópsia (Quadro 13.3).

PÓS-PROCEDIMENTO

O período pós-procedimento estende-se desde o momento em que o ecoendoscópio é removido até o acompanhamento subsequente do paciente. As atividades pós-procedimentos incluem instruções ao paciente, documentação do processo, reconhecimento e documentação de eventos adversos, seguimento da patologia, comunicação com médicos solicitantes, e avaliar a satisfação do paciente (Quadro 13.4)[6].

Registro dos Eventos Adversos após EE-PAAF

Os principais eventos adversos incluem pancreatite aguda, sangramento e infecção. Dois outros eventos adversos que merecem controle incluem disseminação tumoral e citologia falso-positiva, sendo que a documentação e o registro de tais eventos adversos são critérios de qualidade e devem ter desempenho superior a 98%[2].

Quadro 13.3 – Resumo dos indicadores de qualidade intraprocedimento.	
	Meta
Avaliação e documentação das estruturas específicas para cada indicação	> 98%[1] e ≥ 90%[2]
Estadiamento dos tumores do TGI conforme normas vigentes	> 98%
Avaliação e documentação do envolvimento vascular, linfonodopatias e metástases na neoplasia de pâncreas	> 98%
Avaliação e documentação das camadas envolvidas nas lesões subepiteliais	> 98%
Taxas de punções de lesões primárias e à distância que mudam a programação terapêutica do indivíduo	> 98%
Taxa de diagnóstico em punções de lesões sólidas	≥ 85% e alvo ≥ 90%[2]
Taxa de diagnóstico em punções de massas pancreáticas	Diagnóstico ≥ 70% Sensibilidade ≥ 85%

[1] Segundo ASGE[2]; [2] Segundo ESGE[1].

Fonte: Arquivo pessoal do autor.

Quadro 13.4 – Resumo dos indicadores de qualidade pós-procedimento.	
	Meta
Registros dos eventos adversos após punções ecoguiadas	> 98%
Incidência dos eventos adversos após punções ecoguiadas (Prioridade)	Pancreatite < 2%
	Perfuração < 0,5%
	Sangramento < 1%

Fonte: Arquivo pessoal do autor.

Incidência dos Eventos Adversos Após EE-PAAF (Indicador de Prioridade)

Pancreatite, perfuração e sangramento

Como relatado anteriormente, os eventos adversos após ecoendoscopia diagnóstica sem punção são extremamente raros, ao passo que ao adicionar a punção os eventos adversos possuem baixas taxas e são aceitáveis na frequência de pancreatite < 2%, perfuração < 0,5% e sangramento < 1%[8].

Punções ecoguiadas de lesões císticas no pâncreas estão associadas a uma taxa mais elevada de eventos adversos em comparação às lesões sólidas, embora ainda seja bastante baixa[8]. O número de passes não está associado ao risco de eventos adversos[2].

Disseminação tumoral após EE-PAAF

A disseminação tumoral no trajeto da agulha tem sido descrita em relatos de caso após punções e merece atenção especial[2].

Além disso, a disseminação tumoral pode ocorrer em locais que estão fora do campo de ressecção primária, deste modo não é recomendada a punção da via biliar para o diagnóstico colangiocarcinoma se o paciente é candidato à cirurgia, uma vez que, embora pequeno, o risco de disseminação de células neoplásicas traria um impacto negativo sobre o transplante ou sobre a cirurgia[10].-

Citologia da EE-PAAF falso-positivo

A incidência de resultados citológicos falso-positivos varia de 1,1% a 5,3%[23], sendo mais elevada em lesões não pancreáticas *vs*. pancreáticas (15% *vs*. 2,2%; p < 0,0001)[23]. Ademais, alguns estudos têm atribuído esses resultados falso-positivos à contaminação de células epiteliais e interpretação patologia equivocada[23].

CONCLUSÃO

Os critérios de qualidade têm como principal objetivo buscar a melhor abordagem para os pacientes, uma vez que o cumprimento de tais metas fornece melhores resultados clínicos com menores riscos, além de prover informações sobre cada serviço a fim de possibilitar mudanças e treinamento adequado, sempre focando na assistência ao paciente.

Este capítulo se torna muito importante em nosso meio, uma vez que a ecoendoscopia está se expandindo e possui demandas cada vez maiores. Destaca-se a falta de critérios de qualidade para as intervenções ecoguiadas mais recentes, relacionadas em geral ao maior risco de eventos adversos. Deste modo, a adesão a estes critérios como rotina, com foco nos critérios de prioridade (Quadro 13.5), deve ser estabelecida nos serviços a fim de promover eficiência e precisão nos procedimentos.

Quadro 13.5 – Indicadores prioritários para qualidade em ecoendoscopia.

Taxa de diagnóstico e sensibilidade em punções de massas pancreáticas

Estadiamento dos tumores do TGI conforme as normas vigentes

Incidência dos eventos adversos após punções ecoguiadas

Fonte: Arquivo pessoal do autor.

REFERÊNCIAS BIBLIOGRÁFICAS

1. Domagk D, Oppong KW, Aabakken L, et al. Performance measures for ERCP and endoscopic ultrasound: a European Society of Gastrointestinal Endoscopy (ESGE) quality improvement initiative. Endoscopy. 2018;50(11):1116-1127.
2. Wani S, Wallace MB, Cohen J, et al. Quality indicators for EUS. Gastrointest Endosc. 2015; 81:67-80.
3. Gan SI, Rajan E, Adler DG, et al. Role of EUS. Gastrointest Endosc. 2007;66:425-34.
4. Polkowski M, Jenssen C, Kaye P, et al. Technical aspects of endoscopic ultrasound (EUS)-guided sampling in gastroenterology: European Society of Gastrointestinal Endoscopy (ESGE) Technical Guideline - March 2017. Endoscopy. 2017;49:989-1006.
5. Facciorusso A, Buccino RV, Muscatiello N. How to measure quality in endoscopic ultrasound. Ann Transl Med. 2018;6(13):266.
6. Eloubeidi MA, Tamhane A, Lopes TL, et al. Cervical esophageal perforations at the time of endoscopic ultrasound: a prospective evaluation of frequency, outcomes, and patient management. Am J Gastroenterol. 2009;104:53-6.
7. Van Dam J, Rice TW, Catalano MF, et al. High-grade malignant stricture is predictive of esophageal tumor stage. Risks of endosonographic evaluation. Cancer. 1993;71:2910-7.
8. Adler DG, Jacobson BC, Davila RE, et al. ASGE guideline: complications of EUS. Gastrointest Endosc. 2005;61:8-12.
9. Kashab MA, Acosta RD, Bruining DH, et al. Antibiotic prophylaxis for GI endoscopy. Gastrointest Endosc. 2015;81(1):81-9.
10. Heimbach JK, Sanchez W, Rosen CB, et al. Trans-peritoneal fine needle aspiration biopsy of hilar cholangiocarcinoma is associated with disease dissemination. HPB (Oxford). 2011;13: 356-60.

11. Edge S, Byrd DR, Compton CC, et al. AJCC Cancer Staging Manual. New York: Springer; 2010.
12. Sobin L, Gospodarowicz M, Wittekind C; Union for International Cancer Control. TNM classification of malignant tumours. New York: Wiley-Blackwell; 2010.
13. Valero M, Robles-Medranda C. Endoscopic ultrasound in oncology: An update of clinical applications in the gastrointestinal tract. World J Gastrointest Endosc. 2017;9(6): 243-254.
14. Thosani N, Singh H, Kapadia A, et al. Diagnostic accuracy of EUS in differentiating mucosal versus submucosal invasion of superficial esophageal cancers: a systematic review and meta-analysis. Gastrointest Endosc. 2012;75:242-53.
15. Puli SR, Reddy JB, Bechtold ML, et al. Staging accuracy of esophageal cancer by endoscopic ultrasound: a meta-analysis and systematic review. World J Gastroenterol. 2008;14:1479-90.
16. Shaheen NJ, Falk GW, Iyer PG, Gerson LB. ACG Clinical Guideline: Diagnosis and Management of Barrett's Esophagus. Am J Gastroenterol. 2016;111:30-50.
17. Mocellin S, Pasquali S. Diagnostic accuracy of endoscopic ultrasonography (EUS) for the preoperative locoregional staging of primary gastric cancer. Cochrane Database Syst Rev. 2015;(2):CD009944.
18. Puli SR, Bechtold ML, Reddy JB, et al. How good is endoscopic ultrasound in differentiating various T stages of rectal cancer? Metaanalysis and systematic review. Ann Surg Oncol. 2009;16:254-65
19. Ahmad NA, Lewis JD, Ginsberg GG, et al. EUS in preoperative staging of pancreatic cancer. Gastrointest Endosc. 2000;52:463-8.
20. Soriano A, Castells A, Ayuso C, et al. Preoperative staging and tumor resectability assessment of pancreatic cancer: prospective study comparing endoscopic ultrasonography, helical computed tomography, magnetic resonance imaging, and angiography. Am J Gastroenterol. 2004; 99:492-501.
21. Puli SR, Singh S, Hagedorn CH, et al. Diagnostic accuracy of EUS for vascular invasion in pancreatic and periampullary cancers: a meta-analysis and systematic review. Gastrointest Endosc. 2007;65:788-97.
22. Facciorusso A, Stasi E, Di Maso M, et al. Endoscopic ultrasound-guided fine needle aspiration of pancreatic lesions with 22 versus 25 Gauge needles: A meta-analysis. United European Gastroenterol J. 2017;5:846-53.
23. Gleeson FC, Kipp BR, Caudill JL, et al. False positive endoscopic ultrasound fine needle aspiration cytology: incidence and risk factors. Gut. 2010;59:586-93.

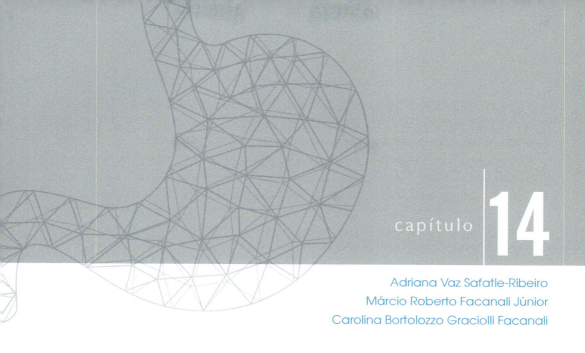

capítulo 14

Adriana Vaz Safatle-Ribeiro
Márcio Roberto Facanali Júnior
Carolina Bortolozzo Graciolli Facanali

Qualidade em Enteroscopia Assistida por Balão

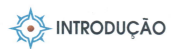 **INTRODUÇÃO**

A história da enteroscopia iniciou-se na década de 1980 com a enteroscopia por sonda ou *non-push* enteroscopia, hoje em desuso. No ano de 1983, foi descrita a *push*-enteroscopia, que permite somente a visualização parcial do intestino delgado, muitas vezes realizada intraoperatoriamente[1]. Até então, a avaliação completa do intestino delgado era considerada pelo endoscopista um ponto cego, somente acessado por métodos cirúrgicos[2].

Em 2000 surgiu a endoscopia por cápsula, considerada um marco para a visualização direta do intestino delgado como um todo[3]. Porém, havia nítida necessidade de abordagem do intestino delgado para a realização de procedimentos terapêuticos, quando então, no ano seguinte no Japão, Yamamoto e cols. descreveram a enteroscopia por duplo balão (EDB) (Figura 14.1), que permitiu não somente a visualização em tempo real da mucosa, como também biópsias e intervenções terapêuticas[4]. Sete anos após a descrição da EDB, Tsujikawa e cols. desenvolveram a enteroscopia de balão único (EBU) (Figura 14.2)[5]. Logo após, em 2008, foi descrita uma nova técnica alternativa às enteroscopias com balões, que utiliza um *overtube* em espiral[6]. Recentemente, surgiu a enteroscopia espiral com controle remoto, cujos resultados de protocolos de estudos europeus demonstram uma estratégia de rápida avaliação e com alto índice de exame completo do intestino delgado[7].

Todas estas técnicas de enteroscopia agregaram opções ao gastroenterologista para o estudo das nuances, diagnóstico e terapêutica no intestino delgado; determinando tratamento apropriado, sem necessidade muitas vezes de abordagem cirúrgica ou modificando-a. Importante mencionar que o trato gastrointestinal médio representa o segmento de intestino delgado entre a papila de Vater e a válvula ileocecal, sendo alvo do exame de enteroscopia.

CRITÉRIOS DE QUALIDADE

Vários são os critérios considerados fundamentais para a qualidade em enteroscopia, como mostra a Tabela 14.1. Na tentativa de melhor elucidação, separamos didaticamente em pré-procedimento, procedimento em si e pós-procedimento.

CRITÉRIOS PRÉ-PROCEDIMENTO

Indicações

Entre as indicações de enteroscopia assistida por dispositivo (EAD), seja ela por balões ou espiral, as mais comuns são: anemia ferropriva, sangramento gastrointestinal médio, suspeita de neoplasia, síndromes polipoides, doença inflamatória intestinal, reti-

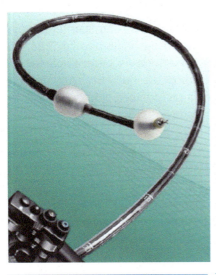

Figurao 14.1 Enteroscópio de duplo balão.
Fonte: Arquivo pessoal do autor.

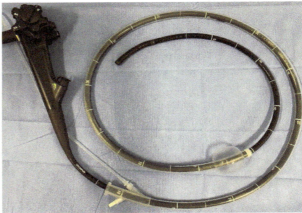

Figura 14.2 Enteroscópio de balão único.
Fonte: Arquivo pessoal do autor.

Tabela 14.1 – Indicadores de qualidade em Enteroscopia Assistida por Dispositivo (EAD).

Pré-procedimento	Procedimento	Pós-procedimento
Indicação	Profissional capacitado	Desinfecção
Local apropriado	Equipamento adequado	Alta da unidade endoscópica
Consentimento informado	Escolha da técnica	• Experiência do paciente
Equipe experiente	Sedação	Relatório
Avaliação pré-anestésica	Insuflação	• Banco de dados
Preparo	População específica	
Rota de acesso	Profilaxia	

Fonte: Arquivo pessoal do autor.

rada de corpo estranho, como por exemplo, a cápsula endoscópica retida; avaliação de segmentos específicos em pacientes com anatomia alterada, como estômago excluso em gastroplastias e, também, a realização de colangiopancreatografia retrógrada endoscópica (CPRE) nestes pacientes operados[8]. A grande vantagem da EAD representa a possibilidade de identificação da localização precisa da lesão, permitindo a realização de biópsias, assim como a tatuagem para uma possível abordagem cirúrgica posterior.

Segundo Chavalitdhamrong e cols., as principais indicações da enteroscopia assistida por balões (EAB) estão descritas no Quadro 14.1[8].

Na doença inflamatória intestinal, por exemplo, em particular na doença de Crohn, além de auxiliar no diagnóstico da doença nesse segmento, há possibilidade de avaliação da extensão da atividade inflamatória, seja no achado de erosões, úlceras, fistulas, subestenoses ou na cicatrização da mucosa. No caso de subestenose fibrótica, a dilatação em casos selecionados representa estratégia relevante. Evitar ressecções, uma vez que a ressecção do segmento doente não é patognomônica de cura, pode prevenir a síndrome do intestino curto e a formação de bridas. A caracterização do comportamento da doença auxilia na otimização do tratamento[9].

Deve-se ressaltar que uma indicação precisa reflete maior acurácia diagnóstica, aumento do rendimento terapêutico e diminuição de riscos desnecessários, elevando-se assim a qualidade do serviço de endoscopia. Em estudo multicêntrico alemão, analisando-se 1.765 pacientes submetidos à EAB, demonstrou-se que em menos da metade houve achados positivos (849; 48%). Porém, destes pacientes, 86% foram submetidos a tratamento específico, sendo endoscópico em 529 pacientes (62%). As indicações que obtiveram maior impacto diagnóstico foram sangramento do trato gastrointestinal médio e polipose de Peutz-Jeghers, enquanto as indicações de diarreia ou de dor abdominal resultaram em poucos achados positivos[10].

Em pacientes com sangramento do trato gastrointestinal médio e sem sinais obstrutivos, o método endoscópico de escolha na investigação do intestino delgado é a cápsula

196 Segurança e Qualidade em Endoscopia Digestiva

Quadro 14.1 – Indicações diagnósticas e terapêuticas da Enteroscopia Assistida por Balão (EAB).

- Hemorragia digestiva média
- Diarreia crônica
- Anemia ferropriva
- Doença celíaca
- Doença de Crohn no intestino delgado
- Fístula de intestino delgado
- Neoplasia no intestino delgado
- Estenose de anastomoses ou avaliação de anastomose
- História de polipose intestinal (polipose adenomatose familiar, Gardner, Peutz-Jeghers)
- Anormalidades detectadas pela cápsula endoscópica ou estudos de imagem prévios
- CPRE em paciente com anatomia do trato gastrointestinal superior alterada
  - Esfincterotomia/esfincteroplastia
  - Cateterização para colangiografia e extração de cálculos biliares
  - Colocação e remoção de próteses biliares
  - Dilatação de estenoses
- Hemostasia (escleroterapia, plasma de argônio, coagulação bipolar)
- Biópsia
- Polipectomia
- Dilatação de estenose
- Colocação de prótese enteral
- Jejunostomia endoscópica percutânea
- Gastroscopia endoscópica percutânea de estômago excluso no *by-pass* em Y de Roux
- Terapêutica de fístula com plugue, clipes e *endoloops*
- Remoção de corpo estranho (cápsula impactada, próteses, balões gástricos no jejuno etc.)
- Tatuagem de lesões

CPRE: colangiopancreatografia endoscópica retrógrada.

Fonte: Arquivo pessoal do autor.

endoscópica, segundo as recomendações da Sociedade Europeia de Endoscopia Gastrointestinal (ESGE). Diante de achados positivos, a EAB deve ser indicada para confirmar e, possivelmente, tratar as lesões (forte recomendação com evidência de alta qualidade)[11]. Por outro lado, pacientes com anatomia alterada ou sinais de obstrução intestinal devem ser encaminhados diretamente para EAB.

Assim, a indicação do exame representa uma das bases mais importantes na qualidade da EAB, que não será considerada boa caso a indicação esteja equivocada. Desta maneira, selecionar bem o paciente significa maximizar as possibilidades diagnósticas e terapêuticas, assim como minimizar os eventos adversos[9].

Local Apropriado

A realização do exame em si inicia-se bem antes da introdução do enteroscópio no paciente. A área física, com adequado planejamento da estrutura arquitetônica e infraestrutura, deve estar de acordo com as normas técnicas vigentes e devidamente regulamentada.

Consentimento Informado

O termo de consentimento livre e esclarecido deve ser claro e objetivo, estando o profissional e sua equipe prontos para esclarecimentos de dúvidas a qualquer momento que anteceda a realização do exame.

Equipe

A equipe técnica deve ser capacitada para receber e orientar o paciente e seu acompanhante, antes mesmo da realização do exame. Todos os procedimentos de EAD requerem equipe experiente e com alto grau de coordenação. É etapa fundamental rever os exames radiológicos prévios e os resultados da cápsula endoscópica, pois tais métodos auxiliam na estimativa da localização da lesão no intestino delgado, orientando, assim, a rota anterógrada ou retrógrada da EAD. É importante também rever o histórico de cirurgias abdominais prévias para facilitar o entendimento das alças em pacientes com anatomia alterada.

Avaliação Pré-Anestésica

A consulta pré-anestésica para avaliação meticulosa de dados clínicos, incluindo alergias, cirurgias prévias, orientações no manejo de medicações de uso contínuo, por exemplo antiplaquetários, anticoagulantes, hipoglicemiantes orais para sua suspensão ou não, também representa etapa importante para o exame de qualidade.

O cuidado na identificação dos pacientes de alto risco e a indicação para o procedimento regem a sedação a ser realizada pelo anestesista.

Preparo Intestinal

O bom preparo intestinal para visualização da mucosa do intestino delgado é fundamental[12]. O preparo indicado vai depender da via de acesso escolhida, ou seja, a via anterógrada ou oral (VO) exige apenas jejum de 8 a 12 horas, enquanto a via retrógrada ou anal (VA) requer preparo intestinal conforme o protocolo local de colonoscopia.

Via de Acesso

A escolha da via de acesso, seja ela oral ou anal, advém da localização presumível ou confirmada da lesão, ou seja, depende de sua indicação clínica e de exames prévios realizados. Alguns autores recomendam a VO quando o alvo está nos 2/3 ou nos 3/4 pro-

Segurança e Qualidade em Endoscopia Digestiva

ximais; outros autores, como Nakamura e cols., interpretam as imagens da cápsula endoscópica realizada previamente e utilizam um mapa computadorizado criando círculos que identificam as áreas de alcance mais prováveis vistas por VO ou VA. Salienta-se, no entanto, que não existe nenhum método padrão para escolha da via de acesso até o momento[13]. Diante de pacientes com melena, a tendência é de se iniciar pela VO, enquanto nos pacientes com enterorragia pode-se iniciar pela VA. Deve-se ressaltar que pacientes com hematêmese geralmente apresentam foco de sangramento em local proximal ao ângulo de Treitz.

Quando o diagnóstico não for esclarecido por uma via, a outra via deve ser considerada. Segundo uma análise combinada de estudos, a taxa de enteroscopia completa gira entorno de 44% a 71%, sendo a EDB superior à EBU[12].

Para se obter sucesso na escolha da via de acesso, deve-se estar bem atento às indicações. Recomenda-se, assim, que a rota deva ser decidida caso a caso.

Critérios no Procedimento

Capacitação profissional

A curva de aprendizagem em EAD varia na literatura, mas em geral não é grande. Experiência em endoscopia digestiva alta e colonoscopia, bem como conhecimento e prática em terapêutica endoscópica, são pré-requisitos importantes[14]. A qualidade do exame é essencial, garantindo sucesso técnico e eficácia clínica quando o profissional é capacitado[15].

O parâmetro utilizado mais comumente para inferir a capacidade do profissional em treinamento quanto à realização da EAB é a profundidade de inserção do aparelho. A técnica de medida de inserção descrita por May e cols., considera 40 cm a cada avanço e retificação do aparelho a partir do ângulo de Treitz[16,17]. Os estudos mostram menor curva de aprendizagem para a enteroscopia anterógrada em comparação com a retrógrada. Geralmente são necessários cerca de 10 a 20 procedimentos para a VO e 30 a 35 procedimentos para a VA[18-20].

A fluoroscopia pode ser ferramenta útil, no início do treinamento, trazendo informações para redução de alças e posicionamento do enteroscópio[8]. Embora não seja recomendada sua utilização rotineira, deve ser usada nos pacientes com anatomia alterada, naqueles que necessitam de CPRE assistida por enteroscopia e na colocação de próteses metálicas autoexpansíveis para tratamento paliativo de tumores de delgado.

A prática clínica, com exposição às diversas indicações do exame, seja através do treinamento sob supervisão e orientação de especialista, ou modelos de treinamento, como simuladores, são ferramentas úteis para aprimorar o desempenho do profissional, otimizando sua curva de aprendizagem.

Independentemente das plataformas utilizadas (EDB, EBU ou EE), a inserção cuidadosa, tanto do enteroscópio quanto do *overtube*, deve ser uma regra, sobretudo em pacientes submetidos à sedação profunda. Este cuidado deve ser redobrado em pacientes com alto risco de complicações, como naqueles com doença inflamatória. Não se deve avançar o *overtube* diante de qualquer resistência, principalmente naqueles pacientes com anatomia alterada. Uma particularidade da retirada do enteroscópio na plataforma de EBU, é que nunca se deve trazê-lo com a ponta em forma de gancho, posição esta utilizada durante a inserção do mesmo ao se avançar com o *overtube*.

A equipe deve estar consciente do seu nível de experiência, ou seja, deve conhecer seus limites. Importante também é ter alto grau de entrosamento e coordenação da equipe, em termos de quando insuflar e desinflar os balões, reduzir as alças ou avançar o *overtube*. Manobras erradas podem acarretar complicações graves, já que o intestino delgado tem espessura de parede muito fina. Diminuindo a um mínimo possível os riscos de dano ao paciente, aumenta-se a qualidade do exame.

Equipamento adequado

A escolha de um bom equipamento capaz de fornecer imagem em alta resolução associada à magnificação e cromoscopia digital pode definir a qualidade de um exame. Estudos revelam maior precisão diagnóstica quando aparelhos com alta definição e magnificação de imagem são utilizados em determinadas afecções, como por exemplo, na doença celíaca[21]. Enteroscópios com canal de trabalho de 3,2 mm permitem maior facilidade na inserção de acessórios, com grande impacto na terapêutica de lesões profundas no intestino delgado. Enteroscópios curtos também devem ser considerados em pacientes com anatomia alterada, permitindo o uso de acessórios convencionais para CPRE. Os modelos de enteroscópios e suas especificações estão detalhados na Tabela 14.2[7].

Escolha da técnica utilizada

A EAB é geralmente realizada por dois profissionais: o operador que controla o enteroscópio e o assistente que opera e segura o *overtube*. Inserção cuidadosa do enteroscópio e posterior inserção suave do *overtube*, são essenciais para evitar eventos adversos[12].

Revisão sistemática comparando as EAB em relação à acurácia diagnóstica e terapêutica concluiu que a EDB não apresentou superioridade em relação à EBU na acurácia diagnóstica (razão de risco 1,08; intervalo de confiança de 95%: 0,89, 1,32; P = 0,42), e também foram significativamente equivalentes na terapêutica (razão de risco 1,11; intervalo de confiança de 95%: 0,90, 1,37; P = 0,33)[2]. Tais resultados corroboram os resultados de pesquisa americana, que sugeriu não haver diferença entre os dois métodos em relação ao rendimento terapêutico, tempo de procedimento, diagnóstico e eventos adversos[20].

A escolha do método, seja por EBU ou EDB, ou mesmo EE, depende da experiência pessoal do endoscopista e da disponibilidade das plataformas[22].

Com relação à técnica do procedimento, na EAB deve-se procurar por lesões durante a introdução do enteroscópio, e verificar um possível trauma na retirada do mesmo, porém, na EE, tanto as lesões quanto os possíveis traumas devem ser procurados na retirada, porque o lúmen deve permanecer colapsado para o adequado avanço do enteroscópio.

Segurança e Qualidade em Endoscopia Digestiva

Tabela 14.2 – Características dos enteroscópios.

Tipos de EAD	EBU	EBU curto	EDB	EDB	EDB curto	EE Power
Fabricante	Olympus	Olympus	Fujifilm	Fujifilm	Fujifilm	Olympus
Modelo do enteroscópio	SIF-Q 180	SIF-H290S	EN-580T	EN-580XP	EI-580BT	PSF-1
Diâmetro do enteroscópio (mm)	9.2	9.2	9.4	7.5	3.4	11.2
Diâmetro do canal de trabalho (mm)	2.8	3.2	3.2	2.2	2.2	3.2
Comprimento total (mm)	2345	1830	3200	3200	1850	2015
Comprimento de trabalho	2000	1520	2000	2000	1560	1680
Cromoscopia óptica	NBI	SIF-H290S	FICE	FICE	FICE	NBI

EAD: Endoscopia assistida por dispositivo; EBU: enteroscopia de balão único; EDB: enteroscopia de duplo balão; EE: enteroscopia espiral; mm: milímetros; NBI: *narrow band imaging*; FICE: *flexible spectral imaging color enhancement*.

Fonte: Arquivo pessoal do autor.

Sedação

A particularidade de cada paciente, seu peso e suas comorbidades são considerados pelo anestesista, que buscará através da injeção de fármacos depressores do sistema nervoso central, amnésia, analgesia, hipnose e relaxamento muscular adequados, mantendo a via aérea e comandos do doente com respostas adequadas.

Como já mencionado anteriormente, o tipo de sedação é escolhido a depender da via de acesso. Geralmente, é escolhida a anestesia geral quando a VO é selecionada. Por outro lado, a sedação profunda é escolhida quando o exame é realizado por VA ou para um exame VO de curta duração, como por exemplo, biópsia de uma lesão de jejuno proximal diagnosticada pela tomografia computadorizada ou pela cápsula endoscópica. Pacientes pediátricos demandam anestesia geral, assim como diante da necessidade de procedimentos terapêuticos[12].

Atenção especial deve ser dada aos pacientes idosos com comorbidades, por apresentarem maior risco de eventos cardiovasculares e pneumonia por aspiração, além de recuperação pós-anestésica mais lenta devido à menor depuração renal e hepática, e distribuição do anestésico no tecido adiposo[23].

Insuflação

Para garantir boa visualização da mucosa intestinal, é necessário insuflar gás em seu interior, para que a mucosa seja expandida e exposta. O ar ambiente é o mais utilizado para este fim na maioria dos grandes centros de endoscopia digestiva. No entanto, com a insuflação de ar, quantidade significativa é retida no interior do trato gastrointestinal, causando a formação de angulações agudas e dificultando a retificação das alças e a progressão o aparelho, prejudicando a inserção mais profunda e levando a dor e desconforto abdominal durante e após a realização do exame.

Para minimizar tais danos, utiliza-se o dióxido de carbono (CO_2), já que é absorvido mais facilmente pelo intestino[12]. Um estudo multicêntrico, randomizado, controlado e duplo-cego, comparando a insuflação com ar ambiente e CO_2, demonstrou que a profundidade de intubação foi 30% maior com o uso de CO_2, com diminuição significativa na dor 1 e 3 horas após o procedimento endoscópico, em comparação com a insuflação com ar. Houve também redução significativa do uso de propofol durante a sedação profunda no grupo CO_2[24].

Desta maneira, o uso de CO_2 tem impacto na qualidade da EAD, aumentando sua acurácia diagnóstica, por possibilitar intubação mais profunda com menos desconforto ao paciente.

Cuidados em populações específicas

Os procedimentos endoscópicos terapêuticos estão em crescente demanda, sobretudo em idosos, representando menor risco quando comparados aos procedimentos cirúrgicos[23]. Como exemplo, destaca-se o uso da terapia endoscópica através da coagulação com plasma de argônio nas lesões vasculares, evitando-se, assim, a necessidade de ressecções de segmentos do intestino delgado.

Dados sobre a realização de EAD em pacientes pediátricos são limitados, porém crescentes, com evidências de que a sua efetividade e segurança são as mesmas que na população adulta[25]. Em pacientes pediátricos com síndrome polipoide, como naqueles com Peutz-Jeghers, a EAB com polipectomia tem grande impacto, já que diminui a necessidade de ressecções do delgado, evitando-se o intestino curto.

Em caso de alergia ao látex, deve-se considerar a realização de EUB ou EE, evitando-se a realização de EDB, já que tradicionalmente seu *overtube* contém látex. Recentemente, porém, tem sido disponibilizado um *overtube* de silicone para a plataforma de EDB[8].

Deve-se lembrar que a EAD é relativamente contraindicada em pacientes com estenose ou varizes esofágicas. Pacientes com varizes de grosso e médio calibres devem ser tratados previamente ao procedimento. Nestes casos, a EAB deve ser escolhida em relação à EE, pois o *overtube* espiral é de grosso calibre.

Diante da suspeita de perfuração do trato gastrointestinal, não se deve recomendar a EAD[25].

Segurança e Qualidade em Endoscopia Digestiva

Profilaxia antibiótica

No que tange aos riscos, não existem dados até o momento de bacteremia associada à EAD, devendo ser possivelmente comparáveis ao da endoscopia digestiva alta, que se associa a baixo índice, de curta duração (menor que 30 minutos) e que não está associada a processos infecciosos.

Recomenda-se a profilaxia antibiótica para todos os pacientes que são submetidos à jejunostomia endoscópica percutânea, e nos casos de CPRE assistida por EAB diante da obstrução do ducto biliar na ausência de colangite aguda, em pacientes que não obtiveram drenagem completa do contraste. A profilaxia é também sugerida em pacientes que realizam diálise peritoneal[26].

Detecção e manejo de lesões

A EAD permite insuflação e direta visualização endoscópica da mucosa, além de biópsias e tatuagem das lesões. A detecção da lesão ou do alvo predeterminado, seguida de sua correta descrição e classificação endoscópica por escalas padronizadas e reconhecidas, auxiliam na conduta, como na colocação de clipes em lesões vasculares com componente arterial e coagulação com plasma de argônio de lesões vasculares com componente venoso. Outras possibilidades terapêuticas são: retirada de corpo estranho, polipectomias, ressecção de lesões precoces, dilatações de estenoses, entre outras[27].

Descreveram-se algumas estratégias terapêuticas que devem ser aplicadas:

- Em pacientes com múltiplos pólipos, por exemplo, na síndrome de Peutz-Jeghers: pólipos maiores que 2 cm devem ser retirados inicialmente e depois os de 5 a 10 mm; pólipos maiores que 3 cm devem ser enviados para análise histológica, pelo risco de associação com adenocarcinoma, ao passo que lesões menores que 2 cm podem ser tratadas com clipe e deixá-las cair por isquemia; pólipos devem ser tratados em ordem e por via anal para prevenir intussuscepção.
- A indicação de enteroscopia assistida por laparoscopia em casos com muitas aderências, para realização de lise de bridas e auxílio da progressão do enteroscópio pelo cirurgião[28];
- Injeção de solução salina com epinefrina na base ou no pedículo do pólipo pode reduzir o risco de sangramento e perfuração[17].

Assim, além de representar método de alta acurácia no diagnóstico das afecções do intestino delgado, a EAD permite terapêutica no mesmo procedimento, evitando, em muitos casos, uma intervenção cirúrgica.

Complicações

O conhecimento prévio das possíveis complicações da EAD e os fatores de risco associados auxilia no reconhecimento precoce de sua ocorrência. Sendo assim, a equipe deve estar familiarizada com todas as etapas envolvidas na realização do procedimento, para a garantia de sucesso, sem complicações.

Os efeitos adversos, tanto para EBU quanto para EDB são semelhantes, assim como são semelhantes aos da endoscopia digestiva alta e da colonoscopia, exceto pela pancreatite aguda[29].

As complicações menores são: dor de garganta, náusea, distensão e dor abdominal, além daquelas relacionadas à sedação. Complicações graves correspondem a: perfuração, sangramento e pancreatite. As perfurações podem ocorrer numa área de anastomose (Figura 14.3), no intestino delgado distal ou mesmo em qualquer outro ponto de fragilidade da parede intestinal. Deve-se ressaltar a possibilidade de perfuração tardia decorrente de injúria térmica após polipectomia (Figura 14.4) ou mesmo após tratamento de angioectasias com coagulação com plasma de argônio (Figura 14.5)[30]. EAB terapêutica apresenta taxa maior de perfuração quando comparada à EAB diagnóstica (6,5% *versus* 1,2%)[8].

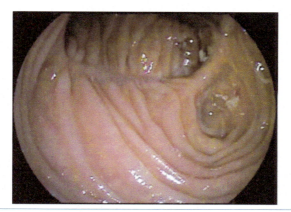

Figura 14.3 Visão endoscópica de anastomose jejunojejunal em paciente com anatomia alterada.
Fonte: Arquivo pessoal do autor.

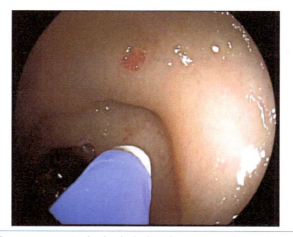

Figura 14.4 Imagem de enteroscopia de duplo balão demonstrando angioectasia de jejuno previamente ao tratamento com plasma de argônio.
Fonte: Arquivo pessoal do autor.

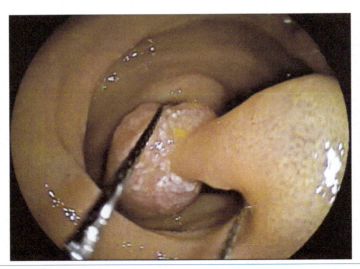

Figura 14.5 Imagem endoscópica de polipectomia de jejuno em paciente com síndrome de Peutz-Jeghers.
Fonte: Arquivo pessoal do autor.

Numa análise de 29.068 pacientes submetidos à EAB no Japão, demonstraram-se alguns fatores associados ao maior risco de perfuração: aqueles com doença de Crohn, pacientes com linfoma submetidos à quimioterapia, e pacientes com anatomia alterada e aderências intestinais pós-operatórias[31]. O uso de corticosteroide na doença de Crohn parece também estar relacionado a maior risco de perfuração. Sendo assim, nestes casos, a recomendação de dilatação de estenoses deve ser limitada inicialmente a 12 mm de diâmetro. Mesmo em outros pacientes com estenoses, como aquelas decorrentes de anti-inflamatórios não hormonais, ou por doença de Beçhet, ou mesmo pós-cirúrgica, a dilatação não deve exceder 15 mm de diâmetro[17,32].

Em revisão sistemática com mais de 9.047 casos, demostrou-se que as complicações ocorreram em 0,72% dos casos, sendo a perfuração responsável por 0,2%, pancreatite aguda, 0,2%, pneumonia aspirativa, 0,09%, sangramento, 0,07% e demais eventos por 0,1%. A hiperamilasemia pode estar presente em até 50% dos casos, sendo na maioria das vezes assintomática, sem necessidade de tratamento[12].

Comparando a população jovem e idosa, não se observou diferença estatística para eventos adversos graves. No entanto, nos idosos, deve-se ter maior cautela na sedação[21].

Segundo a ESGE, taxas de até 1% para complicações graves tais como perfuração, sangramento e pancreatite são aceitáveis, sendo que a pancreatite aguda não deve exceder 0,3%. Já para EDB terapêutica, as complicações aceitáveis são de até 5%[33].

Diante de uma complicação, o reconhecimento e a intervenção precoces podem minimizar a morbidade e a mortalidade. Caso uma perfuração seja vista imediatamente, a terapêutica endoscópica deve ser priorizada. Caso não seja possível tratá-la endoscopicamente, deve-se encaminhar para o tratamento cirúrgico, assim como naqueles casos de perfuração tardia.

Critérios Pós-Procedimento

Desinfecção

A limpeza do aparelho e a desinfecção devem seguir as mesmas normas vigentes determinadas pela Agência Nacional de Vigilância Sanitária – ANVISA utilizadas para os endoscópios e colonoscópios, lembrando dos canais adicionais no caso do EDB.

Alta da unidade de endoscopia

A avaliação clínica após procedimento, tanto pelo anestesista como pelo endoscopista, representa etapa fundamental. Dor, náusea e distensão abdominal devem ser consideradas. Pacientes submetidos a procedimentos curtos e sem terapêutica podem ter alta no mesmo dia, após terem recebido dieta leve. Por outro lado, pacientes submetidos a procedimentos longos, com abordagem da via biliar ou mesmo com ressecção de múltiplos pólipos, devem permanecer no hospital por uma noite. Assim, a decisão médica deverá ser realizada caso a caso.

Relatório

O relatório deve ser completo na descrição dos achados e da terapêutica realizada. Muitos pacientes poderão necessitar de outras sessões de EAD, como nos casos de múltiplas lesões vasculares ou de múltiplos pólipos, ou mesmo naqueles que necessitam de mais de uma sessão de dilatação. De qualquer maneira, independentemente da necessidade de nova abordagem por EAD, a descrição e as imagens endoscópicas devem ser realizadas com esmero.

Anotar efeitos adversos no relatório de alta que ocorreram durante o exame para coletas de dados posteriores pode auxiliar a minimizar os riscos e a reincidência dos mesmos erros. Um banco de dados com informações mais relevantes deve ser elaborado.

CONCLUSÃO

Enteroscopia tem diferentes plataformas e várias indicações, muitas das quais terapêuticas. Enteroscopia é um procedimento seguro, mas complicações podem ocorrer. O conhecimento de potenciais eventos adversos e dos fatores de risco pode ajudar a minimizar sua ocorrência.

Aspecto importante no âmbito de definição de qualidade é a compreensão de que ela não depende de um único fator, mas da presença de uma série de componentes e atributos.

Desta maneira, tanto os critérios pré-procedimento como aqueles intra e pós-procedimento representam etapas fundamentais para um padrão de qualidade de excelência durante a implementação e o desenvolvimento da enteroscopia numa unidade de endoscopia. O conhecimento e a adequação consciente de cada etapa podem determinar o sucesso do procedimento.

REFERÊNCIAS BIBLIOGRÁFICAS

1. Parker HW, Agayoff JD. Enteroscopy and small bowel biopsy utilizing a peroral colonoscope. Gastrointest Endosc [Internet]. 1983;29(2):139-40. Disponível em: <http://dx.doi.org/10.1016/S0016-5107(83)72558-7>. Acesso em: 22/Nov/2022.
2. Lipka S, Rabbanifard R, Kumar A, Brady P. Single versus double balloon enteroscopy for small bowel diagnostics: A systematic review and meta-analysis. J Clin Gastroenterol. 2015;49(3):177-84.
3. Iddan G, Meron G, Glukhovsky A, Swain P. Wireless Capsule Endoscopy. Nature. 2000;405(May):417-8.
4. Yamamoto H, Sekine Y, Sato Y, Higashizawa T, Miyata T, Iino S, et al. Total enteroscopy with a nonsurgical steerable double-balloon method. Gastrointest Endosc. 2001;53(2):216-20.
5. Tsujikawa T, Saitoh Y, Andoh A, Imaeda H, Hata K, Minematsu H, et al. Novel single-balloon enteroscopy for diagnosis and treatment of the small intestine: Preliminary experiences. Endoscopy. 2008;40(1):11-5.
6. Akerman P, Agrawal D, Cantero D, Pangtay J. Spiral enteroscopy with the new DSB overtube: a novel technique for deep peroral small-bowel intubation. Endoscopy [Internet]. 2008 Dec 8;40(12):974-8. Disponível em: <http://eprints.ncrm.ac.uk/2879/1/NCRM_workingpaper_0412.pdf>. Acesso em: 22/Nov/2022.
7. Schneider M, Höllerich J, Beyna T. Device-assisted enteroscopy: A review of available techniques and upcoming new technologies. World J Gastroenterol [Internet]. 2019 Jul 21;25(27):3538-45. Disponível em: <https://www.wjgnet.com/1007-9327/full/v25/i27/3538.htm>. Acesso em: 22/Nov/2022.
8. Chavalitdhamrong D, Adler DG, Draganov PV. Complications of enteroscopy: How to avoid them and manage them when they arise. Gastrointest Endosc Clin N Am. 2015;25(1):83-95.
9. Yamamoto H. Fifteen Years Since the Advent of Double-Balloon Endoscopy. Clin Gastroenterol Hepatol. 2017;15(11):1647-50.
10. Möschler O, May A, Müller MK, Ell C. Complications in and performance of double-balloon enteroscopy (DBE): Results from a large prospective DBE database in Germany. Endoscopy. 2011;43(6):484-9.
11. Rondonotti E, Spada C, Adler S, May A, Despott EJ, Koulaouzidis A, et al. Small-bowel capsule endoscopy and device-assisted enteroscopy for diagnosis and treatment of small-bowel disorders: European Society of Gastrointestinal Endoscopy (ESGE) Technical Review. Endoscopy. 2018;50(4):423-46.
12. Yamamoto H, Ogata H, Matsumoto T, Ohmiya N, Ohtsuka K, Watanabe K, et al. Clinical Practice Guideline for Enteroscopy. Dig Endosc [Internet]. 2017 Jul 9;29(5):519-46. Disponível em: <https://onlinelibrary.wiley.com/doi/abs/10.1111/den.12883>. Acesso em:
13. Nakamura M, Niwa Y, Ohmiya N, Goto H. Which route should we select when performing double-balloon enteroscopy? Gastrointest Endosc [Internet]. 2008 Mar;67(3):577-8. Disponível em: <https://linkinghub.elsevier.com/retrieve/pii/S0016510707026703>.
14. Kim J. Training in endoscopy: Enteroscopy. Clin Endosc. 2017;50(4):328-33.
15. Pennazio M, Venezia L, Cortegoso Valdivia P, Rondonotti E. Device-assisted enteroscopy: An update on techniques, clinical indications and safety. Dig Liver Dis [Internet]. 2019;51(7):934-43. Disponível em: <https://doi.org/10.1016/j.dld.2019.04.015

16. May A, Nachbar L, Schneider M, Neumann M, Ell C. Push-and-pull enteroscopy using the double-balloon technique: Method of assessing depth of insertion and training of the enteroscopy technique using the Erlange endo-trainer. Endoscopy. 2005;37(1):66-70.

17. Safatle-Ribeiro AV, Kuga R, Ishida R, Furuya C, Ribeiro U, Cecconello I, et al. Is double--balloon enteroscopy an accurate method to diagnose small-bowel disorders? Surg Endosc Other Interv Tech. 2007;21(12):2231-6.

18. Dutta AK, Sajith KG, Joseph AJ, Simon EG, Chacko A. Learning curve, diagnostic yield and safety of single balloon enteroscopy. Trop Gastroenterol. 2012;33(3):179-84.

19. Tee H-P. Learning curve for double-balloon enteroscopy: Findings from an analysis of 282 procedures. World J Gastrointest Endosc. 2012;4(8):368.

20. Upchurch BR, Sanaka MR, Lopez AR, Vargo JJ. The clinical utility of single-balloon enteroscopy: a single-center experience of 172 procedures. Gastrointest Endosc [Internet]. 2010;71(7):1218-23. Disponível em: <http://dx.doi.org/10.1016/j.gie.2010.01.012>. Acesso em: 22/Nov/2022.

21. Bhat YM, Abu Dayyeh BK, Chauhan SS, Gottlieb KT, Hwang JH, Komanduri S, et al. High--definition and high-magnification endoscopes. Gastrointest Endosc. 2014;80(6):919-27.

22. Lenz P, Domagk D. Double- vs. single-balloon vs. spiral enteroscopy. Best Pract Res Clin Gastroenterol [Internet]. 2012;26(3):303-13. Disponível em: <http://dx.doi.org/10.1016/j. bpg.2012.01.021>.

23. Chetcuti Zammit S, Sanders DS, Sidhu R. Device assisted enteroscopy in the elderly — A systematic review and meta-analysis. Dig Liver Dis [Internet]. 2019;51(9):1249-56. Disponível em: <https://doi.org/10.1016/j.dld.2019.04.001>. Acesso em: 22/Nov/2022.

24. Domagk D, Bretthauer M, Lenz P, Aabakken L, Ullerich H, Maaser C, et al. Carbon dioxide insufflation improves intubation depth in double-balloon enteroscopy: a randomized, controlled, double-blind trial. Endoscopy [Internet]. 2007;39(12):1064-7. Disponível em: <http:// eprints.ncrm.ac.uk/2879/1/NCRM_workingpaper_0412.pdf>. Acesso em: 22/Nov/2022.

25. Di Nardo G, Calabrese C, Conti Nibali R, De Matteis A, Casciani E, Martemucci L, et al. Enteroscopy in children. United Eur Gastroenterol J. 2018;6(7):961-9.

26. Khashab MA, Chithadi K V., Acosta RD, Bruining DH, Chandrasekhara V, Eloubeidi MA, et al. Antibiotic prophylaxis for GI endoscopy. Gastrointest Endosc. 2015;81(1):81-9.

27. Yano T, Yamamoto H. Vascular, polypoid, and other lesions of the small bowel. Best Pract Res Clin Gastroenterol [Internet]. 2009;23(1):61-74. Disponível em: <http://dx.doi. org/10.1016/j.bpg.2008.12.001>. Acesso em: 22/Nov/2022.

28. Sakamoto H, Yamamoto H, Hayashi Y, Yano T, Miyata T, Nishimura N, et al. Nonsurgical management of small-bowel polyps in Peutz-Jeghers syndrome with extensive polypectomy by using double-balloon endoscopy. Gastrointest Endosc [Internet]. 2011;74(2):328-33. Disponível em: <http://dx.doi.org/10.1016/j.gie.2011.04.001>. Acesso em: 22/Nov/2022.

29. Gerson LB. Capsule endoscopy and deep enteroscopy. Gastrointest Endosc [Internet]. 2013;78(3):439-43. Disponível em: <http://dx.doi.org/10.1016/j.gie.2013.06.011>.

30. Skinner M, Popa D, Neumann H, Wilcox CM, Mönkemüller K. ERCP with the overtube-assisted enteroscopy technique: A systematic review. Endoscopy. 2014;46(7):560-72.

31. Odagiri H, Matsui H, Fushimi K, Kaise M, Yasunaga H. Factors associated with perforation related to diagnostic balloon-assisted enteroscopy: Analysis of a national inpatient database in Japan. Endoscopy. 2014;39(2):143-6.

32. Gill RS, Kaffes AJ. Small bowel stricture characterization and outcomes of dilatation by double--balloon enteroscopy: A single-centre experience. Therap Adv Gastroenterol. 2014;7(3):108-14.
33. Spada C, McNamara D, Despott EJ, Adler S, Cash BD, Fernández-Urién I, et al. Performance measures for small-bowel endoscopy: A European Society of Gastrointestinal Endoscopy (ESGE) Quality Improvement Initiative. United Eur Gastroenterol J. 2019;7(5):614-41.

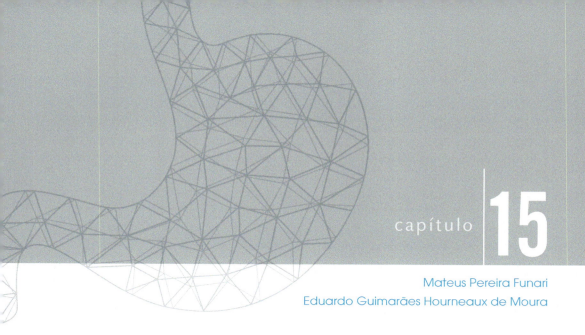

capítulo 15

Mateus Pereira Funari
Eduardo Guimarães Hourneaux de Moura

Qualidade em Procedimentos Terapêuticos Avançados

 INTRODUÇÃO

A aferição e implementação de medidas para garantir a qualidade de procedimentos endoscópicos é essencial para a oferta de um serviço de qualidade, com melhoria na segurança da equipe médica e do paciente. Isso tem se mostrado desafiador em procedimentos de rotina como endoscopia digestiva alta e colonoscopia. Sua extensão para procedimentos endoscópicos terapêuticos avançados pode se provar ainda mais complicada[1].

Estes procedimentos são muitas vezes inovadores e dificilmente se enquadram em padrões previamente estabelecidos. Além disso, muitos dos procedimentos avançados são de disseminação recente e contam com considerável variação técnica entre os executantes, o que dificulta sua padronização e estabelecimento de regras a serem seguidas. Dadas estas percepções, há um grande desafio na definição de parâmetros de qualidade para os procedimentos endoscópicos terapêuticos avançados[1].

Segurança e Qualidade em Endoscopia Digestiva

O esforço ativo para estabelecer indicadores de qualidade auxilia na identificação de lacunas na prestação de serviços médicos, melhorando a segurança do procedimento à medida que garante sua indicação e prática precisas. Padrões bem definidos baseados em evidências proporcionam a tomada de medidas direcionadas para minimização de eventos adversos (EA), otimização de recursos, padronização de tratamentos adequados, maior satisfação e compreensão do paciente em relação a conduta, o que faz parte da formulação de um serviço de endoscopia de qualidade. Isso é crítico quando estamos diante de procedimentos terapêuticos avançados, os quais, apesar de muito menos frequentes que os diagnósticos, estão associados a morbimortalidade substancialmente mais elevada[1].

Entretanto, para a definição de indicadores de qualidade em procedimentos avançados, bancos de dados e adequada compreensão da fisiologia da doença, do tratamento e de suas complicações são necessários. Portanto, o registro e seguimento rigorosos de cada etapa preconizada são essenciais. Outro fator a ser considerado é a realização deste tipo de abordagem restrita a centros de referência, com volume adequado de casos, treinamento multiprofissional e suporte para abordagem de complicações.

De modo geral, todo procedimento avançado deve passar por uma sequência de controle de qualidade que inclui fatores pré, intra e pós-procedimento. Estes fatores estão expostos na Figura 15.1[2].

FATORES A SEREM CONSIDERADOS

Em termos de custo-efetividade, procedimentos endoscópicos terapêuticos avançados envolvem materiais de alto custo, gasto anestésico (normalmente são realizados sob anestesia geral) e muitas vezes internação hospitalar. Admissões e reabordagens relacionadas às complicações aumentam ainda mais os gastos associados.

Logo, é essencial definir o material necessário, tipo de anestesia indicada, a necessidade de internação (e por quanto tempo) e UTI para a utilização viável de recursos. Procedimentos seguros são mais viáveis em termos de sustentabilidade de um serviço e apresentam menor necessidade de reintervenção[1].

Os níveis desejados de eventos adversos e fatores de risco para tais devem ser bem compreendidos para a tomada de medidas, a fim de evitar EA. Isto diminui a morbimortalidade dos procedimentos e os gastos relacionados. Um exemplo clássico é o das medidas em CPRE, como uso de indometacina via retal, hidratação e *stent* pancreático que podem prevenir a pancreatite aguda, e quando esta ocorre normalmente está associada a menor gravidade. Este é um procedimento mais antigo e disseminado, cujos dados coletados ao longo dos anos possibilitaram o estabelecimento de medidas que o tornaram mais seguro. Por outro lado, há dúvida quanto ao benefício da injeção profilática de triancinolona em leitos de ressecções de dissecção submucosa (*endoscopic submucsal disection* – ESD) esofágica com mais de 75% da circunferência do órgão[3,4]. Caso isso se mostre efetivo, múltiplos procedimentos endoscópicos de dilatação prévios e até casos de reabordagem cirúrgica podem ser evitados.

FATORES PRÉ-PROCEDIMENTO

- Indicação e contraindicações
- Avaliação de fatores relacionados à dificuldade do procedimento
- Consentimento: instrução quanto aos riscos e EA→ assinatura do termo de consentimento livre e esclarecido (TCLE) antes do início do preparo
- Obtenção do histórico médico e exame físico
- Avaliação do risco anestésico
- Definição de antibióticos profiláticos conforme necessidade
- Manejo de anticoagulantes e antiplaquetários
- Agendamento do procedimento em momento oportuno conforme a disponibilidade de assistência médica e urgência do caso
- *Time-out* → confirmação dos dados com equipe médica e paciente antes de iniciar o procedimento

FATORES INTRAPROCEDIMENTO

- Documentação fotográfica dos pontos-chave
- Efetuação dos passos do procedimento adequadamente
- Manejo de complicações
- Utilização de escalas e classificações recomedadas
- Monitoração de parâmetros anestésicos: PA, cardioscopia, SatO2, FC
- Controle das drogas anestésicas utilizadas (e reversão)

FATORES PÓS-PROCEDIMENTO

- Documentação completa do procedimento
- Fornecer por escrito ao paciente as orientações de rotina e de sinais de alarme das eventuais complicações
- Documentação completa do seguimento
- Comunicação com a equipe assistente
- Monitoração de complicações em curto e longo prazos

Figura 15.1 Fatores de qualidade em diferentes etapas de procedimentos endoscópicos avançados.
Fonte: Arquivo pessoal do autor.

O seguimento apropriado pode proporcionar detecção precoce de EA e minimizar eventuais danos e os gastos. Para que isso seja possível, é essencial compreender bem os eventos adversos relacionados a cada forma de intervenção.

Em relação ao local de realização destes procedimentos, sabe-se que o volume de casos de um centro e de seus endoscopistas (volumes total e anual) está inversamente relacionado aos índices de complicações, necessidade de internação e maior sucesso técnico[1]. Os indicadores de qualidade devem apontar para o profissional e o ambiente em que cada procedimento avançado deve ser realizado.

TRATAMENTO ENDOSCÓPICO DO ESÔFAGO DE BARRETT (EB)

O EB é o único preditor de adenocarcinoma precoce de esôfago e é passível de trata-mento minimamente invasivo. Sua erradicação está associada a menor progressão para neoplasia e tem sido utilizada como prevenção de câncer esofágico, com diminuição da morbimortalidade, uma vez que, antigamente, esses pacientes eram tratados com esofa-gectomia. Como todo procedimento avançado, é essencial certificar-se de medidas que melhorem sua qualidade[4,5].

Antes do procedimento, toda displasia deve ser confirmada por um segundo pato-logista e esta taxa deve ser controlada pelos centros de referência em EB. Por sua vez, isso gera menor quantidade de erradicação desnecessária e taxação errônea de pacien-tes como portadores de risco elevado de câncer. Os centros de referência devem conter imagens de alta resolução e *expertise* em erradicação com mucosectomia (*endoscopic mucosal resection* – EMR) e ablação por radiofrequência (RFA), com profissionais capaci-tados e menor incidência de EA[4,5].

Todo paciente deve ser orientado quanto aos riscos e benefícios envolvidos no procedimento antes de qualquer forma de tratamento. Isso proporciona o tratamento adequado ao desejo do paciente, melhorando a relação médico-paciente e diminuindo complicações, processos e grau de insatisfação com o serviço médico.

Durante o procedimento, os principais passos do tratamento devem ser documentados fotograficamente, utilizando luz branca e alta definição, pois estudos mostram que este modo de avaliação está associado a maior taxa de detecção de neoplasias precoces em EB[6-8]. Para padronizar os achados endoscópicos, recomenda-se a utilização da classificação de Praga para a extensão e forma de acometimento do EB, além da classificação de Paris para a descrição de eventuais lesões visíveis. Este ponto é muito importante, pois estudos mos-tram que lesões dos tipos 0-Is, 0-IIc e 0-III são de maior risco para câncer invasivo, de modo que a maioria das ressecções endoscópicas são indicadas para lesões do tipo 0-IIa e b (5).

As lesões encontradas devem ser ressecadas preferencialmente por meio de EMR em vez de ESD, pois este procedimento é mais rápido, mais barato e associado a menor taxa de complicações. Preconiza-se o controle da taxa de ressecção completa das lesões encontradas em monobloco ou *piecemeal*, proporcionado diagnóstico e estadiamento adequados, o que por sua vez orienta a continuidade do tratamento.

Quando indicada erradicação endoscópica do EB, recomenda-se o uso da RFA, cujo intervalo de sessões até a erradicação completa da metaplasia intestinal (MI) deve ser con-trolado. Além disso, deve-se controlar as taxas de erradicação de displasia, câncer precoce e MI após 18 meses da admissão no centro de referência. Estes parâmetros indicam quali-dade da assistência médica a pacientes com EB, diminuindo sua progressão para displasia e câncer, uma vez que até 30% desses pacientes apresentam neoplasia metacrônica[9].

Após a erradicação do EB (ausência de MI), a taxa de documentação da vigilância endoscópica deve ser controlada e contínua, pois esses pacientes têm maior risco de dis-plasia e neoplasia esofágica (Figuras 15.2 e 15.3). No seguimento, também deve-se aferir a qualidade da assistência médica, controlando as taxas de biópsias de alterações visíveis e EA relacionados ao tratamento. O tratamento antirrefluxo merece atenção especial, uma vez que a doença do refluxo gastroesofágico (DRGE) não tratada tem relação com persistência da MI após a RFA[4,5].

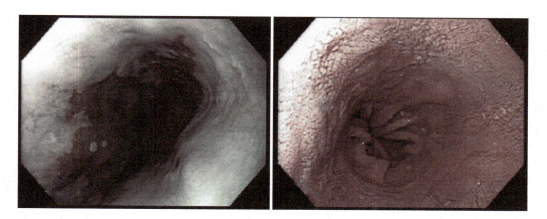

Figura 15.2 EB longo com displasia de baixo grau nas biópsias aleatórias. O achado se manteve no exame de controle após 6 meses de otimização do tratamento antirrefluxo e foi confirmado por um segundo patologista. Após reunião multidisciplinar e aceitação do paciente, prosseguiu-se com tratamento com RFA.
Fonte: Arquivo pessoal do autor.

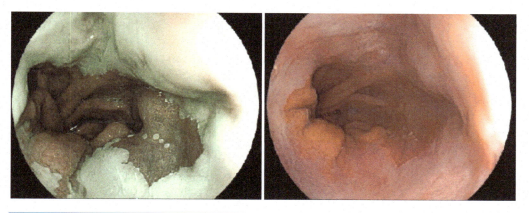

Figura 15.3 No controle após o tratamento, identificada área de Barrett residual. Indicada complementação de RFA para erradicação do EB.
Fonte: Arquivo pessoal do autor.

COLANGIOSCOPIA ENDOSCÓPICA

Trata-se de um método relativamente novo, ainda em estudo, com novas perspectivas à medida que avanços tecnológicos o aprimoram. Seu uso está associado a CPRE, cujo controle de qualidade é descrito em capítulo específico.

Antes do procedimento, devemos nos certificar de sua indicação adequada, o que ainda é difícil, pois as indicações se expandem à medida que novos estudos e aprimoramentos do método surgem. Atualmente, os principais motivos para sua realização são cálculos biliopancreáticos difíceis (em geral, após falha em CPRE convencional), investigação de estenoses biliopancreáticas, auxiliando sua localização e extensão precisas e na drenagem da via biliar. Além disso, devemos avaliar a presença de contraindicações que coloquem o paciente em risco, como colangite, ou impossibilitem o procedimento, como calibre ductal não compatível com o colangioscópio. Deve-se programar a antibioticoprofilaxia em todos os casos, pois esta medida reduz a incidência de colangite (de 12,8% para 1% em um estudo)[10]. Esta avaliação pré-procedimento é essencial, pois a colangioscopia está relacionada a mais complicações e maior custo em relação à CPRE. Por outro lado, quando bem indicada, tal procedimento pode reduzir os custos e complicações.

Durante o procedimento, recomenda-se utilizar insuflação com CO_2, irrigação cautelosa e abertura papilar ampla para garantir a drenagem biliar, prevenindo infecção e embolia gasosa. A colangioscopia também é útil na redução do tempo de fluoroscopia, parâmetro que, em conjunto com o tempo total de procedimento e de colangioscopia, deve ser monitorado. Deve haver documentação fotográfica dos principais achados e do passo a passo de intervenções (Figura 15.4). Parâmetros de sensibilidade e especificidade para diagnóstico pelo aspecto colangioscópico de biópsias devem ser controlados para o estabelecimento de padrões de qualidade. Alguns estudos apontam à sensibilidade e especificidade para diferenciação diagnóstica entre maligno e benigno, 87%-96% e 93%-95%, respectivamente. A especificidade pode chegar a 100% com a obtenção de biópsias, porém, pelo tamanho da pinça de biópsia, essa sensibilidade diminui para 62%-90%, logo, existe a recomendação de um mínimo de cinco fragmentos. Em relação ao sucesso terapêutico, ainda não existem marcadores bem definidos, mas estudos na literatura mostram taxa de retirada da pedra de 87,5%-100%, sendo 63%-88% em uma única sessão[11-13].

Após o procedimento, seus achados e dados da intervenção devem ser adequadamente documentados, assim como os EA. A colangioscopia apresenta maiores taxas de complicações quando associada a CPRE, em comparação a este último procedimento isolado, principalmente à custa de bacteremia e colangite, cujas incidências diminuem com a antibioticoprofilaxia[12]. Vale lembrar que indicação e investigação adequadas antes do procedimento diminuem os EA.

DISSECÇÃO ENDOSCÓPICA SUBMUCOSA (*ENDOSCOPIC SUBMUCOSAL DISSECTION* – ESD)

Antes do procedimento, devemos nos certificar de sua indicação adequada, o que varia conforme o segmento do trato gastrointestinal (TGI) em que a ESD é realizada. A avaliação inicial deve incluir imagem de alta resolução, magnificação e cromoscopia, uso de classificações como IPCL, JNET, Kudo, Paris, tipo de LST no cólon/reto, entre outros, além da localização precisa da lesão (distância de marcos anatômicos, parede etc.) e tamanho em milímetros. Preconiza-se restringir a ESD a lesões grandes ou com suspeita de malignidade,

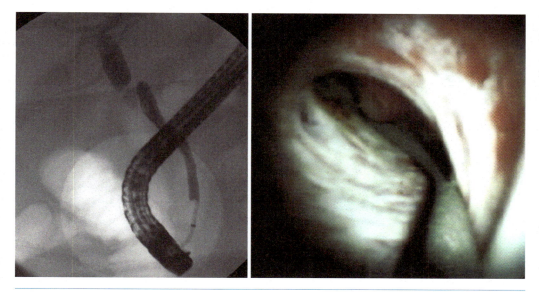

Figura 15.4 Indicação de colangioscopia pela impossibilidade de transpor a estenose com fio-guia. O procedimento foi bem-sucedido com o uso da colangioscopia.
Fonte: Arquivo pessoal do autor.

o que pressupõe o uso adequado das classificações citadas. Seu mau uso está associado a indicações incorretas de um procedimento mais caro, demorado e com mais complicações que a EMR. Além disso, preditores de dificuldade técnica com cicatriz e tentativa de ressecção prévia devem ser avaliados, pois estes estão associados a menores taxas de ressecção em bloco, R0 e maiores taxas de perfuração. O procedimento, bem como seus riscos e benefícios, deve ser discutido com o paciente e o TCLE assinado antes do preparo[3,4].

Preconiza-se que os centros em que a ESD é realizada controlem os procedimentos e seus respectivos EA em cada segmento do TGI, pois centro de menor volume e profissionais em curva de aprendizado estão associados a maiores índices de EA[3,4].

Em relação ao procedimento em si, as taxas de ressecção em bloco, R0, e EA devem ser reportados. A taxa de ressecção R0 é muito importante e alguns autores advogam que este parâmetro deve estar presente em ≥ 80% dos casos. Por sua vez, a taxa de ressecção oncologicamente curativa envolve a profundidade da invasão, presença de ulceração, invasão linfovascular, grau de brotamento (*budding*). Este dado é essencial no controle de qualidade de ESD de um serviço e de seus profissionais, no entanto, é pouco reportado. Ele mensura a qualidade da avaliação pré-procedimento, incluindo a indicação[4].

Quando utilizada, a técnica híbrida deve ser relatada, bem como se a intenção inicial era realizar a técnica convencional e o motivo da utilização da alça. Esta variação está associada a menor taxa de ressecção R0[3].

Além do tempo absoluto, a velocidade por cm^2 por minuto é muito importante, pois avalia a dificuldade do procedimento, a fase de treinamento de aprendizes e a qualidade

Segurança e Qualidade em Endoscopia Digestiva

de profissionais mais experientes. Este parâmetro também auxilia na análise de gastos, no planejamento de agenda do serviço e na relação custo-eficácia quando comparado com a cirurgia.

É essencial reportar as complicações e os respectivos tratamentos (conservador *vs.* cirurgia). Essas taxas variam entre 2,1%-4,7% nos países ocidentais (mais centros de menor volume e menor disseminação da técnica) *vs.* 0,9%-1,3% nos orientais[4].

À análise histológica, a taxa de invasão maciça de submucosa deve ser baixa, confirmando a correta avaliação pré-procedimento. Seu controle deve ser feito em relação à instituição e aos endoscopistas. Na média, o NNT para evitar cirurgia com o tratamento endoscópico varia entre 12 e 17[3].

O ESD tem se tornado cada vez mais disseminado, especialmente no ocidente, porém os resultados são inferiores aos reportados pelas séries orientais. Expusemos parâmetros a serem controlados em relação aos endoscopistas individualmente e aos centros que realizam este tipo de tratamento. São necessários novos estudos para identificar outros marcos de qualidade do ESD e formulação de *guidelines* internacionais adequados à realidade ocidental.

CARDIOMIOTOMIA ENDOSCÓPICA (*PERORAL ENDOSCOPIC MYOTOMY/POEM*)

Trata-se de um procedimento com ampla disseminação desde 2008, o que aumentou a necessidade de definição de padrões que garantissem sua qualidade. A Sociedade Japonesa de Endoscopia publicou recentemente um *guideline* baseado em evidências[14].

Recomenda-se que POEM seja realizado apenas em instituições especializadas em endoscopia, gastroclínica, cirurgia e anestesia, com volume > 10 POEM, ao menos um endoscopista com dedicação integral, com 5 anos de experiência e ≥ 15 casos de POEM (≥ cinco como executante principal). O treinamento deve envolver acompanhamento com profissional experiente, *hands on* em modelo animal *in vitro* e *in vivo*, início sob supervisão e com casos mais simples. A curva de aprendizado exige 7 a 40 casos em humanos para endoscopistas com experiência em ESD ou NOTES (*natural orifice transluminal endoscopic surgery*)[14].

Na avaliação pré-procedimento, a principal indicação é a acalasia, com vários estudos mostrando bons resultados (70%-90% de sucesso clínico). Outras desordens de motilidade esofágica como o espasmo esofágico difuso e o esôfago em quebra-nozes podem se beneficiar desta forma de tratamento, no entanto há necessidade de maior investigação sobre o efeito do POEM sobre estas doenças[14,15].

O diagnóstico deve ser correto e a investigação deve envolver endoscopia para descartar pseudoacalasia, definir tempo de jejum pré-procedimento e necessidade de limpeza do esôfago com Fouchet. Os raios X contrastados auxiliam o diagnóstico e permitem prever o nível de tortuosidade esofágica e de dificuldade do POEM, além de auxiliarem na indicação de cirurgia em alguns casos. O diagnóstico deve ser feito idealmente por manometria de alta resolução[14-16].

Feito o diagnóstico e indicação adequada de tratamento com POEM, a preparação envolve o manejo de anticoagulantes orais conforme *guidelines* internacionais, avaliação do risco anestésico, necessidade de UTI etc.

O procedimento deve ser feito sob regime de internação, com anestesia geral e intubação orotraqueal preferencialmente em sequência rápida e com manobra de Sellick para prevenção de broncoaspiração. Todos os casos devem ser realizados com CO_2, pelo risco de embolia gasosa, pneumotórax grave, enfisema subcutâneo, síndrome compartimental e até óbito[15,17,18].

A posição ideal do paciente é supina ou decúbito semilateral esquerdo, para facilitar o exame do abdome durante o procedimento e sua punção (se necessária). A miotomia pode ser realizada nas paredes anterior ou posterior, sendo esta última preferível pelo menor risco de fístula traqueoesofágica. Sua extremidade oral é na região de contrações anormais do corpo esofágico, estendendo-se até 1 a 2 cm no estômago para garantir a secção de todo o esfíncter esofágico inferior (EEI). Há vários modos para confirmar a miotomia adequada, dentre eles recomendam-se: passagem de um segundo endoscópio de fino calibre pelo nariz e visualização do endoscópio no interior do túnel submucoso (duplo endoscópio), confirmação pela distância dos incisivos, visualização de marcos anatômicos como a transição de vasos em paliçada (esôfago) para reticulares e mais calibrosos (estômago), perda da resistência (degrau) na passagem para o estômago, injeção de contraste no estômago visualizada no final do túnel. O método utilizado deve ser bem documentado[14].

Após o procedimento, pacientes clinicamente bem podem receber água via oral e sintomáticos, conforme a necessidade. A dieta deve ser progredida gradualmente após exame de Rx contrastado sem evidência de EA. Os EA devem ser buscados ativamente por equipe multidisciplinar e documentados, controlando sua incidência para a melhoria da qualidade do tratamento. Sabe-se que a incidência aproximada são de 2,8%-4,8% de lesão mucosa, 0,2%-0,7% de perfuração, 0,2%-0,3% de sangramento grave, 0,1%-1,2% de pneumotórax e 0,2%-1,2% de derrame pleural[14,16].

O principal EA é a DRGE, que pode chegar a 50% dos casos. Essa complicação deve ser avaliada clínica e endoscopicamente, as alterações devem ser documentadas e o tratamento instituído conforme a necessidade. Uma possível causa de DRGE é o prolongamento da miotomia no estômago com incisão do feixe de músculo em colar que mantém o ângulo de His. Para evitar isso e a miotomia incompleta, a técnica do duplo endoscópio é recomendada[14,19,20].

A periodicidade do seguimento deve ser baseada em experiência e protocolos institucionais de avaliação clínica e exames complementares (endoscopia, manometria, pHmetria) periódicos. Em geral, recomenda-se endoscopia após 2 a 3 meses para avaliação de DRGE e anual com cromoscopia após, pelo risco aumentado de neoplasia de esôfago[14].

ENDOSCOPIA BARIÁTRICA

Obesidade tem incidência crescente e está associada a morbimortalidade significativa. Há uma lacuna entre o tratamento comportamental associado ou não a medicações e a cirurgia bariátrica e, para preenchê-la, múltiplas modalidades de terapia endoscópica têm surgido. Seu objetivo é induzir a perda de peso e auxiliar no controle das comorbidades associadas, apresentando um perfil de segurança aceitável. Vale recordar que essas cirurgias não são isentas de complicações, muitas das quais são passíveis de tratamento endoscópico. No entanto, são múltiplas técnicas novas disponíveis de tratamento (tanto das complicações pós-operatórias quanto como tratamento inicial da obesidade), estando a maioria em estudo, o que torna difícil sua padronização[21,22].

Sabemos ser imprescindível o estabelecimento dos marcadores de qualidade relacionados aos dispositivos amplamente comercializados. Conclui-se a necessidade de desenvolver programas credenciados de treinamento e estabelecer índices de qualidade que zelem pela qualidade das terapias bariátricas endoscópicas[21,22].

Antes do procedimento, devemos nos certificar de condições como falha do tratamento clínico adequado, capacidade de adesão ao tratamento, idade pós-púbere (aproximadamente 12 anos) e indicações como casos selecionados de sobrepeso, obesidade graus I, II sem comorbidades maiores, III e IV como ponte ou na recusa à cirurgia. Contraindicações como cirurgia gástrica prévia (para balão), problemas psicológicos e/ou psiquiátricos que comprometam a compreensão e o seguimento adequados, gestação e amamentação, drogadição, esofagite erosiva não controlada, úlcera gástrica ativa, lesões vasculares e neoplasias potencialmente sangrantes, hérnia hiatal volumosa (> 5 cm), alergia a componente, coagulopatias, uso de anticoagulantes, RTx abdominal prévia, esofagite eosinofílica devem ser apropriadamente avaliadas. Portanto, a avaliação inicial envolve o exame de endoscopia que descarte contraindicações, porém, em alguns casos, isso pode ser realizado no mesmo procedimento (exemplo: colocação de balão)[21,22].

Após esta etapa inicial, o próximo passo é a explicação das opções mais adequadas para o paciente, EA, capacidade de adesão e seguimento. É imprescindível alinhar os resultados de cada método com a expectativa do paciente, considerando que 75% dos pacientes têm perda ≥ 25% do excesso de peso (EWL) e que a perda ≥ 10% do peso total já apresenta melhora importante das comorbidades cardiovasculares. O método adequado envolve boa tolerância (efeitos colaterais toleráveis), requer poucas revisões (< 1%/ano), poucos EA (quando presentes, tratáveis conservadoramente), ser reversível anatômica e funcionalmente. A decisão deve envolver avaliação multidisciplinar com endoscopista, cirurgião, nutricionista, enfermagem, psiquiatra e médicos de patologias associadas como endocrinologista e cardiologista[21,22].

O TCLE deve ser assinado e a antibioticoprofilaxia programada conforme a necessidade (p. ex.: endossuturas, Aspire). A programação anestésica envolve classificação ASA, avaliação de via aérea difícil e necessidade de intubação.

Este tipo de paciente exige estrutura física de macas, assentos, vestuário, portas, banheiros, tamanho e estrutura das salas de procedimento, acessórios médicos como esfingmomanômetro, estrutura ergonômica para os profissionais apropriados. A unidade deve possuir ECG, Rx, suporte emergencial, material de reanimação cardiopulmonar e equipe treinada para as peculiaridades do paciente obeso[22].

Não há consenso quanto à capacitação para realizar procedimentos bariátricos, portanto é importante que as sociedades estabeleçam métricas baseadas em evidências para cada tipo de terapêutica bariátrica avançada. Dados podem, no futuro, determinar unidades credenciadas/acreditadas em endoscopia bariátrica. A Sociedade Espanhola de Endoscopia, por exemplo, preconiza um mínimo de cinco casos supervisionados de balão e 15 para técnicas mal absortivas e suturas, além de um volume de ao menos 30 procedimentos por ano[22]. Na ausência de *guidelines* oficiais para alguns dos dispositivos, o treinamento e uso desses dispositivos são limitados a particularidades institucionais, preferência de endoscopistas mais experientes, custos e disponibilidade.

Após o procedimento, o *follow-up* multidisciplinar deve ser continuado conforme estabelecido inicialmente (Figuras 15.5 a 15.7). Um ponto crucial é a monitoração e documentação de EA, como no caso do balão Spatz 2, que apresentou 19,55% de complicações, motivando um novo *design* (Spatz 3), que está em reavaliação do perfil de segurança[22]. Outros exemplo é o Endobarrier, que está sendo reavaliado após um estudo com interrupção precoce pela alta incidência de abscessos hepáticos[23].

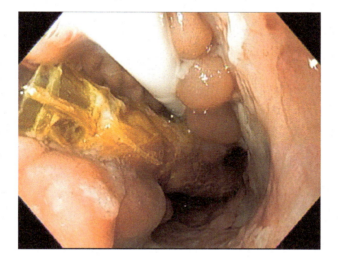

Figura 15.5 Passagem de vácuo endoscópico em deiscência de anastomose esofagojejunal pós--gastrectomia total por adenocarcinoma gástrico. Deixada SNE na alça jejunal alimentar.
Fonte: Arquivo pessoal do autor.

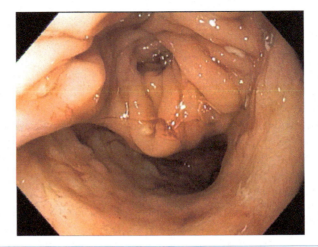

Figura 15.6 Reavaliação a primeira sessão de vácuo evidenciando epitelização e diminuição do trajeto fistuloso.
Fonte: Arquivo pessoal do autor.

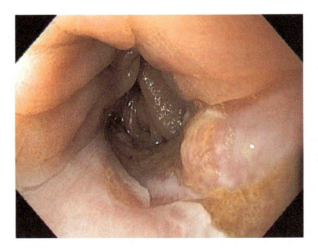

Figura 15.7 Fechamento da fístula após quatro trocas de vácuo semanais. O paciente recebeu alta com dieta via oral.
Fonte: Arquivo pessoal do autor.

Concluímos pela necessidade de novos estudos, principalmente para os métodos mais recentes. Dentre os campos que exigem melhor investigação estão a durabilidade da perda de peso e seu impacto nas comorbidades, determinar as consequências psicológicas e preditores de resposta a cada dispositivo, bem como seu espectro de atuação, comparar a eficácia de cada método empregado de forma individual, sequencial, simultânea e/ou em combinação com farmacoterapia e avaliar melhor a custo-efetividade de cada dispositivo[21,22]. Os dispositivos e métodos de tratamento de complicações pós-operatórias também

capítulo 15 — Qualidade em Procedimentos Terapêuticos Avançados

apresentam ampla variedade, sendo muitos deles recentes, merecendo, portanto, maior investigação. Outros desafios são estabelecer padrões de práticas relacionadas à terapia endoscópica bariátrica, incluindo pré e pós-procedimento e cuidados no seguimento em longo prazo e o desenvolvimento de programas de treinamento e credenciamento com índices que certifiquem a qualidade desta modalidade de terapia endoscópica[21].

ENDOSCOPIA DE URGÊNCIA

Cada serviço de endoscopia deve utilizar *guidelines* de referência para conduta diante de urgências em endoscopia. Os casos devem ter indicação apropriada após discussão multidisciplinar e embasamento em evidências. Recomendam-se o envolvimento com programas de educação médica continuada e o incentivo das instituições à realização de aulas, convenções, palestras e congressos[1,2].

Anamnese, exame físico e exames complementares direcionam a indicação, o planejamento de sedação, a necessidade de jejum, intubação orotraqueal, terapia intensiva e o tipo de procedimento a ser realizado[2]. Em se tratando de urgência, recomenda-se anestesia por profissional especialista na área. O procedimento deve ser explicado ao paciente e/ou acompanhante/responsável, antes da assinatura do TCLE. Em casos selecionados de risco iminente de óbito ou impossibilidade de assinatura do termo, a endoscopia pode ser realizada sem o mesmo, o que deve ser documentado em prontuário[24].

O suporte clínico pré-procedimento é essencial para um resultado satisfatório, por exemplo com a indicação de antibioticoprofilaxia para hemorragia digestiva em paciente cirrótico. Hidratação e drogas adjuvantes como omeprazol e vasoconstritores esplâncnicos devem ser prescritas conforme indicação. Além da preocupação com essas medidas, é importante controlar o tempo para realização do exame recomendado, em geral nas primeiras 24 horas da admissão.

Imediatamente antes do início da endoscopia, confirmam-se os dados do exame (*time-out*). O controle de qualidade envolve documentação fotográfica dos principais achados e intervenção, monitoração dos sinais vitais, documentação do uso de agentes reversores (sedação), tempo ≥ 7 min para endoscopia, ≥ 6 minutos de retirada na colonoscopia. A descrição do tipo e local de sangramento deve ser detalhada, facilitando a identificação em caso de reintervenção e estimativas de risco. Preconiza-se terapia dupla em úlcera péptica e controle da taxa de hemostasia e de necessidade de tratamento por meio de radiologia intervencionista. Úlceras gástricas sem estigmas de sangramento devem ser biopsiadas[2,25].

Após o procedimento há a recomendação de alta para o setor de origem após recuperação da anestesia ou sedação utilizando o escore de Aldrete e Kroulik ≥ 8. Na alta do serviço, o paciente deve receber as orientações por escrito: dieta, medicamentos, retorno às atividades cotidianas e contato em caso de EA. Com o seguimento adequado, pode-se calcular a taxa de sucesso clínico e os EA são diagnosticados e tratados no tempo correto. Resultados críticos são encaminhados com integração do endoscopista, patologista e médico solicitante para evitar, por exemplo, o atraso no tratamento de uma neoplasia.

Segurança e Qualidade em Endoscopia Digestiva

Uso de inibidores de bomba de prótons e pesquisa de *H. pylori* pelo método apropriado também são indicadores de qualidade na endoscopia de urgência[1,2].

TRATAMENTO ENDOSCÓPICO DAS COLEÇÕES PANCREÁTICAS

É importante que o endoscopista tenha amplo conhecimento da fisiopatologia dos tipos de pancreatite, bem como a evolução de suas complicações agudas e respectivos diagnósticos diferenciais. O tratamento endoscópico das coleções inflamatórias pancreáticas deve ser realizado em centro de referência com suporte multidisciplinar de endoscopia, cirurgia e radiologia intervencionista[26].

Antes do procedimento é fundamental a avaliação adequada com exame de imagem que defina as características da coleção, de seu conteúdo e relação com outros órgãos. A indicação é baseada não exclusivamente no tamanho da coleção, mas em sua associação com sintomas, infecção sem resposta ao tratamento conservador ou crescimento e, em geral, após um mínimo de 4 semanas do quadro clínico agudo[26].

Antiagregação plaquetária e distúrbios de coagulação são fatores que frequentemente necessitam de manejo e devem se basear em *guidelines* de referência. Também é importante programar a antibioticoprofilaxia (em geral com duração de 5 a 7 dias). O plano anestésico envolve intubação orotraqueal em todos os casos e cuidados intensivos a critério clínico[26,27].

Preconiza-se que a drenagem endoscópica seja feita com auxílio de ecoendoscopia sempre que houver disponibilidade, no entanto, na sua ausência, casos com abaulamento gástrico evidente e sem hipertensão portal podem ser drenados sem este recurso. Recomenda-se o uso de CO_2 e drenagem transmural de rotina, estando o método transpapilar com prótese em ponte reservado para casos de recidiva da coleção após tratamento convencional. Na presença de conteúdo necrótico (*walled off necrosis*/WON), a maioria dos *experts* tem preferência pelos *lumen apposing metal stents* (LAMS) com calibre ≥ 15 mm, porém múltiplos *stents* plásticos do tipo duplo *pigtail* podem ser utilizados. Já para coleções fluidas (pseudocistos), apenas *stents* plásticos duplo *pigtail* são o suficiente[26,27].

Outros indicadores de qualidade são: documentação fotográfica dos pontos-chave, registro dos EA e a conduta tomada diante deles. Após a punção o material deve ser enviado para dosagem de amilase e CEA.

Em relação a necrosectomia, um estudo prospectivo mostra que sua realização no procedimento inicial é segura e eficaz, porém muitos *experts* optam por aguardar ao menos 6 a 7 dias, pois a consolidação da gastrocistoanastomose teoricamente diminui o risco de sangramento e pneumoperitônio[26,27]. Recomendam-se sessões a cada 48-72 h conforme a evolução clínica e endoscópica, fazendo-se uso de soro fisiológico e/ ou peróxido de hidrogênio com ou sem dreno nasocístico.

Após a drenagem, o registro detalhado dos passos, tempo de procedimento, EA e término da antibioticoprofilaxia devem ser documentados. Preconiza-se monitorar a taxa de sucesso técnico e clínico, com dados na literatura para este último marcador de

82%-100% em pseudocistos e 70%-80% em WON. Estudos apontam para 5%-18% de recorrência e 5%-23% de EA (mais comuns em WON), metas a serem estudadas por cada serviço[26,27].

O tempo ideal para TC de controle é após 4-8 semanas para avaliar a resposta ao tratamento. O *stent* pode ser removido em caso de resolução da coleção ou mantido se houver coleção residual. Estudos recentes mostram alto risco de sangramento com permanência de *stents* metálicos por mais que 4 a 6 semanas, estando indicada troca por próteses plásticas na presença de coleção residual após este período[26].

PONTOS-CHAVE

- A definição e o seguimento de padrões de qualidade em procedimentos endoscópicos terapêuticos avançados são desafiadores. Entretanto, é essencial definir estes padrões para que tais procedimentos sejam baseados em evidências científicas. Para isso, estudos de qualidade devem ser desenvolvidos e os endoscopistas, as sociedades e serviços de endoscopia precisam atentar para definir parâmetros que melhorem a qualidade desta modalidade de assistência médica.

REFERÊNCIAS BIBLIOGRÁFICAS

1. Romagnuolo J. Quality measurement and improvement in advanced procedures. Tech Gastrointest Endosc [Internet]. 2012;14(1):29-45. Disponível em: <http://dx.doi.org/10.1016/j.tgie.2011.11.003>. Acesso em: 02-Fev-2021.
2. Valori R, Cortas G, de Lange T, Salem Balfaqih O, de Pater M, Eisendrath P, et al. Performance measures for endoscopy services: A European Society of Gastrointestinal Endoscopy (ESGE) quality improvement initiative. United Eur Gastroenterol J. 2019;7(1):21-44.
3. Fuccio L, Bhandari P, Maselli R, Frazzoni L, Ponchon T, Bazzoli F, et al. Ten quality indicators for endoscopic submucosal dissection: what should be monitored and reported to improve quality. Ann Transl Med. 2018;6(13):262.
4. Pimentel-Nunes P, Dinis-Ribeiro M, Ponchon T, Repici A, Vieth M, De Ceglie A, et al. Endoscopic submucosal dissection: European Society of Gastrointestinal Endoscopy (ESGE) Guideline. Endoscopy. 2015;47(9):829-54.
5. Wani S, Muthusamy VR, Shaheen NJ, Yadlapati R, Wilson R, Abrams JA, et al. Development of Quality Indicators for Endoscopic Eradication Therapies in Barrett's Esophagus: The TREAT-BE (Treatment With Resection and Endoscopic Ablation Techniques for Barrett's Esophagus) Consortium. Am J Gastroenterol. 2017;112(7):1032-48.
6. Wolfsen HC, Crook JE, Krishna M, Achem SR, Devault KR, Bouras EP, et al. Prospective, controlled tandem endoscopy study of narrow band imaging for dysplasia detection in Barrett's Esophagus. Gastroenterology. 2008;135(1):24-31.
7. Kara MA, Peters FP, Rosmolen WD, Krishnadath KK, ten Kate FJ, Fockens P, et al. High-resolution endoscopy plus chromoendoscopy or narrow-band imaging in Barrett's esophagus: a prospective randomized crossover study. Endoscopy. 2005;37(10):929-36.

8. Curvers W, Baak L, Kiesslich R, Van Oijen A, Rabenstein T, Ragunath K, et al. Chromoendoscopy and narrow-band imaging compared with high-resolution magnification endoscopy in Barrett's esophagus. Gastroenterology. 2008;134(3):670-9.
9. Pech O, Behrens A, May A, Nachbar L, Gossner L, Rabenstein T, et al. Long-term results and risk factor analysis for recurrence after curative endoscopic therapy in 349 patients with high-grade intraepithelial neoplasia and mucosal adenocarcinoma in Barrett's oesophagus. Gut. 2008;57(9):1200-6.
10. Turowski F, Hugle U, Dormann A, Bechtler M, Jakobs R, Gottschalk U, et al. Diagnostic and therapeutic single-operator cholangiopancreatoscopy with SpyGlassDS: results of a multicenter retrospective cohort study. Surg Endosc. 2018;32(9):3981-8.
11. Barakat MT, Girotra M, Choudhary A, Huang RJ, Sethi S, Banerjee S. A prospective evaluation of radiation-free direct solitary cholangioscopy for the management of choledocholithiasis. Gastrointest Endosc. 2018;87(2):584-589.e1.
12. Pereira P, Peixoto A, Andrade P, Macedo G. Peroral cholangiopancreatoscopy with the SpyGlass(R) system: what do we know 10 years later. J Gastrointestin Liver Dis. 2017;26(2):165-70.
13. Brewer Gutierrez OI, Bekkali NLH, Raijman I, Sturgess R, Sejpal D V, Aridi HD, et al. Efficacy and Safety of Digital Single-Operator Cholangioscopy for Difficult Biliary Stones. Clin Gastroenterol Hepatol. 2018;16(6):918-926.e1.
14. Inoue H, Shiwaku H, Iwakiri K, Onimaru M, Kobayashi Y, Minami H, et al. Clinical practice guidelines for peroral endoscopic myotomy. Dig Endosc. 2018;30(5):563-79.
15. Inoue H, Sato H, Ikeda H, Onimaru M, Sato C, Minami H, et al. Per-Oral Endoscopic Myotomy: A Series of 500 Patients. J Am Coll Surg. 2015;221(2):256-64.
16. Inoue H, Tianle KM, Ikeda H, Hosoya T, Onimaru M, Yoshida A, et al. Peroral endoscopic myotomy for esophageal achalasia: technique, indication, and outcomes. Thorac Surg Clin. 2011;21(4):519-25.
17. Lo SK, Fujii-Lau LL, Enestvedt BK, Hwang JH, Konda V, Manfredi MA, et al. The use of carbon dioxide in gastrointestinal endoscopy. Gastrointest Endosc. 2016;83(5):857-65.
18. Zhang Y, Akl EA, Schunemann HJ. Using systematic reviews in guideline development: the GRADE approach. Res Synth Methods. 2018 Jul 14. doi: 10.1002/jrsm.1313.
19. Baldaque-Silva F, Marques M, Vilas-Boas F, Maia JD, Sa F, Macedo G. New transillumination auxiliary technique for peroral endoscopic myotomy. Gastrointest Endosc. 2014;79(4):544-5.
20. Grimes KL, Inoue H, Onimaru M, Ikeda H, Tansawet A, Bechara R, et al. Double-scope per oral endoscopic myotomy (POEM): a prospective randomized controlled trial. Surg Endosc. 2016;30(4):1344-51.
21. Abu Dayyeh BK, Edmundowicz SA, Jonnalagadda S, Kumar N, Larsen M, Sullivan S, et al. Endoscopic bariatric therapies. Gastrointest Endosc. 2015;81(5):1073-86.
22. Espinet-Coll E, López-Nava-Breviere G, Nebreda-Durán J, Marra-López-Valenciano C, Turró-Arau R, Esteban-López-Jamar JM, et al. Spanish consensus document on bariatric endoscopy. Part 1. general considerations. Rev Esp Enfermedades Dig. 2018;110(6):386-99.
23. Maggi U, Formiga A, Lauro R. Hepatic abscess as a complication of duodenal-jejunal bypass sleeve system and review of the literature. Surg Obes Relat Dis. 2016;12(5):e47-50.
24. Godinho AM, Lanziotti LH, Morais BS de. Termo de consentimento informado: a visão dos advogados e tribunais. Rev Bras Anestesiol. 2010;60(2):207-11.

25. Coelho LGV, Marinho JR, Genta R, Ribeiro LT, Passos M do CF, Zaterka S, et al. IVTH Brazilian Consensus Conference on Helicobacter pylori infection. Arq Gastroenterol. 2018;55(2):97-121.
26. Muthusamy VR, Chandrasekhara V, Acosta RD, Bruining DH, Chathadi K V, Eloubeidi MA, et al. The role of endoscopy in the diagnosis and treatment of inflammatory pancreatic fluid collections. Gastrointest Endosc. 2016;83(3):481-8.
27. Guo J, Saftoiu A, Vilmann P, Fusaroli P, Giovannini M, Mishra G, et al. A multi-institutional consensus on how to perform endoscopic ultrasound-guided peri-pancreatic fluid collection drainage and endoscopic necrosectomy. Endosc ultrasound [Internet]. 2017;6(5):285-91. Disponível em: <https://www.ncbi.nlm.nih.gov/pubmed/29063871>. Acesso em: 22/Nov/2022.

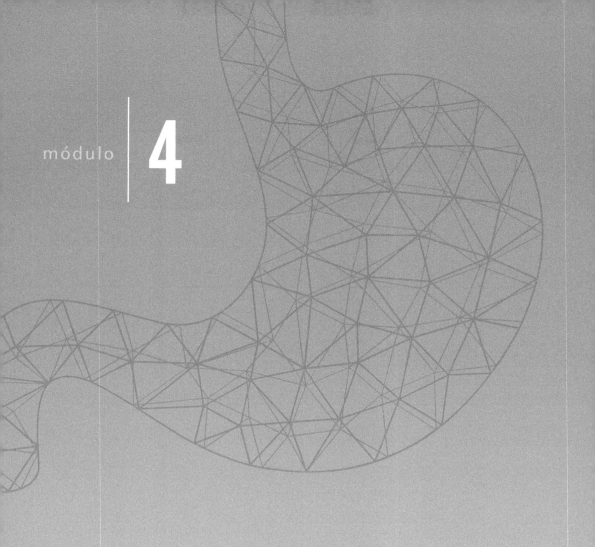

módulo 4

CONSENTIMENTO INFORMADO

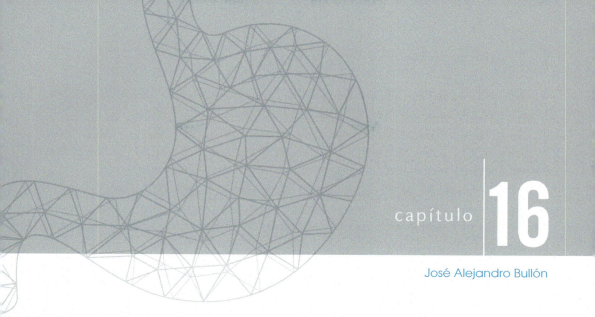

capítulo 16

José Alejandro Bullón

Consentimento Livre e Esclarecido: Aspectos Éticos e Jurídicos

Ao longo do tempo a relação médico-paciente passou por notáveis transformações. Isso exigiu do profissional médico a devida adequação legal e ética que envolve a realização de procedimentos médicos em seus pacientes. Dentre essas adequações está a exigibilidade de obter o consentimento para realizar determinado ato médico.

Assim, neste arrazoado serão analisados os conceitos, aspectos jurídicos, éticos e formais que envolvem a obtenção do Termo de Consentimento Livre e Esclarecido. Partindo então da análise de princípios fundamentais consagrados na Carta Magna de 1988, até a chegada da Recomendação do Conselho Federal de Medicina nº 1/2016, que tratou de dispor sobre o processo de obtenção de consentimento livre e esclarecido no exercício da Medicina, buscamos ao final orientar sobre os requisitos e tecer princípios para a efetiva relação médico-paciente.

 ## INTRODUÇÃO

A partir da análise principiológica e seus aspectos éticos e jurídicos, envolvendo a atuação do profissional médico, constata-se que ao longo do tempo buscou-

230 Segurança e Qualidade em Endoscopia Digestiva

-se efetivar a melhoria da relação médico-paciente, tanto é que houve edições de resoluções pátrias, bem como previsão específica do tema no Código de Ética Médica.

Nesse sentido, ressalta-se a chegada da Recomendação do Conselho Federal de Medicina nº 1/2016, acerca do Termo de Consentimento Livre e Esclarecido, perfazendo de maneira detalhada o processo de obtenção do consentimento do paciente.

Isso quer dizer que tais recomendações e aplicações à atuação médica garantem a segurança do ato médico, bem como de forma mais clara e objetiva permitem ao paciente a efetivação de seu direito de consentir, obtendo todos os esclarecimentos necessários para tanto.

CONSENTIMENTO LIVRE E ESCLARECIDO: CONCEITO E FUNÇÃO

Ao adentrar ao tema envolvendo o Consentimento livre e esclarecido, importante é tecer breves considerações sobre seu conceito.

As palavras consentimento, livre e esclarecido, expressam concordância, sinal de autorização, afirmação de que determinado consentimento fora obtido sem constrangimento e por fim que o paciente foi devidamente orientado ao procedimento que se submeterá.

Assim, o consentimento livre e esclarecido é "[...] o comportamento mediante o qual se autoriza a alguém determinada atuação" (Kfouri Neto, 2013, p. 46).

Em outras palavras,

O consentimento livre e esclarecido consiste no ato de decisão, concordância e aprovação do paciente ou de seu representante legal, após a necessária informação e explicações, sob a responsabilidade do médico, a respeito dos procedimentos diagnósticos ou terapêuticos que lhe são indicados (Recomendação CFM nº 1/2016, p. 12).

O Conselho Federal de Medicina – CFM, em Recomendação de nº 1/2016, publicou disposições sobre o processo de obtenção de consentimento livre e esclarecido na assistência médica, a fim de "auxiliar os médicos em sua nobre missão de agir, com máximo de sua atenção e zelo, em benefício de seus pacientes". Assim, com base no direito do paciente e dever ético no exercício da medicina, apresentou a tripla função do consentimento livre e esclarecido. Veja-se:

a) Cumprir o papel primordial de respeitar os princípios da autonomia, da liberdade de escolha, da dignidade e do respeito ao paciente e da igualdade, na medida em que, previamente a qualquer procedimento diagnóstico e/ou terapêutica que lhe seja indicado, o paciente será cientificado do que se trata, o porquê da recomendação ou como será realizado. A informação deve ser suficiente, clara, ampla e esclarecedora, de forma que o paciente tenha condições de decidir se consentirá ou não;

b) Efetivar estreita relação de colaboração e de participação entre médico e paciente;

c) Definir os parâmetros de atuação do médico.

Dessa forma, além de constituir prática médica obrigatória, tanto sob o ponto de vista ético, bem como jurídico, o Termo de Consentimento livre e Esclarecido torna-se direito fundamental do paciente, para que este receba a informação e esclarecimento necessário para a tomada de decisão.

ASPECTOS JURÍDICOS E ÉTICOS RELACIONADOS AO TERMO DE CONSENTIMENTO LIVRE E ESCLARECIDO

A Constituição da República Federativa do Brasil de 1988 (CRFB/88), consagra direitos e garantias fundamentais a todos, tais como: vida, saúde, dignidade, integridade física, intimidade e outros, assim é mister esclarecer que o exercício da Medicina está totalmente relacionado a tais bens, por isso as práticas médicas devem estar em consonância com os aspectos éticos e jurídicos.

E ainda, tais direitos constituem fundamentos para a exigência do consentimento na realização de procedimentos médicos, isso porque, conforme citado acima, está tutelado como princípio fundamental envolvendo a dignidade da pessoa humana e o direito de informação, presente na Carta Magna.

A saúde, dentre todos os direitos sociais, apresenta-se como um requisito essencial da dignidade humana, fundamento básico de qualquer estado democrático que tem como projeto o alcance da personalidade e da cidadania. Por isso a saúde não pode ficar circunscrita apenas nos seus aspectos psicofísicos, mas deve se estender aos limites permitidos à liberdade consciente do homem e da mulher. Na esteira deste pensamento, o chamado consentimento livre e esclarecido não deve ficar apenas entendido como mais uma regra na atividade profissional do médico, mas também no respeito à vontade do paciente em que o direito à saúde é um direito fundamental de cada ser humano. Esta é uma forma de garantir ao indivíduo a sua própria soberania (França, 2014, p. 275).

No mesmo sentido, o Código Civil Brasileiro de 2002 dispõe, em seu Art. 15, que "Ninguém pode ser constrangido a submeter-se, com risco de vida, a tratamento médico ou à intervenção cirúrgica".

Diante disso é que se faz necessária a orientação e utilização do Termo de Consentimento Livre e Esclarecido nas práticas médicas, visto que se considera uma manifestação de vontade do paciente.

No que se diz respeito ao campo da pesquisa científica, existe no Brasil importante norma que reconheceu o consentimento livre e esclarecido como requisito para pesquisas que envolvem seres humanos, as disposições estão elencadas na Resolução do Conselho Nacional de Saúde - CNS nº 196/96.

Além disso, a Resolução CNS nº 466/2012 tratou também de dispor sobre consentimento livre e esclarecido, sendo que para ser considerado válido e eficaz é necessário que o paciente ou seu representante legal receba informações e explicações sobre os procedimentos terapêuticos ou diagnósticos indicados, para que haja a tomada de decisão de forma voluntária.

Insta ressaltar que, de forma específica, o Conselho Federal de Medicina – CFM, em Recomendação nº 1/2016, estabeleceu importantes orientações sobre o termo de consentimento livre e esclarecido, sendo recomendado aos profissionais médicos que em todos os casos de realização de procedimentos seja obtido o termo de forma escrita junto ao paciente, e que todos os meios de esclarecimentos na relação médico-paciente que se considerem como incondicionais e obrigatórios devem ser utilizados.

Do Código de Ética Médica

O Código de Ética Médica prevê diversos princípios, além de responsabilidades que o profissional médico deve observar.

Dentre as disposições do Código de Ética Médica, está previsto no Capítulo IV, referente aos Direitos Humanos, o Art. 22 que dispõe ser proibido ao médico não obter o consentimento do paciente, após esclarecer os termos e procedimentos. Veja-se:

Capítulo IV

DIREITOS HUMANOS

É vedado ao médico:

Art. 22. Deixar de obter consentimento do paciente ou de seu representante legal após esclarecê-lo sobre o procedimento a ser realizado, salvo em caso de risco iminente de morte.

No mesmo sentido, o Art. 101 dispõe o seguinte:

Art. 101. Deixar de obter do paciente ou de seu representante legal o termo de consentimento livre e esclarecido para a realização de pesquisa envolvendo seres humanos, após as devidas explicações sobre a natureza e as consequências da pesquisa.

Conforme se verifica nos dispositivos anteriormente citados, a atuação profissional médica está diretamente relacionada aos requisitos éticos da profissão apresentados pelo Código de Ética. Os requisitos são válidos tanto para procedimentos médicos, como para pesquisas que envolvem seres humanos.

Veja-se também que o Art. 22 assegura ao médico uma exceção para a não obtenção do Consentimento, assim, "Amparado no princípio da beneficência e do privilégio terapêutico, o médico pode agir sem a obtenção do consentimento do paciente nas situações excepcionais, particularmente graves, em que não seja possível obtê-lo" (CFM nº 1/2016, p. 14).

Nesses casos, em que o profissional médico necessite adotar soluções de emergência, de forma que não seja possível o devido esclarecimento, informação e obtenção do consentimento, "deverá, obrigatoriamente, descrever e justificar o fato, por escrito, preferencialmente no prontuário do paciente, ou em documento apartado, cujo original deverá ser anexado ao prontuário" (CFM nº 1/2016, p. 14).

Igualmente, lembra-se que sua atuação deve estar sempre pautada em prol da vida do paciente. Porém, não se esquecendo de considerar a vontade de seu paciente, se existente, conforme preconiza a Resolução CFM nº 1.995/12, e desde que não contrarie o Código de Ética Médica e as Leis que regem o Brasil.

RECUSA DE CONSENTIMENTO

Sobre a recusa de Consentimento, a Recomendação CFM nº 1/2016 é clara em dispor que em caso de o paciente negar o consentimento para determinada atuação ou procedimento médico, deve o profissional encaminhá-lo para atendimento especializado, em caso de questionamentos sobre seu poder de decisão, ou se o paciente for pessoa capaz, deve realizar o registro da decisão por escrito, propondo, "alternativas, se existentes; dar-lhe tempo para reflexão; explicar o prognóstico e as consequências; e, finalmente, preencher um termo de recusa".

Capacidade Jurídica para Consentir

O Código Civil Brasileiro/2002 dispôs, em seu Art. 1º, que "Toda pessoa é capaz de direitos e deveres na ordem civil". Contudo o Código preconiza que a capacidade é um pressuposto fundamental para o exercício pessoal de todos os atos da vida civil.

Sendo assim, é definida no Código Civil Brasileiro a classificação daqueles que não estão habilitados à prática de todos os atos, isso inclui a decisão de consentir. Essa Classificação é dividida em: absolutamente incapazes e relativamente incapazes, conforme disposições a seguir:

Art. 3º **São absolutamente incapazes** de exercer pessoalmente os atos da vida civil os menores de 16 (dezesseis) anos.

Art. 4º **São incapazes, relativamente** a certos atos ou à maneira de os exercer:

I. os maiores de dezesseis e menores de dezoito anos;

II. os ébrios habituais e os viciados em tóxico; (Redação dada pela Lei nº 13.146, de 2015) (Vigência);

III. aqueles que, por causa transitória ou permanente, não puderem exprimir sua vontade; (Redação dada pela Lei nº 13.146, de 2015) (Vigência);

IV. os pródigos.

Parágrafo único. A capacidade dos indígenas será regulada por legislação especial.

E ainda,

Art. 5º A menoridade cessa aos dezoito anos completos, quando a pessoa fica habilitada à prática de todos os atos da vida civil.

Verifica-se que, além do critério etário, o fator psicológico e a impossibilidade de exprimir sua vontade são questões que devem ser devidamente avaliadas quando do consentimento. Assim, além da capacidade jurídica, o paciente necessita compreender os termos para que o consentimento seja considerado válido.

Nesse sentido, os absolutamente incapazes quando do consentimento deverão estar representados por quem a lei estabelecer.

Já os relativamente incapazes serão assistidos por seus pais ou representante legal, que terão o dever de orientação na tomada de decisão.

REQUISITOS QUE DEVEM ESTAR CONTIDOS NO TERMO DE CONSENTIMENTO LIVRE E ESCLARECIDO PARA A ESPECIALIDADE

A Recomendação CFM nº 1/2016, prevê de forma obrigatória os requisitos para preenchimento do Termo de Consentimento Livre e Esclarecido. São eles:

a) Justificativa, objetivos e descrição sucinta, clara e objetiva, em linguagem acessível, do procedimento recomendado ao paciente;

b) Duração e descrição dos possíveis desconfortos no curso do procedimento;

c) Benefícios esperados, riscos, métodos alternativos e eventuais consequências da não realização do procedimento;

d) Cuidados que o paciente deve adotar após o procedimento;

e) Declaração do paciente de que está devidamente informado e esclarecido acerca do procedimento, com sua assinatura;

f) Declaração de que o paciente é livre para não consentir com o procedimento, sem qualquer penalização ou sem prejuízo a seu cuidado;

g) Declaração do médico de que explicou, de forma clara, todo o procedimento;

h) Nome completo do paciente e do médico, assim como, quando couber, de membros de sua equipe, seu endereço e contato telefônico, para que possa ser facilmente localizado pelo paciente;

i) Assinatura ou identificação por impressão datiloscópica do paciente ou de seu representante legal e assinatura do médico;

j) Duas vias, ficando uma com o paciente e outra arquivada no prontuário médico.

A Recomendação ainda dispõe e orienta o profissional médico que o termo de consentimento para a realização de procedimentos médicos "não pode servir como autorização do paciente à pesquisa científica e tampouco substituir o termo de consentimento livre e esclarecido da Resolução nº 466/12" que cuidou de regulamentar a pesquisa que envolve seres humanos.

A RELAÇÃO MÉDICO-PACIENTE E O DIREITO DE INFORMAÇÃO

No exercício de sua função, o profissional que atua na especialidade de Endoscopia Digestiva, bem como em outras especialidades, deve buscar exercer seu ofício com zelo e atenção, em respeito ao seu dever ético e legal e em beneficio ao seu paciente.

Essa relação médico-paciente associa-se diretamente com o tema tratado, já que o consentimento deriva dessa relação.

Sendo assim, o termo de consentimento deve ser obtido junto ao paciente após o médico ou a pessoa por ele capacitada e indicada ter esclarecido sobre o procedimento médico ao qual será submetido. Contudo, é importante ressaltar que o processo para obtenção do termo de consentimento não se trata de um ato isolado, mas deriva de um processo contínuo que envolve trocas de informações e um diálogo que permite igualmente explorar emoções, crenças e sentimentos, além dos dados técnicos relacionados ao procedimento em si.

Dessa forma, tem-se que nesse processo de obtenção do consentimento há um dever anexo à relação contratual entre médico-paciente, sendo este dever de informação visto como um processo gradual e verbal, e não se tratando apenas de um papel.

Entende-se que o dever de informação ao paciente é um processo de diálogo entre médico e paciente em que ficarão esclarecidos os riscos, os benefícios, os riscos inerentes, doenças, prescrições, todas as possibilidades, cuidados e precauções essenciais de um tratamento, e ainda todas as formas de intervenção.

É fundamental que o paciente seja informado pelo médico sobre a necessidade de determinadas condutas ou intervenções e sobre os riscos ou suas consequências, mesmo que o paciente seja menor de idade ou incapaz e que seus pais ou responsáveis tenham tal conhecimento.

Sobre o dever de informação, a Constituição Federal, nos artigos 5º, inciso XXXII, e 170, inciso V, obriga a proteção do consumidor que está qualificada como direito humano fundamental.

No mesmo sentido, o Código de Defesa do Consumidor, em seu Art. 6º, inciso III, estabelece os direitos do consumidor como a informação adequada e clara sobre os diferentes produtos e serviços, com especificação correta de quantidade, características, composição, qualidade e preço, bem como sobre os riscos que apresentem.

Já o Código de Ética Médica, em seu Capítulo IV referente aos Direitos Humanos, e em seu Capítulo V que trata da relação com pacientes e familiares, especifica também de maneira clara o dever de informação ao paciente:

> Art. 24. Deixar de garantir ao paciente o exercício do direito de decidir livremente sobre sua pessoa ou seu bem-estar, bem como exercer sua autoridade para limitá-lo.
>
> [...].
>
> Art. 31. Desrespeitar o direito do paciente ou de seu representante legal de decidir livremente sobre a execução de práticas diagnósticas ou terapêuticas, salvo em caso de iminente risco de morte.

Verifica-se que a informação ao paciente não é ato meramente burocrático, mas uma etapa da relação médico-paciente que leva em consideração os aspectos humanísticos envolvidos no processo, e que a informação gradual contribui para evitar danos ao paciente na comunicação da verdade sobre sua enfermidade.

Nesse processo do dever de informação, é importante ressaltar que uma das primeiras fontes a serem consultadas sobre um procedimento médico, uma consulta, ou mesmo sobre orientações dadas é o prontuário do próprio paciente, sendo muito importante que ali estejam registradas todas as orientações pertinentes e oriundas da prática profissional.

Por esse motivo deve ser anotado no prontuário tudo o que for considerado importante: registro de todo o procedimento realizado junto ao paciente desde a primeira consulta até o dia da alta; instruções dadas ao paciente: se recomendou repouso, se recomendou permanência na internação, se utilizou a medicação prescrita, ou mesmo se houve orientação do uso de muletas e o paciente assim não o fez; se houve conversa com o cônjuge ou algum familiar no momento em que o paciente não podia se manifestar, qual a manifestação do cônjuge ou familiar em relação ao procedimento ou mesmo dúvidas.

Dessa forma, além da recomendação em obter o termo de consentimento livre e esclarecido, é fundamental na relação médico-paciente que o prontuário médico esteja devidamente anotado, sendo que este se traduz em prova inequívoca para formar a convicção dos juízes sobre a efetiva prestação de assistência ao paciente, permitindo uma perspectiva histórica à atuação do médico, inclusive quando houver eventual indicação de suposta negligência, imperícia ou imprudência médica, constituindo um elemento de valor probante fundamental.

Diante disso é que se recomenda ao médico que cumpra com o dever de informação, obtendo do paciente o termo de consentimento livre e esclarecido de forma escrita e assinado em todos os casos de realização de procedimentos, conforme recomendação dada pelo Conselho Federal de Medicina – CFM.

Em não sendo possível a sua utilização ou a sua obtenção, deve-se considerar fazer sempre a anotação em prontuário de todas as orientações e de todos os procedimentos realizados, sendo este documento constituído de fé pública e com presunção de veracidade dos dados nele escritos, servindo ao médico como prova de sua atuação e de que cumpriu com o dever de informação.

CONCLUSÃO

Ao analisar os conceitos, aspectos jurídicos, éticos e formais que envolvem o processo de obtenção do Termo de Consentimento Livre e Esclarecido, demonstrou-se o quão importante é este para a relação médico-paciente, além disso, garante que o processo ocorreu de forma livre e sem vício.

Verificou-se que a publicação da Recomendação do Conselho Federal de Medicina nº 1/2016, acerca do tema, proporcionou de forma mais específica, ao médico obter maior segurança na realização dos procedimentos. E quanto ao paciente, permitiu que este tenha seu direito de informação efetivado, garantindo a ciência de forma clara dos procedimentos, a fim de consentir com tal procedimento, além de assumir a responsabilidade de cumprir de maneira fiel as recomendações realizadas pelo profissional médico.

Nesse sentido, deve o profissional médico que atua na área de Endoscopia Digestiva, com base em princípios constitucionais e éticos, buscar obter em sua prática médica o consentimento livre e esclarecido de forma escrita, especialmente nas seguintes condições, conforme recomendação do CFM: "em procedimentos invasivos a critério médico, em determinados procedimentos que causem desconforto ou quando a complexidade e quantidade de efeitos dos procedimentos não são suficientes para o entendimento por meio de consentimento verbal". Lembrando-se também de realizar as anotações no prontuário do paciente.

E ainda, na escrita do termo de consentimento livre e esclarecido, deve-se levar em consideração a linguagem clara e acessível, a fim de que o paciente entenda todo o procedimento e suas implicações.

Por fim, ratifica a nobre e essencial missão do profissional, em seu exercício da medicina, buscando cumprir suas funções sempre de acordo com seu dever médico fundamentado no Código de Ética Médica.

REFERÊNCIAS CONSULTADAS

1. Alves IJ. Linguagem e direito médico: termo de consentimento livre e esclarecido e relação médico-paciente. In: Conselho Federal de Medicina. Medicina e Direito. Brasília: CFM; 2019.
2. Brasil. Constituição da República Federativa do Brasil. Promulgada em 5 de outubro de 1988. Disponível em: <www.Planalto.gov.br/ccivil_03/constituicao/constituicao.htm>. Acesso em: 21 jan. 2021.
3. _____. Lei n. 10.406, de 10 de janeiro de 2002. Institui o Código Civil. Diário Oficial da União, Brasília, DF, 11 jan. 2002. Disponível em: <http://www.planalto.gov.br/ccivil_03/leis/2002/l10406compilada.htm>. Acesso em: 21 jan. 2021.
4. _____. Lei nº. 8.078, de 11 de setembro de 1990. Código de Defesa do Consumidor. Dispõe sobre a proteção do consumidor e dá outras providências. Disponível em: <http://www.planalto.gov.br/ccivil_03/Leis/L8078.htm>. Acesso em: 22 jan. 2021.
5. Conselho Federal de Medicina (Brasil). Código de Ética Médica – Resolução CFM Nº 2.217, de 01 de novembro de 2018. Aprova o Código de Ética Médica. Disponível em: <https://portal.cfm.org.br/images/PDF/cem2019.pdf>. Acesso em: 22 jan. 2021.
6. _____. Recomendação nº 1/2016. Dispõe sobre o processo de obtenção de consentimento livre e esclarecido na assistência médica. Disponível em <https://portal.cfm.org.br/images/Recomendacoes/1_2016.pdf> Acesso em: 21 jan. 2021.
7. _____. Resolução nº 1.995, de 9 de agosto de 2012. Dispõe sobre as diretivas de vontade do paciente. Disponível em: <http://www.portalmedico.org.br/resolucoes/CFM/2012/1995_2012.pdf>. Acesso em: 23 jan. 2021.

8. Conselho Nacional de Saúde (Brasil). Resolução CNS nº 510, de 7 de abril de 2016. dispõe sobre as normas aplicáveis a pesquisas em Ciências Humanas e Sociais. Disponível em: <https://bit.ly/2sHqgHp> Acesso em: 22 jan. 2021.

9. _____. Resolução nº 196, de 10 de outubro de 1996. Aprova as diretrizes e normas regulamentadoras de pesquisas envolvendo seres humanos. Disponível: <http://conselho.saude.gov.br/resolucoes/1996/Reso196.doc>. Acesso em: 22 jan. 2021.

10. _____. Resolução nº 466, de 12 de dezembro de 2012. Dispõe sobre diretrizes e normas regulamentadoras de pesquisas envolvendo seres humanos. Disponível em < https://bvsms.saude.gov.br/bvs/saudelegis/cns/2013/res0466_12_12_2012.html> Acesso em: 20 jan. 2021.

11. França GV. Direito Médico. 12ª ed. Rio de Janeiro: Forense; 2014.

12. Kfouri Neto M. Responsabilidade Civil do Médico. 8ª ed. São Paulo: Ed. Revista dos Tribunais; 2013.

13. Maia MC. O princípio da proteção a confiança na relação médico-paciente: Da confiança cega à confiança médica informada. Revista de Direito do Consumidor. São Paulo: Revista dos Tribunais; 2012.

14. Miranda-Sá Jr. LS. Uma introdução à Medicina. Brasília: Conselho Federal de Medicina; 2013.

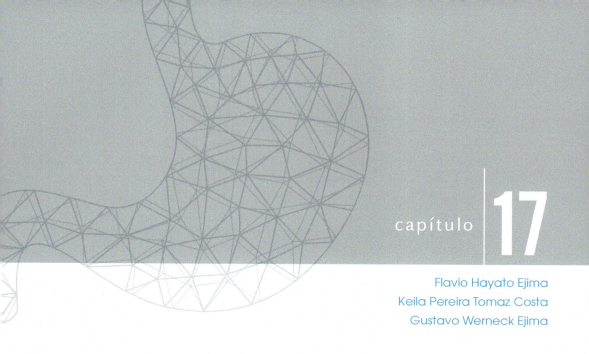

capítulo 17

Flavio Hayato Ejima
Keila Pereira Tomaz Costa
Gustavo Werneck Ejima

Consentimento Informado em Exames Diagnósticos e Procedimentos Terapêuticos

O consentimento informado é uma condição indispensável da relação médico-paciente. Trata-se de uma decisão voluntária, realizada por pessoa autônoma e capaz, tomada após processo informativo e deliberativo visando a aceitação de tratamento específico, sabendo a natureza do mesmo, as suas consequências e os seus riscos[1]. É elemento característico do atual exercício da medicina, não é apenas doutrina legal, mas um direito moral dos pacientes que gera obrigações morais para os médicos. O exercício do consentimento informado efetiva-se após a junção da autonomia, capacidade, voluntariedade, informação, esclarecimento e o próprio consentimento. Entre os elementos de validade do consentimento informado, talvez a informação seja um dos mais importantes, e por isso deve ser clara, objetiva e em linguagem compatível com o entendimento individual de cada paciente[2].

A informação deve ser prestada de acordo com a personalidade, o grau de conhecimento e as condições clínicas e psíquicas do paciente, pois "o consentimento informado constitui a legitimação e o fundamento do ato médico"[3].

Segurança e Qualidade em Endoscopia Digestiva

Deve-se reconhecer que o consentimento informado tem uma sólida fundamentação legal e que, ao mesmo tempo, é a expressão de uma atitude eticamente correta.

O exercício do consentimento informado envolve, em primeiro lugar, uma relação humana dialogante, o que elimina uma atitude arbitrária ou prepotente por parte do médico. Este posicionamento do médico manifesta o reconhecimento do paciente como um ser autônomo, livre e merecedor de respeito.

A vivência desses valores garantiria a convivência justa, pacífica e democrática de qualquer sociedade. Autonomia, liberdade e respeito, por causa da dignidade, são direitos fundamentais do ser humano, de caráter inviolável, mesmo no exercício da medicina[2]. Essa poderia ser a primeira regra padrão de conduta médica, caracterizada como ética formal, capaz de discernir sobre a retidão ou inconveniência de uma ação específica.

Foram citadas duas das prioridades que caracterizam o consentimento informado com grande clareza: o respeito (*achtuag*) decorrente da dignidade (*würde*) e a autonomia[2]. Tentemos examinar as características comuns:

1. a informação necessária, que comporta o conhecimento objetivo do tratamento e a sua duração. É sabido, porém, conforme observa Henry Beecher, que "o consentimento não pode ser obtido de uma forma completa no que se refere à informação"[4]. Genival Veloso de França exprime de maneira acertada e sucinta as que poderiam ser notas peculiares dessa informação: "exige-se apenas uma explicação simples, aproximativa, inteligente e honesta"[5];

2. ausência de coerção, a dizer, a decisão deve ser fruto da liberdade do sujeito ou do paciente;

3. direito de recusar ou interromper o tratamento. O consentimento pode ser oral ou escrito, sendo esta última forma a mais recomendável. Reconhecida a impossibilidade de obter o consentimento da parte de crianças, adultos com problemas mentais e pessoas não familiarizadas com a terminologia médica ou com dificuldades de compreensão, o consentimento informado deve ser dado por um familiar da linha direta ou por um responsável legal.

Deve-se aceitar que há modos diversos de informação que permitem variabilidade e pluridimensionalidade ao consentimento informado. As razões para isso não são difíceis de compreender. Foi mencionada anteriormente a dificuldade de uma exposição completa da situação ou estado do paciente. Além disso, as diferenças de educação e conhecimento entre médico e paciente exigem a adaptação da informação a ser dada. É uma medida prudente não colocar num primeiro momento todos os detalhes do diagnóstico ou prognóstico, ou todas as possíveis complicações que possam acontecer.

Um dos modelos usados para obter o consentimento informado é o do "homem racional", presente nos casos Canterbury *vs*. Spence e Cobbs *vs*. Grant[6]. Esse paradigma poderia ser explicitado da seguinte maneira: "um médico deveria informar o seu paciente na forma com que um homem racional gostaria de saber". A aplicação desse princípio permite formas diversas de execução.

Outra forma de obter o consentimento informado é denominada privilégio terapêutico .K. Lebacqz e R. Levine interpretam o privilégio terapêutico como a possibilidade de privar alguém de certa informação quando essa é julgada uma ameaça ou um dano para o bem-estar da pessoa[7]. O consentimento informado é, portanto, uma forma humanitária, eticamente correta e legal de exprimir e conduzir as relações entre o médico e o paciente.

ORIGENS

Nos últimos 50 anos, presenciou-se um grande avanço das tecnologias na área da saúde e nos conhecimentos médicos. Estes avanços foram maiores em número, qualidade e importância do que nos últimos 50 séculos. Paralelo a isso e por consequência, a expectativa de vida das pessoas modificou-se radicalmente, elevando-se a patamares de 80 anos atualmente, em alguns países, em contraste com os 40 anos que eram esperados no século XIX. Contudo, à medida que se ganhou em tecnologia, houve uma perda no contato humano.

Neste panorama, as exigências frente à realização de um procedimento ético, prudente e seguro são uma realidade[8]. À medida que a medicina e suas tecnologias vêm evoluindo, também o direito do paciente vem sendo estruturado e, com isso, o número de processos médicos vem crescendo anualmente. Tais processos se baseiam em dois grandes pilares, a não maleficência e a insuficiência da explicação, pelo médico, que seja completa e entendível pelo paciente. O primeiro diz respeito à negligência ocorrida em algum procedimento médico realizado. Já no segundo, encontra-se o Consentimento Informado[8].

A boa relação médico-paciente é conduzida por características éticas fundamentais, o consentimento do paciente para a realização do procedimento é algo imprescindível. Não existindo esta permissão, o ato médico violará, juridicamente, bens protegidos do paciente, tais como sua integridade física, sua liberdade ou sua intimidade, respectivamente numa cirurgia, numa internação ou na coleta da anamnese e exame físico[9].

Portanto, o consentimento informado, na prática médica, tornou-se mais do que uma sugestão ou conceito mas, sim, uma ferramenta que permite estreitar a relação médico-paciente, além de aumentar o grau de confiança deste pelo seu médico. É o momento em que o paciente aceita uma intervenção médica – livre, consciente e voluntariamente – após informações de possíveis riscos e benefícios. Possui como princípios éticos beneficência, respeito à autonomia e justiça. Com isso, o médico desempenha seu dever de orientar e explicar de maneira clara o procedimento, e permite que o paciente exerça o seu direito de decidir e consentir[9,10].

Para tanto, atualmente este consentimento se dá através do Termo de Consentimento Informado Livre e Esclarecido, documento onde estará descrito o procedimento, de forma clara, relevante e entendível, permitindo ao paciente que tome ciência dos possíveis riscos e dos benefícios esperados. A assinatura ou identificação datiloscópica do paciente, ou do seu representante legal, já é o suficiente para se entender que foi aceita a execução do procedimento. Não se pode perder de vista o real significado deste Termo,

Segurança e Qualidade em Endoscopia Digestiva

que é o ápice da demonstração da confiança mútua entre o médico e o paciente. Não deve, portanto, ser visto meramente como uma prova documental para futuros processos e respaldo médico[2,9].

O primeiro consentimento escrito de que se tem relato foi assinado no ano de 1539, durante a Idade Moderna, na Turquia[11].

Em 1830, o advogado inglês John William Willcock publicou um livro referente à legislação e ao exercício profissional da medicina, que explicava que o paciente necessitava ser informado, de forma clara e entendível, em relação a todo tratamento e procedimentos pelos quais iria passar e, após isso, o médico deveria receber seu consentimento, não respondendo por quaisquer danos advindos do tratamento e procedimentos. O advogado dizia que, caso o procedimento fosse instituído mesmo sem consentimento, o médico iria responder por quaisquer lesões que surgissem[12].

- Schloendorff *vs.* Society of New York Hospitals (1914): este é considerado o mais importante e famoso caso que originou a jurisprudência sobre o consentimento informado. O paciente, ao ser notificado de um tumor, informa que não queria operar, mas consente com a realização de um exame. Após ser anestesiado, o médico retirou o tumor, procedimento que teve como consequência uma gangrena no braço esquerdo, exigindo, posteriormente, amputação de alguns dedos do membro afetado. Neste caso, o juiz Benjamin Cardozo declarou que "Todo ser humano, em idade adulta e com capacidade mental normal, tem o direito de determinar o que será feito no seu próprio corpo". O ocorrido não foi considerado apenas uma negligência, mas também uma transgressão.

Pelo Código de Nuremberg, que foi formulado após julgamento de médicos nazistas, o médico passou a ter a responsabilidade de adquirir documentação que comprove o consentimento do paciente. Muito embora não esteja explícito que deva ser de forma escrita, há o entendimento de que é a forma que melhor comprova este consentimento[12].

Na segunda metade do século XX, inicia-se o Período do Liberalismo Principialista, marcado pela ética do dever e pelo radicalismo do uso do princípio da autonomia. O médico assumia uma postura estritamente formal em que, de maneira fria, proporcionava as orientações pertinentes para o paciente, de modo detalhado. O paciente, então, deveria tomar sua decisão de forma solitária, não tendo a possibilidade de construir, portanto, uma relação médico-paciente, pautada no estabelecimento da confiança mútua. A ética liberal principialista não atendeu, de modo satisfatório, as necessidades dos pacientes e médicos[1]. Historicamente, o consentimento informado originou-se nos Estados Unidos, objetivando trazer, para o paciente sua dignidade e sua autonomia a fim de escolher realizar ou não um procedimento ou tratamento[12].

Em 1957, o caso de Salgo *vs.* Stanford possibilitou a criação de orientações sobre o que era necessário constar no consentimento. Neste caso, o paciente, após a realização de uma aortografia translombar, ficou com paralisia permanente. O paciente alegou que não foi orientado sobre as complicações e riscos advindos do procedimento. O tribunal

capítulo 17   Consentimento Informado em Exames Diagnósticos e Procedimentos...

da Califórnia trouxe o entendimento de que o médico é responsável quando não divulga informações relevantes para possibilitar a formação de uma opinião do paciente para uma tomada de decisão, tendo o dever de divulgá-las. Neste momento, é a primeira vez que o termo consentimento informado é utilizado de fato. Contudo, apenas anos mais tarde alcançou-se a maturidade na prática clínica para seu uso[9-11].

É possível observar que, até o início da década de 1960, não havia, para o paciente, a liberdade de escolha de forma plenamente estabelecida. O médico era conduzido, até então, pelo princípio paternalista da beneficência hipocrático, não considerando os desejos do paciente. Desde então, vem surgindo o paciente dotado de autonomia, detentor da responsabilidade em tomar decisões e, portanto, sendo necessário que o seu consentimento seja previamente tomado de forma livre e detalhadamente explicada[9].

O caso de Natanson *vs.* Kline, de 1960, marcou o momento em que a responsabilidade do médico é inserida no campo da negligência. A paciente, após uma mastectomia devida a um câncer de mama, recebeu tratamento radioterápico com cobalto, sofrendo queimaduras originadas da radiação. O radiologista foi processado devido às queimaduras, e porque não informou, à paciente, os riscos sabidamente conhecidos. O médico foi responsabilizado pela não divulgação. O tribunal do Kansas embasou suas deliberações no preceito da autonomia do paciente, colocando, ao médico, a responsabilidade de divulgação clara e entendível dos possíveis riscos inerentes de um procedimento[10,12].

A Declaração de Helsinque, de 1964, faz uma clara distinção entre a pesquisa com claros objetivos de diagnóstico e tratamento, das pesquisas científicas sem valor terapêutico. Aqui também se encontravam as recomendações para que os projetos sejam avaliados por uma comissão independente, originando a Comissão de Ética[8]. Os anos 1970 foram marcados por diversos processos contra médicos, que se baseavam na negligência e no princípio da autonomia, reforçando, portanto, o amadurecimento do uso do consentimento informado[10]. No final desta década, já em 1979, o livro *Principles of Biomedical Ethics* foi publicado tendo como autores os norte-americanos Tom L. Beauchamp e James F. Childress. Nesta obra, foram apresentados os princípios básicos da ética médica, sendo a beneficência, a não maleficência, a autonomia e a justiça. Tais princípios passaram a nortear, inclusive, a relação médico-paciente, auxiliando na tomada de decisão do paciente[8,10].

Entrando no século XXI, há o início do período das Decisões Compartilhadas, marcado pela chamada Ética Deliberativa, sendo o resultado da insatisfação provocada pela ética principialista para solucionar os diversos problemas éticos existentes. Este modelo proporciona e motiva as decisões compartilhadas entre o médico e o paciente. O psiquiatra e bioeticista Diego Gracia é considerado um dos principais teóricos e um dos precursores deste modelo da Ética Deliberativa, onde há o incentivo das relações que possam promover interações significativas de ambas as partes, tendo como principal produto a escolha conjunta do médico e do paciente. Neste modelo, o paciente não mais se encontra numa solitária decisão, mas está amparado, sendo acolhido pelo seu médico. O paciente tem uma participação ativa do processo e sua autonomia é amplamente respeitada[8].

Segurança e Qualidade em Endoscopia Digestiva

A Organização das Nações Unidas para a Educação, Ciência e Cultura (UNESCO) elaborou, em 2005, a Declaração Universal sobre Bioética e Direitos Humanos, para atender todos os requisitos que promovam a autonomia e dignidade humana na pesquisa clínica e na prática médica[11]. Tanto na Constituição Federal do Brasil quanto no Código de Ética Médica, já se observam formas de proteção da dignidade humana, tida como direito humano fundamental[11].

RECOMENDAÇÃO CFM 1/2016[11]

A recomendação 1/2016, do Conselho Federal de Medicina, que dispõe sobre o processo de obtenção de consentimento livre e esclarecido na assistência médica[11], é no Brasil a orientação mais completa sobre a comunicação assertiva do médico com o enfermo, e trouxe através de um órgão oficial normativas de conduta para a formulação do consentimento.

A recomendação sugere ao médico destituir da relação com o paciente o caráter paternalista que por muito tempo a definiu, propondo relação mais próxima e horizontal. Desse modo, seria respeitada a autonomia do paciente, sujeito de direitos e que deve estar ciente de diagnósticos, prognósticos e tratamentos indicados. A ideia é que informações claras e objetivas garantam mais segurança ao ato médico e permitam ao paciente consentir ou declinar da terapêutica proposta.

No preâmbulo da Recomendação CFM 1/2016, "consentimento livre" é definido como *o ato de decisão, concordância e aprovação do paciente ou de seu representante, após as necessárias informações e explicações, sob a responsabilidade do médico, a respeito dos procedimentos diagnósticos ou terapêuticos que lhe são indicados*. Para que pratique um ato de decisão, concordância e aprovação, pressupõe-se que o paciente tenha capacidade e autonomia para entender as informações recebidas sobre sua saúde e deliberar livremente.

"Capacidade" é o *elemento básico do consentimento e pode ser definida como a aptidão necessária para que uma pessoa exerça, pessoalmente, os atos da vida civil.* Maria Helena Diniz aponta o fato de que a capacidade é a medida jurídica da personalidade, ou seja, para ser capaz de agir por si mesma, a pessoa deve preencher requisitos do ordenamento jurídico brasileiro. Dessa maneira, caso tenha alguma restrição legal aos atos da vida civil, ela deve se valer de assistência ou representação, dependendo de sua idade ou incapacidade.

Considerar que o menor de 18 anos não pode se manifestar em relação à sua própria saúde é resquício da sociedade patriarcal, tendo em vista que, atualmente, os jovens amadurecem mais cedo devido ao maior acesso à informação e à própria evolução da sociedade. Assim, adolescentes de 12 ou 13 anos muitas vezes estão aptos e têm autonomia para decidir sobre seus corpos e qualidade de vida.

Ao levarmos em conta a incapacidade imposta pelo Código Civil, estaremos, já de início, violando a autonomia do paciente. Segre, Silva e Schramm defendem que *a*

capítulo 17 Consentimento Informado em Exames Diagnósticos e Procedimentos... **245**

intervenção do médico sobre o paciente, ou, ampliando o seu alcance, do trabalhador de saúde sobre o paciente, só pode ser admitida – na visão autonomista – quando este último solicite ajuda[13]. Se assim não for, poderá a autoridade dos pais predominar sobre os menores, ou o interesse social do estado sobre pessoas que precisam de intervenção jurídica, como os ébrios e os toxicômanos[13].

Para que o médico considere autônomo um indivíduo, é preciso que a pessoa entenda os fatos materiais, o prognóstico da doença, as alternativas de tratamento e suas consequências. O médico deve explicar os riscos envolvidos, ainda que remotos, para que o paciente possa consentir ou recusar as opções oferecidas. Além disso, para que o consentimento seja esclarecido, é importante o profissional de saúde informar de maneira clara sobre a doença do indivíduo.

A Recomendação 1/2016 do CFM[11] baseia-se nos princípios expostos por Beauchamp e Childress[14]. Atualmente, a bioética de intervenção recomenda que casos concretos sejam avaliados também de acordo com os princípios estabelecidos pela DUBDH (Declaração Universal sobre Bioética e Direitos Humanos)[11], levando em conta as vulnerabilidades de cada sujeito e do país em que está sendo praticada a medicina. No Brasil, país em que impera profunda desigualdade social, é fundamental considerar a vulnerabilidade material, social e intelectual dos sujeitos com o intuito de transpor a barreira do desconhecimento e viabilizar comunicação efetiva e eficaz entre médico e paciente.

O médico deve informar ao paciente sua condição de saúde, diagnóstico, prognóstico e terapêutica indicada. Essa obrigação não transfere ao paciente a responsabilidade pelo ato médico, mas dá a ele a possibilidade de interferir no tratamento, opinar sobre o que será feito com seu corpo e, consequentemente, fazer escolhas que vão definir sua qualidade de vida. Quando for o caso, o paciente deve solicitar auxílio de familiares ou responsáveis e até a intervenção do próprio médico, para que este indique tratamento específico, respeitando os princípios da beneficência e não maleficência.

É atribuição do médico avaliar a autonomia do paciente, considerando suas vulnerabilidades. Entretanto, a obtenção do consentimento livre e informado vai depender do olhar subjetivo do profissional de saúde, que pode considerar o paciente autônomo ou não autônomo. Quando considera que falta autonomia ao enfermo, o médico corre o risco de subestimá-lo, não informando os fatos de maneira esclarecedora.

Além disso, devido às vulnerabilidades e fases da doença, é possível que, durante o tratamento, ele perca parte de sua autonomia, perdendo a capacidade de deliberar sobre as etapas seguintes. Nesses casos, o olhar subjetivo do médico será fator importante.

De qualquer forma, a lacuna do ordenamento brasileiro quanto ao TCLE (Termo de Consentimento Livre e Esclarecido) causa insegurança jurídica aos envolvidos, uma vez que o médico pode ser responsabilizado por resultados imprevistos ou indesejados, e o paciente pode ser submetido a procedimentos, terapêuticas ou cirurgias não consentidos.

CONSENTIMENTO LIVRE E ESCLARECIDO E TERMO DE CONSENTIMENTO

O consentimento livre é resultado da relação respeitosa entre médico e paciente, livre de vícios como coerção ou constrangimento. Consentir é permitir, aprovar, concordar – presume-se que o paciente, voluntariamente, está de acordo com o tratamento proposto após receber as devidas explicações sobre sua doença e as possibilidades de tratamento e cura. Para esse consentimento, o paciente deve ser considerado plenamente capaz e autônomo, ou seja, deve estar em posse de suas faculdades mentais, sem nenhum impedimento legal.

É importante diferenciar o consentimento livre e esclarecido do TCLE. Enquanto aquele resulta da boa assistência médica, na qual o profissional de saúde estabelece comunicação assertiva e eficaz com o enfermo, este é termo formal, assinado tanto pelo paciente quanto pelo profissional na prática da medicina e em pesquisas científicas.

A doença causa vulnerabilidades, e muitas vezes o sujeito se sente diminuído em relação a outras pessoas. Ao se perceber doente, ou seja, com a capacidade produtiva diminuída em todas as áreas, a pessoa busca ajuda. Nesse momento, o médico, aquele a quem as instituições atribuíram competência técnica, assume o controle dessa frágil relação, já que é o agente com poder de diagnosticar e propor terapias. O sujeito, ao aceitar essa relação, torna-se paciente e, dessa forma, perde parte do controle de sua vida, pois precisa confiá-la ao médico, seguindo as condutas indicadas.

No Brasil, o Poder Legislativo ainda não regulamentou o TCLE na prática médica. Os documentos disponíveis que orientam sobre o termo de consentimento são a Recomendação CFM 1/2016[11], o Código de Ética Médica[15], a Resolução CFM 1.995/2012[11] e a Resolução do Conselho Nacional de Saúde (CNS) 466/2012[11], editada pelo Ministério da Saúde, que o regulamentou em pesquisas científicas com seres humanos.

No "Capítulo IV (CEM – Código de Ética Médica) – Direitos Humanos", o artigo 22 diz que é vedado ao médico *deixar de obter consentimento do paciente ou de seu representante legal após esclarecê-lo sobre o procedimento a ser realizado, salvo em caso de risco iminente de morte*[15]. O artigo 24 do mesmo capítulo proíbe que o médico contrarie o direito do enfermo de decidir livremente sobre sua pessoa e bem-estar ou, ainda, que exerça sua autoridade para limitá-lo. Há ainda outras referências no CEM a respeito do consentimento, tornando-o obrigatório na prática médica, com registro em prontuário médico e redução a termo quando necessário.

A recomendação do CFM considera o consentimento livre e esclarecido como dever do médico e direito do doente, e o processo para obtê-lo não deve ser visto como ato burocrático, mas como etapa da comunicação entre ambos, tendo tripla função. A primeira delas é respeitar a liberdade de escolha do enfermo, traduzindo essa liberdade como autonomia. Depois dos esclarecimentos necessários a respeito do diagnóstico, dos procedimentos indicados e da terapêutica sugerida, o paciente pode então decidir de maneira autônoma. A segunda função é favorecer a relação intersubjetiva entre as duas capítulo 17   Consentimento Informado em Exames Diagnósticos e Procedimentos...   **247**

partes, estreitando o vínculo entre elas. Por fim, a terceira função é definir parâmetros de atuação do profissional, também fundamentados nessa comunicação.

Segundo a Recomendação CFM 1/2016[11], para a obtenção do consentimento são necessários elementos iniciais, elementos informativos e compreensão da informação. Os primeiros são considerados na avaliação do comportamento do paciente: se ele tem condições de receber as informações, se está preparado para recebê-las, e se a situação é favorável para a decisão autônoma. Caso o doente não esteja totalmente preparado, o médico pode "fracionar" as informações, no intuito de protegê-lo. Caso haja dúvidas sobre a autonomia do paciente, o profissional deve considerar se, de maneira geral, a terapêutica proposta e os riscos e benefícios do tratamento foram compreendidos.

Elementos informativos referem-se à exposição da situação, do diagnóstico, das terapêuticas indicadas, dos riscos do tratamento e de outras informações que surgem na interação médico-paciente. O profissional deve ter sensibilidade para esclarecer as dúvidas do paciente a fim de que sejam possíveis decisões autônomas, não se apegando a detalhes técnicos e desnecessários para o entendimento do caso. Recomenda o CFM[11] que o médico seja claro e inclua, além das informações sobre a doença e a justificativa do tratamento, a exposição dos riscos, dos efeitos colaterais e das possíveis complicações terapêuticas. Além da informação material, em casos com prognóstico negativo o médico deve estar preparado para ouvir o paciente e, respeitando sua fragilidade momentânea, esclarecer suas dúvidas com interesse e tolerância.

A compreensão da informação depende das etapas anteriores. Se os elementos iniciais e informativos foram bem considerados, o paciente poderá então entender sua condição e aceitar ou declinar da terapêutica proposta ou escolher outras alternativas cabíveis.

Em situações de emergência pode não ser possível obter o consentimento do paciente. Nesses casos, o médico deve observar os princípios da beneficência e não maleficência e, se for o caso, as diretivas antecipadas de vontade. Há casos em que o paciente se recusa a decidir ou a manter comunicação intersubjetiva com o médico. Nessas situações, se for da vontade do enfermo que o médico decida, os mesmos princípios deverão ser respeitados.

Também há situações de risco grave para a saúde pública, como pacientes com diagnóstico de doença transmissível que negligenciam ou negam tratamento médico. Nesses casos, não havendo concordância do paciente, depois de frustradas todas as tentativas, justifica-se o tratamento compulsório, que deve ser relatado em prontuário médico e, quando necessário, à autoridade competente. A Resolução CFM 2.057/2013[11] admite o tratamento sem consentimento em situações excepcionais, sendo exemplo a internação compulsória de pacientes com transtornos mentais, que pode ser requerida pela família, pelo médico ou determinada judicialmente.

O consentimento pode ser verbal ou escrito. Quando escrito, o paciente deve ter oportunidade de ler o documento com calma, conversar com familiares, anotar dúvidas e retornar ao médico para mais explicações. É possível também que o consentimento seja

Segurança e Qualidade em Endoscopia Digestiva

gravado, como instrumento complementar. Para exames invasivos, cirurgias e outros procedimentos mais complexos, o CFM recomenda que o médico utilize o TCLE.

De qualquer forma, o consentimento só deve ser efetivado quando não houver dúvidas que possam afetar o tratamento. A validação das informações, ou seja, a iniciativa médica de confirmar a compreensão da mensagem, perguntando e repetindo algumas palavras que demonstram o entendimento do paciente, também faz parte do processo. É a validação que permite ao médico se certificar da assimilação do que foi acertado na comunicação.

A Recomendação CFM 1/2016[11] orienta que o TCLE tenha linguagem clara, de fácil entendimento, e evite termos técnicos e palavras estrangeiras. Recomenda-se que o TCLE seja impresso, e que o tamanho de sua fonte seja legível, com espaçamento entre linhas para visualização mais confortável e espaços em branco para o paciente preencher ou alternativas que ele possa assinalar. Depois de assinado pelo paciente, os espaços em branco devem ser invalidados a fim de que preenchimentos posteriores não invalidem todo o documento. De acordo com a subseção 9.1.3 da recomendação, devem constar no TCLE, obrigatoriamente:

a) Justificativa, objetivos e descrição sucinta, clara e objetiva, em linguagem acessível, do procedimento recomendado ao paciente;

b) Duração e descrição dos possíveis desconfortos no curso do procedimento;

c) Benefícios esperados, riscos, métodos alternativos e eventuais consequências da não realização do procedimento;

d) Cuidados que o paciente deve adotar após o procedimento;

e) Declaração do paciente de que está devidamente informado e esclarecido acerca do procedimento, com sua assinatura;

f) Declaração de que o paciente é livre para não consentir com o procedimento, sem qualquer penalização ou sem prejuízo a seu cuidado;

g) Declaração do médico de que explicou, de forma clara, todo o procedimento;

h) Nome completo do paciente e do médico, assim como, quando couber, de membros de sua equipe, seu endereço e contato telefônico, para que possa ser facilmente localizado pelo paciente;

i) Assinatura ou identificação por impressão datiloscópica do paciente ou de seu representante legal e assinatura do médico;

j) Duas vias, ficando uma com o paciente e outra arquivada no prontuário médico.

CONSENTIMENTO INFORMADO E O ENDOSCOPISTA[16]

Nós, profissionais da medicina, temos um compromisso moral e ético com nossos pacientes, apesar das condições muitas vezes adversas e também por estarmos subordinados às normas oriundas dos Conselhos de Medicina, não existindo a possibilidade capítulo 17   Consentimento Informado em Exames Diagnósticos e Procedimentos...   **249**

legal de desrespeitarmos o nosso Código de Ética, cuja base principal está nos direitos do paciente e é direito dos pacientes serem esclarecidos sobre os atos médicos a que serão submetidos, sejam eles diagnósticos ou terapêuticos.

É válido e aconselhável termos um documento formal explicativo sobre o procedimento endoscópico a ser realizado e ofertado previamente ao contato com o médico. Neste deve ser evitada terminologia técnica. A linguagem deve ser o mais simples possível, de forma que seja inteligível para o maior número possível de pessoas, público-alvo do serviço. Jamais banalizar quaisquer dos procedimentos endoscópicos ou fazer promoção pessoal ou da equipe, como se não fosse possível ocorrer complicações ou intercorrências relacionadas ou não ao ato endoscópico, à sedação ou anestesia.

O conteúdo deve reafirmar o que foi orientado ao paciente, quando o agendamento foi realizado por telefone ou pessoalmente, e informações devem ser dadas sobre como o procedimento é realizado; suas principais finalidades; expectativa de recuperação da sedação ou anestesia; desconfortos e riscos mais comuns; vantagens e desvantagens sobre outros métodos alternativos existentes. Citar complicações ou intercorrências graves e incomuns não nos parece uma política adequada, uma vez que enumerar poucas não será o bastante e enumerar todas será impossível.

Também é importante que o acompanhante seja envolvido neste processo formal no que diz respeito especialmente ao trajeto de retorno para o local de origem do paciente e o que fazer ou a quem recorrer para eventuais evoluções desfavoráveis ou inesperadas do mesmo após a alta médica. Estas informações do que é mais comum acontecer também precisam fazer parte deste folheto informativo ou constar em documento separado para o acompanhante. Mesmo para o paciente internado, que não terá alta no mesmo dia, e independentemente da existência de algum contrato genérico com a instituição, a orientação sobre o que é esperado na evolução do paciente e eventuais complicações precisa ser fornecida ao(s) acompanhante(s) presente(s). Impossível prever todos os eventos que podem ocorrer após o atendimento médico e para estes demais casos, a boa vontade e o bom senso da equipe de saúde envolvida deve direcionar para a melhor solução possível.

A título de diretriz, como todos os procedimentos terapêuticos são precedidos por procedimentos diagnósticos, mesmo que revisionais, pode ser utilizado um folheto informativo para cada grupo de procedimentos endoscópicos.

Como os atos terapêuticos endoscópicos derivam, via de regra, dos achados diagnósticos, e durante o procedimento o paciente não se encontra em condições de exercer seu direito de concordância ou discordância, é conveniente que ele saiba, antecipadamente ao exame que irá se submeter, que esta possibilidade existe e tem a finalidade de tentar evitar nova intervenção, desnecessária na imensa maioria dos casos, como nos casos de colonoscopia e CPRE. De outra forma, sem previsão de ato complementar, o exame precisaria ser suspenso, aguardar a recuperação do paciente, solicitar sua concordância e no caso positivo realizar o ato terapêutico ou mesmo diagnóstico (biópsias) em outra ocasião a ser agendada, já que não há garantias suficientes de que o paciente, após sedação ou anestesia, independentemente das drogas usadas, possa exercer sua autonomia de forma plena.

Como formatar os "folhetos" explicativos

Para os endoscopistas que realizam apenas procedimentos endoscópicos diagnósticos, portanto exame visual e biópsias, o folheto explicativo se restringiria a eles. Para os profissionais que realizam outras terapêuticas eletivas passíveis de serem efetivadas no mesmo ato endoscópico, o folheto abrangeria os mesmos. Para os demais procedimentos terapêuticos passíveis de programação, um folheto específico para cada um deles. Neste contexto, é necessário realizar a ressalva para procedimentos em vias biliares e pâncreas, onde não se admite que o endoscopista não esteja preparado, seja por falta de treinamento suficiente ou por falta de materiais, a não realizar atos terapêuticos quando o caso assim determinar. Para o caso de treinamento ainda insuficiente, é obrigatória a presença de outro profissional capacitado que dê continuidade ao ato.

No último ano, vivenciamos a maior mudança coletiva de hábitos em escala planetária e simultânea, e talvez de toda a história conhecida da humanidade. Interrompemos praticamente toda a cadeia produtiva de comércio não essencial, viagens e interação social. Mantivemos confinados em casa uma quantidade de pessoas superior àquelas que estavam vivas durante a Segunda Guerra Mundial. Eventos desta magnitude não terminam sem deixar profundas marcas, sejam elas sociais, econômicas ou psicológicas. O atendimento à saúde foi afetado.

Talvez ainda seja cedo para dimensionar a quantidade e a profundidade dos impactos que a pandemia da covid-19 causará em nossas vidas, mas certamente a mudança de hábitos nos traz cuidados maiores com orientações com relação à transmissão do vírus, e para tanto as entidades como a SOBED recomendam um TCLE específico.

Com as informações prestadas nos folhetos explicativos, um tempo precioso será poupado pelo endoscopista, mas ele é insuficiente para que todo o processo se complete. É necessário que o endoscopista, não seus auxiliares não médicos, converse com o paciente e complete ou esclareça as dúvidas que cada paciente possa ter e posteriormente ao ato endoscópico, não "ignore" o acompanhante.

O momento para tal é dependente de diversos fatores, que incluem desde a forma de ser do médico até sua formação profissional. Mas um momento que reputamos adequado, e profissionalmente correto, é durante a consulta de avaliação clínica do paciente que fará parte do prontuário, e este documento é obrigatório e previsto por Resolução do Conselho Federal de Medicina. É no momento da consulta que a verdadeira relação médico-paciente se estabelece, constituindo o "padrão-ouro" do processo do consentimento informado.

Porém, o que todos os profissionais médicos deveriam saber é que um prontuário médico bem elaborado, que contenha todo o histórico e a assistência prestada ao paciente, servirá também como prova em eventual defesa. Em determinadas situações, onde não ocorreu um devido processo informativo, ou ainda, quando o termo assinado foi mal elaborado, a utilização do prontuário como meio de defesa será mais benéfica do que a utilização do termo de consentimento informado assinado.

A ordem e o tempo de cada fase do processo do consentimento informado são dependentes do tipo de cada procedimento, das condições do paciente e das condições da instituição médica onde o procedimento será realizado. Quando se tratar de colonoscopia, com preparo domiciliar, a recomendação é que todas as informações sejam fornecidas antes do preparo dos cólons, tanto por eventuais riscos do próprio preparo, como pela interferência direta sobre a autonomia do paciente pós-preparo. Atenção especial para os pacientes que se submeterão a procedimentos em vias biliares ou pâncreas em relação aos esclarecimentos e consulta prévia de avaliação.

Também é importante salientar que para determinados pacientes e/ou procedimentos endoscópicos, o processo de esclarecimento não se encerra com a alta do paciente do serviço. O processo pode se continuar e, por este motivo, o paciente ou acompanhante precisa ter acesso facilitado ao médico ou à equipe. Por último, lembrar que o consentimento pode ser revogado parcialmente ou integralmente pelo paciente ou representante legal, para o caso de incapazes, a qualquer tempo.

Como o endoscopista ao final de cada procedimento formaliza um laudo que deverá ser entregue ao paciente, independentemente de ser ele próprio o médico assistente, este deve conter todas as informações do procedimento, registrando drogas utilizadas, suas dosagens e complicações não usuais. A tendência natural é omitir uma eventual depressão respiratória ou um episódio de broncoespasmo, por exemplo. Havendo consequência posterior, o registro pode contribuir para o tratamento do paciente. Mesmo não havendo consequência posterior da complicação, o registro e o conhecimento do paciente sobre o fato servirão de alerta para atos médicos posteriores no mesmo paciente.

MODELOS DE CONSENTIMENTO

	PACIENTE
TERMO DE CONSENTIMENTO INFORMADO VIDEO ENDOSCOPIA DIGESTIVA ALTA	Nome:_____ Data Nasc:___/___/_____Unidade:_____ Leito:_____ Atendimento:_____ Convênio:_____

O(a) paciente _____, ou seu responsável legal _____, declara, para todos os fins, especialmente do disposto no artigo 39, VI da Lei 8.078/90, que dá plena autorização ao(a) médico(a) assistente, Dr(a). _____ _____, inscrito(a) no CRM de nº _____ para proceder as investigações necessárias ao diagnóstico do seu estado de saúde, bem como realizar o procedimento de VIDEOENDOSCOPIA DIGESTIVA ALTA, e todos os procedimentos que o incluem, inclusive anestesias e demais condutas médicas que venham ao encontro das necessidades clínicas, podendo o referido profissional valer-se de outros profissionais de saúde.

DEFINIÇÃO: Consiste na introdução de um aparelho endoscópio (gastroscópio) pela boca, seguindo o trajeto esôfago, estômago e duodeno, respectivamente. Este aparelho possui um sistema de fibras ópticas que ilumina o interior do tubo digestivo e uma microcâmera que capta e processa a imagem e a envia por meio de um impulso digital, reproduzindo a imagem e disponibilizando-a em fotos. Esse exame permite a visualização de toda a extensão mucosa do esôfago, estômago e duodeno e, com isso, diagnosticar doenças que acometem esses órgãos, permitindo a coleta de material por meio de biópsia, assim como a realização dos procedimentos terapêuticos como retirada de pólipos, corpo estranho, tratamento de lesões hemorrágicas, dentre outros. Assim como qualquer outro exame médico, a correta interpretação da videoendoscopia necessita de outros dados que o seu médico assistente possui.

PREPARO: Para que haja êxito no procedimento, é necessário realizar jejum absoluto no tempo de 08 horas, para que o estômago esteja completamente vazio e limpo, evitando assim o risco de broncoaspiração, ou seja, a passagem do conteúdo gástrico para o pulmão, podendo resultar em pneumonia.

Medicamentos anticoagulantes deverão ser suspensos antes do procedimento e os níveis de coagulação corrigidos a valores aceitáveis para a realização do procedimento.

O procedimento é realizado sob sedação analgésica, executada por anestesiologista, sendo que eventualmente poderá ser necessária a anestesia geral com as possíveis complicações próprias do ato anestésico.

COMPLICAÇÕES: A videoendoscopia digestiva alta, segundo registros da literatura mundial, é um procedimento médico com baixo risco de complicações, no entanto quando ocorrem resumem-se a:

capítulo 17 — Consentimento Informado em Exames Diagnósticos e Procedimentos...

- Infecção no local da punção;
- Reações alérgicas;
- Dificuldades respiratórias em função da sedação;
- Irritação da garganta e disfagia;
- Aspiração do conteúdo gástrico para os pulmões, pneumonias;
- Dores, enjoos, vômitos, tonteiras e mal-estar.

Casos mais graves como parada respiratória, perfurações, sangramento, hemorragias e choque anafilático são extremamente raros e estão geralmente relacionados à idade avançada do paciente e/ou doenças graves.

Sei que apesar de tais riscos este procedimento representa a melhor opção para a continuidade do tratamento da minha doença, e que posso recusar-me a ser submetido ao procedimento proposto.

PÓS-PROCEDIMENTO: Ao término do exame o paciente será encaminhado para a sala de recuperação, onde deverá ser avaliado por equipe de profissionais, sua recuperação pós--anestésica, sendo monitorado de seus sinais vitais até sua liberação.

A dieta poderá ser liberada conforme prescrição e orientações médicas.

Declaro que recebi explicações, li e compreendi os termos médicos acordados e concordo com os termos deste documento e que me foi dada a oportunidade de fazer perguntas e esclarecer eventuais dúvidas, ficando claro para mim quais são os propósitos dos procedimentos aos quais eu serei submetido, seus desconfortos e riscos pelos eventuais efeitos indesejáveis decorrentes.

Entendi e concordo voluntariamente, o que é necessário eu fazer para que a VIDEOENDOSCOPIA DIGESTIVA ALTA obtenha o resultado pretendido.

Declaro estar ciente de que o tratamento adotado não assegura a garantia de cura, e que a evolução da doença e do tratamento podem obrigar o(a) médico(a) a modificar as condutas inicialmente propostas, sendo que, neste caso, fica o(a) mesmo(a) autorizado(a), desde já a tomar providências necessárias para tentar a solução dos problemas surgidos, segundo julgamento.

Declaro que nada omiti em relação à minha saúde.

Assim, tendo conhecimento, autorizo a realização do mesmo, expressando que as informações prestadas foram perfeitamente entendidas e aceitas.

Para que produza os efeitos legais, assino o presente termo.

Brasília, _____ de _____ de_____

_____   _____
Assinatura do(a) paciente   Assinatura do(a) resp. paciente

Segurança e Qualidade em Endoscopia Digestiva

	PACIENTE
TERMO DE CONSENTIMENTO **COLONOSCOPIA**	Nome:_____ Data Nasc:___/___/_____Unidade:_____ Leito:_____Atendimento:_____ Convênio:_____

O(a) paciente _____, ou seu responsável legal _____, declara, para todos os fins, especialmente do disposto no artigo 39, VI da Lei 8.078/90, que dá plena autorização ao(a) médico(a) assistente, Dr(a). _____ _____, inscrito no CRM de nº _____ para proceder as investigações necessárias ao diagnóstico do seu estado de saúde, bem como realizar o procedimento de **COLONOSCOPIA**, e todos os procedimentos que o incluem, inclusive anestesias e demais condutas médicas que venham ao encontro das necessidades clínicas, podendo o referido profissional valer-se de outros profissionais de saúde.

DEFINIÇÃO: Consiste na introdução de um aparelho endoscópio (colonoscópio), o qual chega até o interior do intestino através do ânus, destinado ao diagnóstico de doenças do reto, dos cólons (intestino grosso) e do íleo terminal (intestino delgado).

PREPARO: Para a realização do exame é necessário um preparo (limpeza) do intestino.

Instruções, prescrição e orientação são fornecidas na ocasião da marcação do exame. O resultado do preparo pode ser insatisfatório ou insuficiente (ruim), o que pode condicionar a suspensão da colonoscopia, pois um preparo inadequado prejudica o resultado do exame e compromete sua segurança. Neste caso é necessário um novo preparo e uma nova marcação para realização do procedimento. Todas as orientações devem ser rigorosamente observadas, sob risco de resultar em um preparo ruim ou na ocorrência de desidratação ou hipotensão arterial e por esse motivo os idosos deverão ser acompanhados durante o preparo, evitando assim risco de queda, entre outras complicações.

Medicamentos anticoagulantes deverão ser suspensos antes do procedimento e os níveis de coagulação corrigidos a valores aceitáveis para a realização do procedimento.

O procedimento é realizado sob sedação analgésica, executada por anestesiologista, sendo que eventualmente poderá ser necessária a anestesia geral com as possíveis complicações próprias do ato anestésico.

COMPLICAÇÕES: As complicações ou desconfortos mais frequentes são: Dor/desconforto abdominal, reação vagal (bradicardia, náuseas, vômitos e lipotimia), flebite e reações alérgicas.

Alguns procedimentos podem ser decididos no momento do exame, de acordo com os achados, como:

- Biópsia (retirada de um ou mais fragmentos da mucosa);
- Polipectomia (retirada de um ou mais pólipos);
- Mucosectomia (retirada de um fragmento da mucosa intestinal ou pólipos planos);

capítulo 17   Consentimento Informado em Exames Diagnósticos e Procedimentos... 255

- Injeção de substâncias ou a cauterização através de equipamento eletroeletrônico (corrente elétrica), visando o controle de eventual sangramento.

Quando os procedimentos acima mencionados forem necessários, existe o risco de complicações, tais como: sangramento, infecção, ulceração, estenose, perfuração, que embora pouco frequentes, são sérias e podem necessitar de procedimentos adicionais, hospitalização e/ou cirurgia de urgência, visando o benefício de controlar o problema.

Sei que apesar de tais riscos este procedimento representa a melhor opção para a continuidade do tratamento da minha doença, e que posso recusar-me a ser submetido ao procedimento proposto.

PÓS-PROCEDIMENTO: Ao término do exame o paciente será encaminhado para sala de recuperação, onde deverá ser avaliado por equipe de profissionais em sua recuperação pós-anestésica, sendo monitorado em seus sinais vitais até sua liberação.

A dieta poderá ser liberada conforme prescrição e orientações médicas.

Declaro que recebi explicações, li e compreendi os termos médicos acordados e concordo com os termos deste documento e que me foi dada a oportunidade de fazer perguntas e esclarecer eventuais dúvidas, ficando claro para mim quais são os propósitos dos procedimentos aos quais serei submetido, seus desconfortos e riscos pelos eventuais efeitos indesejáveis decorrentes.

Entendi e concordo voluntariamente, o que é necessário eu fazer para que a COLONOSCOPIA obtenha o resultado pretendido.

Declaro estar ciente de que o tratamento adotado não assegura a garantia de cura, e que a evolução da doença e do tratamento podem obrigar o(a) médico(a) a modificar as condutas inicialmente propostas, sendo que, neste caso, fica o(a) mesmo(a) autorizado(a), desde já a tomar providências necessárias para tentar a solução dos problemas surgidos, segundo julgamento.

Declaro que nada omiti em relação a minha saúde.

Assim, tendo conhecimento, autorizo a realização do mesmo, expressando que as informações prestadas foram perfeitamente entendidas e aceitas.

Para que produza os efeitos legais, assino o presente termo.

Brasília, _____ de _____de_____

_____   _____

Assinatura do(a) paciente   Assinatura do(a) resp. paciente

Segurança e Qualidade em Endoscopia Digestiva

	PACIENTE
TERMO DE CONSENTIMENTO INFORMADO	Nome:_____
	Data Nasc:___/___/_____Unidade:_____
COLOCAÇÃO DE BALÃO INTRAGÁSTRICO	Leito:_____Atendimento:_____
	Convênio:_____

O(a) paciente _____, ou seu responsável legal _____, declara, para todos os fins, especialmente do disposto no artigo 39, VI da Lei 8.078/90 , que dá plena autorização ao(a) médico(a) assistente, Dr(a). _____ _____, inscrito no CRM de nº _____para proceder as investigações necessárias ao diagnóstico do seu estado de saúde, bem como realizar o procedimento de COLOCAÇÃO DE BALÃO INTRAGÁSTRICO, e todos os procedimentos que o incluem, inclusive anestesias e demais condutas médicas que venham ao encontro das necessidades clínicas, podendo o referido profissional valer-se de outros profissionais de saúde.

DEFINIÇÃO: BALÃO INTRAGÁSTRICO é uma prótese esférica de silicone, a qual em seu estado inicial se encontra presa em um fino invólucro de silicone, assumindo formato cilíndrico de aproximadamente 45 fr e de 10 cm de comprimento. Em sua extremidade proximal há uma válvula conectada a uma sonda tubular de silicone de 16 fr e 50 cm de comprimento, pela qual será realizada a insuflação do balão que tem sua capacidade entre 400 e 600 mililitros.

O exame envolve a passagem de um aparelho pela cavidade oral tendo como trajeto o esôfago, estômago e duodeno, possibilitando que sejam examinados antes do procedimento proposto. O balão é introduzido no interior do estômago, em seguida o balão é insuflado com soro fisiológico 0,9% misturado com azul de metileno até que se alcance o volume desejado. O balão intragástrico é implantado e destina-se a duração conforme fabricante (06 ou 12 meses). A utilização isenta de qualquer responsabilidade o fabricante ou o médico. O balão intragástrico, por ocupar o interior do estômago, tem a função de restringir a capacidade de receber alimentos, da mesma forma aumenta a sensação de saciedade, diminuindo por conseguinte a compulsão a ingestão de alimento, caso o paciente ingira uma quantidade exagerada, o balão é empurrado de encontro ao piloro (saída do estômago em direção ao intestino), obstruindo o mesmo e causando vômitos de repetição.

O procedimento é realizado sob sedação analgésica, executada preferencialmente por anestesiologista, sendo que eventualmente poderá ser necessária a anestesia geral com as possíveis complicações próprias do ato anestésico.

PREPARO: Antes de iniciar o tratamento o paciente deverá ser submetido a uma avaliação do psicólogo e nutricionista, além de realizar todos os exames solicitados pelo(a) médico(a).

Para que haja êxito no procedimento é necessário realizar jejum absoluto no tempo de 12 horas, para que o estômago esteja completamente vazio e limpo, evitando assim o risco de broncoaspiração, ou seja, a passagem do conteúdo gástrico para o pulmão, podendo resultar em pneumonia.

COMPLICAÇÕES: Procedimentos médicos estão sujeitos a riscos que podem ser mínimos, moderados ou graves:

- Dentre os riscos relacionados à endoscopia, podem ocorrer flebite ou equimose, devido a punção venosa; desconforto na garganta; dor leve ou distensão abdominal, leve hipertemia;
- Nos primeiros dias após a colocação do balão poderão ocorrer vômitos de intensidade e frequência variáveis, acompanhados de mal-estar. Esses sintomas podem ser controlados com uso de antieméticos e outras medicações prescritas pelo médico. Contudo, pode ocorrer o quadro descrito acima, com intensidade exagerada, levando à opção pela retirada do balão;
- Poderá ocorrer o esvaziamento do balão, com sua consequente desinsuflação, seguindo para uma obstrução intestinal;
- Úlcera de decúbito;
- Úlcera péptica;
- O sangramento e a perfuração são complicações pouco frequentes.

Sei que apesar de tais riscos este procedimento representa a melhor opção para a continuidade do tratamento de perda de peso, e que posso recusar-me a ser submetido(a) ao procedimento proposto.

PÓS-PROCEDIMENTO: Após a realização do procedimento o paciente terá alta e deverá seguir as orientações médicas, orientações do nutricionista e psicólogo para que seja alcançando o objetivo de permanência do balão na cavidade gástrica, assim como a perda de peso desejada.

É fundamental que o acompanhamento dos profissionais nutricionista e psicólogo, assim como associação do exercício físico se mantenha durante todo o tratamento.

Comunicar o médico imediatamente se detectar a presença de coloração azul na urina ou nas fezes, para que seja retirado o balão, tendo ciência de que esta mudança de coloração é decorrente da presença de azul de metileno usada na insuflação, o que significa vazamento do mesmo, e consequentemente ocorrerá o esvaziamento do balão acarretando complicações, como a progressão do balão em direção ao intestino podendo ocorrer a obstrução deste segmento.

A retirada do balão intragástrico somente poderá ser realizada sob sedação ou anestesia geral, realizada preferencialmente por médico anestesiologista.

Declaro que recebi explicações, li e compreendi os termos médicos acordados e concordo com os termos deste documento e que me foi dada a oportunidade de fazer perguntas e esclarecer eventuais dúvidas, ficando claro para mim quais são os propósitos dos procedimentos aos quais serei submetido(a), seus desconfortos e riscos pelos eventuais efeitos indesejáveis decorrentes.

Entendi e concordo voluntariamente, o que é necessário eu fazer para que o tratamento com BALÃO INTRAGÁSTRICO obtenha o resultado pretendido, e que o êxito na perda de peso não depende unicamente do método e sim do acompanhamento multiprofissional com nutricionista, psicólogo e exercício físico.

Declaro que nada omiti em relação à minha saúde.

Assim, tendo conhecimento, autorizo a realização do mesmo, expressando que as informações prestadas foram perfeitamente entendidas e aceitas.

Para que produza os efeitos legais assino o presente termo.

Brasília, _____ de _____de_____

_____   _____
Assinatura do(a) paciente   Assinatura do(a) resp. paciente

TERMO DE CONSENTIMENTO INFORMADO GASTROSTOMIA ENDOSCÓPICA	PACIENTE Nome:_____ Data Nasc:___/___/_____Unidade:_____ Leito:_____Atendimento:_____ Convênio:_____

O(a) paciente _____, ou seu responsável legal _____, declara, para todos os fins, especialmente do disposto no artigo 39, VI da Lei 8.078/90, que dá plena autorização ao(a) médico(a) assistente, Dr(a). _____ _____, inscrito(a) no CRM de nº _____ para proceder as investigações necessárias ao diagnóstico do seu estado de saúde, bem como realizar o procedimento de GASTROSTOMIA ENDOSCÓPICA PERCUTÂNEA/GASTROJEJUNOSTOMIA PERCUTÂNEA/JEJUNOSTOMIA PERCUTÂNEA, e todos os procedimentos que o incluem, inclusive anestesias e demais condutas médicas que venham ao encontro das necessidades clínicas, podendo o referido profissional valer-se de outros profissionais de saúde.

DEFINIÇÃO: A GASTROSTOMIA ENDOSCÓPICA PERCUTÂNEA é um método empregado para o fornecimento de dieta enteral por um tubo colocado no estômago por endoscopia, através da pele, para suporte nutricional adequado, para pacientes que não conseguem fazer uso adequado da dieta oral por ingesta insuficiente ou por alterações anatômicas no trato gastrointestinal superior, ou que necessitem fazer uso de dieta por sonda nasoenteral por tempo prolongado.

A GASTROJEJUNOSTOMIA utiliza-se do mesmo método da gastrostomia, porém com a inserção de um cateter de extensão jejunal, que inserido por dentro da sonda de gastrostomia, posiciona-se até o estômago, essa extensão segue até o jejuno, para que a dieta seja administrada diretamente no jejuno, deixando o estômago livre de dieta.

capítulo 17   Consentimento Informado em Exames Diagnósticos e Procedimentos...   **259**

NA JEJUNOSTOMIA o acesso é direto no intestino (jejuno), mais precisamente o segundo segmento do intestino delgado. Tem como objetivo principal fornecer aporte nutricional devido a condições que impeçam a alimentação por via oral ou cavidade gástrica.

O exame envolve a passagem de um aparelho pela cavidade oral, tendo como trajeto o esôfago, estômago e duodeno, possibilitando que sejam examinados antes do procedimento proposto, e se necessário realizar coleta de biópsias e/ou outros procedimentos.

PREPARO: Para que haja êxito no procedimento é necessário realizar jejum absoluto no tempo de 08 horas, para que o estômago esteja completamente vazio e limpo, evitando assim o risco de broncoaspiração, ou seja, a passagem do conteúdo gástrico para o pulmão, podendo resultar em pneumonia.

Medicamentos anticoagulantes deverão ser suspensos antes do procedimento e os níveis de coagulação corrigidos a valores aceitáveis para a realização do procedimento.

O procedimento é realizado sob sedação analgésica, executada por anestesiologista, sendo que eventualmente poderá ser necessário a anestesia geral com as possíveis complicações próprias do ato anestésico.

COMPLICAÇÕES: Apesar de raras, podem aparecer complicações relacionadas ao procedimento terapêutico, como:

- Infecção no local da punção;
- Dificuldades respiratórias em função da sedação;
- Irritação da garganta e disfagia;
- Aspiração do conteúdo gástrico para os pulmões, pneumonias;
- Dores, enjoos, vômitos, tonteiras e mal-estar;
- Sangramento;
- Infecção no peritônio e/ou na pele;
- Extravasamento de suco gástrico e/ou dieta pelo óstio da gastrostomia por irritação química (suco gástrico);
- Migração da sonda para o intestino delgado;
- Obstrução da sonda.

Sei que apesar de tais riscos este procedimento representa a melhor opção para a continuidade do tratamento da minha doença, e que posso recusar-me a ser submetido(a) ao procedimento proposto.

PÓS-PROCEDIMENTO: O paciente deverá permanecer ainda por 06 horas de jejum, mantendo a sonda aberta. Iniciar dieta administrando líquido em pequenos volumes. Caso não apresente dor, distensão abdominal ou saída de líquido ao redor da sonda, poderá ser iniciada a dieta normalmente.

Caso haja extravasamento de suco gástrico, secreções ou acúmulo de resíduos no orifício da gastrostomia, comunicar a equipe de enfermagem imediatamente.

A tração acidental ou intencional da sonda por parte do paciente deve ser evitada, pois pode levar ao extravasamento do conteúdo gástrico e/ou dieta para a cavidade abdominal, peritonite, perda do trajeto para o estômago, necessitando de nova cirurgia.

Declaro que recebi explicações, li e compreendi os termos médicos acordados e concordo com os termos deste documento e que me foi dada a oportunidade de fazer perguntas e esclarecer eventuais dúvidas, ficando claro para mim quais são os propósitos dos procedimentos aos quais serei submetido(a), seus desconfortos e riscos pelos eventuais efeitos indesejáveis decorrentes.

Entendi e concordo voluntariamente, o que é necessário eu fazer para que a GASTROSTOMIA ENDOSCÓPICA PERCUTÂNEA/GASTROJEJUNOSTOMIA PERCUTÂNEA/JEJUNOSTOMIA PERCUTÂNEA obtenha o resultado pretendido.

Declaro estar ciente de que o tratamento adotado não assegura a garantia de cura, e que a evolução da doença e do tratamento podem obrigar o(a) médico(a) a modificar as condutas inicialmente propostas, sendo que, neste caso, fica o(a) mesmo(a) autorizado(a), desde já a tomar providências necessárias para tentar a solução dos problemas surgidos, segundo julgamento.

Declaro que nada omiti em relação a minha saúde.

Assim, tendo conhecimento, autorizo a realização do mesmo, expressando que as informações prestadas foram perfeitamente entendidas e aceitas.

Para que produza os efeitos legais, assino o presente termo.

Brasília, _____ de _____de_____

_____   _____
Assinatura do(a) paciente   Assinatura do(a) resp. paciente

	PACIENTE
TERMO DE CONSENTIMENTO INFORMADO	Nome:_____
	Data Nasc:___/___/_____Unidade:_____
ENDOSCOPIA DIGESTIVA	Leito:_____Atendimento:_____
	Convênio:_____

O(a) paciente _____, ou seu responsável legal _____, declara, para todos os fins, especialmente do disposto no artigo 39, VI da Lei 8.078/90 , que dá plena autorização ao(a) médico(a) assistente, Dr(a). _____
_____, inscrito no CRM de nº _____para proceder as investigações necessárias ao diagnóstico do seu estado de saúde, bem como realizar o procedimento de ECOENDOSCOPIA DIGESTIVA, e todos os procedimentos que o incluem, inclusive anestesias e demais condutas médicas que venham ao encontro das necessidades clínicas, podendo o referido profissional valer-se de outros profissionais de saúde.

DEFINIÇÃO: Consiste em um exame indicado para diagnosticar e tratar algumas doenças mais comuns do sistema digestivo superior (esôfago, estômago e duodeno), além de permitir a avaliação do mediastino (tórax) e das estruturas localizadas próximas ao trato digestivo (vesícula e vias biliares, pâncreas etc.), utilizando o aparelho ecoendoscópio. Este é um aparelho flexível com iluminação, e que possui transdutor de ultrassom acoplado em sua extremidade, permitindo a análise das paredes do trato digestivo, assim como das estruturas e órgãos adjacentes. Durante esse percurso o endoscopista pode visualizar alguns achados que necessitem de intervenção imediata através de procedimentos como:

- Biópsia – retirada de um ou mais fragmentos da mucosa ou de lesões;
- Punção aspirativa com agulha fina (PAAF) – consiste na obtenção de material (sólido ou líquido) da estrutura estudada, com objetivo diagnóstico, utilizando-se agulha que alcança a região-alvo.

PREPARO: Para que haja êxito no procedimento é necessário realizar jejum absoluto no tempo de 08 horas, para que o estômago esteja completamente vazio e limpo, proporcionando uma boa visualização e ainda evitando o risco de broncoaspiração. Caso tenha tido alguma dificuldade na realização do tempo de jejum adequado, avisar a equipe que irá lhe atender antes e durante o seu exame.

Medicamentos anticoagulantes deverão ser suspensos antes do procedimento e os níveis de coagulação corrigidos a valores aceitáveis para a realização do procedimento.

O procedimento é realizado sob sedação analgésica, executada por anestesiologista, sendo que eventualmente poderá ser necessária a anestesia geral com as possíveis complicações próprias do ato anestésico.

COMPLICAÇÕES: Segundo registros da literatura mundial, é um procedimento médico com baixo risco de complicações, no entanto quando ocorrem resumem-se a:

- Infecção no local da punção;
- Reações alérgicas;
- Dificuldades respiratórias em função da sedação;
- Irritação da garganta e disfagia;
- Aspiração do conteúdo gástrico para os pulmões, pneumonias;
- Dor ou distensão abdominal, enjoos, vômitos, tonteiras e mal-estar.

Casos mais graves como parada respiratória, perfurações, sangramento, hemorragias e choque anafilático são extremamente raros.

Sei que apesar de tais riscos este procedimento representa a melhor opção para a continuidade do tratamento da minha doença, e que posso recusar-me a ser submetido ao procedimento proposto.

PÓS-PROCEDIMENTO: Ao término do exame o paciente será encaminhado para sala de recuperação, onde deverá ser avaliado por equipe de profissionais em sua recuperação pós--anestésica, sendo monitorado em seus sinais vitais até sua liberação.

A dieta poderá ser liberada conforme prescrição e orientações médicas.

Declaro que recebi explicações, li e compreendi os termos médicos acordados e concordo com os termos deste documento e que me foi dada a oportunidade de fazer perguntas e esclarecer eventuais dúvidas, ficando claro para mim quais são os propósitos dos procedimentos aos quais serei submetido(a), seus desconfortos e riscos pelos eventuais efeitos indesejáveis decorrentes.

Entendi e concordo voluntariamente, o que é necessário eu fazer para que a ECOENDOSCOPIA DIGESTIVA obtenha o resultado pretendido.

Declaro estar ciente de que o tratamento adotado não assegura a garantia de cura, e que a evolução da doença e do tratamento podem obrigar o(a) médico(a) a modificar as condutas inicialmente propostas, sendo que, neste caso, fica o(a) mesmo(a) autorizado(a) desde já a tomar providências necessárias para tentar a solução dos problemas surgidos, segundo julgamento.

Declaro que nada omiti em relação à minha saúde.

Assim, tendo conhecimento, autorizo a realização do mesmo, expressando que as informações prestadas foram perfeitamente entendidas e aceitas.

Para que produza os efeitos legais assino o presente termo.

Brasília, _____ de _____de_____

_____   _____
Assinatura do(a) paciente   Assinatura do(a) resp. paciente

TERMO DE CONSENTIMENTO INFORMADO **COLANGIOPANCREATOGRAFIA ENDOSCÓPICA – CPRE**	**PACIENTE** Nome:_____ Data Nasc:____/____/_____Unidade:_____ Leito:_____Atendimento:_____ Convênio:_____

O(a) paciente _____, ou seu responsável legal _____, declara, para todos os fins, especialmente do disposto no artigo 39, VI da Lei 8.078/90, que dá plena autorização ao(a) médico(a) assistente, Dr(a). _____ _____, inscrito no CRM de nº _____ para proceder as investigações necessárias ao diagnóstico do seu estado de saúde, bem como realizar o procedimento de COLANGIOPANCREATOGRAFIA ENDOSCÓPICA – CPRE e todos os procedimentos que o incluem, inclusive anestesias e demais condutas médicas que venham ao encontro das necessidades clínicas, podendo o referido profissional valer-se de outros profissionais de saúde.

DEFINIÇÃO: COLANGIOPANCREATOGRAFIA ENDOSCÓPICA – CPRE, consiste em um exame que permite o estudo dos canais (vias de drenagem) da vesícula biliar, ducto biliar e ducto pancreático.

O exame envolve a passagem de um tubo flexível (duodenoscópio) pela cavidade oral, tendo como trajeto o esôfago, estômago e duodeno, até atingir a papila duodenal principal, onde ocorre a drenagem da via biliar e pancreática. Será utilizado um cateter pelo orifício da papila, possibilitando a injeção de contraste, permitindo a realização de imagens radiológicas, com diagnósticos de várias alterações como cálculos, tumores etc. durante o procedimento. Podem ser utilizados ainda diversos tipos de cateteres, balões, próteses, além de conexão desses acessórios com unidades eletrocirúrgicas, que serão usados pelo médico conforme necessidade no momento do exame.

PREPARO: Para que haja êxito no procedimento é necessário realizar jejum absoluto no tempo de 08 horas, para que o estômago esteja completamente vazio e limpo, evitando assim o risco de broncoaspiração, ou seja, a passagem do conteúdo gástrico para o pulmão, podendo resultar em pneumonia.

Medicamentos anticoagulantes e antiagregantes plaquetários deverão ser suspensos antes do procedimento, conforme orientação do médico assistente e os níveis de coagulação corrigidos a valores aceitáveis para a realização do procedimento.

É importante informar sobre qualquer possibilidade de gravidez, uma vez que serão realizadas radiografias com contrastes e se realmente necessário o procedimento, fazer proteção radiológica para o feto.

O procedimento é realizado sob sedação ou anestesia geral, com as possíveis complicações próprias do ato anestésico.

COMPLICAÇÕES: Apesar de raras (cerca de 2% a 5% dos pacientes), pode apresentar complicações, podendo resultar em hospitalização por um tempo prolongado, internação em unidade de terapia intensiva (UTI), outros procedimentos adicionais, endoscópicos ou não, e em cirurgias de urgência, além de raro risco de mortalidade.

- Dificuldades técnicas e anatômicas impedindo a realização do exame;
- Irritação na garganta e disfagia;
- Dor e vômito;
- Aspiração do conteúdo gástrico para os pulmões, pneumonias;
- Perfurações (esôfago, estômago, duodeno, vias biliares e fígado);
- Dificuldade respiratória devido à sedação/anestesia geral;

Pancreatite aguda, que poderá evoluir para peritonite (infecção do peritônio) e septicemia (infecção generalizada).

Sei que apesar de tais riscos este procedimento representa a melhor opção para a continuidade do tratamento da minha doença, e que posso recusar-me a ser submetido ao procedimento proposto.

Declaro que recebi explicações, li e compreendi os termos médicos acordados e concordo com os termos deste documento e que me foi dada a oportunidade de fazer perguntas e esclarecer eventuais dúvidas, ficando claro para mim quais são os propósitos dos procedimentos aos quais serei submetido, seus desconfortos e riscos pelos eventuais efeitos indesejáveis decorrentes.

Entendi e concordo voluntariamente, o que é necessário eu fazer para que a COLANGIO-PANCREATOGRAFIA ENDOSCÓPICA – CPRE obtenha o resultado pretendido.

Declaro estar ciente de que o tratamento adotado não assegura a garantia de cura, e que a evolução da doença e do tratamento podem obrigar o(a) médico(a) a modificar as condutas inicialmente propostas, sendo que, neste caso, fica o(a) mesmo(a) autorizado(a), desde já a tomar providências necessárias para tentar a solução dos problemas surgidos, segundo julgamento.

Declaro que nada omiti em relação à minha saúde.

Assim, tendo conhecimento, autorizo a realização do mesmo, expressando que as informações prestadas foram perfeitamente entendidas e aceitas.

Para que produza os efeitos legais, assino o presente termo.

Brasília, _____ de _____ de_____

_____   _____
Assinatura do(a) paciente   Assinatura do(a) resp. paciente

CONCLUSÃO

Não há como falar de consentimento informado sem falar da relação médico-paciente e do respeito, principalmente, à autonomia do paciente. As modificações sofridas, durante os anos, nessas relações demonstraram que há a necessidade de trazer à luz o desejo do paciente em relação ao que quer fazer de si. Com início no paternalismo hipocrático, passando pelo frio período principialista, até chegar a uma relação construída e embasada no respeito mútuo e nos princípios bioéticos básicos, observa-se uma modernização das relações. Sendo o protagonista do seu cuidado, mas não estando sozinho nos momentos de amadurecimento das decisões, o paciente vê sua autonomia sendo respeitada e valorizada.

A informação dada de maneira clara e entendível pelo médico ao seu paciente, da terapêutica ou tratamento que será implementado, dá, ao último, a possibilidade de refletir, de consentir ou não e, em última análise, torna-o o ator principal do processo das relações. Esse cenário fortalece as relações do médico com seu paciente, tendo esta relação sido embasada na confiança mútua e necessária.

Mais do que um papel a ser assinado, o consentimento informado é, acima de tudo, respeito; é um claro processo de contínua e efetiva comunicação, além de uma responsabilidade compartilhada, auxiliando, inclusive, na manutenção das relações.

Há que se destacar que, com o passar dos anos, a grande evolução tecnológica que ocorreu dentro da medicina afastou o médico do paciente. Contudo, sendo um ser humano cuidando de outro ser humano, esta relação não pode prescindir dos preceitos bioéticos que a regem. O médico deve refletir sobre tudo o que se pode fazer, mas, embasado na questão ética, deve sempre lembrar o que é preciso ser feito. Destaque-se que toda essa evolução tecnológica, que gerou a medicina atual e suas consequências, exige que esta profissão seja praticada com ética, segurança e prudência.

REFERÊNCIAS BIBLIOGRÁFICAS

1. Saunders CM, Baum M, Houghton J. Consent, research and the doctor-patient relationship. In: Gillon R, ed. Principles of health care ethics. London: John Wiley & Sons; 1994. p. 457-70.
2. Clotet J. O consentimento informado nos Comitês de Ética em pesquisa e na prática médica: conceituação, origens e atualidade. Bioética. 1995;3(1):51-59.
3. Comité National de Biocthiqueptalie. Information et consent concernantlt acte médical, 20 juin 1992: conclusions. Intern J Biocth. 1994;1:42-3.
4. Beccher HK. Ethics and clinical research. New Engl J Med. 1966;274:1354-60.
5. França GV. Flagrantes médico-legais lll. João Pessoa: Editora Universitária; 1994.
6. Fadem DJ. What should patients be told prior to a medical procedure? Ethical and legal perspectives on medical informed consent. Am J Med. 1986;1051-4.
7. Lebacqz K, Levine RJ. Informed consent in human research: ethical and legal aspects. In: Reich WT, ed. Encyclopedia of biocthics. New York: The Free Press; 1978. p. 760.
8. Brandão JF. O médico no século XXI: o que querem os pacientes. Salvador: Fast Design; 2013.
9. Abdo RPB, Abdo CVBP. O valor do consentimento informado na investigação do erro médico. Rev Med (Minas Gerais). 2016;26:e-1779.
10. Cocanour CS. Informed consent – It's more than a signature on a piece of paper. The American Journal of Surgey. 2017;214(6):993-997. doi: https://doi.org/10.16/j.amjsurg.2017.09.015.
11. Conselho Federal de Medicina. Recomendação CFM nº 1, de 21 de janeiro de 2016. Dispõe sobre o processo de obtenção de consentimento livre e esclarecido na assistência médica [Internet], 2016. Disponível em: <http://portal.cfm.org.br/images/Recomendacoes/1_2016.pdf>. Acesso em: 13-Março-2021.
12. Sedlmaier CE, Hernandez DP. Origens do Consentimento Informado na Prática Clínica do Médico e sua Importância na Bioética. Revista de Medicina de Família e Saúde Mental. 2019;1(2).
13. Segre M, Silva FL, Schramm FR. O contexto histórico, semântico e filosófico do princípio de autonomia. Bioética [Internet]. 1998;6(1):7. Disponível em: <revistabioetica.cfm.org.br>. Acesso em: 9 abr. 2019.
14. Beauchamp T, Childress JF. Princípios de Ética Biomédica. 4ª ed. São Paulo: Loyola; 2002.
15. Conselho Federal de Medicina. Resolução CFM nº 2.217/2018. Aprova o Código de Ética Médica [Internet]. Brasília: Diário Oficial da União; 1º novembro de 2018. p. 179. Seção 1. Disponível em: <https://bit.ly/2RyvAE8>. Acesso em: 13 nov. 2018.
16. Mello VHAF. Consentimento informado na assistência médica e o contrato de adesão. In: Endoscopia Digestiva Diagnóstico e Tratamento. Rio de Janeiro: Revinter; 2013. p. 25-28.

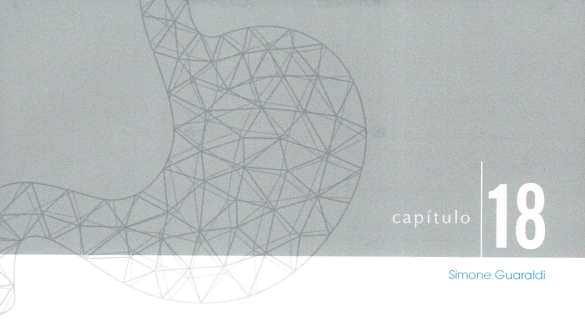

capítulo 18

Simone Guaraldi

Termo de Consentimento Livre e Esclarecido em Pesquisa

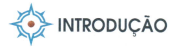 **INTRODUÇÃO**

Consentir significa não pôr obstáculo, dar consentimento; permitir. Quando uma pessoa é informada sobre algo antes desse algo ocorrer e, mediante entendimento e esclarecimento de dúvidas ela concorda com ele, ela está consentindo de maneira informada.

Para tanto, três critérios são fundamentais e necessários para a decisão voluntária e obtenção do consentimento informado: a pessoa deve ser competente, adequadamente informada e não coagida (Cocanour, 2017).

O consentimento informado, em si, é um ato tanto ético e legal no Brasil. Tem sua origem no direito que a pessoa tem de decidir sobre o que acontece com o seu corpo (Resolução nº 466, de 12 de dezembro de 2012). Nos EUA, uma comissão nomeada pelo presidente Carter, em 1982, concluiu que o consentimento eticamente válido era um processo de tomada de decisão compartilhada (Wheeler, 2017). No entanto, no estado de Washington, essa lei foi promulgada apenas em 2007 (Wheeler, 2017) exemplificando que, embora a interação médico-paciente esteja enraizada no conceito ético de beneficência, as mudanças sociais e a jurisprudência, ao longo do tempo, vem trazendo respeito à autonomia do paciente/sujeito da pesquisa. Consequentemente, pelo consentimento informado (Cocanour, 2017).

Em palavras simples, na área da saúde, o TCLE é um processo no qual o profissional de saúde instrui o paciente sobre os riscos, benefícios e alternativas de um determinado procedimento ou intervenção seja no âmbito assistencial, seja em pesquisa. Nesse tópico, pesquisa, o paciente é o sujeito da pesquisa ou participante humano, sendo assim descrito no documento.

Constituído sob a forma de documento escrito, o Termo de Consentimento Livre e Esclarecido (TCLE) é atualmente uma prática obrigatória nas instituições de saúde, seja para fins administrativos, clínicos ou em pesquisa (Cocanour, 2017). A mais, quando o TCLE está vinculado a um projeto de pesquisa, ele faz parte desse projeto específico, devendo ser submetido em conjunto com o projeto propriamente dito ao Comitê de Ética da unidade de saúde para obter aprovação antes de ser iniciada a captação de pacientes.

OBJETIVOS DO TCLE

O TCLE registra o respeito à ética pelo profissional (pesquisador).

Ele tem por objetivos registrar que ao paciente (sujeito da pesquisa) foi dada a oportunidade de receber informação, de esclarecer dúvidas, riscos e benefícios e, de proteger a sua autonomia da forma mais ampla possível sobre a investigação/estudo para o qual está sendo convidado(a).

Da mesma forma, o TCLE registra a manifestação de vontade do paciente em participar (ou não), seja efetivamente livre e consciente a investigação/estudo.

REVISÃO HISTÓRICA

Embora a história do consentimento pelo paciente remonte ao século 16 (Selek, 2010), até 1966, a pesquisa clínica com pessoas, especialmente os ensaios clínicos controlados, era conduzida rotineiramente sem TCLE nos EUA. Os pacientes não eram informados de que estavam participando de um estudo de pesquisas e nem que poderiam fazer parte do grupo placebo ao invés do grupo terapêutico (tratamento médico padrão ou tratamento experimental para sua condição) (Miller, 2014).

Até então, o entendimento predominante entre os pesquisadores sobre como realizar pesquisa com seres humanos era de que não havia problemas éticos quando o consentimento não era obtido dos sujeitos da pesquisa (Miller, 2014). Dois artigos são importantes para a compreensão do pensamento e método científico no período pré--consentimento pois introduziram o conceito da autorização dada pelo paciente (Park *et al.*, 1966; Park; Covi; Uhlenhuth, 1967).

Os autores comentam sobre aspectos metodológicos antiéticos dos estudos psicofarmacológicos praticados em estudos com pacientes psiquiátricos, sob o pretexto de serem cuidados médicos e registram suas reflexões sobre o futuro dessas práticas em pesquisa clínica num momento fundamental (Park *et al.*, 1966), num ano posteriormente considerado como o ano "divisor de águas" pelas mudanças decorridas na pesquisa (Miller, 2014).

Segundo esses autores, os registros sugerem que a prática comum de não informar os pacientes sobre o desenho do estudo (ex. ensaios controlados com placebo) não era considerada moralmente inescrupulosa, nem era criticada pela comunidade científica. O ato de informar o paciente era tido como um fator de confusão para a mente do paciente, o que poderia invalidar o resultado do estudo. Esse risco justificava a não informação dos sujeitos das pesquisas (Miller, 2014).

Diferente dos pesquisadores que tinham ciência sobre o que estavam fazendo e, não perceberam o que era antiético em suas pesquisas clínicas, a maioria dos pacientes considerava o programa da pesquisa como uma forma de tratamento para suas doenças psiquiátricas, não referindo ter noção sobre eles mesmos estarem sendo sujeitos de pesquisas com medicamentos experimentais (Miller, 2014). Entre os fatores que explicariam a ausência de transparência e do TCLE nas pesquisas clínicas no passado estão preocupações com (1º) divulgação de informações que influenciariam os resultados do estudo e, portanto, a validade científica da pesquisa, (2º) possibilidade dos pacientes de se ressentirem de "serem usados como sujeitos de pesquisa", (3º) possibilidade de não concordarem em participar de estudos com placebos ou (4º) possibilidade dos pacientes ficarem ansiosos com tratamentos "atribuídos arbitrariamente"; e (5º) potencial para respostas menos favoráveis ao tratamento investigado em comparação com a aparência de um "cenário clínico positivo não científico" (Park *et al.*, 1967). E, como a clínica psiquiátrica ambulatorial da Faculdade de Medicina Johns Hopkins atendia pacientes que não podiam pagar por cuidados privados, a dinâmica de classe social, não mencionado por Park e cols., parece constituir um (6º) fator (moral) subjacente na era pré-TCLE (Miller, 2014).

Ainda que fossem importantes os dados acima, o caráter paternalista da assistência médica nessa época possivelmente constituiu o fator mais relevante.

Considerados médicos com autoridade para determinar o que era melhor para seus pacientes, a postura "natural" desses médicos-pesquisadores era o de não ter o TCLE para seus projetos de pesquisa, especialmente quando instituídos sob o pretexto de serem cuidados médicos. Respaldando esse pensamento, no texto da Declaração de Helsinki (1964) verificam-se princípios da ética em pesquisa clínica fazendo referência à possibilidade, e não à obrigatoriedade, do médico em obter o TCLE do paciente.

Com a implementação da supervisão pelos Conselhos de Revisão Institucionais em 1966, atualmente denominados Comitês de Ética Hospitalar, o papel do médico foi progressivamente alterada em relação à intermediação da informação com o paciente. Os Conselhos passaram a revisar o aspecto ético das decisões médicas estabelecendo, consequentemente, o TCLE como documento válido dos sujeitos na pesquisa.

Atualmente, os princípios do TCLE que são relativos à conduta ética em pesquisa com participantes humanos derivam predominantemente do Código de Nuremberg de 1947 (*National Institutes of Health*, 2016), estabelecido após os julgamentos de Nuremberg no final da Segunda Guerra Mundial. A revelação e discussão sobre a conduta antiética empreendida em pesquisas com participantes humanos durante o Holocausto e outros experimentos, como por exemplo no estudo sobre a sífilis não tratada de Tuskegee (Vijayan; Cortes-Penfield; Harris, 2020), resultou na alteração da estrutura da pesquisa que passou a ser mais formalizada para garantir o bem-estar e a autonomia dos participantes humanos em estudos de pesquisa.

Cerca de dez anos depois da Declaração de Helsinque (1964), em 12 de julho de 1974, o *National Research Act* foi sancionado pelo Departamento de Saúde e Serviços Humanos dos Estados Unidos (1979) estabelecendo a "Comissão Nacional para Proteção dos Sujeitos Humanos em Pesquisas Biomédicas e Comportamentais". Essa Comissão tinha por missão desenvolver as diretrizes para a realização de pesquisas biomédicas e comportamentais com princípios bioéticos, o que ficou conhecido como Relatório Belmont (1979). Nesse relatório, foram registradas as diretrizes para realizar pesquisas em seres humanos com base nos princípios gerais de Autonomia (respeito às pessoas), Beneficência e Justiça, e descrito o processo para obtenção de consentimento informado do paciente.

Mas recentemente, em 1998, foi instituída uma lista de verificação do TCLE (HHS, 1998). Embora claramente delineado, definido e descrito em formulários de consentimento, recomenda-se revisá-los periodicamente para que todos os pesquisadores e profissionais colaboradores da equipe do estudo estejam atualizados.

Assim, o TCLE constitui uma ferramenta que vem sendo continuamente aprimorado evoluindo de um modelo centrado no profissional/pesquisador(a) para um modelo com base no(a) paciente/sujeito da pesquisa. Procurando resguardar os direitos do paciente sem, contudo, inviabilizar a realização de pesquisas, a qualidade da informação fornecida sobre o procedimento/estudo vem sendo aprimorada ao longo do tempo.

ETAPAS DO PROCESSO DE CONSENTIMENTO LIVRE E ESCLARECIDO

A etapa inicial do processo de obtenção do TCLE para o ingresso do paciente como sujeito de um protocolo de pesquisa consiste na identificação do paciente como potencial candidato ao estudo pelo pesquisador principal ou colaboradores do estudo. Ainda dentro dessa fase inicial, ocorre o esclarecimento do convidado sobre a pesquisa em si e sobre como o paciente poderá participar da mesma. Nesse momento, o pesquisador, ou a pessoa por ele delegada:

1. Considerando as peculiaridades do convidado e sua privacidade, buscar o momento, a condição e o local mais adequados para abordar o paciente valendo-se de uma linguagem clara e acessível junto com os esclarecimentos necessários para fazer-lhe o convite para participar do estudo;

2. Deverá prestar as informações relevantes utilizando-se de estratégias apropriadas à cultura, à faixa etária, à condição socioeconômica e à autonomia dos convidados;

3. Concederá o tempo pertinente para que o convidado possa compreender a proposta oferecida, refletindo e/ou consultando, se necessário, seus familiares ou outras pessoas que possam ajudá-lo na tomada de decisão livre e esclarecida; e,

4. Superada a etapa inicial do esclarecimento sobre o protocolo de pesquisa, o pesquisador responsável, ou um dos colaboradores do estudo, deverá apresentar o texto do TCLE, ao convidado, ou a seu representante legal, para assinatura após ser lido e dirimidas outras dúvidas, ainda pendentes.

QUANDO É NECESSÁRIO TER O TCLE EM PESQUISA?

O TCLE é parte obrigatória dos procedimentos assistenciais e dos projetos de pesquisa. Portanto, ao agendar procedimentos médicos assistenciais e ao desenvolver projetos de pesquisa, será necessário elaborar um TCLE específico para o estudo, tomando por base um dos modelos-padrão (vide adiante).

QUAIS INFORMAÇÕES DEVEM CONSTAR NO TCLE?

A Resolução CNS 466/2012 aprova as diretrizes e normas regulamentadoras de pesquisas envolvendo seres humanos e revoga as Resoluções CNS n°s 196/96, 303/2000 e 404/2008 (2012). Várias informações sobre o estudo e o paciente precisam estar claramente descritas no TCLE de forma a preservar os direitos do paciente.

Procurando guiar a elaboração do TCLE, foi criada uma lista de verificação (*U.S. Department of Health and Human Services*, 1998) (abaixo) com dados simples de forma que as respostas alertam ao investigador as informações fundamentais que devem estar incluídas no TCLE – Quadro 18.1.

Assim, segundo a Resolução acima, o TCLE deve conter obrigatoriamente os seguintes itens (2020):

1. Justificativa, objetivos e procedimentos que serão utilizados na pesquisa, incluindo o detalhamento dos métodos que serão utilizados e, informando a possibilidade de inclusão do paciente (sujeito da pesquisa) em grupo controle ou experimental, quando aplicável;

2. Descrição dos possíveis desconfortos e riscos decorrentes da participação do sujeito da pesquisa, além dos benefícios esperados com a sua participação. Ainda, é necessário descrever as eventuais providências e cuidados que serão implementados a fim de evitar e/ou mitigar os eventos adversos e/ou possíveis danos, considerando as características e o contexto do sujeito da pesquisa;

3. Esclarecimentos sobre o cuidado em não haver prejuízo da assistência ao sujeito da pesquisa, independente da permanência dele no protocolo de pesquisa, acrescentando informações quando à assistência e ao seguimento aos quais ele terá

Quadro 18.1 Lista de verificação para guiar a elaboração do TCLE.

- O documento declara que o estudo envolve pesquisa?
- Os objetivos da pesquisa estão claramente documentados?
- O documento prevê um intervalo de tempo para a participação do sujeito da pesquisa?
- Os procedimentos pertinentes ao projeto de pesquisa estão descritos no documento?
- Existe procedimento experimental no protocolo proposto? Caso sim, ele e seu mecanismo de atuação estão corretamente identificado?
- Os riscos e/ou eventos adversos previsíveis estão corretamente descritos?
- O documento descreve os possíveis benefícios para o sujeito da pesquisa ou outros benefícios que poderiam ser razoavelmente esperados da pesquisa/
- Eventuais procedimentos alternativos vantajosos para o sujeito da pesquisa, se houver, estão descritos no projeto?
- No texto é feita referência à manutenção da confidencialidade dos registros?
- O texto inclui a compensação financeira para pesquisas que envolvam mais do que o risco mínimo, cujos tratamentos médicos estão amplamente disponíveis ou, se ocorrerem lesões e, em caso afirmativo, em que consistem ou onde mais?
- Existe referência no texto sobre quem contatar para compreender os direitos dos sujeitos da pesquisa?
- Existe alguma referência escrita à participação do sujeito da pesquisa é voluntária, de que a recusa em participar não envolverá nenhuma penalidade ou perda de benefícios aos quais o sujeito tem direito?
- Existe alguma declaração de que a participação do sujeito da pesquisa é voluntária e, de que o paciente pode interromper sua participação a qualquer momento sem penalidade ou perda de benefícios, aos quais o sujeito tem direito?
- O documento menciona que o tratamento ou o procedimento específico pode envolver riscos imprevisíveis para o sujeito (ou para o embrião ou feto, se o sujeito está ou pode ficar grávida)?
- O documento antecipa quais são as circunstâncias sob as quais a participação do sujeito pode ser encerrada pelo investigador sem levar em conta o consentimento do sujeito?
- O texto menciona algum reembolso do sujeito por custos adicionais advindos da participação na pesquisa?
- As consequências da decisão de um sujeito de se retirar da pesquisa e os procedimentos para o encerramento da participação do sujeito estão claramente descritos no texto do projeto?
- O documento declara que eventuais novas descobertas desenvolvidas no curso da pesquisa serão fornecidas ao sujeito?
- O número aproximado de sujeitos envolvidos no estudo.

Fonte: U.S. Department of Health and Human Services, 1998.

direito e quanto aos potenciais benefícios e acompanhamentos complementares em caso de encerramento e/ou a interrupção da pesquisa;

4. Garantia de autonomia (plena liberdade) sem penalização alguma ao sujeito da pesquisa para recusar-se a participar ou continuar ou para retirar seu consentimento, em qualquer momento do protocolo de pesquisa;

5. Garantia de manutenção do sigilo e da privacidade do sujeito da pesquisa durante todas as fases da pesquisa;

6. Garantia de que o sujeito da pesquisa receberá uma via do TCLE;

7. Garantia expressa de ressarcimento e de como serão cobertas as eventuais despesas referentes à participação do sujeito da pesquisa nos seus processos;

8. Garantia expressa de indenização do sujeito da pesquisa em caso de eventuais danos decorrentes da pesquisa.

Para estudos que utilizam metodologias experimentais na área biomédica, envolvendo seres humanos, é fundamental observar as particularidades contidas no item IV.4 da Resolução acima. Nos itens IV.5, IV.6 e, IV.7 da mesma, são acrescidos outras especificidades como nos casos de restrição da liberdade ou do esclarecimento necessários para o adequado consentimento ou mesmo quando a realização da pesquisa dependa da restrição de informações aos seus participantes (2012).

Dentre outros itens de interesse geral, deverão estar incluídos no TCLE de forma clara (2020):

1. O contato do pesquisador principal e/ou de seus colaboradores a fim de que o sujeito da pesquisa possa esclarecer possíveis dúvidas, se essas persistirem;

2. O contato de uma pessoa representando o Comitê de Ética em Pesquisa do local de origem do protocolo de pesquisa, órgão fiscalizador de irregularidades nesse assunto, para que o sujeito da pesquisa, ou seu responsável possa entrar em contato para reportar situações interpretadas como discordantes ou irregulares, sobretudo em relação ao aspecto ético;

3. A informação de que o TCLE foi redigido em conformidade com a Resolução CNS 466/2012 e em duas vias, sendo uma destinada ao sujeito da pesquisa e a outra para arquivo pelo pesquisador; e,

4. O item referindo que o consentimento está autorizado e o local para a assinatura do sujeito da pesquisa (linha, caixa) deverão estar destacados em local bem visível no formulário assim como a identificação do paciente deverá estar clara para eventuais contatos futuros.

Concluídas as etapas de elaboração do projeto e do TCLE, o protocolo poderá ser submetido para aprovação do CEP, não sendo necessário que o TCLE esteja assinado para a submissão do projeto. Esse entendimento toma por base o parecer consubstanciado emitido pela Comissão Nacional de Ética em Pesquisa (CONEP) no dia 15/05/2014 (2020).

Segurança e Qualidade em Endoscopia Digestiva

Lembramos, porém, que as duas vias do TCLE deverão estar assinadas pelo sujeito da pesquisa e pelo investigador principal antes da coleta de dados. Essa assinatura consiste em rubricar todas as páginas, frente e verso, do documento exceto ao final cujo espaço é destinado à assinatura por extenso pelo sujeito da pesquisa, ou seu representante legal e investigador principal ou colaborador do estudo.

TEXTO-MODELO PARA ELABORAÇÃO DO TCLE

O TCLE pode ser escrito na primeira pessoa ("eu estou sendo convidado") ou na terceira pessoa ("você está sendo convidado"). Ambas as formas estão corretas. Suas páginas deverão estar numeradas (p. ex.: p. 1 de 6).

Uma reflexão interessante é a de que o texto escrito na primeira pessoa do singular ("eu estou sendo convidado") demonstra que os detalhes da pesquisa foram esclarecidos e que o sujeito está ciente sobre tudo o que lhe foi explicado. A mensagem passada é a de que o sujeito se sente, ele próprio, esclarecido o suficiente sobre a investigação, trazendo maior segurança ao próprio pesquisador, em caso de questionamento a respeito. Por outro lado, o texto escrito na terceira pessoa do singular ("você está sendo convidado") traz em si uma certa impressão de imposição de vontade do pesquisador ao sujeito da pesquisa.

Em relação à faixa etária, pacientes com idade acima de 18 anos são considerados capazes para manifestar seu consentimento. Assim, quem assina o TCLE é o próprio sujeito da pesquisa, ainda que esteja exposto a condicionamentos específicos ou sob a influência de autoridade (exemplo: estudantes, militares, empregados, presidiários, internos em centros de readaptação, casas-abrigo, asilos, associações religiosas e semelhantes). Por outro lado, considerando apenas o critério idade avançada, o idoso também é capaz de consentir, exceto quando estes não têm condições de manifestar seu consentimento, situação na qual seu responsável deverá dar seu consentimento.

Uma situação especial é a representada por indivíduos analfabetos. Mesmo sendo capazes de manifestar seu consentimento e de assinar, esses pacientes não conseguem ler e interpretar o texto do TCLE sozinhos. Nesses casos, será necessário ter a assinatura de uma pessoa que lhes represente em escritura pública (mediante cartório).

Segue abaixo um modelo de texto-padrão na 1ª pessoa do singular a partir do qual você poderá elaborar o TCLE para seu projeto de pesquisa:

Eu, [nome do sujeito da pesquisa], [nacionalidade], [idade em anos completos], [estado civil], [profissão], domiciliado(a) no(a) [endereço tal], [RG], estou sendo convidado a participar do estudo [nome do protocolo de pesquisa], cujos objetivos e justificativas são [apresentar os objetivos do estudo].

Minha participação nesse estudo será de [descrever o procedimento/terapêutica em linguagem acessível ao leigo – se imprescindíveis os termos técnicos, mencionar explicação entre parênteses].

Me foi esclarecido que posso esperar alguns benefícios oriundos da pesquisa a se realizar, tais como [descrever os benefícios esperados, sempre em linguagem acessível ao leigo]. Recebi, por outro lado, os esclarecimentos necessários sobre os possíveis desconfortos e riscos decorrentes do estudo, entre os quais ressaltam-se [descrever todos os eventuais desconfortos e possíveis riscos de qualquer natureza que possam decorrer da sujeição à pesquisa, igualmente em linguagem acessível ao leigo].

Estou ciente de que minha privacidade será respeitada, ou seja, meu nome ou qualquer outro dado ou elemento que possa, de qualquer forma, me identificar, será mantido em sigilo.

Também fui informado de que posso me recusar a participar do estudo, ou retirar meu consentimento a qualquer momento, sem precisar justificar, e de que, por desejar sair da pesquisa, não sofrerei qualquer prejuízo à assistência que venho recebendo. Foi-me esclarecido, igualmente, que métodos alternativos como [descrever métodos alternativos e quais são os existentes, se existentes na pesquisa] poderão ser utilizados. Os pesquisadores envolvidos com o referido projeto são [nomes dos pesquisadores e instituições a que estão vinculados em relação à pesquisa] e com eles poderei manter contato pelos telefones [telefones dos pesquisadores]. É assegurada a assistência durante toda pesquisa, bem como me é garantido o livre acesso a todas as informações e esclarecimentos adicionais sobre o estudo e suas consequências; enfim, tudo o que eu queira saber antes, durante e depois da minha participação.

- Tendo sido orientado(a) quanto ao teor de todo o aqui mencionado e compreendido a natureza e o objetivo do já referido estudo, manifesto meu livre consentimento em participar, estando totalmente ciente de que não há nenhum valor econômico, a receber ou a pagar, por minha participação.

- No entanto, caso eu tenha qualquer despesa decorrente da participação na pesquisa, haverá ressarcimento em dinheiro, ou mediante depósito em conta corrente, cheque etc.

- De igual maneira, caso ocorra algum dano decorrente da minha participação no estudo, serei devidamente indenizado, conforme determina a lei.

Em caso de reclamação ou qualquer tipo de denúncia sobre este estudo devo ligar para o CEP PUCPR (41) 3271-2292 ou mandar um email para nep@pucpr.br.

Rio de Janeiro, _____ de _____ de 2021.

_____

Nome e assinatura do sujeito da pesquisa

_____

Nome e assinatura do(s) pesquisador(es) responsável(eis)

REFERÊNCIAS CONSULTADAS

1. , C. D. É. E. P. C. S. H. Termo de Consentimento Livre e Esclarecido (TCLE). Disponível em: < https://cep.ufv.br/termo-de-consentimento-livre-e-esclarecido-tcle/ >. Acesso em: 05 de out.
2. , C. N. d. S. Resolução CNS 466. Saúde, M. D. Conselho Nacional de Saúde. Brasília: Ministério da Saúde; 2012.
3. Cocanour CS. Informed consent-It's more than a signature on a piece of paper. Am J Surg. 2017;214(6):993-997.
4. Miller FG. Clinical research before informed consent. Kennedy Inst Ethics J. 2014;24(2):141-157.
5. Park LC, Covi L, Uhlenhuth EH. Effects of informed consent on research patients a study results. J Nerv Ment Dis. 1967;145(5):349-357.
6. Park LC et al. The subjective experience of the research patient: an investigation of psychiatric outpatients' reactions to the research treatment situation. J Nerv Ment Dis., 1966;143(3):199-206.
7. Vijayan T, Cortes-Penfield N, Harris C. Tuskegee as a History Lesson, Tuskegee as Metaphor: Addressing Discrimination as a Social Determinant of Health in the Classroom. Open Forum Infect Dis. 2020;7(10):ofaa458.
8. Wheeler R. The evolution of informed consent. Br J Surg. 2017;104(9):1119-1120.

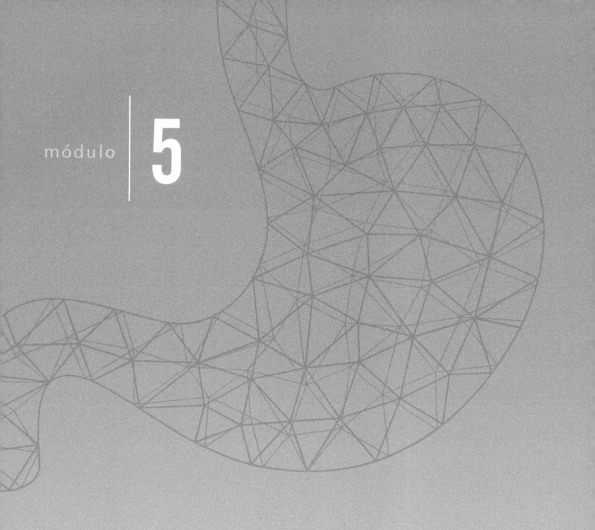

módulo 5

CAPACITAÇÃO DO PROFISSIONAL POR NÍVEIS DE COMPLEXIDADE DOS PROCEDIMENTOS – RECOMENDAÇÕES

capítulo **19**

Jairo Silva Alves

A Importância do Título de Especialista em Endoscopia Digestiva

Desde a fundação da Sociedade Brasileira de Endoscopia Digestiva – SOBED, há 46 anos, promovida pelos primeiros Endoscopistas Brasileiros, os princípios da qualidade na prática desta nova especialidade sempre estiveram entre os objetivos primordiais a serem atingidos. As demandas eram numerosas e incluíam desde a identificação e incorporação dos médicos gastroenterologistas responsáveis pela endoscopia digestiva no País, bem como o estabelecimento de uma linha de comunicação adequada para universalizar objetivos, princípios e conceitos entre os diversos profissionais formados e treinados nas diferentes escolas existentes naquele tempo (a maioria na Europa, no Japão e nos EUA), e a incorporação da técnica endoscópica nas diversas linhas de pesquisa, nos centros acadêmicos, buscando propiciar identidade epidemiológica e científica à nova especialidade no Brasil.

Embora contássemos com escassos, mas importantes centros que ministravam a endoscopia fora do País, lá também não existiam sistemas de acreditação. A endoscopia digestiva, nos seus primórdios, há meio século atrás, era um método propedêutico complementar relacionado à prática da gastroenterologia clínica. Porém, rapidamente esta nova técnica para avaliação do aparelho digestivo, incorporada às diferentes linhas de pesquisa, mostrou-se essencial no rastreio das lesões pré-neoplásicas, na avaliação e no tratamento das doenças biliopancreáticas, na abordagem das estenoses congênitas ou adquiridas, na avaliação e no tratamento das lesões da parede gastrointestinal através da realização de ultrassonografia endoscópica, no diagnóstico e tratamento das neoplasias malignas do tubo digestivo, e na abordagem terapêutica da hemorragia digestiva por diferentes etiologias. A incorporação de todas estas novas possibilidades, de novas tecnologias, aparelhos e acessórios permitiu o avanço em diversos tratamentos convencionais, cirúrgicos e/ou clínicos; abordagens endoscópicas tornaram-se tratamentos de primeira escolha em hemorragia digestiva, estenoses, tratamento de neoplasias precoces, drenagens de cistos, tratamento de fístulas, entre outros. O necessário conhecimento amplo, as vias de abordagem diferentes das utilizadas pela clínica e cirurgia e as tecnologias avançadas que necessitam de acompanhamento/aprendizado quase diário implicaram na formação de outro especialista: o *endoscopista do aparelho digestivo*.

Consequentemente, a formação do endoscopista passou a exigir dedicação cada vez maior para incorporar o aprendizado de todo o conteúdo teórico e prático relacionadoàs diferentes técnicas. Embora não haja uniformidade na formação dos endoscopistas nos diferentes centros mundiais, no Brasil, a SOBED é a Sociedade Médica responsável pela realização da avaliação dos candidatos que solicitam o Título de Especialista em Endoscopia (TEE). O TEE, concedido pela AMB após concurso de qualificação realizado pela SOBED, através da Comissão de Título em Endoscopia Digestiva, como nas demais especialidades médicas, constitui um sistema de acreditação e de qualidade para o médico que deseja praticar a endoscopia digestiva. Ao nos debruçarmos sobre o tema, verificamos que ocorreu uma evolução gradativa na sua implementação, na definição dos requisitos para sua obtenção, sempre considerando as diferentes formações dos profissionais envolvidos mas, também, procurando incorporar todos os profissionais candidatos ao título de especialista através da utilização de critérios variados. O objetivo da AMB e da Comissão de Título de Especialista da SOBED é conceder a titulação a todo profissional apto, cumprindo todos os requisitos definidos para a formação de especialistas pela Comissão Mista de Especialidades.

Precisamos lembrar que, desde a fundação da SOBED, os endoscopistas brasileiros, embora na sua maioria oriundos das especialidades relacionadas ao aparelho digestivo (gastroenterologistas e cirurgiões do aparelho digestivo), buscaram sua identidade como especialistas e passaram a se submeter ao Título de Especialista em Endoscopia Digestiva. A AMB e o CFM, separadamente, reconheciam a nossa adequada denominação – Especialistas em Endoscopia Digestiva. Esta era a denominação na listagem das especialidades médicas da Resolução CFM nº 1.441/1994. Esta denominação persistiu até 2002, quando foi criada a Comissão Mista de Especialidades (CME) composta pelo CFM, CNRM e AMB, através da RE 1.634/2002. Esta comissão realizou um amplo trabalho de revisão das especialidades existentes, simplicação e incorporação de especialidades emergentes, buscando unificar os preceitos e condições nas três diferentes esferas que sempre lidaram com o tema, e modificaram a denominação da nossa especialidade para Endoscopia, denominação vigente até os dias atuais. As três entidades participantes bus-

capítulo 19   A Importância do Título de Especialista em Endoscopia Digestiva **281**

caram uniformizar os critérios para reconhecimento, denominação, modo de concessão e registro de título de especialista e certificado de atuação em endoscopia digestiva. Assim, a Cláusula Primeira da RE 1.634/2002 definiu que a CME tinha por finalidade a conjugação de esforços dos convenentes para estabelecer critérios para o reconhecimento, a denominação, o modo de concessão e registro de título de especialista e certificado de área de atuação médica, cabendo às partes:

a. **CNRM** – Credenciar, autorizar, avaliar e fiscalizar o funcionamento dos programas de Residência Médica, conferindo seus certificados, que registrados nos CRM, conferem o Título de Especialistas;

b. **AMB** – Orientar as suas sociedades de especialidade e fiscalizar a forma de concessão de títulos e certificados emitidos pelas mesmas e em conformidade com este convênio;

c. **CFM** – Registrar os títulos e certificados emitidos na forma da lei e deste convênio.

Ainda de acordo com as normas definidas pela CME, na RE 1.634/2002, somente os profissionais com o título de especialista concedido pela AMB, após concurso específico executado pela SOBED e sob as normas vigentes, poderiam ser denominados especialistas em Endoscopia e anunciar-se como tal. Desde a fundação da SOBED, marco regulatório das atividades da endoscopia digestiva na busca de sua identidade como especialidade médica, a denominação Especialista em Endoscopia Digestiva sempre foi considerada apropriada para os médicos que estudam, pesquisam, praticam e formam especialistas em Endoscopia Digestiva no Brasil. Esta denominação persistiu até 2002, quando a recém-criada Comissão Mista de Especialidades modificou a denominação da nossa especialidade para Endoscopia, que abrigou todos os outros procedimentos endoscópicos de outras áreas da medicina. A simplificacão proposta pela CME através da RE 1.634/2002 foi ratificada na RE CFM 2.149/2016 e RE CFM nº 2.162/2017 e, está vigente até os dias atuais. Desde esta simplificação, todas as gestões da SOBED buscaram mudança na compreensão do tema, com resgate da adequada terminologia, mas nenhum sucesso foi obtido. Continuamos tentando, insistentemente, a retomada do nosso Título de Especialista em Endoscopia Digestiva, por compreender que a simplificação nos remete de imediato a ação única da propedêutica complementar. Ultrapassamos há muito este conceito. E a SOBED, com o intuito de contribuir para a adequada formação dos seus membros especialistas, tem uma Comissão de Centro de Treinamento, com programa inclusivo dos melhores serviços de endoscopia do País, com normas bem definidas e critérios de avaliação rigorosos, semelhantes aos programas de residência médica em endoscopia digestiva, ainda em pequeno número.

A CME reconhece como Especialidade Médica as que preenchem os critérios:

1) Complexidade das patologias e acúmulo do conhecimento em uma determinada área de atuação médica que transcenda o aprendizado do curso médico e de uma área-raiz, em um setor específico;

Segurança e Qualidade em Endoscopia Digestiva

2) Ter relevância epidemiológica e demanda social definida;

3) Ter programa de treinamento teórico-prático, por um período mínimo de 2 anos, conduzido por orientador qualificado da área específica, com carga horária definida pela CNRM-MEC;

4) Possuir conjunto de métodos e técnicas que propicie aumento da resolutividade diagnóstica e/ou terapêutica;

5) Reunir conhecimentos que definam um núcleo de atuação própria que não possa ser englobado por especialidades já existentes;

6) Não se admite como critério para reconhecimento de Especialidades: número de médicos que atuam em uma determinada área ou tempo de sua existência, área que já esteja contida em uma especialidade existente; processo que seja apenas o meio diagnóstico e/ou terapêutico, área que esteja relacionada exclusivamente a uma patologia isolada, área cuja atividade seja exclusivamente experimental, função ou atividade essencialmente vinculadas ao conhecimento da legislação específica.

Preenchemos, como endoscopistas do aparelho digestivo, todos os critérios que a Comissão Mista define como Especialidade: núcleo de organização do trabalho médico que aprofunda verticalmente a abordagem teórica e prática de seguimentos da dimensão biopsicossocial do indivíduo e da coletividade, e como área de atuação: modalidade de organização do trabalho médico exercida por profissionais capacitados para executar ações médicas específicas, sendo derivada e relacionada com uma ou mais especialidades.

Assim, a obtenção do Título de Especialista em Endoscopia como definido, nos dias atuais, ocorre após a formação/participação do médico requente em um Programa de Residência Médica em Endoscopia reconhecido pelo CNRN-MEC ou obtenção do Título através de Concurso do convênio AMB/SOBED, cumprindo as obrigações determinadas em edital definido pela AMB. Os denominados Cursos de Extensão, Cursos de Pós-Graduação, Cursos de Finais de semana, independentemente do tempo, possuem apenas valor acadêmico, não conferindo capacitação técnica para exercer uma especialidade. O Título de Especialista em Endoscopia é obrigatório para que o médico que realiza procedimentos endoscópicos seja denominado Especialista (RE CFM 1.634/2002, Art. 4º). Além do próprio ato endoscópico, a RDC ANVISA nº 6 de 2013 definiu que somente endoscopistas portadores do Título de Especialista em Endoscopia poderão ser responsáveis técnicos nos serviços de endoscopia digestiva. Todos os Títulos de Especialistas devem ser registrados no CRM com número de RQE. Para concluir, é importante ressaltar que, segundo o Código de Ética Médica, no seu Art. 115, é vedado ao médico anunciar títulos científicos que não possa comprovar ou anunciar especialidade ou área de atuação para a qual não esteja qualificado e devidamente registrado no Conselho Regional de Medicina.

REFERÊNCIAS CONSULTADAS

1. Resolução CFM nº 1.441/1994.
2. Resolução CFM nº 1.634/2002.
3. Resolução CFM nº 2.149/2016.Resolução CFM nº 2.162/2017.
4. Ministério da Saúde. Agência Nacional de Vigilância Sanitária (ANVISA). Resolução da diretoria colegiada – RDC Nº 6, de 10 de março de 2013. Dispõe sobre os requisitos de Boas Práticas de Funcionamento para os serviços de endoscopia com via de acesso ao organismo por orifícios exclusivamente naturais. Disponível em: <www.anvisa.gov.br/legis>. Acesso em: 20 jan. 2021.

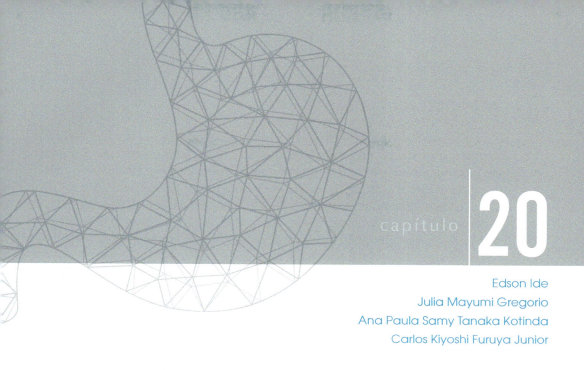

capítulo 20

Edson Ide
Julia Mayumi Gregorio
Ana Paula Samy Tanaka Kotinda
Carlos Kiyoshi Furuya Junior

Capacitação para Exames Diagnósticos e Procedimentos Terapêuticos Básicos em Endoscopia Digestiva Alta e Colonoscopia

CAPACITAÇÃO DO PROFISSIONAL POR NÍVEIS DE COMPLEXIDADE DOS PROCEDIMENTOS – RECOMENDAÇÕES

Destaques

Neste capítulo discorreremos sobre a capacitação para a prática de endoscopia digestiva alta e colonoscopia, suas metas, bem como os fatores que contribuem e prejudicam o seu desenvolvimento.

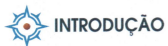

INTRODUÇÃO

Na arte da medicina, sobretudo em especialidades que exigem técnicas manuais, o ensino de mestre para discípulo é secular. O aprendiz que acompanhava por anos seu tutor, obtinha os conhecimentos necessários e aos poucos as habilidades profissionais essenciais à prática médica. Ao fim de sua tutoria, o aluno era considerado apto a prestar assistência ao paciente. O que a princípio parece ser uma boa estratégia, tem limitações. A formação pode ser restrita pela experiência do orientador e apresentar vícios e más práticas que se reproduzem e se perpetuam. Tal condição é mais frequente quando há um reduzido número de instrutores qualificados[1].

Nas últimas décadas surgiu a necessidade da ampliação do número de profissionais para atender a grande demanda populacional, especialmente na área da endoscopia digestiva. Concomitantemente, a rápida evolução da tecnologia e do conhecimento médico nos apresentou a uma nova adversidade: a necessidade do aceleramento do processo de aprendizado. Então, como realizar a capacitação em endoscopia digestiva nessa nova era?

Apresentaremos neste capítulo, orientações sobre a capacitação profissional para endoscopia digestiva alta e colonoscopia com base nas recomendações das grandes sociedades, da literatura, e na experiência dos docentes que se dedicam à arte do ensino da endoscopia.

Capacitar um médico a realizar um exame endoscópico exige o entendimento e domínio de todas as etapas envolvidas e não apenas em executar uma endoscopia. É entender a importância de quem aprende, de quem ensina, do paciente, da qualidade, do ambiente de trabalho, da dinâmica do serviço e da demanda do mercado. O objetivo é fornecer um atendimento completo, com segurança e proficiência numa busca incessante por excelência.

PROCESSO DE CAPACITAÇÃO

Podemos dividir o processo de capacitação em dois domínios: 1. Habilitação técnicas ou psicomotoras, que estão relacionadas ao ato do procedimento (manuseio do aparelho e acessórios). 2. Competências cognitivas que refletem o conhecimento e sua aplicação à prática clínica. Exemplos de habilidades cognitivas incluem a avaliação da indicação do exame endoscópico, a decisão pela melhor estratégia de sedação, método diagnóstico e opção terapêutica[2].

Entendemos que atualmente outras habilidades devem ser contempladas para uma formação completa como liderança, ética, comunicação, senso crítico e trabalho em equipe. Profissionais mais completos podem tomar melhores conduta para seus pacientes, contribuir para a evolução do ambiente de trabalho, melhorar a qualidade e a segurança do procedimento, com otimização de recursos.

Baseado nestes preceitos, podemos dizer que o ensino da endoscopia e colonoscopia, diagnósticas e terapêuticas, é caracterizado por:

- Habilidade prévia, ou seja, o conhecimento médico que antecede o aprendizado da endoscopia (contemplado processo seletivo);
- Aprendizado dos conceitos básicos relacionados ao ato da endoscopia, que envolvem legislação (mais detalhes no Capítulo 1), rotina dos serviços de endoscopia, limpeza e desinfecção de aparelhos, manipulação de acessórios, conhecimento sobre unidades eletrocirúrgicas (mais detalhes no Capítulo 4), uso correto de EPI (mais detalhes no Capítulo 30), proteção contra radiação (mais detalhes no Capítulo 28), conhecimento básico de aparelhos e suas funções;
- Noções de anatomia endoscópica e de anatomia alterada (pós-operatória);
- Consciência ética e responsabilidade profissional (mais detalhes nos Capítulos 16 e 17);
- Conhecimento sobre indicações e contraindicações dos procedimentos endoscópicos, alternativas ao método endoscópico, complicações e seu manejo (mais detalhes no Capítulo 26);
- Documentação fotográfica e elaboração de laudos objetivos, com coesão e concisão, capazes de serem entendidos por outros profissionais envolvidos no cuidado ao paciente;
- Entendimento dos conceitos de qualidade em EDA e colonoscopia (mais detalhes nos Capítulos 10 e 11);
- Desenvolvimento da cognição e controles psicomotores: discussão em reuniões clínicas, simulações, treinamento em comandos verbais e aprimoramento de propriocepção direcionada ao endoscópio;
- Domínio dos conceitos envolvidos na sedação, segurança do paciente e atendimento de intercorrências (mais detalhes nos Capítulos 7, 9, 24 e 25);
- Desenvolvimento de senso crítico e autoavaliação através de provas e ferramentas de *feedback*;
- E finalmente a avaliação da capacitação (Título de Especialista) (mais detalhes no Capítulo 19).

Treinamento

Durante o desenvolvimento de habilidades psicomotoras e cognitivas envolvidas na execução do procedimento endoscópico, devem-se levar em conta os seguintes fatores: 1. Uso de linguagem padronizada e clara de comandos; 2. Sistematização da realização do exame e da rotina envolvida; 3. Criação de um ambiente apropriado para o ensino (evitar fatores de distração); 4. Uso de ferramentas para treinamento de habilidades em endoscopia com intuito de exercitar movimentos básicos e dos comandos dos aparelhos.

Principalmente na fase inicial do aprendizado, tais recomendações são de extrema importância para a segurança do paciente e qualidade do exame, assim como para a própria integridade dos envolvidos no ato, pois diminui falhas de comunicação e, por consequência, o estresse envolvido no procedimento. A criação de uma rotina do procedimento e dos processos envolvidos, como preenchimento de ficha clínica, aplicação de termo de consentimento, prescrição, relatório médico, edição de imagens e orientação e liberação dos pacientes, deve ser padronizada de forma que nenhum desses passos seja esquecido e o processo se faça de forma eficiente.

Uma adequada relação de ensino entre o preceptor e o estagiário, com *feedback* de cada exame, torna o processo mais seguro e rápido. Outro ponto que reforça a necessidade de se criar uma adequada relação orientando-orientador, é o princípio de que o endoscopista não deve ir além de suas habilidades. Surge então a questão: como melhorar a *performance* e a habilidade se o nível de aprendizado é limitado pelo nível de conhecimento? A resposta a este paradoxo está exatamente na evolução de ambos, professor e aluno, no processo[1]. As sábias palavras da poetisa Cora Coralina já diziam que "Feliz aquele que transfere o que sabe e aprende o que ensina". Portanto, quem está envolvido no processo de ensinar deve estar aberto ao processo de aprendizado e quem aprende deve criar uma postura proativa e crítica construtiva. As dificuldades que surgem durante o aprendizado, ao serem superadas, acabam por elevar o nível de conhecimento e habilidades, levando ao aprimoramento de todo o processo.

Algumas ferramentas e estratégias podem ajudar no processo de capacitação, acelerando o processo sem perda da qualidade. Listamos a seguir:

- Aprendizado diagnóstico. Apoio de imagens e vídeos para familiarização com a normalidade, patologias e suas classificações. Reforçando as peculiaridades e importâncias de cada doença;
- Unificação do diagnóstico ao plano de tratamento. Discussão de casos clínicos e de simulações. Aprender critérios de diagnóstico, associando os achados endoscópicos, clínicos, histológicos, radiológicos e cirúrgicos unificando e fortalecendo o conhecimento do todo;
- Aprimoramento do senso crítico. Através de seminários, revisão de artigos, avaliações pedagógicas e ferramentas como *debriefing* e *feedback*.
- Uso de simuladores de treinamento com estilo *games*. Treino de habilidade com objetivos mensuráveis como tempo de retirada, taxa de detecção de adenomas, acertos nas correlações com a histologia.
- Concentração e foco. Treinamento de concentração no momento do exame, principalmente na fase de fixação da memória psicomotora. É importante ressaltar que o ambiente de treinamento seja apropriado, tranquilo e sem distrações.

Um questionamento importante e de difícil resposta é como avaliar a aptidão de um *trainee*? Qual o número ideal para assegurar a capacitação em endoscopia digestiva? E na colonoscopia? Em 2014, a ASGE publicou uma ferramenta para avaliação de competência no ensino de procedimentos endoscópicos, a "ACE *tool*". A ideia do programa é fornecer uma avaliação objetiva e contínua, a cada 50 exames, dos alunos de centros de

capítulo 20 — Capacitação para Exames Diagnósticos e Procedimentos... 289

treinamento, descrevendo a curva de aprendizado e os índices de referência de competência, ou seja, o ponto de referência a ser atingido na execução, não se baseando apenas em número de procedimentos, como era sugerido em diretrizes anteriores.

O método inclui cálculo dos tempos de inserção, de retirada e total do procedimento, bem como questões sobre habilidades motoras e cognitivas para EDA (sete específicas e duas gerais) e colonoscopia (onze específicas e duas gerais) (Tabelas 20.1 e 20.2)[3]. Uma pontuação de 1 (novato), 2 (intermediário) ou 3 (avançado) indica a progressão de uma habilidade em direção à competência mínima, mas que ainda são consideradas insuficientes. Uma pontuação de 4 (superior) indica que o *trainee* demonstrou prática adequada em determinada habilidade. As exceções à escala de pontuação de 4 pontos são a profundidade de avanço do endoscópio, que vai de 1 a 6 (1, hipofaringe; 2, esôfago distal; 3, estômago; 4, bulbo duodenal; 5, segunda porção do duodeno; 6, outro: intubação máxima em anatomia pós-operatória) e do colonoscópio, que vai de 1 a 8 (1, reto; 2, sigmoide; 3, flexura esplênica; 4, flexura hepática; 5, ceco sem tentativa de intubação da válvula ileocecal; 6, ceco com falha de intubação ileal; 7, íleo terminal; 8, outro: intubação máxima em anatomia pós-operatória). O questionário original completo pode ser acessado em: https://www.giejournal.org/article/S0016-5107(13)02434-6/pdf[4].

Os critérios mínimos de competência em colonoscopia envolvem alcançar taxa de intubação cecal maior ou igual a 90%, tempo de subida menor ou igual a 15 minutos, taxa de detecção de pólipo maior ou igual a 50%, taxa de perda de pólipo menor ou igual a 25% e pontuação média de habilidade ACE de pelo menos 3,5[4]. Em média, os especializandos atingiram todos os objetivos motores e cognitivos em 250 colonoscopias, com mais de 90% deles ultrapassando as metas após 300 exames[5].

Tabela 20.1 – Habilidades avaliadas durante a esofagogastroduodenoscopia.	
Habilidades motoras	**Profundidade do avanço do endoscópio**
	Técnicas de avanço/controle da ponta de endoscópio
	Visualização da mucosa durante a retirada (incluindo retroflexão)
	Capacidade de aplicar ferramentas terapêuticas
	Habilidades motoras gerais
Habilidades cognitivas	**Conhecimento sobre indicação e questões médicas pertinentes**
	Manejo do desconforto do paciente
	Identificação e interpretação de patologias
	Habilidades cognitivas gerais

Fonte: Extraída de Competency in esophagogastroduodenoscopy: a validated tool for assessment and generalizable benchmarks for gastroenterology fellows[3].

Tabela 20.2 – Habilidades avaliadas durante a colonoscopia.

Habilidades motoras	Uso eficaz de insuflação de ar, água e aspiração
	Técnica de direção do endoscópio
	Controle fino da ponta do aparelho
	Técnicas de redução de alça
	Profundidade do avanço do colonoscópio
	Visualização da mucosa
	Capacidade de aplicar ferramentas terapêuticas
	Habilidades motoras gerais
Habilidades cognitivas	Identificação do lúmen
	Conhecimento de indicação e questões médicas
	Manejo do desconforto do paciente
	Identificação e interpretação de patologias
	Identificação da localização da patologia
	Detecção de pólipos
	Conhecimento da ferramenta terapêutica
	Habilidades cognitivas gerais

Fonte: Extraída de: Assessment of competency in endoscopy: establishing and validating generalizable competency benchmarks for colonoscopy[5].

Acreditamos que a meta de 25% de taxa de detecção de adenomas (TDA) seja mais adequada que o proposto de taxa de detecção de pólipos, uma vez que é rotina a TDA como indicador de qualidade.

Quanto à endoscopia, em 2019, Miller e cols. publicaram artigo de validação desta ferramenta em estudo prospectivo e multicêntrico com 96 bolsistas em programa de gastroenterologia[3]. Os critérios mínimos de competência em EDA foram pontuação mínima de 3,5, taxa de intubação da segunda porção duodenal (D2) de pelo menos 95% em até 4,75 minutos (4 '45"), respectivamente. Em média, foram necessários apenas 150 procedimentos para que os alunos conduzissem o gastroscópio de forma adequada, mas 250 procedimentos para atingir a competência mínima para um iniciante nas habilidades cognitivas e motoras restantes[3], o que é um limite de procedimentos mais alto do que descrito anteriormente. Um modelo de estratégia de ensino de endoscopia pode ser visto na Figura 20.1.

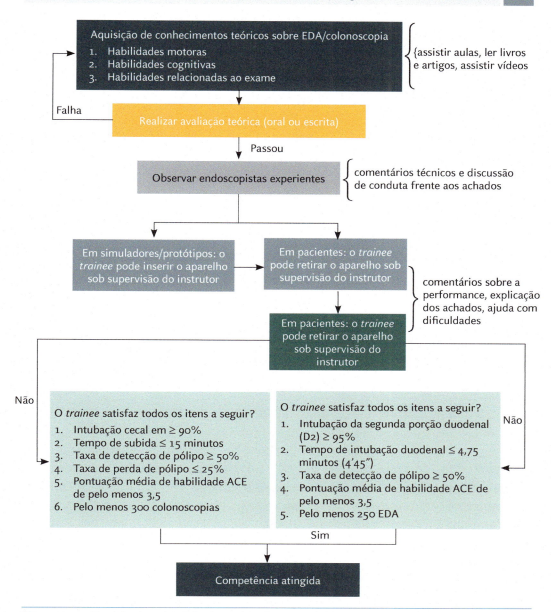

Figura 20.1 Modelo de estratégia de ensino de EDA e colonoscopia para iniciantes
Fonte: adaptada de Lee SH, et al, 2014 e Faulx AL, et al, 2016[6,7].

Cabe aqui ressaltar a importância da avaliação da *performance* do *trainee*, e não somente o número absoluto de exames realizados, para a avaliação da competência do exercício da endoscopia e colonoscopia de forma plena.

Noções de paciente seguro

A consciência da segurança do paciente deve estar em mente a todo momento. Protocolos de procedimentos seguros devem ser criados, implementados e revisados constantemente, devendo o *trainee* participar de forma incessante.

Deficiências não técnicas de origem comportamental são reconhecidas como causas prováveis de eventos adversos, sendo mais importantes que a falta de conhecimento técnico. Além disso, a literatura tem mostrado que falhas dessas habilidades, como dificuldade de trabalho em equipe e consciência situacional, estão associadas à diminuição do desempenho técnico[8].

É esperado que durante a fase de treinamento, principalmente na fase inicial, o estresse do aprendizado tanto do aprendiz como do tutor, leve a uma atenção maior à tela e aos movimentos do aparelho, deixando tudo o que ocorre ao redor em segundo plano. Por isso a presença de um profissional médico dedicado ao cuidado do paciente é fundamental.

MODELOS DE TREINAMENTO

Durante esse aprendizado é gerado um nível de estresse sobre a memória sensorial e cognitiva do *trainee*, ocasionado pelo ensino das técnicas endoscópicas em pacientes reais.

Para o aluno, toda a sensibilidade tátil na endoscopia é nova e desafiadora. Desde aprender a manipular a processadora, manusear o endoscópio com seus diversos comandos, até aprimorar essa sensibilidade tátil, seja a sensação do toque na mucosa, ou o manejo, à distância, de instrumentos com 1,5 metro de comprimento.

Como ensinar tal destreza em um ambiente com adversidades, mantendo a segurança do paciente? Como saber se o aluno está impondo força demasiada, ou insuficiente? Provavelmente o uso de modelos de treinamentos é a resposta para esses questionamentos.

Atualmente existem diversos modelos para auxiliar essa capacitação, estão presentes simuladores mecânicos que empregam altos ou baixos níveis de tecnologia, que operam em conjunto com a realidade virtual e simuladores que utilizam animais vivos ou tecido animais (*ex vivo*).

Modelos mecânicos são de grande valia para o treinamento inicial, já que familiarizam o estudante com a técnica endoscópica, facilitam o desenvolvimento de habilidades espaciais e a coordenação oculomotora e proporcionam a rápida transferência dessas habilidades e reflexos adquiridos para o ambiente clínico. Criados a partir de materiais que visam imitar a anatomia humana, têm como desvantagem a falta de realismo do tecido quando comparado à mucosa. E, se confeccionados com materiais mais realistas, têm como inconveniência o elevado custo (Figura 20.2).

Simuladores que empregam animais (vivos ou *ex vivos*) apresentam dificuldades como autorização frente ao Comitê de Ética, sobre a forma de descarte e a necessidade de aparelhos de endoscopia dedicados somente ao treinamento. Estes modelos são mais realistas quanto à sensibilidade tátil e apresentam dificuldades semelhantes àquelas en-

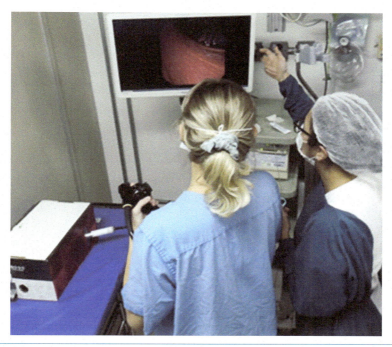

Figura 20.2 Treinamento em modelo mecânico doméstico desenvolvido com materiais de baixo custo.
Fonte: Projeto HAOC – Dra. Julia M. Gregorio.

contradas na prática clínica, como movimentos respiratórios, pulsações, sangramentos, secreções, perfurações e, por tais motivos, são rotineiramente usados por endoscopistas mais experientes para aprendizado ou aprimoramento de técnicas avançadas.

Diversos ensaios clínicos randomizados foram realizados a fim de comparar a evolução dos *trainees* com ou sem a utilização dos modelos de treinamento, principalmente com modelos computadorizados, e concluíram, que o uso isolado de simuladores não substitui a prática clínica, porém o treinamento híbrido (simuladores e prática) acelera a curva de aprendizado e aprimora as habilidades técnicas, visto que permite o ensino em um ambiente centrado no aluno, isento de riscos ao paciente, livre de estresse, podendo repetir o treinamento diversas vezes até o desenvolvimento da técnica[9-11].

METAS DE AVALIAÇÃO DURANTE O TREINAMENTO

A avaliação é um componente integral da educação em endoscopia gastrointestinal que impulsiona o ensino e a aprendizagem e finalmente comprova a sua capacidade. Embora a avaliação possa servir a muitos propósitos, de uma perspectiva educacional a avaliação é geralmente subdividida em três categorias: diagnóstica, formativa e somativa. A avaliação diagnóstica é usada para fins de planejamento. Ajuda os treinadores a identificar o conhecimento básico, as habilidades e os equívocos dos alunos antes de iniciar uma atividade de aprendizagem. A avaliação formativa serve a um propósito de desenvolvimento e é focada no processo. A avaliação somativa é usada para indicar a extensão do sucesso de um aluno em atingir um resultado pretendido. As avaliações somativas devem ter rigor psicométrico suficiente, pois são empregadas para estabelecer a competência e, como um subproduto, para promover a segurança do paciente[3,12].

Uma das técnicas de avaliação que encontramos é a pirâmide de Miller, que fornece uma estrutura que os educadores podem utilizar para nortear a seleção de métodos de avaliação, contemplando diferentes facetas da competência clínica[11-13]. A estrutura se concentra na cognição do aluno. As avaliações realizadas dentro do ambiente clínico autêntico servem como um meio de avaliar a evolução da competência. A Figura 20.3 descreve a pirâmide de Miller com cada um dos quatro níveis combinados com os métodos de avaliação de relevância para a endoscopia gastrointestinal.

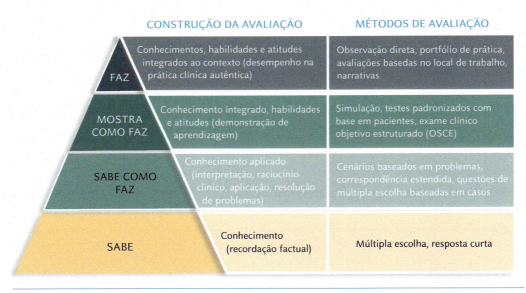

Figura 20.3 Pirâmide de Miller: Níveis de evolução e de avaliação.
Fonte: Extraída de Walsh e cols.[12].

Tentativas de avaliação objetiva através de modelos matemáticos, como o proposto por Sonnenberg, tentam quantificar a aquisição de novos conhecimentos e os fatores potencialmente negativos à aquisição[1]. Utilizando modelos de matrizes, calculando sensibilidade e especificidade como critérios de evolução no aprendizado, pode compor diferentes cenários comparando o grau de habilidade do orientador e do orientado, e como essa relação pode interferir no progresso do aprendizado (Figura 20.4)[1].

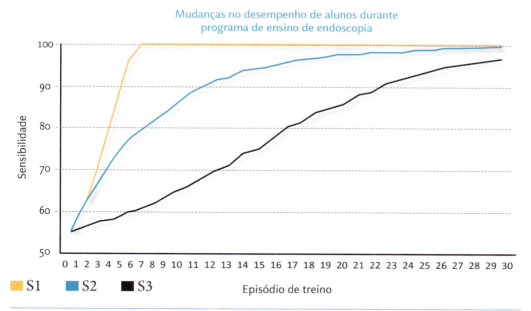

Figura 20.4 Mudança no desempenho de alunos (sensibilidade ou especificidade) durante um programa de ensino de endoscopia. A título ilustrativo, o ensino começou com uma sensibilidade de 55% e uma especificidade de 60% para o bolsista e para os assistentes. S1, aluno imperfeito aprendendo com instrutor perfeito; S2, aluno perfeito aprendendo com instrutor imperfeito; S3, aluno imperfeito aprendendo com instrutor imperfeito. A importância deste estudo é o *trainee* ter oportunidade de aprender com diferentes orientadores, minimizando as deficiências dos mesmos[1].
Fonte: Arquivo pessoal do autor.

PONTOS-CHAVE

Para a capacitação da endoscopia digestiva alta e colonoscopia de alta qualidade e alta *performance*, devemos estar atentos às seguintes etapas:

- Criar, compreender e seguir protocolos de rotina e segurança bem estabelecidos;
- Envolver o aluno em todo o processo para que entenda a importância de cada passo na sua totalidade;
- Criar um ambiente seguro para o ensino e para o paciente, evitando distrações;
- Utilizar linguagem padronizada, padronização de como os procedimentos são realizados, assim como das rotinas de coletas de material, terapêutica, preenchimento de laudos e captura de imagens;
- Propiciar uma comunicação clara entre o professor e o aluno, com *feedback*, apontando pontos críticos positivos e negativos e procurando as melhores soluções;
- Utilizar ferramentas didáticas variadas, como vídeos, treinamento em modelos, discussão de casos clínicos e simulados;

- Contemplar um número mínimo de procedimentos para sua capacitação;
- Envolver o estagiário no processo de qualidade, ajudando a identificar a importância dos indicadores na melhoria contínua do Serviço e de sua própria atuação;
- Criar um ambiente de cooperação e confiança entre os diversos profissionais envolvidos, para fortalecimento do trabalho em equipe, aprofundamento do conhecimento dos processos específicos, propiciando condições de melhora na qualidade e segurança;
- Utilizar critérios adequados de avaliação com cunho pedagógico e de aprovação da capacitação.

"Existe muito pouco tempo para aulas, assistir vídeos ou observar os mais experientes fazerem os procedimentos. A realidade é que devido à necessidade e à situação, muitos instrutores não têm tempo e o que acontece é apenas "vá e faça". O que se deve ter em mente é que se a endoscopia está evoluindo bem no que concerne a novos métodos diagnósticos e terapêuticos, uma adequada estrutura de ensino é necessária para que ocorra de forma produtiva e segura. Existe a necessidade dos serviços de saúde, de alocar tempo e recursos para educação e balancear a educação com as necessidades do serviço. Com o tempo, a educação apropriada levará ao incremento significativo do manuseio e prevenção das doenças do trato gastrointestinal, minimizando o custo e potenciais danos ao paciente". Jerome D. Waye, Roger e J. Leicester[7].

REFERÊNCIAS BIBLIOGRÁFICAS

1. Sonnenberg A. Limitations of teaching endoscopy. Eur J Gastroenterol Hepatol. 2018;30(3):252-256. doi: 10.1097/MEG.0000000000001041. PMID: 29227328.
2. Sewell JL, Bowen JL, Cate OT, O'Sullivan PS, Shah B, Boscardin CK. Learning Challenges, Teaching Strategies, and Cognitive Load: Insights From the Experience of Seasoned Endoscopy Teachers. Acad Med. 2020;95(5):794-802. doi: 10.1097/ACM.0000000000002946. PMID: 31425188.
3. Miller AT, Sedlack RE; ACE Research Group. Competency in esophagogastroduodenoscopy: a validated tool for assessment and generalizable benchmarks for gastroenterology fellows. Gastrointest Endosc. 2019;90(4):613-620.e1. doi: 10.1016/j.gie.2019.05.024. Epub 2019 May 20. PMID: 31121154.
4. Sedlack RE, Coyle WJ, Obstein KL, Al-Haddad MA, Bakis G, Christie JA, et al.; ASGE Training Committee. ASGE's assessment of competency in endoscopy evaluation tools for colonoscopy and EGD. Gastrointest Endosc. 2014;79(1):1-7. doi: 10.1016/j.gie.2013.10.003. Epub 2013 Nov 14. PMID: 24239255.
5. Sedlack RE, Coyle WJ; ACE Research Group. Assessment of competency in endoscopy: establishing and validating generalizable competency benchmarks for colonoscopy. Gastrointest Endosc. 2016;83(3):516-23.e1. doi: 10.1016/j.gie.2015.04.041. Epub 2015 Jun 13. PMID: 26077455.
6. Lee SH, Park YK, Lee DJ, Kim KM. Colonoscopy procedural skills and training for new beginners. World J Gastroenterol. 2014;20(45):16984-95. doi: 10.3748/wjg.v20.i45.16984. PMID: 25493011; PMCID: PMC4258567.

7. Faulx AL, Lightdale JR, Acosta RD, Agrawal D, Bruining DH, Chandrasekhara V, et al.; ASGE Standards of Practice Committee. Guidelines for privileging, credentialing, and proctoring to perform GI endoscopy. Gastrointest Endosc. 2017;85(2):273-281. doi: 10.1016/j.gie.2016.10.036. Erratum in: Gastrointest Endosc. 2017;85(5):1115. PMID: 28089029.
8. Kumar NL, Smith BN, Lee LS, Sewell JL. Best Practices in Teaching Endoscopy Based on a Delphi Survey of Gastroenterology Program Directors and Experts in Endoscopy Education. Clin Gastroenterol Hepatol. 2020;18(3):574-579.e1. doi: 10.1016/j.cgh.2019.05.023. Epub 2019 May 21. PMID: 31125782.
9. Goodman AJ, Melson J, Aslanian HR, Bhutani MS, Krishnan K, Lichtenstein DR, et al.; ASGE Technology Committee. Endoscopic simulators. Gastrointest Endosc. 2019;90(1):1-12. doi: 10.1016/j.gie.2018.10.037. Epub 2019 May 20. PMID: 31122746.
10. Ekkelenkamp VE, Koch AD, de Man RA, Kuipers EJ. Training and competence assessment in GI endoscopy: a systematic review. Gut. 2016;65(4):607-15. doi: 10.1136/gutjnl-2014-307173. Epub 2015 Jan 30. PMID: 25636697.
11. Ferlitsch A, Schoefl R, Puespoek A, Miehsler W, Schoeniger-Hekele M, Hofer H, et al. Effect of virtual endoscopy simulator training on performance of upper gastrointestinal endoscopy in patients: a randomized controlled trial. Endoscopy. 2010;42(12):1049-56. doi: 10.1055/s-0030-1255818. Epub 2010 Oct 22. PMID: 20972956.
12. Walsh CM. In-training gastrointestinal endoscopy competency assessment tools: Types of tools, validation and impact. Best Pract Res Clin Gastroenterol. 2016;30(3):357-74. doi: 10.1016/j.bpg.2016.04.001. Epub 2016 Apr 16. PMID: 27345645.
13. Miller GE. The assessment of clinical skills/competence/performance. Acad Med. 1990;65(9 Suppl):S63-7. doi: 10.1097/00001888-199009000-00045. PMID: 2400509.

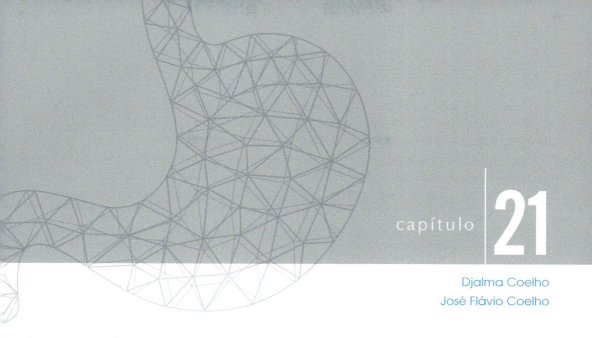

capítulo 21

Djalma Coelho
José Flávio Coelho

Vias Biliares e Pâncreas

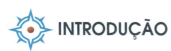 **INTRODUÇÃO**

A colangiopancreatografia endoscópica retrógrada (CPER) e o ultrassom endoscópico (EUS) são considerados, entre os procedimentos da Endoscopia Digestiva, os mais desafiadores no diagnóstico e na terapêutica das vias biliares e pancreáticas.

Em ordem, para alcançar competência o treinamento eficaz é primordial. Entretanto, não há consenso sobre os números mínimos requeridos para que um aluno a alcance nos diversos procedimentos (Tabelas 21.1 e 21.2). Esses números variam entre os docentes endoscopistas[1,2]. A *American Society for Gastrointestinal Endoscopy* (ASGE) recomendou para EUS um mínimo de 225 procedimentos supervisionados, entre eles 100 exames pancreatobiliares e 75 punções aspirativas com agulha fina (PAAF) pancreáticas, antes da certificação[3]. Outro estudo verificou que 80% dos alunos mostraram competência entre 150 e 200 procedimentos e alguns após 400 procedimentos[4].

A CPER é um dos procedimentos terapêuticos mais avançados na endoscopia digestiva, com morbidade e mortalidade entre 5%-10% e 0,1%-1%, respectivamente[5,6].

Nos programas de treinamento, dependendo de cada um deles, o número varia entre 100 a 200 procedimentos[7-9]. Como os números limites

Segurança e Qualidade em Endoscopia Digestiva

não podem ser suficientes para medir a competência de forma adequada, um método objetivo é necessário. Além disso, na Endoscopia, como em outras disciplinas, as curvas de aprendizagens individuais podem ser substancialmente diferentes[10].

São procedimentos operador-dependentes que requerem treinamento adicional para o desenvolvimento de habilidades técnicas, cognitivas e psicomotoras integrativas, para atingir a competência. A fim de alcançá-la na execução dos procedimentos nas vias biliar e pancreática são necessários conhecimentos de anatomia, fisiopatologia, gastroenterologia, cirurgia, radiologia e imagens (US, TC e RM com CRM), além do treinamento anterior em endoscopia digestiva.

A ASGE define como "nível mínimo de habilidades" o conhecimento e a *expertise* derivados do treinamento necessário para realizar os procedimentos com segurança e proficiência"[7-9].

Atualmente, o processo de treinamento e certificação em via biliar e pancreática não é confiável com base em um número mínimo de procedimentos. Ainda não está estabelecido como medir a competência em via biliar e pancreática de forma objetiva e reproduzível. Como as intervenções se tornaram cada vez mais avançadas e complexas e, consequentemente, com maior risco de complicações, o rigor no treinamento adequado é obrigatório.

Tabela 21.1 Número de procedimentos ecoendoscópicos durante treinamento sugerido pelas Sociedades de Endoscopia

	ASGE (Estados Unidos)	FOCUS (Canadá)	ESGE (Europa)	BSG (Reino Unido)
Ano da publicação	2017	2016	2012	2011
Nº total de casos supervisionados	225	250	NR	250
Indicação biliopancreática	NR	100	NR	150 (75 CA de pâncreas)
Indicação luminal (mucosa)	NR	25 EUS retal	NR	80 (10 *recall* EUS)
Lesão subepitelial	NR	NR	NR	20
FNA guiada por EUS	NR	50 (10 BPC, NPC)	50 (30 pancreáticas)	(45 pancreáticas)

*NR: não reportado; BPC: bloqueio do plexo celíaco; NPC: neurólise do plexo celíaco; FNA: fine needle aspiration (aspiração agulha fina); EUS: ultrassom endoscópico; CA: câncer.

Fonte: Arquivo pessoal do autor.

Tabela 21.2 – *Guidelines* das Sociedades para avaliação de competência em CPER.

Guideline das Sociedades	Limiares para avaliação de competência
American Society for Gastrointestinal Endoscopy	200 CPER supervisionadas; 80 esfincterotomias; 60 colocações de próteses biliares
Gastroenterological Society of Australia and Canadian Association of Gastroenterology	200 CPER não assistidas; 80 esfincterotomias; 60 colocações de prótese
British Society of Gastroenterology	300 CPER, com taxa de canulação > 80% (últimos 50 casos); competência na esfincterotomia, extração de cálculo e colocação de prótese

Fonte: Arquivo pessoal do autor

DEFINIÇÃO DE TERMOS

Uma série de termos relacionados à competência e ao consentimento dos procedimentos está resumida na Tabela 21.3. O treinamento em técnicas endoscópicas deve ser adequado para cada categoria principal da Endoscopia à qual o consentimento é solicitado.

Tabela 21.3 – Termos e definições dos critérios dos alunos para obter competência técnica, credenciamento e consentimentos.

Termo	Definição
Consentimento	Autorização de uma instituição para realizar determinado procedimento
Competência	O nível mínimo de habilidades, conhecimento e/ou especialização derivado do treinamento
Credenciamento	Programa para avaliar e validar as qualificações de um médico independente licenciado para fornecer atendimento ao paciente
Credenciais	Documentos fornecidos após a conclusão de um período de educação ou treinamento com uma indicação de competência
Docente	Docente endoscopista com experiência e credenciais adequadas para treinar um aluno em novas técnicas
Aluno em endoscopia avançada	Aluno endoscopista que já possui experiência suficiente para dominar um novo procedimento cognitiva e tecnicamente
Docente Avaliador	Docente endoscopista independente e imparcial para avaliar a competência do programa e do aluno endoscopista

Fonte: Arquivo pessoal do autor

Segurança e Qualidade em Endoscopia Digestiva

A necessidade de buscar e alcançar competência em novos procedimentos pode surgir periodicamente para os endoscopistas, ao longo de sua carreira. Novos procedimentos devem ser ensinados por docentes, usando um currículo validado.

O docente deverá ser responsável por definir os objetivos; demonstrar procedimentos; técnicas; supervisionar a instrução e prática de habilidades; avaliar o aluno e documentar a competência do programa de ensino para credenciamento.

Quando possível, a competência deve ser determinada com base nos critérios objetivos e na observação direta. O desempenho em um número arbitrário de procedimentos não garante a competência, devido às diferenças nas curvas de aprendizagem individual. A concessão de consentimentos deve ser baseada na avaliação de competência do aluno, no procedimento, no conhecimento, no treinamento e na sua experiência.

TREINAMENTO E AVALIAÇÃO DE COMPETÊNCIA (PREPARANDO O ENDOSCOPISTA)

A CPER é o procedimento endoscópico, diagnóstico e terapêutico mais empregado para as vias biliares e pancreáticas. Atualmente, a abordagem terapêutica dessas vias por EUS é uma realidade. Apesar do grande potencial, tem risco significativo de falhas, eventos adversos[11] e processos[12].

As principais questões são:

1. Quem deve ser treinado?
2. O que deve ser ensinado e como?
3. Quem deve ensinar?
4. Como o treinamento e a competência são avaliados?
5. Qual nível de desempenho é aceitável?

O aprendizado da endoscopia avançada para as vias biliares e pancreáticas, tradicionalmente, está firmado no tempo de treinamento como modelo de aprendizagem. O número de exames é frequentemente usado como substituto da competência, em vez de uma avaliação mais formal.

É instrutivo entender como o número de exames foi estabelecido como limiar para garantir a competência processual.

Inicialmente, a recomendação de volume mínimo de procedimentos em via biliar e pancreática foi determinada por opinião de especialistas. Isso resultou na diretriz recomendando apenas 35 CPER, supervisionadas para competência cognitiva e técnica[13].

Em 1996[14,15], foram publicados os dois primeiros estudos que tentaram correlacionar o volume com competência. Os autores, num estudo com 20 alunos, observaram que após 100 procedimentos eles não alcançaram taxa de canulação maior que 85%. Assim, concluíram que eram necessários mais de 100 exames para alcançar competência, apenas diagnóstica. Essa recomendação ecoou mundialmente.

capítulo 21 — Vias Biliares e Pâncreas — 303

Jowell e cols.[15] avaliaram competência em uma variedade de habilidades relacionadas a CPER, incluindo canulação, esfincterotomia e inserção de prótese. Os autores concluíram que a canulação biliar profunda não foi alcançada de forma confiável por todos os alunos, mas os que realizaram pelo menos 180 CPER alcançaram competência nesta habilidade específica.

Em 2002 ASGE, subsequente a diretrizes de consenso, recomendou que a competência seria avaliada após 200 procedimentos de CPER e 150 de EUS, mas não puderam garanti-la[16,17]. Nenhuma medida para avaliar a competência foi oferecida.

Recente revisão sistemática da literatura sobre treinamento em CPER mostrou que a competência do aluno foi alcançada em uma ampla gama de procedimentos:

- Geral, 70-400;
- Canulação seletiva do ducto, 79-300;
- Taxa de canulação do ducto biliar comum, 160-400;
- Papila nativa – canulação do ducto biliar comum, 350-400[18,19].

Com base em indicadores de qualidade na CPER, estabeleceu-se um limite de 90% para canulação de ductos em papila nativa[20]. Nota-se que as marcas de referências utilizadas, em estudos anteriores, para definir o sucesso em termos de canulação (80%), são muito baixas.

Existem poucos dados históricos sobre os números necessários para os alunos alcançarem a competência em EUS, determinada na opinião de um especialista[16]. Em parte, isso é, provavelmente, devido à incapacidade de identificar um *endpoint* universalmente aplicável e relevante para EUS.

Como a canulação é fundamental para todos os procedimentos de CPER, a taxa de canulação seletiva sempre foi o primeiro marco atrativo. Métrica comparável em EUS é ainda menos clara:

1. identificação e caracterização bem-sucedida da lesão;
2. celularidade adequada de PAAF.

Dados das inúmeras indicações e desafios, para diferentes doenças, não podem ser atribuídos a procedimentos inequívocos. Esses dados mostram que os limites de volume do procedimento, usados para todas as métricas, são inadequados para garantir competência. As competências específicas, as ferramentas de avaliação e de observação direta, com fortes evidências de validade e confiabilidade, são necessárias.

O treinamento abrangente pode ser dividido em dois componentes: os aspectos cognitivos e os técnicos. Os alunos devem ser expostos não apenas aos aspectos técnicos e psicomotores em via biliar e pancreática, mas também conhecer o paciente, avaliar as indicações, os resultados e diagnosticar, de imediato, as complicações e saber tratá-las. Conhecimento essencial: da anatomia e da fisiopatologia dos distúrbios pancreatobiliares; da interpretação radiológica das imagens de CPER e EUS; das diferentes imagens, endoscópicas; ultrassom transabdominal, TC e RM com CRM; da conduta oncológica e das indicações operatórias [21,22].

O treinamento em endoscopia intervencionista foi criado em resposta ao portfólio crescente da endoscopia terapêutica. Muitos programas reconheceram que o treinamento abrangente em via biliar e pancreática não poderia ser alcançado dentro do currículo de 2 anos de residência médica, em centros de treinamento ou estágios no exterior[21]. Esse programa evoluiu para incluir várias combinações de treinamento. Embora a amplitude do treinamento tenha aumentado, o tempo de duração desses programas permaneceu o mesmo ou eles foram encurtados. Dada a quantidade de procedimentos que os alunos devem aprender, o papel central de avaliar a competência nesses procedimentos é vital. Para atingir esse objetivo, o uso de avaliações de habilidades validadas específicas é de suma importância. Os objetivos devem ser:

1. apresentar a justificativa e métodos para avaliar a competência no desempenho nas vias biliar e pancreática;
2. descrever uma ferramenta baseada em evidências para a avaliação de competência nas vias biliar e pancreática;
3. delinear um meio de rastrear e avaliar os procedimentos que se alinham com a educação médica baseada em competências.

Num programa avançado de endoscopia, devemos considerar usar uma ferramenta de avaliação de competências nas vias biliar e pancreática (ver Anexos)[3,23] com fortes evidências de validade. Esta ferramenta facilita a avaliação e classificação de técnicas, habilidades cognitivas e desenvolvimento das competências globais de forma equilibrada[3,23]. Deve ser usada de forma contínua durante o treinamento do aluno. Esta ferramenta usa um sistema de pontuação de 4 escores:

1. (novato) incapaz de completar a tarefa, exigindo que o treinador assuma;
2. (intermediário) realiza a tarefa com várias instruções verbais ou assistência prática;
3. (avançado) realiza a tarefa com o mínimo de instrução;
4. (superior) realiza a tarefa de forma independente.

Definir essas âncoras para habilidades específicas e comportamentos é fundamental para garantir que o processo de classificação seja reproduzível de um avaliador para outro. Além disso, esta ferramenta inclui uma escala de classificação global (escala de 4 pontos) usada para fornecer uma avaliação geral do aluno:

1. aprender aspectos técnicos e cognitivos básicos, mas requer assistência e treinamento significativos;
2. adquirir técnicas básicas e habilidades cognitivas, mas requer prática limitada e compreensão clara da indicação, uso apropriado de fluoroscopia e um plano lógico com base nos resultados em via biliares e pancreáticas.

No que diz respeito aos EUA, os especializandos são avaliados com base em todos os aspectos cognitivos relevantes e aspectos técnicos. Os aspectos técnicos incluem identificação de marcos importantes em várias estações de EUS e atuação da FNA/FNB. Aspéctos cognitivos incluem a identificação da lesão de interesse: tumor; nódulo; estadiamento apropriado das metástases; desenvolvimento de um diagnóstico diferencial adequado; e plano de manejo imediato após o procedimento. Eventos adversos são documentados em ferramenta de avaliação de competências em via biliar e pancreática (ver Anexos)[3,23]. Os pontos finais usados nesta ferramenta atuam em paralelo com os indicadores-chave de qualidade estabelecidos para via biliar e pancreática.

TREINAMENTO

Quem deve ser treinado? Poucos ou muitos?

O programa de treinamento deve ser adotado de acordo com as necessidades do serviço de endoscopia naquele momento, seguindo as recomendações e os pareceres da instituição acolhedora do programa de treinamento filiada à SOBED. É importante conhecer o número de especialistas que serão treinados em endoscopia avançada das vias biiares e pancreáticas, com base no número previsto de procedimentos a serem realizados em uma população definida. Aproximadamente 0,75-1: 1.000 da população é submetida a um procedimento das vias biliopancreáticas a cada ano, da qual pelo menos 75% seriam terapêuticos[7]. O treinamento só deve ser oferecido aos profissionais que já possuam as habilidades endoscópicas necessárias, tenham interesse no tratamento das doenças hepatopancreaticobiliares[8] e sejam filados à Sociedade Brasileira de Endoscopia Digestiva (SOBED).

Na maioria dos países, os programas Residência médica em Gastroenterologia e Endoscopia exigem que os alunos sejam expostos a procedimentos endoscópicos, incluindo vias biliares e pancreáticas, para ter uma compreensão do procedimento, suas indicações, contraindicações e possíveis eventos adversos. Na maioria dos casos ocorre durante o terceiro ano do curso, mas não deve ser considerado uma competência processual[6,8,9]. Durante este período os alunos devem passar por um programa geral de treinamento endoscópico que inclui treinamento teórico, prático, aplicado em esofagogastroduodenoscopia e colonoscopia. Durante este período os alunos devem ser capazes de adquirir habilidades mínimas para realizar procedimentos endoscópicos básicos, seguros e eficazes. Uma vez considerados competentes nesses procedimentos, poderão solicitar treinamento em vias biliares e pancreáticas.

LOCAL

Centros de Treinamento (CET) nas Vias Biliar e Pancreática, Credenciados pela SOBED

Esses programas de treinamento em vias biliares e pancreáticas precisam ser explícitos sobre o seu conteúdo. Um nível necessário aos alunos deve incluir prática inde-

Segurança e Qualidade em Endoscopia Digestiva

pendente e competência. O treinamento é feito, para a maioria dos alunos, na própria unidade hospitalar de endoscopia. Na maioria, essas unidades de endoscopia sofrem com o aumento da demanda para prestar serviços à comunidade ao longo do tempo. Esse "ambiente ocupado" pode prejudicar a qualidade do treinamento endoscópico, pois a atividade de treinamento é frequentemente vista como uma interferência na prestação de serviços.

A vantagem do CET nas vias biliar e pancreática é criar um local específico de treinamento, evitando o conflito do ensino com a prestação de serviços nas unidades. O fluxo de pacientes que é gerado possibilita criar ferramentas próprias de aprendizado e avaliação à competência oferecida.

DURAÇÃO

Até o momento não há consenso sobre o tempo de treinamento, em via biliar e pancreática, que deve ser considerado como linha base de medida de competência[12]. As sociedades profissionais sugerem que o tempo mínimo necessário para adquirir habilidades técnicas e cognitivas, nos procedimentos em vias biliares e pancreáticas, seja de 12 meses para cada um dos exames em via biliar e pancreática, após concluído o programa de treinamento clássico em gastroenterologia, cirurgia geral e endoscopia digestiva. Isto representa 1 ano adicional dedicado ao treinamento endoscópico avançado[10,13-18]. Concluindo: para dominar as habilidades nas vias biliares e pancreáticas é necessário tempo adicional dedicado para o treinamento de endoscopia avançada de 1 a 2 anos.

CONTEÚDO

Aspectos Cognitivos e Técnicos

Um programa de treinamento bem elaborado deve incluir uma ferramenta de avaliação de competências em vias biliar e pancreática (ver Anexos), aulas teóricas e práticas sobre:

I. Indicações e contraindicações;

II. Instrumentos e acessórios;

III. Técnica de CPER e EUS;

IV. Possíveis eventos adversos e seu manejo;

V. Resultados do procedimento;

VI. Abordagem alternativa em casos de falha do procedimento.

TREINAMENTO EM SIMULAÇÃO EM ENDOSCOPIA

O treinamento em simulação tem sido usado para ensinar e praticar endoscopia em ambiente controlado, livre de complicações. Existem vários simuladores que podem ser usados no ensino. Simuladores mecânicos ou baseados em computador e modelos animais (*in vivo* ou *ex vivo*) permitem que os alunos reduzam a curva de aprendizado em técnicas específicas em vias biliar e pancreática, tais como: mecanismo de controle; movimentos finos do elevador; manuseio de acessórios; canulação profunda do sistema ductal desejado; punção aspirativa por agulha fina etc.

O treinamento em simulação não pode ser considerado suficiente para realizar procedimentos avançados em vias biliares e pancreáticas. As habilidades técnicas adquiridas em modelos servem apenas para melhorar a prática endoscópica.

Acreditamos que, por razões éticas, todos os alunos em endoscopia biliopancreática devem iniciar sua experiência em cursos de modelos de simulação, presumivelmente (*ex vivo*), sobretudo para procedimentos terapêuticos, tais como esfincterotomia endoscópica; pré-corte; remoção de cálculo; colocação de prótese e outros[21-25].

Existem vários modelos de simuladores de treinamento prático amplamente disponíveis[24,25]. Alguns deles, como os modelos *ex vivo*, são baratos, fáceis de construir e reproduzíveis[21,22]. Embora muito recomendado por especialistas e sociedades, poucos programas oferecem treinamento baseado em simulador em seu currículo básico[22,25].

Portanto, apesar do fato de que o treinamento prático na execução em vias biliar e pancreática resulta em especialização, mais esforços serão necessários para incluir simuladores no treinamento da endosocpia avançada das vias biliares e pancreáticas.

QUEM DEVE SER O DOCENTE TREINADOR?

São pré-requisitos: experiência profissional e de ensino, e ser membro titular da SOBED. Como em outras áreas, eles têm estilos diferentes, portanto, não há necessariamente a opção certa ou errada. O bom treinador deve ser flexível e otimista, com fortes habilidades de comunicação, engajado, solidário, orientado para resultados e com capacidade de avaliar as necessidades dos alunos. Enquanto uns possuem, por natureza, capacidades de ensino, em outros a falta de educação formal pode resultar numa abordagem não estruturada do treinamento[26]. O bom professor deve ter a capacidade de reconhecer os erros cometidos pelo aluno e corrigi-los, dando-lhe instruções específicas para concluir um procedimento sem tirar-lhe o endoscópio. Qualidade importante do treinador.

Em 2001, a Organização Mundial de Gastroenterologia (WGO), acompanhada por outras sociedades profissionais, para superar tais obstáculos, transferiu o conhecimento e as técnicas de ensino para gastroenterologistas, responsáveis por programas de treinamento em seus próprios países[27,28]. Isso resultou em vários cursos de treinamento para docentes de endoscopia, que estão disponíveis. Esses cursos têm como objetivo desenvolver uma estrutura para uma abordagem uniforme do treinamento em endoscopia, ao mesmo tempo que mantêm a competência consciente das habilidades que estão ensinando. Somente instrutores bem treinados e eficazes conseguirão o *endoscopista treinado*, competente e eficaz em futuro próximo[26-28].

COMPETÊNCIA

Existem dois aspectos para garantir a competência: o treinamento e a subsequente avaliação do endoscopista como competente[3,23]. O domínio da endoscopia avançada das vias biliares e pancreáticas inclui a capacidade de:

1. canular seletivamente o duto desejado;
2. realizar esfincterotomia controlada de forma adequada;
3. drenar um ducto biliar ou pancreático obstruído por colocação de prótese;
4. extrair cálculos de diferentes tamanhos;
5. reconhecer e gerenciar adequadamente as complicações relacionadas ao procedimento;
6. coletar informações suficientes para estabelecer um diagnóstico preciso;
7. e tratar o paciente de forma eficiente.

Apesar de a execução de um número arbitrário de procedimentos não definir, necessariamente, a proficiência, a conclusão de um certo número de procedimentos das vias biliares e pancreáticas sob a supervisão de um treinador é obrigatória para atingir índices aceitáveis de procedimento concluído[21,26].

Essas habilidades terapêuticas mais avançadas, como dilatação de estenose, técnicas de esfincterotomia pré-corte, colocação de prótese metálica autoexpansível, drenagem biliar ecoguiada, ablação dos tumores biliopancreáticos, drenagem de pseudocisto e papilectomia serão exigidas na avaliação das competências[23].

Normalmente, a obtenção de competência e a concessão de consentimento raramente ficam a critério do docente treinador, e ainda pior, por meio da aprendizagem não supervisionada e fora dos CET credenciados da SOBED. Em um futuro próximo, os critérios calculados em números serão provavelmente substituídos por critérios em competência, já que as curvas de aprendizagem parecem ser mais valiosas e relevantes como medidas de desempenho do que apenas um simples número limite. As habilidades do procedimento são observadas de forma direta para cada uma das quatro seções divididas arbitrariamente:

- pré-procedimento;
- intraprocedimento;
- pós-procedimento;
- habilidades endoscópicas não técnicas.

Cada seção é dividida em componentes individuais que estão sendo observados e medidos em relação a descritores específicos predefinidos. Esta abordagem provou ser viável no treinamento de colonoscopia e o tempo dirá se ela pode ser aplicada com sucesso na vias biliares e pancreáticas. O resultado final deve combinar a avaliação de cada um dos componentes individuais claramente definidos.

Momentos de Avaliação das Habilidades

Classificado em três componentes:

1. pré-procedimento:
   - indicação;
   - obtenção de consentimento informado;
   - avaliação da dificuldade processual;
   - utilização adequada de antibióticos, anticoagulantes etc. profiláticos.
2. perlprocedimento:
   - taxa de sucesso de canulação seletiva;
   - taxa do suceso de papilotomia e pré-*cut*;
   - taxa de sucesso técnico de extração de cálculos e colocação de prótese.
3. pós-procedimento:
   - complicações relacionadas ao procedimento;
   - incluindo efeitos adversos da sedação (p. ex., depressão);
   - complicações locais (p. ex., pancreatite, sangramento e perfuração).

Avaliação Pré-procedimento:

1. Compreensão detalhada do processo de consentimento informado;
2. Habilidades de comunicação;
3. Explicação do procedimento;
4. Conhecimento da indicação e contraindicação do procedimento;
5. História do paciente com especial ênfase nas comorbidades;
6. Necessidade do uso de profixia antibiótica;
7. Conhecimento e compreensão dos exames radiológicos:
   - Ultrassonografia transabdominal;
   - Colangiopancreatografia por ressonância magnética (CPRM);
   - Ressonância magnética (RM);
   - Tomografia computadorizada (TC);
   - Ultrassonografia endoscópica (EUS).

Segurança e Qualidade em Endoscopia Digestiva

Considerações e Técnicas Processuais

1. Manutenção do conforto, dignidade e segurança do paciente durante o procedimento;
2. Comunicação clara entre os profissionais envolvidos durante o procedimento;
3. Manipulação do aparelho;
4. Introdução apropriada do duodenoscópio pela parte superior do TGI em diferentes posições do paciente;
5. Inspeção da papila;
6. Canulação seletiva;
7. Canulação em anatomia alterada (p. ex., divertículo periampular);
8. Compreensão e interpretação dos achados normais e patológicos em tempo real da fluoroscopia;
9. Papilotomia padrão;
10. Extração de cálculo(s) com balão e basket;
11. Colocação de prótese plástica e metálica;
12. Medição da prótese;
13. Negociação com fio-guia de ambos os ductos hepáticos e no canal biliar;
14. Dilatação de estenoses – balão e cateter (dilatador do Sohendra);
15. Biópsia intraductal e citologia de escova;
16. Familiaridade com fio longo e fio curto (sistemas de troca rápida);
17. Colocação de prótese pancreática;
18. Litotripsia mecânica;
19. Uso adequado de fluoroscopia;
20. Reconhecimento e gestão de efeitos adversos e eventos (complicações).

MANUTENÇÃO DE HABILIDADES

A manutenção das habilidades das vias biliares e pancreáticas através da CPER e EUS é de responsabilidade exclusiva de cada endoscopista.

Universidades, departamentos, hospitais e centros de treinamento devem desenvolver suas próprias medidas de avaliação e garantia de qualidade em endoscopia geral e específica biliopancreática (p. ex.: taxa de pancreatite pós-CPER e taxa de acurácia pós--punção em EUS, para avaliar a proficiência do endoscopista individual.

A manutenção das habilidades depende principalmente do número de procedimentos realizados durante 1 ano em combinação com educação médica continuada, adoção de novas técnicas, participação regular em eventos de endoscopia ao vivo, reuniões científicas, uso de recursos *online*, acompanhamento de profissionais da sociedade, diretrizes etc. Assinala-se que antes de retornar ao seu hospital, cidade etc. o aluno deverá ter a certeza de encontrar ambiente apropriado e pronto para iniciar, de imediato, os procedimentos nas vias biliar e pancreática.

Não há trabalhos publicados validados para a manutenção da proficiência técnica.

Aluno:

1. Retorna a sua cidade ou hospital;
2. Local e aparelhagem radiológica adequados;
3. Enfermagem especializada;
4. Equipe de suporte: cirurgiões, radiologistas etc.;
5. Número de exames;
6. Material adequado – duodenoscópios e acessórios;
7. Reciclagem do ensino de CPER;
8. Docente;
9. Especialista SOBED;
10. Programa de reciclagem SOBED.

Todos os tópicos têm um impacto no sucesso ou fracasso do aluno.

PONTOS-CHAVE

- Endoscopia nas vias biliar e pancreática é um dos procedimentos terapêuticos mais avançados, com morbidade e mortalidade entre 5%-10% e 0,1%-1%, respectivamente.
- Procedimentos operador-dependentes que requerem treinamento adicional para o desenvolvimento de habilidades técnicas, cognitivas e psicomotoras integrativas.
- Portanto, para alcançar competência o treinamento eficaz é primordial.
- A competência deve ser determinada com base nos critérios objetivos e na observação direta.
- O desempenho em um número arbitrário de procedimentos não garante a competência, devido às diferenças nas curvas de aprendizagem individual.
- Existem dois aspectos para garantir a competência: o treinamento e a subsequente avaliação do endoscopista como competente.
- As principais questões são: Quem deve ser treinado?; O que deve ser ensinado e como?; Quem deve ensinar?; Como o treinamento e a competência são avaliados?; Qual nível de desempenho é aceitável?; Acompanhamento pós-treinamento?
- Quem deve ser treinado?

  O treinamento só deve ser dado aos profissionais que já possuam as habilidades endoscópicas necessárias e interesse no tratamento das doenças hepatobiliopancreáticas e, principalmente, sejam filiados à Sociedade Brasileira de Endoscopia Digestiva

(SOBED). Alunos estrangeiros devem buscar convênios internacionais e sociedades internacionais.

- O que deve ser ensinado nas endoscopias das vias biliar e pancreática?

  I. indicações e contraindicações;

  II. instrumentos e acessórios;

  III. técnica de CPER e EUS;

  IV. possíveis eventos adversos e seu manejo;

  V. resultados do procedimento;

  VI. abordagem alternativa em casos de falha do procedimento.

- E como?

  Em Centros de Treinamento (CET) nas vias biliar e pancreática, credenciados pela SOBED, com duração de 12 meses para cada um dos exames (CPER e EUS), após concluído o programa de treinamento clássico em gastroenterologia, cirurgia geral e endoscopia digestiva.

  Simuladores mecânicos ou baseados em computador e modelos animais (*in vivo* ou *ex vivo*) permitem que os alunos reduzam a curva de aprendizado em técnicas específicas em vias biliares e pancreáticas.

  O treinamento em simulação não pode ser considerado suficiente para realizar procedimentos avançados das vias biliares e pancreáticas

- Quem deve ensinar?

  Um docente treinador tem que ser membro titular da SOBED, com notório saber e aprovação em cursos de treinamento para docentes de endoscopia, que estão disponíveis. Eles têm como objetivo desenvolver a estrutura para uma abordagem uniforme do treinamento em endoscopia, ao mesmo tempo que mantêm a competência consciente das habilidades que estão ensinando.

- Como o treinamento e a competência são avaliados?

  A competência deve ser determinada com base nos critérios objetivos e na observação direta. O desempenho em um número arbitrário de procedimentos não garante a competência, devido às diferenças nas curvas de aprendizagem individual.

  As habilidades do procedimento são observadas diretamente para cada uma das quatro seções divididas arbitrariamente:

  - pré-procedimento;

  - durante o procedimento;

  - pós-procedimento;

  - habilidades endoscópicas não técnicas.

- Qual nível de desempenho é aceitável?

O domínio da endoscopia avançada das vias biliares e pancreáticas inclui a capacidade de:

I. canular seletivamente o duto desejado;

II. realizar esfincterotomia controlada de forma adequada;

III. drenar um ducto biliar ou pancreático obstruído por colocação de prótese;

IV. extrair cálculos de diferentes tamanhos;

V. reconhecer e gerenciar adequadamente as complicações relacionadas ao procedimento;

VI. coletar informações suficientes para estabelecer um diagnóstico preciso e tratar o paciente de forma eficiente.

- Pós-treinamento? Sistema continuado de ensino.

A manutenção das habilidades nos procedimentos nas vias biliares e pancreáticas é de responsabilidade exclusiva de cada endoscopista.

Visitas periódicas ao local do aprendizado, com o docente treinador, para correções, novas técnicas, dúvidas, discusão etc. Outros Serviços. Participação regular em eventos de endoscopia ao vivo, congressos, mesas redondas, palestras etc.

Não há trabalhos publicados validados para a manutenção da proficiência técnica.

ANEXOS

EUS			
( ) Radial	( ) Linear	( ) Ambos	( ) Miniprobe

Indicação de EUS (Preencher todas as que se aplicam)

( ) Massa pancreática	( ) Dilatação biliar	( ) Linfanodos: abdominal/mediastinal
( ) Lesão subepitelial	( ) Cisto de pâncreas	( ) Dilatação do ducto pancreático
( ) Estadiamento de câncer TGI	( ) Massa mediastinal	( ) Dor abdominal
( ) Coledocolitíase/microlitíase	( ) Pancreatite crônica	( ) Outros

Escala de pontuação

1 (novato) = incapaz de completar a tarefa exigindo que o docente assuma o comando

2 (intermediário) = alcança com instrução verbal ou assistência prática

3 (avançado) = resultados com instrução verbal mínima

4 (superior) = resultados independentemente

N/T = não tentado por diferentes razões

N/A = não aplicável

Segurança e Qualidade em Endoscopia Digestiva

Aspectos técnicos do EUS	
O aluno receberá um Delta de Tempo por estação antes da primeira instrução verbal	
Intubação	1 2 3 4 N/T N/A
Mediastino	1 2 3 4 N/T N/A
Janelas vasculares	1 2 3 4 N/T N/A
Cabeça do pâncreas	1 2 3 4 N/T N/A
Corpo do pâncreas	1 2 3 4 N/T N/A
Cauda do pâncreas	1 2 3 4 N/T N/A
Processo uncinado	1 2 3 4 N/T N/A
Papila de Vater	1 2 3 4 N/T N/A
Vesícula biliar	1 2 3 4 N/T N/A
Via biliar principal	1 2 3 4 N/T N/A
Confluência portoesplênica	1 2 3 4 N/T N/A
Plexo celíaco	1 2 3 4 N/T N/A

Aspectos técnicos do EUS	
FNA	1 2 3 4 N/T N/A
FNB	1 2 3 4 N/T N/A
FNA + biópsia	1 2 3 4 N/T N/A
Técnicas de aspiração	1 2 3 4 N/T N/A
Neurólise do plexo celíaco	1 2 3 4 N/T N/A
Drenagem biliar ecoguiada	1 2 3 4 N/T N/A
Ablação	1 2 3 4 N/T N/A

Aspectos cognitivos do EUS	
Identificação da lesão ou seu devido descarte	1 2 3 4 N/T N/A
Estadiamento TNM	1 2 3 4 N/T N/A
Caracterizar lesão subepitelial (camadas da parede)	1 2 3 4 N/T N/A
Diagnóstico diferencial	1 2 3 4 N/T N/A
Conduta da indicação da FNA, referir-se à cirurgia, vigilância ou sem vigilância	1 2 3 4 N/T N/A

Avaliação Global (Subjetiva)

1	2	3	4
Novato: Aprendizagem técnica básica e aspectos cognitivos, requer significativa assistência e treinamento	Habilidades técnicas e cognitivas, básicas adquiridas, mas requer *hands-on* limitado, assistência e/ou *coaching* significativo	Capaz de realizar independentemente com *coaching* limitado e/ou requer tempo adicional para completar o procedimento	Capaz de realizar independentemente com *coaching* limitado e/ou requer tempo adicional para completar o procedimento

Complicações imediatas pós-procedimento

Procedimento realizado em ambiente ambulatorial?   ( ) Sim   ( ) Não

Paciente admitido pós-procedimento?   ( ) Sim   ( ) Não

( ) Dor necessitando de internação

( ) Pancreatite

( ) Leve ( ) Moderada ( ) Grave

( ) Hemorragia

( ) Imediata ( ) Tardia

( ) Perfuração

( ) Complicações pulmonares

( ) Mortalidade

( ) Outras

CPER

Indicação — Marque todas as que se aplicam

Biliar	Pancreática
( ) Coledocolitíase	( ) Estenoses
( ) Prótese troca/remoção/inserção	( ) Fístula ou vazamento
( ) Estenose pós-transplante	( ) Pancreatite aguda recorrente
( ) Estenose	( ) Suspeita de DEO
( ) Benigna ( ) Maligna ( ) Indeterminada	( ) Terapia na papila *minor*
( ) Bismuth I ( ) Bismuth II ( ) Bismuth III ( ) Bismuth IV	
( ) Fístula biliar	( ) Prótese troca/remoção/inserção
( ) Suspeita de disfunção do esfíncter de Oddi (DEO)	( ) Cálculo
( ) Outras _____	( ) Outras
	_____

Grau de dificuldade da CPER

Biliar

Grau 1	Grau 2	Grau 3
( ) Interpretação da colangiografia	( ) Interpretação da colangiografia na anatomia alterada (p. ex., BII)	( ) Ampulectomia
( ) Citologia	( ) Remoção de cálculos < 10 mm	( ) Colangioscopia
( ) *Standard* esfincterotomia	( ) Dilatação/Próteses para estenoses malignas hilares ou estenoses benignas intra-hepáticas ou vazamentos de bile	( ) Remoção de cálculos intra-hepáticos
( ) Remoção de cálculos < 10 mm		( ) Manometria do esfíncter de Oddi
( ) Dilatação de estenose		( ) Terapia na anatomia alterada
( ) Dilatação/próteses para estenose benigna, extra-hepática ou vazamento de bile		

Pancreática

Grau 1	Grau 2	Grau 3
( ) Interpretação da pancreatografia	( ) Interpretação da pancreatografia na anatomia alterada (p. ex., BII)	( ) Manometria do esfíncter de Oddi
( ) Citologia	( ) Cateterismo da papila *minor*	( ) Terapia na anatomia alterada
		( ) Todas as terapias pancreáticas, incluindo drenagem de pseudocisto

Escala de pontuação

1 (novato) = incapaz de completar a tarefa, exigindo que o docente assuma o comando

2 (intermediário) = alcança com instruções verbais ou assistência prática

3 (avançado) = resultados com instrução verbal mínima

4 (superior) = resultados independentemente

N/T = não tentado por diferentes razões; N/A = não aplicável.

capítulo 21 — Vias Biliares e Pâncreas · 317

Manobras obrigatórias de todas CPER

Intubação	1 2 3 4 N/T N/A
Posição curta (retificado)	1 2 3 4 N/T N/A
Identificação da papila	1 2 3 4 N/T N/A
Papila nativa?	( ) Sim ( ) Não
Esfincterotomia biliar prévia?	( ) Sim ( ) Não
Esfincterotomia pancreática prévia?	( ) Sim ( ) Não

CPER CPR BILIAR

Escala de pontuação

1 (novato) = incapaz de completar a tarefa, exigindo que o docente assuma o comando; 2 (intermediário) = alcança com instruções verbais ou assistência prática; 3 (avançado) = resultados com instrução verbal mínima; 4 (superior) = resultados independentemente;

N/T = não tentado por diferentes razões; N/A = não aplicável.

ASPECTOS TÉCNICOS

Remoção da prótese biliar	( ) Sim ( ) Não
Avalie a remoção da prótese pelo aluno	1 2 3 4 N/T N/A
O aluno tentou a canulação	( ) Sim ( ) Não
A canulação seletiva de interesse para o aluno (para começar a canular o dispositivo fora do duodenoscópio)? (em minutos)	
Canulação alcançada? (Canulação profunda obtida com visualização de contraste). Avalie a canulação se realizada pelo aluno	( ) Sim ( ) Não 1 2 3 4 N/T N/A
Canulação inadvertida do ducto pancreático pelo estagiário?	( ) Sim ( ) Não
Esfincterotomia realizada durante o procedimento?	( ) Sim ( ) Não
Avalie a esfincterotomia se realizada por estagiário:	1 2 3 4 N/T N/A
Técnicas de canulação avançadas (fio duplo, colocação de *stent* PD, esfincterotomia pré-corte)	
Fio duplo usado para canular o ducto biliar	( ) Sim ( ) Não
Fio colocado no ducto pancreático?	1 2 3 4 N/T N/A
A canulação do CBD foi alcançada?	( ) Sim ( ) Não
Prótese pancreática colocada para facilitar a canulação da via biliar?	( ) Sim ( ) Não
Fio colocado no ducto pancreático?	1 2 3 4 N/T N/A
Colocação de prótese pancreática?	1 2 3 4 N/T N/A
A canulação do CBD foi alcançada?	( ) Sim ( ) Não
Esfincterotomia pré-corte?	( ) Sim ( ) Não
Avalie a esfincterotomia pré-corte pelo aluno	1 2 3 4 N/T N/A

Segurança e Qualidade em Endoscopia Digestiva

Aspectos técnicos

Colocação do fio no local desejado no ducto biliar? (p. ex., segmento de fígado)	( ) Sim ( ) Não 1 2 3 4 N/T N/A
Avalie a colocação do fio se realizada por estagiário:	
Varredura com balão	1 2 3 4 N/T N/A
Uso do *basket*	1 2 3 4 N/T N/A
Litotripsia mecânica	1 2 3 4 N/T N/A
Coledocolitíase: clareamento da via biliar	1 2 3 4 N/T N/A
Dilatação da estenose	1 2 3 4 N/T N/A
Inserção de prótese	1 2 3 4 N/T N/A

Aspecto cognitivo

O aluno demonstrou compreensão clara da indicação do procedimento?	1 2 3 4 N/T N/A
Colangiograma: uso adequado de fluoroscopia?	1 2 3 4 N/T N/A
Proficiente na interpretação do colangiograma em tempo real e capacidade de identificação da natureza da patologia (cálculo, estenose, vazamento etc.)?	1 2 3 4 N/T N/A
Plano lógico baseado nos achados do colangiograma?	1 2 3 4 N/T N/A
O aluno demonstra compreensão clara para o uso apropriado da prevenção de pancreatite pós-CPER?	1 2 3 4 N/T N/A

CPER PANCREÁTICA

Escala de pontuação

1 (novato) = incapaz de completar a tarefa exigindo que o docente assuma o comando; 2 (intermediário) = alcança com instruções verbais ou assistência prática; 3 (avançado) = resultados com instrução verbal mínima; 4 (superior) = resultados independentemente

N/T = não tentado por diferentes razões; N/A = não aplicável.

ASPECTOS TÉCNICOS

Remoção da prótese biliar	( ) Sim ( ) Não
Avalie a remoção da prótese pelo aluno	1 2 3 4 N/T N/A
O aluno tentou a canulação	( ) Sim ( ) Não
A canulação seletiva de interesse para o aluno (para começar a canular o dispositivo fora do duodenoscópio)? (em minutos)	
Canulação alcançada? (canulação profunda obtida com visualização de contraste). Avalie a canulação se realizada pelo aluno	( ) Sim ( ) Não 1 2 3 4 N/T N/A

Esfincterotomia realizada durante o procedimento?	( ) Sim ( ) Não
Avalie a esfincterotomia se realizada por estagiário:	1 2 3 4 N / T N / A
Varredura com balão	1 2 3 4 N / T N / A
Uso de *basket*	1 2 3 4 N / T N / A
Litotripsia mecânica	1 2 3 4 N / T N / A
Pancreatolitíase: clareamento do ducto pancreático	1 2 3 4 N / T N / A
Dilatação da estenose	1 2 3 4 N / T N / A
Inserção de prótese	( ) Sim ( ) Não
Avalie a inserção da prótese realizada por estagiário	1 2 3 4 N / T N / A
Aspecto cognitivo	
O aluno demonstrou compreensão clara da indicação do procedimento?	1 2 3 4 N / T N / A
Pancreatograma: uso adequado de fluoroscopia?	1 2 3 4 N / T N / A
Proficiente na interpretação do pancreatograma em tempo real e capacidade de identificação da natureza da patologia (cálculo, estenose, vazamento etc.)?	1 2 3 4 N / T N / A
Plano lógico baseado nos achados do pancreatograma	1 2 3 4 N / T N / A
O aluno demonstra compreensão clara para o uso apropriado da prevenção de pancreatite pós-CPER?	1 2 3 4 N / T N / A

REFERÊNCIAS BIBLIOGRÁFICAS

1. Ekkelenkamp VE, Koch AD, Rauws EAJ, et al. Competence development in ERCP: The learning curve of novice trainees. Endoscopy. 2014;46:949-55.
2. Jowell PS, Baillie J, Branch MS, et al. Quantitative assessment of procedural competence. A prospective study of training in endoscopic retrograde cholangiopancreatography. Ann Intern Med. 1996;125:983-9.
3. Wani S, Keswani RN, Petersen B, et al. Training in EUS and ERCP: standardizing methods to assess competence. Gastrointest Endosc. 2018;87(6):1371-1382.
4. Wani S, Coté GA, Keswani R, et al. Learning curves for EUS by using cumulative sum analysis: implications for American Society for Gastrointestinal Endoscopy recommendations for training. Gastrointest Endosc. 2013;77:558-65.
5. Freeman ML, Nelson DB, Sherman S, et al. Complications of endoscopic biliary sphincterotomy. N Engl J Med. 1996;335:909-18.
6. Kalaitzakis E. All-cause mortality after ERCP. Endoscopy. 2016;48:987-94.
7. Johanson JF, Schmitt CM, Deas TM, et al. Quality and outcomes assessment in Gastrointestinal Endoscopy. Gastrointest Endosc. 2000;52:827-30.

8. Baron TH, Petersen BT, Mergener K, et al. Quality indicators for endoscopic retrograde cholangiopancreatography. Am J Gastroenterol. 2006;101:892-97.
9. Adler DG, Lieb 2nd JG, Cohen J, et al. ASGE/ACG Task Force on Quality in Endoscopy. Quality indicators for ERCP. Gastrointest Endosc. 2015;81:54-66.
10. Shahidi N, Ou G, Telford J, et al. When trainees reach competency in performing ERCP: a systematic review. Gastrointest Endosc. 2015;81:1337-42.
11. Cotton PB. Complications of ERCP. In: Cotton and Leung, eds. Advanced Digestive Endoscopy: ERCP, 339-403. Malden, MA: Blackwell Publishing; 2005.
12. Cotton PB. Analysis of 59 ERCP lawsuits; mainly about indications. Gastrointest Endosc. 2006;63:378-382.
13. Health and Public Policy Committee, American College of Physicians. Clinical competence in diagnostic endoscopic retrograde cholangiopancreatography. Ann Intern Med. 1988;108:142-4.
14. Watkins JL, Etzkorn KP, Wiley TE, et al. Assessment of technical competence during ERCP training. Gastrointest Endosc. 1996;44:411-5.
15. Jowell PS, Baillie J, Branch MS, et al. Quantitative assessment of procedural competence: a prospective study of training in endoscopic retrograde cholangiopancreatography. Ann Intern Med. 1996;125:983-9.
16. Eisen GM, Baron TH, Dominitz JA, et al. Methods of granting hospital privileges to perform gastrointestinal endoscopy. Gastrointest Endosc. 2002;55:780-3.
17. NIH state-of-the-science statement on endoscopic retrograde cholangiopancreatography (ERCP) for diagnosis and therapy. NIH Consens State Sci Statements. 2002;19:1-26.
18. Shahidi N, Ou G, Telford J, et al. When trainees reach competency in performing ERCP: a systematic review. Gastrointest Endosc. 2015;81:1337-42.
19. Verma D, Gostout CJ, Petersen BT, et al. Establishing a true assessment of endoscopic competence in ERCP during training and beyond: a single-operator learning curve for deep biliary cannulation in patients with native papillary anatomy. Gastrointest Endosc. 2007;65:394-400.
20. Adler DG, Lieb JG 2nd, Cohen J, et al. Quality indicators for ERCP. Gastrointest Endosc. 2015;81:54-66.
21. Domagk D, Oppong KW, Aabakken L, et al. Performance measures for endoscopic retrograde cholangiopancreatography and endoscopic ultrasound: A European Society of Gastrointestinal Endoscopy (ESGE) Quality Improvement Initiative. United European Gastroenterol J. 2018;50(11):1116-1127.
22. Bekkali NHL, Jonhson GJ. Training in ERCP and EUS in the UK anno 2017. Frontiline Gastroenterology. 2017;8:124-128.
23. Jovanovic I, Monkemuller K. Quality in endoscopy training – the endoscopic retrograde cholangiopancreatography case. Ann Transf Med. 2018;6:1-7.
24. Leung JW, Yen D. ERCP training – the potential role of simulation practice. J Interv Gastroenterol. 2011;1:1,14-18.
25. Boskoskl I, Webster G, Tringali A, et al. Blind-eye cannulation as a new method for ERCP training: Can we do more than merely teach? Endoscopy International Open. 2020;08:E186--E188.

26. Waschke KA Anderson J, Valori RM, et al. ASG principles of endoscopic training. Gastroin-test Endosc. 2019;90:27-34.
27. Available online.: http://worlgastroenterolgy.org/
28. Waschke KA, Anderson J, Macintosh D, et al. Training the gastrointestinal endoscopy trainer. Best Pracy Res Clin Gastroenterol. 2016;30:409-19.

capítulo 22

Gustavo Rosa de Almeida Lima
Fauze Maluf Filho

Treinamento em Ecoendoscopia

 ## INTRODUÇÃO

A ecoendoscopia (EE) foi recentemente estabelecida como modalidade completar e indispensável para o diagnóstico e tratamento de distúrbios gastrointestinais e pancreatobiliares[1,2]. No entanto, é considerada um dos procedimentos endoscópicos mais desafiadores e complicados tecnicamente para o endoscopista, pois são necessárias habilidades cognitivas e técnicas para a manipulação endoscópica, além da interpretação ultrassonográfica.

A aquisição das habilidades necessárias para compreender e conduzir a EE geralmente requer treinamento além das especializações em endoscopia digestiva, incluindo, além da habilidade técnica e interpretativa, a compreensão das indicações apropriadas, avaliação antes e depois do procedimento, e o gerenciamento de complicações[1].

Sabe-se que as especializações em centros avançados de endoscopia são as melhores maneiras de ajudar os especialistas a adquirir as habilidades e o conhecimento necessário para a EE, porém estas são oportunidades limitadas a poucas pessoas e não há consenso sobre o treinamento necessário e recursos disponíveis nestes centros.

Sabe-se que o treinamento depende diretamente do volume de casos realizados e da duração do programa de aprendizado[3], sendo que em certas circunstâncias é possível adquirir as habilidades necessárias para a EE

324 Segurança e Qualidade em Endoscopia Digestiva

em um treinamento de curta duração, dado o volume adequado de casos e os conhecimentos e habilidades necessários para a realização de endoscopia avançada. Contudo, há poucas publicações sobre o número de casos necessários para atingir a competência em EE.

A Sociedade Americana de Endoscopia Gastrointestinal (*American Society for Gastrointestinal Endoscopy* – ASGE) publicou diretrizes para o treinamento EE em 2001[1], onde se recomendam 150 procedimentos de EE supervisionados, sendo destes 75 pancreatobiliares, 75 estadiamento neoplásico e 40 casos de lesões subepiteliais, além de 50 procedimentos de punções ecoguiadas, sendo destas 25 de punções pancreáticas (Tabela 22.1)[4]. Contudo, posteriormente o valor de 150 casos foi considerado insuficiente, sendo aumentado para 225 casos práticos[5,6] antes de uma avaliação de competência.

Neste mesmo documento há algumas competências e habilidades que devem ser avaliadas após o treinamento, como:

- Integrar a EE na avaliação clínica geral do paciente;
- Bom treinamento clínico ou cirúrgico;
- Concluir pelo menos 24 meses de treinamento formal (ou equivalente) em endoscopia digestiva e ter competência documentada em procedimentos endoscópicos de rotina;
- Compreensão das indicações, contraindicações, fatores de risco individuais e considerações de risco-benefício para o paciente;
- Descrever claramente o procedimento de EE e obter consentimento informado;
- Conhecer a anatomia gastrointestinal e adjacente em imagens ultrassonográficas da EE;
- Conhecer características técnicas do equipamento, local de trabalho e acessórios;
- Intubar com segurança o esôfago, piloro e o duodeno, além de obter imagens do órgão ou lesão desejada;
- Identificar e interpretar com precisão as imagens da EE e reconhecer achados normais e anomalias;
- Obter imagens em concordância com achados cirúrgicos ou do supervisor da EE;
- Documentar as descobertas do EE e comunicar-se com os médicos solicitantes;
- Executar com competência os procedimentos de EE que foram ensinados.

Além disso, a ASGE recomenda que os programas de endoscopia avançada considerem o uso da Ferramenta de Avaliação de Habilidades em EE (TEESAT), que é uma forma de avaliação de competências na EE com fortes evidências de validade[6,7]. Esta ferramenta facilita a avaliação, classificação de habilidades técnicas e cognitivas, e o desenvolvimento de avaliações globais de forma equilibrada, uma vez que inclui uma escala de classificação global de 4 pontos usada para fornecer uma avaliação geral do aluno. Os aspectos técnicos avaliados por esta ferramenta incluem a identificação dos marcos anatômicos nas estações da EE e o desempenho nas punções ecoguiadas. Já os aspectos cognitivos incluem a identificação da lesão de interesse, o desenvolvimento de um diagnóstico diferencial e o estabelecimento de um plano de manejo adequado. Além disso, os eventos adversos imediatos devem ser documentados e esses parâmetros são indicadores-chave de qualidade estabelecidos para EE, o que será detalhado no capítulo dedicado ao tema.

A Sociedade Britânica de Gastroenterologia (*British Society of Gastroenterology* – BSG) recomenda 250 procedimentos de EE, incluindo 80 casos de estadiamento de neoplasias, 20 de lesões subepiteliais e 150 casos pancreatobiliares, sendo no mínimo metade de lesões pancreáticas. Neste documento recomendam-se 75 procedimentos de punções ecoguiadas, sendo destes 45 em prováveis adenocarcinomas pancreáticos (Tabela 22.1)[8].

O Fórum Canadense de Ultrassom Endoscópico (*Forum on Canadian Endoscopic Ultrasound* – FOCUS), uma reunião nacional realizada anualmente, propôs recentemente uma diretriz afirmando que os especialistas que passam por treinamento prático devem ter pelo menos 250 casos supervisionados, sendo 100 casos pancreáticos, 25 casos retais e incluindo pelo menos 50 punções ecoguiadas, com pelo menos dez bloqueios/neurólise do plexo celíaco[9].

Tabela 22.1 Recomendação das sociedades de Endoscopia sobre o treinamento em endoscopia.

	FOCUS[1] (Canadá)	ESGE[2]	BSG[3]	ASGE[4]	ASGE[4]
Ano da publicação	2016	2012	2011	2001	2017
Total de casos (nº)	250	NR	250	150	250
Pancreatobiliar (nº)	100	NR	150 (75 neoplasias pancreáticas)	75	NR
Estadiamento de lesões da parede do TGI (nº)	25 retais	NR	80 (10 retais)	75	NR
Lesões subepiteliais (nº)	NR	NR	20	40	NR
Punções ecoguiadas (nº)	50 (10 BPC[5] e NPC[6])	50 (30 de pâncreas)	75 (45 neoplasias pancreáticas)	50 (25 de pâncreas)	NR

1: Forum on Canadian Endoscopic Ultrasound; 2: European Society of Gastrointestinal Endoscopy; 3: British Society of Gastroenterology; 4: American Society of Gastrointestinal Endoscopy; 5: Bloqueio do plexo celíaco (BPC); 6: Neurólise do plexo celíaco (NPC); NR: Não relatado; TGI : Trato gastrointestinal.

Fonte: Arquivo pessoal do autor.

A Sociedade Europeia de Endoscopia Gastrointestinal (*European Society of Gastrointestinal Endoscopy* – ESGE) não traz nenhuma recomendação específica para o aprendizado de EE, porém em um documento publicado ela recomenda que o processo de aprendizagem da punção ecoguiada mostrou uma curva de aprendizado com sensibilidade crescente para o diagnóstico citopatológico de neoplasia, atingindo até 80% após 20 a 30 punções, diminuindo o número de passes necessários para obter resultados adequados e atingindo uma mediana de três passes após 150 punções[10]. Ademais, a ESGE recomenda mínimo de 20 e 30 punções de lesões não pancreáticas e pancreáticas, respectivamente, e que sejam realizadas com o auxílio da análise patológica na sala ou supervisão por um endossonografista experiente[10].

Uma revisão sistêmica avaliou a curva de aprendizado para alcançar a competência em EE[11], sendo alcançada a acurácia necessária entre 65-231 no estadiamento tumoral e 30-40 procedimentos para as punções ecoguiadas. Outro estudo avaliou a competência em EE de programas de treinamento em endoscopia avançada e revelou que nem todos os especialistas alcançaram a competência adequada, sendo que 23% dos especialistas avaliados atingiram a competência entre 225 e 295 procedimentos de EE[12].

Estas variações no volume de procedimentos necessários para adquirir a competência na EE mostram uma tentativa de estabelecer um padrão mínimo e não podem indicar a competência alcançada, uma vez que o aprendizado pode variar de pessoa para pessoa.

MODELOS DE TREINAMENTO NÃO HUMANOS

Os modelos não humanos foram disponibilizados para ajudar e facilitar o treinamento da EE e incluem simuladores computadorizados, manequins, modelos *ex vivo* e modelos de animais vivos.

Os simuladores são dispositivos que associam o componente tátil e o visual, permitindo a prática para aprimoramento cognitivo e técnico em diversas condições. Entre os simuladores endoscópicos computadorizados para EE, temos o GI-Mentor II Simbionix usando um módulo para EE (Simbionix Co., Cleveland, OH, EUA) e o EUS Meets Voxel-Man (Voxel-Man Group, Hamburgo, Alemanha), usados para treinamento em EE[13-15]. O modelo da Simbionix é uma plataforma de simulador endoscópico computadorizada que permite que os especialistas ganhem experiência manipulando o endoscópio, as manoplas e botões, além de fornecer imagens do ultrassom, linear e radial com base na anatomia humana. Já o modelo da Voxel-Man é um programa de simulação interativo de anatomia que fornece imagem, tridimensional do EE de uma matriz linear[16,17].

Existem modelos para treinamento em procedimentos intervencionistas, como é o caso do modelo 3D do EUS Mumbai (Prototype, Mumbai, Índia), que utiliza a tecnologia de impressão 3D para criar uma via biliar dilatada para treinamento de drenagem biliar guiada por EE[18]. Utilizando este modelo, Dhir e cols. mostraram uma taxa de sucesso de 100% das punções seguidas de dilatação do trajeto, 82,4% para manipulação do fio-guia e 80% para colocação das próteses[18].

Praticar a EE em animais vivos, com a supervisão de um especialista, é provavelmente a melhor maneira de adquirir habilidades práticas e cognitivas. Os modelos de animais vivos são os simuladores mais realistas e oferecem a melhor experiência de treinamento, sendo que o modelo suíno é o mais utilizado para o aprendizado da EE, uma vez que se assemelham à anatomia humana e apresentam imagens da EE semelhantes às humanas quando obtidas a partir da janela transgástrica. O treinamento da EE usando modelos de animais vivos melhora significativamente o desempenho, a confiança e o conforto processual do especialista para realizar o exame em pacientes reais. No entanto, os modelos animais são caros, difíceis de conseguir e usá-los significa sacrificar animais.

Os modelos *ex vivos* permitem a utilização de um aparelho de EE normal e podem auxiliar no aprimoramento de algumas técnicas, porém não possuem a simulação do fluxo sanguíneo. Recentemente, a *Fukushima Medical University* publicou dados em um modelo usando estômago de porco e peito de frango como lesões-alvo para treinar endoscopistas em punções ecoguiadas, com resultados interessantes e com menor custo[19].

Embora todos esses modelos não possam corresponder à experiência obtida na prática da vida real, eles ajudam muito no fornecimento de uma melhor compreensão do procedimento, sendo que cada um tem suas próprias vantagens e limitações, sendo complementares entre si. Infelizmente, esses simuladores não estão facilmente disponíveis na maioria das instituições, principalmente no Brasil, devido ao alto custo e às necessidades regionais.

AUTOTREINAMENTO

Devido à dificuldade de acesso ao treinamento formal e à falta de centros de formação, uma grande quantidade especialistas obteve competências em EE através do autotreinamento.

Uma pesquisa internacional de 2004 avaliou a prática clínica da EE e descobriu que apenas 18,8% dos entrevistados tinham mais que 6 meses de treinamento, 9,4% dos entrevistados tiveram 3-6 meses de treinamento supervisionado e 7,3% tiveram menos de 3 meses de treinamento supervisionado. Em contrapartida, cerca de 64,5% dos entrevistados foram autodidatas ou aprenderam apenas por observação[20].

Uma avaliação prospectiva comparando especialistas pré e pós-treinamento na identificação das estruturas mostrou a seguinte proporção, respectivamente: eixo celíaco (36% *vs*. 80,5%), corpo e cauda pancreáticos (51,5% *vs*. 80,5%), artéria e veia esplênica (48,5% *vs*. 84%), rim esquerdo (60% *vs*. 83%) e baço (47% *vs*. 83%). Este estudo concluiu que um programa de treinamento estruturado melhora significativa-mente a localização bem-sucedida das estruturas e marcos anatômicos[21].

Uma pesquisa conduzida em várias partes da região da Ásia-Pacífico em 2006, com endossonografistas atuantes com uma média de 500 procedimentos em suas carreiras, mostrou que 49,3% eram autodidatas e apenas 22,5% tinham recebido treinamento formal em EE de pelo menos 6 meses. Contudo, a maioria dos entrevis-tados (90%) reconheceu que era necessário um treinamento formal em EE com no mínimo 100 procedimentos supervisionados e com duração de no mínimo 6 meses para atingir a competência necessária[22].

Outro estudo com endossonografistas latino-americanos mostrou que 48,6% dos entrevistados tinham mais de 6 meses de treinamento. Trinta e sete por cento dos entrevistados pensaram que pelo menos 6 meses de treinamento formal eram necessários para adquirir competência. Além disso, a maioria dos entrevistados (64%) considerou que eram necessários mais de 50 procedimentos para lesões pan-creatobiliares[23].

Com o aumento dos centros de treinamento dedicados e os novos métodos de aprendizado utilizando simuladores, o autoaprendizado tornou-se menos frequente.

CONCLUSÃO

Novos procedimentos intervencionistas relacionados à EE e aplicações clínicas estão em constante evolução. Obter treinamento adequado em EE pode ser desafia-dor, pois é altamente dependente do operador e o treinamento em pacientes reais pode estar associado a um risco aumentado de complicações e questões éticas, além de ser desaconselhado pelas sociedades especializadas.

Deste modo, os programas de treinamento formal são as melhores opções para adquirir a capacidade adequada para a execução da EE, contudo programas de trei-namento dedicados de curta duração e simuladores podem contribuir para estas ha-bilidades.

PONTOS-CHAVE

- O aprendizado da ecoendoscopia exige habilidades técnicas e cognitivas.
- O treinamento adequado é primordial para a boa prática clínica.
- O volume de casos realizados sob supervisão é proporcional à capacidade técnica ad-quirida.
- É essencial adquirir as capacidades técnicas para realizar a ecoendoscopia antes de submeter o paciente ao procedimento.

REFERÊNCIAS BIBLIOGRÁFICAS

1. Cho CM. Training in Endoscopy: Endoscopic Ultrasound. Clin Endosc. 2017;50(4):340-4.
2. Godfrey EM, Rushbrook SM, Carroll NR. Endoscopic ultrasound: a review of current diagnostic and therapeutic applications. Postgr Med J. 2010;86(1016):346-53.
3. Hoffman B, Wallace M, Eloubeidi M, Sahai A, Chak A, Van velse A, et al. How many supervised procedures does it take to become competent in EUS? Results of a multicenter three year study. Gastrointest Endosc. 2000;51(4):AB139.
4. Eisen GM, Dominitz JA, Faigel DO, Goldstein JA, Petersen BT, Raddawi HM, et al. Guidelines for credentialing and granting privileges for endoscopic ultrasound. Gastrointest Endosc. 2001;54(6):811-4.
5. Faulx AL, Lightdale JR, Acosta RD, Agrawal D, Bruining DH, Chandrasekhara V, et al. Guidelines for privileging, credentialing, and proctoring to perform GI endoscopy. Gastrointest Endosc. 2017;85(2):273-81.
6. Wani S, Hall M, Keswani RN, Aslanian HR, Casey B, Burbridge R, et al. Variation in Aptitude of Trainees in Endoscopic Ultrasonography, Based on Cumulative Sum Analysis. Clin Gastroenterol Hepatol. 2015;13(7):1318-25.
7. Wani S, Keswani R, Hall M, Han S, Ali MA, Brauer B, et al. A Prospective Multicenter Study Evaluating Learning Curves and Competence in Endoscopic Ultrasound and Endoscopic Retrograde Cholangiopancreatography Among Advanced Endoscopy Trainees: The Rapid Assessment of Trainee Endoscopy Skills (RATES) Study. Clin Gastroenterol Hepatol. 2017;15(11):1758-67.
8. Meenan J, Harris K, Oppong K, Mckay C, Penman I, Carroll N, et al. Service provision and training for endoscopic ultrasound in the UK. Front Gastroenterol. 2011;2(3):188-94.
9. Arya N, Sahai A V, Paquin SC. Credentialing for endoscopic ultrasound: A proposal for Canadian guidelines. Endosc Ultrasound. 2016;5(1):4-7.
10. Polkowski M, Larghi A, Weynand B, Giovannini M, Pujol B, Polkowski M, et al. Learning, techniques, and complications of endoscopic ultrasound (EUS)-guided sampling in gastroenterology: European Society of Gastro- intestinal Endoscopy (ESGE) Technical Guideline. Endoscopy. 2012;44(2):190-206.
11. Shahidi N, Ou G, Lam E, Enns R, Telford J, Telford J. When trainees reach competency in performing endoscopic ultrasound: a systematic review Patients / Materials and methods. Endosc Int Open. 2017;5(4):239-43.
12. Wani S, Coté GA, Keswani R, Mullady D, Azar R, Murad F, et al. Learning curves for EUS by using cumulative sum analysis: implications for American Society for Gastrointestinal Endoscopy recommendations for training. Gastrointest Endosc. 2013;77(4):558-65.
13. Matsuda K, Tajiri H, Hawes RH. How shall we experience EUS and EUS-FNA before the first procedure?: the development of learning tools. Dig Endosc. 2004;16(2):S236-9.
14. Bar-Meir S. A new endoscopic simulator. Endoscopy. 2000;32(11):898-900.
15. Bar-Meir S. Simbionix Simulator. Gastrointest Endosc Clin N Am. 2006;16(3):471-8.
16. Kim GH, Bang SJ, Hwang JH. Learning models for endoscopic ultrasonography in gastrointestinal endoscopy. World J Gastroenterol. 2015;21(17):5176-82.
17. Burmester E, Leineweber T, Hacker S, Tiede U, Hütteroth TH, Höhne KH. EUS meets Voxel-Man: three-dimensional anatomic animation of linear-array endoscopic ultrasound images. Endoscopy. 2004;36(8):726-30.

18. Dhir V, Itoi T, Fockens P, et al. Novel ex vivo model for hands-on teaching of and training in EUS-guided biliary drainage: creation of "Mumbai EUS" stereolithography/3D printing bile duct prototype (with videos). Gastrointest Endosc. 2015;81(2):440-6.
19. Hoshi K, Irisawa A, Shibukawa G, et al. Validation of a realistic, simple, and inexpensive EUS-FNA training model using isolated porcine stomach. Endosc Int Open. 2016;4(9):1004-1008.
20. Das A, Mourad W, Lightdale CJ Jr MVS. An international survey of the clinical practice of EUS. Gastrointest Endosc. 2003;60(5):765-70.
21. Wang MH, Dy F, Vu VK, Lim LG, Un G, Tayyab N, et al. Structured endoscopic ultrasonography (EUS) training program improved knowledge and skills of trainees: Results from the Asian EUS Group. Dig Endosc. 2015;27(6):687-91.
22. Ho KY. Survey of endoscopic ultrasonographic practice and training in the Asia-Pacific region. J Gastroenterol Hepatol. 2006;21(8):1231-5.
23. Drigo JM, Castillo C, Wever W, Ricardo J, Obaldía R, Fillipi S, et al. Endoscopic Ultrasound Practice Survey in Latin America. Endosc ultrasound. 2013;4(4):208-18.

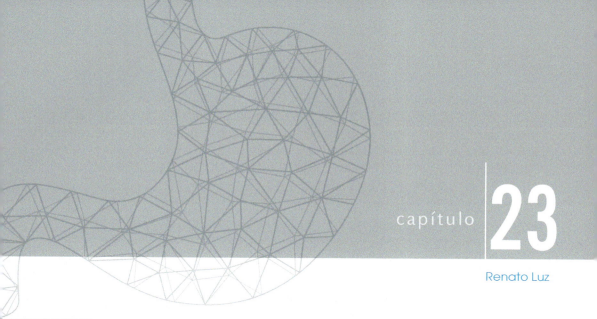

capítulo 23

Renato Luz

Procedimentos Terapêuticos Complexos

 INTRODUÇÃO

Tradicionalmente o modelo de ensino em endoscopia se baseia no *apprendiceship model*, onde o aluno desenvolve habilidade e *expertise* fazendo os procedimentos sob a supervisão de um especialista. E a competência recai na avaliação subjetiva do professor e no número de procedimentos realizados[1]. Com o passar dos anos, houve aumento no número, na complexidade e variedade dos procedimentos e, consequentemente, aumento dos eventos adversos.

Já em 2001 a Sociedade Americana de Endoscopia Gastrointestinal (ASGE) publicou requisitos para *trainees*, programas dentro do treinamento avançado em endoscopia e experiência adquirida nos procedimentos, com o intuito de garantir um padrão mínimo de competência e monitoração de programas novos ou já existentes[2].

Diante deste novo cenário e ainda tendo em vista que a velocidade de aprendizado técnico e cognitivo difere entre os *trainees* durante o período de treinamento em endoscopia avançada, tem surgido um novo modelo de ensino, não somente no número mínimo de procedimentos terapêuticos, mas baseado na competência e na sua certificação para a posterior prática individual independente[3].

Existem poucos dados de literatura em relação à curva de aprendizado em terapia endoscópica avançada. Um estudo prospectivo multicêntrico avaliando a curva de aprendizagem entre *trainees* avançados evidenciou sua variabilidade tanto para aspectos cognitivos quanto técnicos da colangiopancreatografia retrógrada endoscópica (CPRE). Outros estudos também evidenciaram variabilidade no número de ultrassonografias endoscópicas (UE) para atingir competência[1].

Métricas de avalição de desempenho precisas e que sejam validadas estão surgindo neste novo modelo curricular, cujos objetivos seriam uma avaliação da curva de aprendizado e a garantia de que todos os *trainees* consigam atingir competência ao final de seu treinamento.

Em trabalho prospectivo e multicêntrico, foi reportada a viabilidade de criação de centro de dados para monitoração contínua e apresentação de relatórios de curva de aprendizado entre *trainees* avançados. Estes relatórios poderiam demonstrar competência na prática de CPRE e UE, sem supervisão futura[1].

Várias são as combinações de procedimentos endoscópicos avançados nos serviços de Endoscopia Terapêutica Intervencionista. Além da CPRE e UE, que são uma constante, realizados nestes serviços, outros procedimentos como ressecção endoscópica mucosa (EMR), dissecção endoscópica submucosa (ESD), técnicas avançadas de fechamento (hemoclipes, *over-the-scope*, sutura endoscópica, implantação de próteses), miotomia endoscópica peroral (POEM), próteses endoluminais, terapêutica endoscópica bariátrica, terapia de erradicação do epitélio do esôfago de Barrett são alguns dos procedimentos avançados realizados em alguns destes serviços, porém sem garantia de competência, necessitando de aprimoramento técnico após o término da especialização.

MUCOSECTOMIA E DISSECÇÃO ENDOSCÓPICA SUBMUCOSA

A capacitação técnica de alguns procedimentos de ressecção complexos como EMR envolve o aprendizado das indicações, das diferentes técnicas de EMR, como a com uso de *cap* ou ligadura elástica e a proficiência no tratamento de complicações como sangramento e perfurações com o uso de clipes e dispositivos de fechamento[3].

Em 2012, a ASGE publicou treinamento curricular como uma ferramenta para atingir competência e melhores resultados aos pacientes em se tratando de procedimentos complexos como EMR e terapias ablativas. Neste artigo, foram definidos como pré-requisitos, 2 anos prévios para proficiência na realização de endoscopia diagnóstica, polipectomia, técnica de injeção e hemostática com posterior treinamento em EMR e técnicas ablativas num terceiro e, eventualmente num quarto ano[4].

Em 2019, foi a Sociedade Europeia de Endoscopia Gastrointestinal (ESGE) que publicou a diretriz curricular para desenvolvimento de habilidade e competência em procedimentos endoscópicos avançados para fins de acreditação e responsabilidade legal. Foi definido um cronograma com formação de grupos de *experts* para desenvolvimento de normas para cada procedimento endoscópico avançado e, no final, elaboração de um diário de registro dos procedimentos endoscópicos avançados realizados. Colaboração do comitê educacional da ESGE, através de modelos de treinamento e, eventualmente, certificação para treinamento endoscópico avançado, seriam o objetivo final[5].

A primeira diretriz publicada pela ESGE foi de dissecção endoscópica submucosa. A técnica de ESD foi desenvolvida há mais de uma década pelos japoneses como um novo método para ressecção de lesões em bloco, possibilitando, ainda, a ressecção de lesões de maior diâmetro, além de permitir melhor avaliação histopatológica e menor taxa de recorrência. No entanto, a técnica necessita de longa curva de aprendizado e exibe maiores taxas de complicações. No Ocidente, enfrenta algumas dificuldades devido a fatores como a baixa detecção de câncer gástrico precoce, baixa disponibilidade de *experts* habilitados para ensino da técnica e à maioria das lesões-alvo estarem situadas no cólon, que apresenta uma maior dificuldade técnica para os iniciantes[6,7]. Nesta diretriz foi definida uma lista de recomendações subdivididas em habilidades técnicas e cognitivas necessárias, como seleção e caracterização das lesões utilizando ferramentas como cromoscopia virtual ou com uso de corantes, com e sem magnificação de imagem, associadas à necessidade da proficiência prévia em procedimentos como EMR e habilidade no manejo de eventos adversos. Participações em congressos e conferências para adquirir conhecimento teórico dos acessórios, técnicas e dicas seguidas de prática em modelos animais, observação de casos humanos realizados por *experts* e depois, auxiliando os mesmos, e finalmente, realizando casos selecionados em humanos sob supervisão.

A Figura 23.1 representa diagrama resumido do treinamento curricular para prática de ESD e os anexos 1, 2 e 3 retratam modelos de registro de treinamento em ESD conforme recomendação da ESGE.

334 Segurança e Qualidade em Endoscopia Digestiva

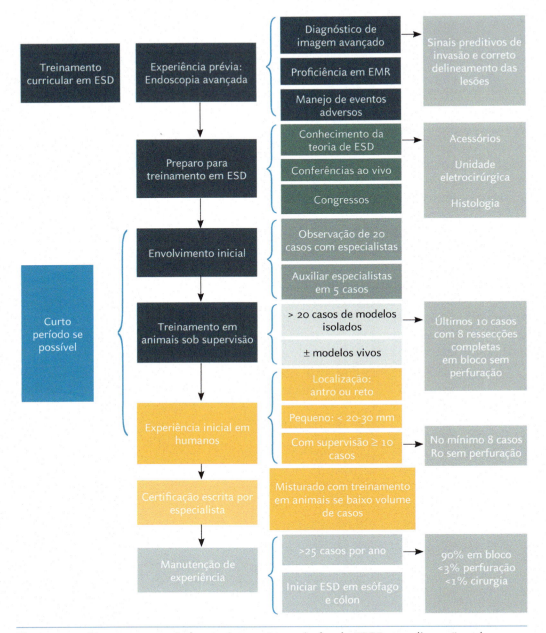

Figura 23.1 Diagrama resumindo o treinamento curricular da ESGE para dissecção submucosa endoscópica (ESD). EMR: ressecção mucosa endoscópica; Ro: ausência de doença residual.
Fonte: ESGE (2019).

ANEXO 1: MODELO DE REGISTRO DE TREINAMENTO EM ESD RECOMENDADO PELA ESGE – TREINAMENTO PRÉ-ESD

A. Conhecimento Teórico

Itens cobertos:

1. Treinamento de diagnóstico avançado
2. Indicações
3. Instrumentação (facas)
4. Unidade de eletrocirurgia
5. Estratégias
7. Incisão-dissecção
7. Perfuração, sangramento
8. Preparo da peça
9. Interpretação histológica

B. Experiência Endoscópica Atual (Número Estimado de Casos)

1. Experiência em EMR _____
2. Manejo de sangramento _____
3. Manejo de perfuração _____

ESD Treinamento (*Hands Off*)

1. Casos observados em sala de endoscopia (mínimo 20)				
Centro	Data	Número de casos	Localização anatômica	Validação por especialistas em ESD

2. Casos com assistência aos especialistas (mínimo 5)				
Centro	Data	Número de casos	Localização anatômica	Validação por especialistas em ESD

ANEXO 2: MODELO DE REGISTRO DE TREINAMENTO EM ESD RECOMENDADO PELA ESGE - ESD TREINAMENTO *(HANDS ON)*

Unidade/País_____

Período: _____

1. Modelos animais isolados

	Localização anatômica	Data	Em bloco?	Perfuração?		Validação por especialistas em ESD
1						
2						
3						
4						
5						

2. Animais vivos

	Localização anatômica	Data	Em bloco?	Complicações? (perfuração/sangramento)	Validação por especialistas em ESD
1					
2					
3					
4					

3. Casos humanos sob supervisão (mínimo 10)

	Localização anatômica	Data	Em bloco?	R0?	Complicações? (perfuração/ sangramento)	Necessidade de ajuda?	Validação por especialistas em ESD
1							
2							
3							
4							

4. Casos humanos sem supervisão (mínimo 10)						
Localização anatômica	Data	Em bloco?	R0?	Complicações? (perfuração/ sangramento)	Necessidade de ajuda?	Validação por especialistas em ESD
1						
2						
3						
4						

ANEXO 3: MODELO DE REGISTRO DE TREINAMENTO EM ESD RECOMENDADO PELA ESGE - ESD PRÁTICA *(AFTER SIGN-OFF)*

Anos de prática	Localização anatômica	Número	Em bloco?	R0	Perfuração	SAE (cirurgia/ morte/ICU)
	Estômago					
	Reto					
	Esôfago					
	Cólon					
	Estômago					
	Reto					
	Esôfago					
	Cólon					
	Estômago					
	Reto					
	Esôfago					
	Cólon					
	Estômago					
	Reto					
	Esôfago					
	Cólon					

Segurança e Qualidade em Endoscopia Digestiva

Comentários pessoais:

Esôfago:

1. _____
2. _____
3. _____

Estômago:

1. _____
2. _____
3. _____

Reto:

1. _____
2. _____
3. _____

Cólon:

1. _____
2. _____
3. _____

COLANGIOPANCREATOGRAFIA RETRÓGRADA ENDOSCÓPICA

A colangiopancreatografia retrógrada endoscópica (CPRE) consiste em um dos procedimentos endoscópicos que maior destreza exige por parte do endoscopista. Requer profundo conhecimento da anatomia hepatobiliopancreática e grande familiaridade acerca das doenças relacionadas e das indicações e contraindicações do tratamento endoscópico das mesmas. Se no passado era também muito utilizada como meio diagnóstico, nos dias atuais, com o advento e desenvolvimento de outros métodos menos invasivos de propedêutica da via biliar, a CPRE figura basicamente como um procedimento terapêutico, indicado em grande parte das vezes com a finalidade de tratamento de uma patologia já conhecida ou altamente suspeita da via biliopancreática. Trata-se de um procedimento invasivo, não isento de adversidades, que apresenta morbidade em torno de 6% dos casos (pancreatite, hemorragia, perfuração duodenal ou biliar) e mortalidade geral de 0,3%[8]. O índice de complicações tem uma relação inversa com o número de CPRE realizadas, de forma que quanto mais experiente for o endoscopista, menor será seu índice de complicações.

Diversos autores têm se empenhado em determinar critérios para avaliação do treinamento do endoscopista na realização da CPRE. O índice de sucesso no cateterismo seletivo da via biliar ou da via pancreática, na extração de cálculos ou na passagem de próteses é um critério de avaliação. Classicamente se atribui *expertise* ao indivíduo que realiza com índice de sucesso maior que 80% estes procedimentos, mas a Sociedade

Americana de Endoscopia Gastrointestinal (ASGE) sugere que o sucesso em pelo menos 90% dos casos seja um valor mais adequado[9,10].

Em um clássico trabalho nesta linha, Jowell e cols. demonstraram, em 1996, que o número de CPRE necessárias para o adequado treinamento do endoscopista, considerando sucesso em 80% dos casos, é de 160 procedimentos para colangiografia, 160 para cateterismo profundo do ducto pancreático, 140 para pancreatografia, 120 para extração de cálculos biliares e 60 para inserção de próteses biliopancreáticas. O número de procedimentos para se atingir a *expertise* geral seria de 180 a 200 CPRE, segundo estes autores[11].

Em uma metanálise publicada em 2015, Shahidi e cols. observaram que a competência geral no treinamento da CPRE variou muito conforme o critério adotado. Ao se considerar o índice de cateterismo pancreático bem-sucedido em pelo menos 80% dos casos, o número mínimo de procedimentos variou de 70 a 160 CPRE por estagiário. Quando se considerou a taxa de cateterismo biliar profundo seletivo, o número de procedimentos necessários para *expertise* variou de 160 a 400[12]. Importante ressaltar que houve importante variação no número de estagiários e de procedimentos realizados nos trabalhos incluídos nesta análise. James e cols., em uma revisão sistemática da literatura, sugerem que o uso da taxa de sucesso no cateterismo seletivo da via biliar comum possa ser utilizado como critério técnico isolado de avaliação na competência da realização de CPRE[13].

Em outra revisão, Ekkelenkamp e cols. observaram que, apesar de grande heterogeneidade nos critérios adotados, o índice de sucesso superior a 85% no cateterismo seletivo da via biliar ocorre após 100 a 185 procedimentos realizados, e que o treinamento em simuladores de realidade virtual pode reduzir a curva de aprendizado na CPRE[14]. Liao e cols.publicaram um trabalho em que estagiários em um serviço de CPRE foram dispostos aleatoriamente em dois grupos: um recebeu treinamento em simuladores mecânicos no início do programa e outro grupo não recebeu. Observou-se que a utilização de simuladores mecânicos no início do processo de treinamento melhora o sucesso no cateterismo biliar para os estagiários novatos no serviço[8]. Este trabalho sugere que a prática de treinamento em simuladores mecânicos antes do início do treinamento em CPRE em pacientes reais pode facilitar o início do aprendizado.

A Sociedade Americana de Endoscopia Gastrointestinal (ASGE) define como competência "o nível mínimo de habilidade, conhecimento e especialização, derivados do treinamento e da experiência, necessários para executar com segurança e proficiência uma tarefa ou procedimento" e estabelece que, de maneira geral, são necessários 200 procedimentos realizados sob supervisão, com pelo menos 80 esfincterotomias e 60 próteses biliopancreáticas realizadas ao longo de pelo menos 1 ano de estágio específico, para se alcançar sucesso em 90% das CPRE[9].

Entretanto, devido à grande diferença evolutiva entre os estagiários, a ASGE recomenda que centros de treinamento em endoscopia avançada utilizem critérios objetivos de avaliação das competências individuais que possam ser aplicados periodicamente aos estagiários, avaliando assim seu progresso. Uma tabela sugerida é a TEESAT (Ferramenta de Avaliação de Habilidades em Ecoendoscopia e em CPRE). Utilizando este critério, o estagiário poderá ser avaliado quanto ao seu desempenho em etapas específicas do procedimento, levando-se em consideração o nível de dificuldade do mesmo. Notas que variam de 1 a 4 são atribuídas e denotam níveis progressivos de competência. Notas 1 e 2 representam desempenho baixo, ao passo que 3 e 4 representam competência para a habilidade avaliada[15]. O anexo 4 representa uma adaptação desta ferramenta sugerida para uso nos centros de treinamento em endoscopia avançada.

ANEXO 4 FERRAMENTA DE AVALIAÇÃO DE HABILIDADE EM CPRE

FERRAMENTA DE AVALIAÇÃO DE HABILIDADES EM CPRE.

GRAU DE DIFICULDADE DA CPRE

GRAU 1	GRAU 2	GRAU 3
• Colangiografia ou pancreatografia diagnóstica	• Colangiografia ou pancreatografia diagnóstica em BII	• Colangioscopia ou pancreatoscopia
• Esfincterotomia padrão	• Remoção de cálculos > 10 mm	• Terapia com anatomia alterada
• Remoção cálculos < 10 mm	• Dilatação de estenoses ou próteses em região hilar ou intra-hepática	• Remoção de cálculos intra-hepáticos com litotripsia
• Dilatação de estenoses benignas ou próteses extra-hepáticas.	• Cateterismo da papila menor	• Terapia pancreática (pseudocisto)
• Citologia pancreática ou biliar		

MANOBRAS AVALIADAS EM TODAS AS CPRE	NOTA
Inserção do aparelho	1 2 3 4 N A
Posicionamento em alça curta	1 2 3 4 N A
Identificação da papila	1 2 3 4 N A
Papila nativa?	SIM NÃO
Papilotomia prévia?	SIM NÃO

ASPECTOS TÉCNICOS	NOTA
Remoção de prótese	1 2 3 4 N A
Cateterismo profundo alcançado	1 2 3 4 N A
Tempo para o cateterismo (min)	Tempo:
Cateterismo biliar ou pancreático inadvertido?	SIM NÃO
Papilotomia	1 2 3 4 N A
Localização do fio-guia (p. ex., ducto hepático, ducto cístico...)	1 2 3 4 N A
Uso do balão extrator para varredura biliar/pancreática	1 2 3 4 N A

ASPECTOS TÉCNICOS	NOTA
Uso de *basket*	1 2 3 4 N A
Litotripsia mecânica	1 2 3 4 N A
Remoção (clareamento) de todos os cálculos	1 2 3 4 N A
Dilatação de estenose	1 2 3 4 N A
Passagem de prótese	1 2 3 4 N A
TÉCNICAS AVANÇADAS DE CATETERISMO	**NOTA**
Duplo fio-guia para cateterismo biliar/pancreático	1 2 3 4 N A
Prótese pancreática locada para facilitar cateterismo biliar	1 2 3 4 N A
Papilotomia por pré-corte	1 2 3 4 N A
ASPECTOS COGNITIVOS	**NOTA**
Estagiário demonstra claro entendimento acerca do procedimento (indicação)?	1 2 3 4 N A
Uso apropriado da radioscopia?	1 2 3 4 N A
Interpretação adequada da colangiografia?	1 2 3 4 N A
Plano de ação lógico baseado no achado colangiográfico?	1 2 3 4 N A
Reconhecimento de complicações	1 2 3 4 N A
Indicação do tratamento adequado de complicações	1 2 3 4 N A

ORIENTAÇÕES PARA PRÓXIMA AVALIAÇÃO:

LEGENDA:

NOTA 1: Iniciante. Necessita aprender aspectos básicos e requer assistência constante.

NOTA 2: Intermediário. Adquiriu habilidades técnicas e cognitivas básicas, mas requer assistência constante por preceptor.

NOTA 3: Avançado. Capaz de completar o procedimento com auxílio ocasional de preceptor ou com tempo prolongado.

NOTA 4: Superior. Capaz de completar o procedimento independente de auxílio de preceptor em tempo hábil.

NA: Não aplicável

BII: Gastrectomia com reconstrução a Billroth II.

ASGE: *American Society for Gastrointestinal Endoscopy.*

CPRE: Colangiopancreatografia Retrógrada Endoscópica.

Fonte: Adaptado da ASGE.

ULTRASSONOGRAFIA ENDOSCÓPICA

A ultrassonografia endoscópica (UE) é um exame utilizado cada vez mais para fins diagnósticos e terapêuticos em nosso meio. Recomenda-se que o médico endoscopista que realize este exame tenha conhecimento profundo da anatomia normal e das patologias que acometem os órgãos avaliados e esteja a par das indicações, limitações e complicações inerentes ao método.

Existem algumas diretrizes de treinamento que recomendam que pelo menos 150 exames sejam realizados sob supervisão, sendo que destes pelo menos 50 casos incluam biópsias por agulha fina ecoguiadas, 75 casos biliopancreáticos, 75 casos de estadiamento de câncer de mucosa e 40 casos de lesões subepiteliais. No entanto, há fortes evidências que sugerem que 150 exames seja um número insuficiente e orientam a realização de pelo menos 225 casos supervisionados[9]. Wani e cols., em um recente estudo multicêntrico prospectivo, observaram que para adquirir as habilidades recomendadas o estagiário realiza em média 110 biópsias por agulha fina ecoguiadas (90 a 144 casos), tendo realizado em média 226 procedimentos até esta fase[16].

Entretanto, assim como no treinamento em CPRE, a avaliação da competência do estagiário apenas pelo número total de casos realizados sob supervisão não representa a forma mais fidedigna de verificação de desempenho e competência. Assim, alguns escores têm sido recomendados como ferramentas de avaliação mais precisa. Um sistema de pontuação com cinco itens tem sido recomendado por alguns autores. Nele se observa a capacidade do estagiário em: identificar referências anatômicas importantes (1), identificar lesões de interesse (2), atribuir um estadiamento TNM adequado em casos de malignidade (3), caracterizar adequadamente lesões subepiteliais (4) e realizar biópsia por agulha fina ecoguiada (5)[13]. A ASGE recomenda o uso da ferramenta TEESAT (Ferramenta de Avaliação de Habilidades em Ecoendoscopia e em CPRE). Através dela, o estagiário poderá ser avaliado quanto ao seu desempenho em etapas específicas do procedimento, levando-se em consideração aspectos técnicos e cognitivos. Notas variando de 1 a 4 são atribuídas e denotam níveis progressivos de competência. Notas 1 e 2 representam desempenho baixo, ao passo que 3 e 4 representam altos níveis de competência para a habilidade avaliada[15]. O anexo 5 representa uma adaptação desta ferramenta. Espera-se que o estagiário ao final do programa obtenha nota 4 na maioria dos itens avaliados.

ANEXO 5: FERRAMENTA DE AVALIAÇÃO DE HABILIDADES EM UE

FERRAMENTA DE AVALIAÇÃO DE HABILIDADES EM UE.		
ASPECTOS TÉCNICOS		**NOTA**
Inserção do aparelho		1 2 3 4 N A
Janela adequada		1 2 3 4 N A
Corpo do pâncreas		1 2 3 4 N A

FERRAMENTA DE AVALIAÇÃO DE HABILIDADES EM UE.

ASPECTOS TÉCNICOS	NOTA
Cauda do pâncreas	1 2 3 4 N A
Cabeça do pâncreas	1 2 3 4 N A
Processo uncinado	1 2 3 4 N A
Ampola de Vater	1 2 3 4 N A
Vesícula biliar	1 2 3 4 N A
Via biliar principal	1 2 3 4 N A
Confluência mesentérico-esplênica/veia porta	1 2 3 4 N A
Tronco celíaco	1 2 3 4 N A
PAAF	1 2 3 4 N A
Neurólise de plexo celíaco	1 2 3 4 N A
ASPECTOS COGNITIVOS	**NOTA**
Identificação ou descarte adequado de lesão	1 2 3 4 N A
Estadiamento TNM adequado	1 2 3 4 N A
Caracterização adequada de lesão subepitelial	1 2 3 4 N A
Diagnóstico diferencial adequado	1 2 3 4 N A
Manejo/condução adequada do caso (PAAF, cirurgia, acompanhamento...)	1 2 3 4 N A

ORIENTAÇÕES PARA PRÓXIMA AVALIAÇÃO:

LEGENDA:

NOTA 1: Iniciante. Necessita aprender aspectos básicos e requer assistência constante.

NOTA 2: Intermediário. Adquiriu habilidades técnicas e cognitivas básicas, mas requer assistência constante por preceptor.

NOTA 3: Avançado. Capaz de completar o procedimento com auxílio ocasional de preceptor ou com tempo prolongado.

NOTA 4: Superior. Capaz de completar o procedimento independente de auxílio de preceptor em tempo hábil.

NA: Não Aplicável.

PAAF: Punção aspirativa por agulha fina.

ASGE: *American Society for Gastrointestinal Endoscopy.*

UE: Ultrassonografia Endoscópica.

Fonte: Adaptado de ASGE

ENDOSCOPIA BARIÁTRICA

A obesidade é um problema de saúde pública de repercussão mundial. A Organização Mundial da Saúde estima que 13% da população do planeta sejam representados por obesos e outros 39% apresentem sobrepeso. O tratamento mais efetivo para a obesidade mórbida é a cirurgia bariátrica. No entanto, mesmo com o grande aumento no número de cirurgias realizadas nos últimos anos, apenas cerca de 1% dos pacientes teoricamente elegíveis para esta modalidade de tratamento são operados. Entre a baixa eficiência do tratamento clínico em longo prazo e o baixo índice de pacientes obesos operados, surgiu um espaço que tem sido ocupado cada vez mais por procedimentos endoscópicos para tratamento da obesidade. Além disso, a via endoscópica tem se mostrado uma ferramenta muito útil na abordagem das complicações oriundas da cirurgia bariátrica ou como opção no tratamento do reganho de peso após o tratamento cirúrgico[17].

Dentre os procedimentos terapêuticos utilizados para tratar complicações após os procedimentos bariátricos, podemos citar dilatação de estenoses, drenagem endoluminal de coleções e tratamento de fístulas. No tratamento de reganho de peso, as endossuturas e o uso do plasma de argônio para redução do calibre da anastomose podem ser utilizados. No tratamento de fístulas ou coleções pós-cirúrgicas, a drenagem endoscópica endoluminal e a passagem de próteses são alternativas eficazes em grande parte dos casos, entretanto, requerem avaliação individualizada de fatores locais e clínicos do paciente para se escolher a melhor opção caso a caso. Eventualmente o tratamento endoscópico combinado com a drenagem percutânea pode ser uma opção. Não há estudos adequados até o momento para avaliar a curva de aprendizado destas técnicas. Pode-se dizer, entretanto, que todas devem ser realizadas por endoscopistas experientes e que conheçam as técnicas utilizadas no tratamento cirúrgico da obesidade[17].

Dentre os procedimentos primários com o intuito de tratamento da obesidade, a colocação de balão intragástrico (BIG) e, mais recentemente, a gastroplastia endoscópica (ESG – *Endoscopic Sleeve Gastroplasty*) representam os principais procedimentos. Não há estudos adequados que avaliem a curva de aprendizado na colocação de BIG. Trata-se, entretanto, de um procedimento de fácil execução para endoscopistas experientes em endoscopia gastrointestinal e que conheçam o manejo adequado do dispositivo utilizado. Até o momento, poucos estudos avaliaram a curva de aprendizado para realização de ESG. Um estudo observou uma faixa de 29 a 35 casos para se adquirir eficiência e 55 casos para domínio completo da técnica. Em outro estudo observou-se que endoscopistas iniciantes atingiram eficiência após 38 casos realizados, ao passo que endoscopistas já familiarizados com o dispositivo e que fizeram treinamento prévio em laboratório adquiriram domínio após apenas sete casos. Portanto, recomenda-se treinamento em modelos de laboratório antes da prática em pacientes para melhor desempenho e segurança na realização da ESG[17,18]. Importante salientar que a obesidade é uma doença crônica e multifatorial, que os pacientes devem ser sempre acompanhados por uma equipe multidisciplinar e que o tratamento realizado deve estar dentro dos limites éticos e cientificamente reconhecidos pelos órgãos competentes.

ENDOSCOPIA DO INTESTINO DELGADO

A avaliação endoscópica do intestino delgado representa um particular desafio devido à extensão e à dificuldade de acesso ao mesmo. Nos últimos anos o desenvolvimento de tecnologias como a cápsula endoscópica e a enteroscopia com balão têm melhorado o estudo deste segmento do trato gastrointestinal.

Apesar da escassez de estudos de maior qualidade na avaliação da curva de aprendizado da cápsula endoscópica, segundo a ASGE, a realização de pelo menos 20 procedimentos supervisionados é necessária para se adquirir adequada experiência com o método. Ademais, faz-se necessário que o estagiário tenha conhecimento prévio em endoscopia digestiva e profundo conhecimento da anatomia normal e eventuais patologias do trato digestivo para adequada interpretação das imagens capturadas. Sugere-se que um nível de concordância de 90% entre os laudos emitidos pelo estagiário e pelo preceptor seja representativo de competência neste método[19].

Quanto à enteroscopia com balão, a ASGE considera que um prévio treinamento em modelos de laboratório e pelo menos dez procedimentos supervisionados, pelo menos cinco dos quais sejam retrógrados, são necessários para se adquirir experiência[19]. Em uma publicação que avaliou apenas a curva de aprendizado em enteroscopia com duplo balão, Tee e cols. propuseram que pelo menos 30 a 35 procedimentos supervisionados são necessários para se atingir um índice de sucesso superior a 75% dos exames. Ressalta-se, entretanto, que não foi possível se avaliar adequadamente a curva de aprendizado e que a chance de sucesso aumenta com a experiência do endoscopista[20].

PASSAGEM DE PRÓTESES ENDOLUMINAIS

O uso de próteses no tratamento de estenoses ou fístulas do trato gastrointestinal tem ganhado muito espaço nos últimos anos, tornando o conhecimento acerca destes procedimentos algo importante na formação do endoscopista. Embora alguns estudos sugiram número em torno de dez casos para se adquirir experiência na colocação de próteses autoexpansíveis esofágicas, enterais ou colorretais, não há trabalhos tecnicamente fortes que validem este número. Observa-se uma tendência de maior sucesso conforme se adquire maior experiência. Vale ressaltar, entretanto, que prévio conhecimento dos aspectos técnicos do material utilizado, bom domínio e interpretação de técnicas de radioscopia e prévia habilitação em endoscopia digestiva alta e baixa são indispensáveis ao endoscopista antes do treinamento na passagem de próteses[21].

TERAPIAS ABLATIVAS

Em 2012 a ASGE publicou um treinamento curricular como uma ferramenta para atingir competência e melhores resultados aos pacientes em se tratando de procedimentos complexos como EMR e terapias ablativas. Neste artigo foi definido, como pré-requisito para proficiência na realização de endoscopia diagnóstica, polipectomia, técnica de injeção e hemostática o período de 2 anos, com posterior treinamento em EMR e técnicas ablativas num terceiro ano e, eventualmente num quarto ano[4]. Nas técnicas de ablação (RFA, terapia fotodinâmica, crioterapia e coagulação com plasma de argônio) são discutidos parâmetros necessários que os *trainees* devem adquirir como saber as indicações e contraindicações para ablação, avaliação de exames complementares, aplicação do termo de consentimento, familiaridade com acessórios e técnica empregada, potenciais efeitos adversos e manejo de complicações como estenoses e perfurações. Por fim, são recomendados aprimoramento através de cursos de pós-graduação, seminários, encontros científicos, leitura de artigos científicos na área e elaboração de monografias. Concluem, no final, não haver um número exato de EMR e terapias ablativas para avaliar a competência dos *trainees*, sendo necessários critérios objetivos para avaliação de competência.

MIOTOMIA ENDOSCÓPICA PERORAL

A miotomia endoscópica peroral (POEM) é considerada um tratamento minimamente invasivo para tratamento de distúrbios da motilidade esofágica, sendo o primeiro caso clínico de POEM relatado em 2008[18]. Trata-se de um procedimento complexo e tecnicamente desafiante, necessitando de habilidade endoscópica avançada aliada ao conhecimento da anatomia do mediastino e do abdome superior, assim como manejo de possíveis complicações como pneumotórax e pneumoperitônio.

Mohamad El Zein e cols.reportaram estudo retrospectivo analisando curva de aprendizado de um gastroenterologista, com experiência em endoscopia avançada, concluindo que o número para se atingir um platô de aprendizado seria de 13 procedimentos[22].

Por outro lado, outros trabalhos como o de Patel e cols.relataram eficiência acima de 40 procedimentos. Esta diferença nos resultados poderia ser explicada pela diferença da curva de aprendizagem, da experiência prévia e habilidade inata do endoscopista, além da motivação pessoal, complexidade dos casos, tecnologia disponível e fatores institucionais[22].

Em 2017, a Sociedade Japonesa de Gastroenterologia Endoscópica publicou diretriz que recomendava treinamento em modelos animais, observação de casos realizados por especialistas e realização dos primeiros de casos de POEM supervisionados por *experts*[23].

CONSIDERAÇÕES FINAIS

Diante da constante evolução tecnológica e da grande quantidade de informações que recebemos diariamente, faz-se necessária constante atualização médica e no processo de formação dos especialistas. Dilemas éticos envolvendo a realização de procedimentos em pacientes reais por especialistas em formação devem ser levados em consideração sempre. No campo da endoscopia avançada, estudos apontam que o treinamento em laboratório através do uso de modelos mecânicos, modelos animais ou híbridos ou através de programas de realidade virtual contribuem para uma menor curva

capítulo 23 · Procedimentos Terapêuticos Complexos · 347

de aprendizado do *trainee* e trazem mais segurança ao paciente[14,24]. Entretanto, a supervisão por um especialista com *expertise* no procedimento em treinamento, auxiliando e corrigindo as imperfeições do estagiário, sempre será um fator fundamental na formação robusta do especialista.

PONTOS-CHAVE

- Para treinamento em procedimentos endoscópico avançados, recomenda-se prévia habilitação em endoscopia gastrointestinal básica (endoscopia e colonoscopia).

- Para treinamento em ESD recomenda-se conhecimento teórico prévio seguido de observação de cerca de 20 casos, treinamento em modelos de laboratório em 20 casos e no início da prática em pacientes reais, realizar pelo menos dez casos sob supervisão.

- Para treinamento em CPRE recomenda-se, de maneira geral, a realização de pelo menos 200 procedimentos sob supervisão. Sugere-se utilizar o índice de cateterismo biliar profundo bem-sucedido em pelo menos 90% dos casos como indicativo de competência técnica.

- Para treinamento em ultrassonografia endoscópica, sugere-se a realização de pelo menos 225 casos supervisionados com casos de biópsia por agulha fina, casos hepatobiliopancreáticos, casos de neoplasia superficial, casos de massas pancreáticas para estadiamento e casos de lesões subepiteliais.

- Para treinamento em endoscopia bariátrica não há número mínimo de procedimentos para adquirir competência na colocação de balão intragástrico. Para realização de gastroplastia endoscópica os trabalhos sugerem que a realização de sete (com treinamento em laboratório) a 38 (sem treinamento em laboratório) casos pode ser suficiente para adquirir experiência.

- Para realização de enteroscopia por cápsula, a execução de cerca de 20 casos parece ser suficiente para se adquirir expertise. Para enteroscopia com balão, os trabalhos sugerem que sejam necessários de dez a 35 casos para adquirir competência no método após prévia formação em endoscopia por 2 anos.

- Para passagem de próteses endoluminais recomendam-se cerca de dez casos realizados sob supervisão e adequado conhecimento acerca do material utilizado e de radioscopia.

- Para treinamento em POEM os estudos sugerem que a competência seja adquirida com a realização de 13 a 40 casos sob supervisão. Não há número específico para se avaliar a quantidade de procedimentos sob supervisão necessária para aquisição de competência em terapias ablativas.

- Devido à diferença individual entre as curvas de aprendizado técnico e cognitivo de distintas pessoas, sugere-se adotar ferramentas de avaliação individualizadas em centros de treinamento em procedimentos endoscópicos avançados.

REFERÊNCIAS BIBLIOGRÁFICAS

1. Sachin W. Training in Advanced Endoscopy. Gastroenteol Hepatol. 2017;13(11):685-688.
2. Eisen GM, Dominitz JA, Faigel DO, et al. Guidelines for Advanced Endoscopic Training. Gastrointest Endosc. 2001;53(7):846-8.
3. Feurer ME, Draganov PV. Training for Advanced Endoscopic Procedures. Best Pract Res Clin Gastroenterol. 2016;(3):397-408.
4. Gordon CH, Coyle WJ, Pais SA, et al. Core Curriculum for EMR and ablative techniques. Gastrointest Endosc. 2012;76(4):725-9.
5. Bisschops R, Dekker E, East JE, et al. European Society of Gastrointestinal Endoscopy (ESGE) Curricula Development for Postgraduate Training in Advanced Endoscopic Procedures: rationale and methodology. Endoscopy. 2019;51(10):976-979.
6. Tejada AH. ESD Training: A Challenging Path to Excellence. World J Gastrointest Endosc. 2014;16;6(4):112-120.
7. Nunes PP, Pioche M, Albéniz E, et al. Curriculum for Endoscopic Submucosal Dissection Training in Europe: European Society of Gastrointestinal Endoscopy (ESGE) Position Statement. Endoscopy. 2019;51(10):980-992.
8. Liao WC, Leung JW, Wang H-P, et al. Coached practice using ERCP mechanical simulator improves trainees' ERCP performance: a randomized controlled trial. Endoscopy. 2013;45:799-805.
9. Faulx AL, Lightdale JR, Acosta RD, et al.; ASGE Standards of Practice Committee. Guidelines for privileging, credentialing, and proctoring to perform GI endoscopy. Gastrointestinal Endoscopy. 2017;85(2):273-281.
10. Jorgensen J, Kubiliun N, Law JK, et al. Endoscopic retrograde cholangiopancreatography (ERCP): core curriculum. Gastrointestinal Endoscopy 2016;83(2):279-289. doi: http://dx.doi.org/10.1016/j.gie.2015.11.006.
11. Jowell PS. Quantitative Assessment of Procedural Competence. A Prospective Study of Training in Endoscopic Retrograde Cholangio-pancreatography. Ann Intern Med. 1996;125:983-989.
12. Shahidi N. When trainees reach competency in performing ERCP: a systematic review. Gastrointestinal Endoscopy. 2015;81(6):1337-1342.
13. James PD, Antonova L, Martel M, Barkun A. Measures of Trainee Performance in Advanced Endoscopy: A Systematic Review. Best Practice & Research Clinical Gastroenterology. 2016. doi: 10.1016/j.bpg.2016.05.003.
14. Ekkelenkamp EV, Koch AD, Man RA, Kuipers EJ. Training and competence assessment in GI endoscopy: a systematic review. Gut. 2015;0:1-9. doi: 10.1136/gutjnl-2014-307173.
15. Wani S, Keswani RN, Petersen B, et al. Training in EUS and ERCP: standardizing methods to assess competence. Gastrointestinal Endoscopy. 2018;87(6):1371-1382.
16. Wani S, Han S, Simon V, et al. Setting minimum standards for training in EUS and ERCP: results from a prospective multicenter study evaluating learning curves and competence among advanced endoscopy trainees. Gastrointestinal Endoscopy. 2019;1-9.
17. Spota A, Laracca GG, Perretta S. Training in bariatric and metabolic endoscopy. Ther Adv Gastrointest Endosc. 2020;13:1-13.

18. Yang D, Wagh MS, Draganov PV, et al. The Status of Training in New Technologies in Advanced Endoscopy: From Defining Competence to Credentialing and Privileging. Gastrointest Endosc. 2020;92(5):1016-1025.
19. ASGE Training Committee 2011-2012. Small-bowel endoscopy core curriculum. Gastrointestinal Endoscopy. 2013;77(1):1-6.
20. Tee HP, How SH, Kaffes AJ. Learning curve for double-balloon enteroscopy: Findings from an analysis of 282 procedures. World J Gastrointest Endosc. 2012 ;4(8):368-372.
21. Adler DG, Dua KS, Dimaio CJ, et al.; ASGE Training Committee 2010-2011. Endoluminal Stent Placement Core Curriculum. Gastrointest Endosc. 2012;76(4):19-24.
22. El Zein M, Kumbhari V, Ngamruengphong S, et al. Learning Curve for Peroral Endoscopic Myotomy. Endosc Int Open. 2016;4(5):E577-E582.
23. Haruhiro I, Shiwaku H, Iwakiri K, et al. Clinical Practice Guidelines for Peroral Endoscopic Myotomy. Dig Endoscopy. 2018;30(5):563-579.
24. Goodman AJ, Melson J, Aslanian HR, et al.; ASGE Technology Committee. Endoscopic simulators. Gastrointestinal Endoscopy. 2019;90(1):1-12.

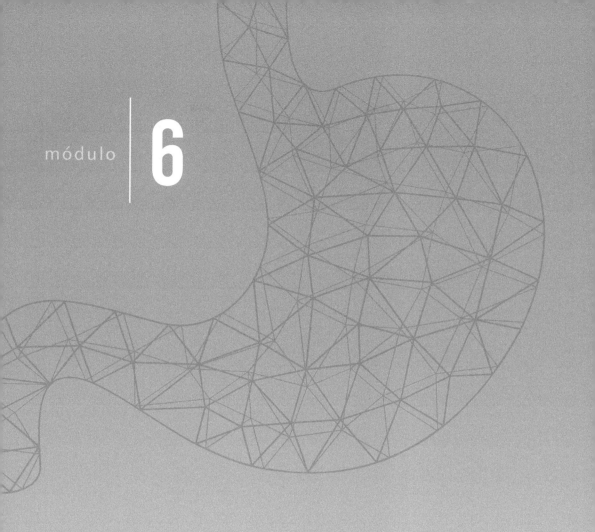

módulo 6

SEGURANÇA E QUALIDADE NO ATENDIMENTO ÀS INTERCORRÊNCIAS E PCR

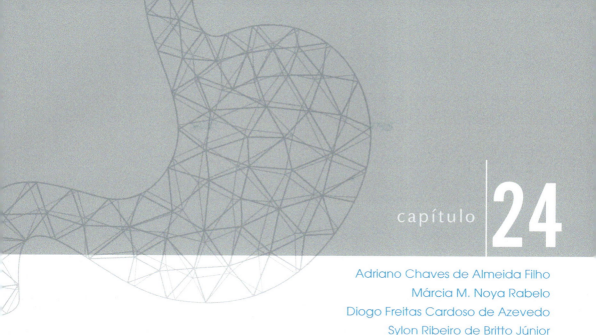

capítulo 24

Adriano Chaves de Almeida Filho
Márcia M. Noya Rabelo
Diogo Freitas Cardoso de Azevedo
Sylon Ribeiro de Britto Júnior

Protocolo de Atendimento à PCR (Suportes Básico e Avançado de Vida)

INTRODUÇÃO

A parada cardiorrespiratória (PCR), parada cardiocirculatória ou parada cardíaca pode ser definida como uma situação extrema de emergência médica, marcada pela cessação súbita da função mecânica cardíaca, com consequente colapso hemodinâmico. Pode ser reversível, quando tratada de forma rápida e efetiva, ou pode evoluir para óbito, nos casos em que não ocorre intervenção adequada e imediata[1].

O termo PCR deve ser empregado nos casos de parada cardiorrespiratória nos primeiros minutos após o colapso do paciente, enquanto ainda há possibilidade de a circulação espontânea ser restabelecida, e nos casos em que a ressuscitação cardiopulmonar (RCP) for bem-sucedida, com retorno à circulação espontânea (RCE)[2].

Em 1960, um grupo de estudiosos da ressuscitação combinou respiração boca a boca com compressões torácicas para criar a ação de salvamen-

354 Segurança e Qualidade em Endoscopia Digestiva

to que hoje chamamos de RCP. Essa ação, quando fornecida imediatamente após uma PCR súbita, pode duplicar – até mesmo triplicar – a chance de sobrevivência.

EPIDEMIOLOGIA

Em 2015, aproximadamente 350.000 adultos nos Estados Unidos apresentaram PCR não traumática extra-hospitalar (PCREH) atendida por pessoal dos serviços médicos de emergência (SME). Destes atendimentos, menos de 40% dos adultos receberam RCP iniciada por leigo e menos de 12% utilizaram um desfibrilador externo automático (DEA) aplicado antes da chegada do SME[3].

No atendimento às vítimas de PCR, o prognóstico depende diretamente do emprego de compressões torácicas de alta qualidade, do emprego precoce da desfibrilação para ritmos chocáveis e do tempo despendido até que as compressões e as desfibrilações sejam disponibilizadas[1].

A taxa de sobrevida média das vítimas de PCR é de 7,9% em ambiente pré-hospitalar[4]. No entanto, existe uma grande variabilidade das taxas de sobrevida nos diferentes centros, variando de 3 a 16,3%. A projeção para o Brasil é de aproximadamente 180.000 PCR em ambiente pré-hospitalar ao ano.

SUPORTE BÁSICO DE VIDA (SBV)

Em decorrência da curta janela temporal disponível para reversão da PCR, independente do ambiente em que ocorra, o atendimento deve ser entendido como uma sequência de intervenções aplicadas de forma integrada e contínua. Essa sequência é chamada de corrente da sobrevivência do atendimento cardiovascular de emergência.

Inicialmente, a corrente de sobrevivência era composta por três elos: reconhecimento rápido e ativação imediata do sistema médico de emergência (SME), manobras de reanimação precoce com ênfase nas compressões torácicas e desfibrilação precoce. Em seguida, mais três elos foram adicionados: suporte avançado precoce, cuidados integrados pós-parada cardiorrespiratória (pós-PCR) e recuperação, às cadeias de sobrevivência da PCR intra-hospitalar (PCRIH) (Figura 24.1) e extra-hospitalar (PCREH).

O primeiro elo consiste no reconhecimento rápido do colapso da vítima e na ativação imediata do SME, que em ambiente pré-hospitalar no Brasil é representado pelo Sistema de Atendimento Móvel de Urgência (SAMU), por meio do telefone 192. Um cuidado que é fortemente recomendado no início da abordagem do SBV é a verificação das condições de segurança em que o resgatista irá assistir ao paciente.

Em uma situação de PCR, um mnemônico pode ser utilizado para descrever os passos simplificados do atendimento em SBV: o "C-A-B-D"[5]. A letra "C" corresponde a compressões (30 compressões), "A" é a abertura das vias aéreas, "B" remete à boa ventilação (duas ventilações) e "D" à desfibrilação. Este mnemônico deve ser utilizado para o atendimento após detecção da PCR.

capítulo 24 — Protocolo de Atendimento à PCR (Suportes Básico e Avançado de Vida)

PCRIH

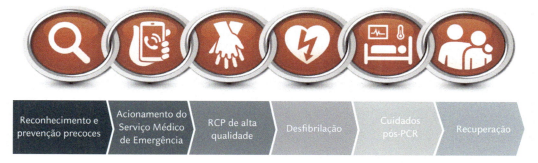

Figura 24.1 Cadeia de sobrevivência da *American Heart Association* para PCRIH para adultos.
Fonte: Karl Disques, ACLS – Advanced Cardiac Life Support. Copyright © 2021 Satori Continuum Publishing.

A avaliação do nível de consciência fornece, rapidamente, informações valiosas sobre o grau de atividade do sistema nervoso central (SNC). Quando o paciente responde ao chamado, mesmo que a resposta seja incompreensível, fica assegurada uma condição funcional mínima, afastando a possibilidade de PCR. Quando não há resposta, entende-se que a função do SNC está prejudicada, por exemplo, por hipóxia, baixo fluxo cerebral, causas metabólicas ou pela pior causa possível: a PCR.

A presença de sinais indiretos de parada circulatória, como apneia, ausência de movimentação espontânea e extremidades frias, também reforça a probabilidade de estar ocorrendo PCR. Depois de caracterizada a inconsciência, o próximo passo é realizar o chamado por ajuda. A presença de *gasping* ou respiração agônica também deve ser entendida como PCR iminente e deve ser tratada de forma semelhante.

O desencadeamento do sistema de emergência constitui passo crucial no atendimento. Além do chamado por ajuda, deve-se pedir um desfibrilador. Somente nos casos de afogamento ou obstrução de via aérea testemunhada seguida de perda de consciência, o pedido de ajuda pode ser postergado, aplicando-se o SBV por 2 minutos.

O segundo elo consiste no início rápido da RCP. Desde as diretrizes publicadas em 2000, mudanças têm sido feitas para aumentar o tempo e a qualidade das compressões torácicas.

Os leigos podem apresentar insegurança para iniciar as manobras, mesmo após treinamento. Portanto, devem ser orientados a iniciar pelo menos as compressões torácicas sem ventilações (*hands-only*) se a vítima não responde, não se move e não respira. Existem evidências de que as compressões podem ser tão efetivas quanto sua combinação com ventilações.

A palpação de pulso pode ser realizada por profissionais da área da saúde, mas não deve demorar mais que 10 segundos (Figura 24.2). Na ausência de pulso, ou nos casos em que exista dúvida, manobras de RCP, começando pelas compressões torácicas, devem ser iniciadas imediatamente.

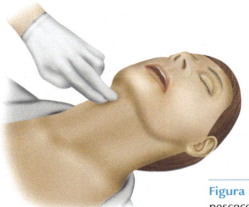

Figura 24.2 Verifique o pulso carotídeo na lateral do pescoço.

Importante ressaltar que a RCP de qualidade envolve alguns cuidados, os quais listamos abaixo:

- Compressões torácicas devem ser realizadas com 5 cm de profundidade mínima;
- Frequência mínima de 100 compressões por minuto;
- O tórax deve retornar à posição original após cada compressão, antes que uma nova compressão seja iniciada;
- As interrupções das compressões torácicas devem ser minimizadas e devem acontecer somente para intervenções como a desfibrilação;
- Alternância do resgatista que comprime o tórax a cada 2 minutos ou mais cedo, se houver fadiga,
- As manobras de RCP consistem em 30 compressões torácicas alternadas com duas ventilações assistidas, enquanto o paciente não for intubado; após intubação não existe mais a necessidade de sincronismo entre essas medidas. As compressões torácicas devem ser aplicadas em uma frequência acima de 100 compressões/minuto e abaixo de 120 compressões/minuto.

Para as ventilações assistidas, a via aérea (VA) deve ser aberta, realizando-se a elevação da mandíbula e hiperextensão da coluna cervical. É contraindicada a hiperextensão se houver suspeita de lesão cervical, realizando-se apenas tração e elevação anterior da mandíbula (Figuras 24.3 e 24.4).

As ventilações devem ser aplicadas pelo conjunto máscara-bolsa-reservatório até promover a elevação do tórax e com duração de 1 segundo.

O terceiro elo consiste na desfibrilação precoce. A presença de ritmo chocável foi o único preditor independente de sobrevida em 30 dias após a análise multivariada. Portanto, a colocação do desfibrilador externo automático (DEA) deve ser realizada assim que o aparelho estiver disponível.

O DEA possui um programa que permite reconhecer os ritmos de FV e TV, e a consequente indicação do choque. Nos casos em que o ritmo identificado não for chocável, o

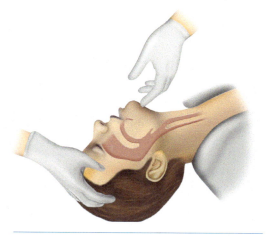

Figura 24.3 Coloque a mão na testa da pessoa e incline a cabeça para trás.

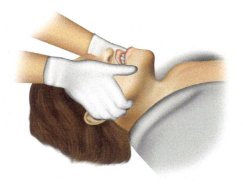

Figura 24.4 Se houver suspeita de traumatismo da coluna cervical, usar anteriorização da mandíbula, sem extensão da cabeça

choque não é indicado, cabendo ao socorrista manter a massagem cardíaca e as ventilações por cinco ciclos de 30 compressões e duas ventilações ou por 2 minutos.

Quando indicado, o choque inicial será aplicado de forma única. Após o choque, a RCP deve ser reiniciada imediatamente, sendo mantida por 2 minutos ou cinco ciclos. Caso a arritmia se mantenha, o aparelho indicará novo choque seguido de RCP por mais 2 minutos até que o ritmo seja revertido. Quando houver reversão do ritmo, o aparelho não indicará o choque e solicitará a checagem do pulso central. Se houver reversão da PCR, o paciente deve ser mantido em assistência ventilatória até retomar a ventilação de forma espontânea ou até que o suporte avançado chegue ao local. A cada 2 minutos, o pulso central deverá ser checado para confirmação da circulação espontânea.

Lembramos que os passos para a utilização do DEA são os seguintes:

- Ligar o aparelho apertando o botão *on-off* (alguns aparelhos ligam automaticamente ao abrir a tampa);
- Conectar as pás (eletrodos) ao tórax da vítima, observando o desenho contido nas próprias pás mostrando o posicionamento correto;
- Encaixar o conector das pás (eletrodos) ao aparelho. Em alguns aparelhos, o conector do cabo das pás já está conectado;
- Quando o DEA indicar "analisando o ritmo cardíaco, não toque no paciente", solicitar que todos se afastem e observar se há alguém tocando a vítima, inclusive se houver outro socorrista aplicando RCP;
- Se o choque for indicado, o DEA emitirá a frase: "choque recomendado, afaste-se do paciente". O socorrista que estiver manuseando o DEA deve solicitar que todos se afastem, observar se realmente não há ninguém (nem ele mesmo) tocando a vítima e, então, pressionar o botão indicado pelo aparelho para aplicar o choque;
- Mesmo se a vítima retomar a consciência, o aparelho não deve ser desligado e as pás não devem ser removidas ou desconectadas até que o SME assuma o caso.

Situações especiais na utilização do DEA:

- Pelos no tórax – remover o excesso de pelos somente da região onde serão posicionadas as pás, com uma lâmina que geralmente é encontrada no *kit* DEA. A alternativa é depilar a região com um esparadrapo ou com as primeiras pás para em seguida aplicar um segundo jogo de pás;
- Tórax úmido – secar por completo o tórax da vítima e se ela estiver sobre uma poça d'água não há problema, porém se essa poça também envolver o socorrista, remover a vítima para outro local o mais rapidamente possível;
- Adesivos de medicamentos/hormonais – remover o adesivo se estiver no local onde serão aplicadas as pás do DEA;
- Portador de marca-passo ou cardioversor/desfibrilador implantável – se estiver na região indicada para aplicação das pás, afastá-las pelo menos 2,5 cm ou optar por outro posicionamento das pás (p. ex., anteroposterior), pois se estiverem muito próximas podem prejudicar a análise do ritmo pelo DEA.

Concluindo, é de suma importância manter a sistematização do atendimento em SBV, conforme resumimos nos dois organogramas abaixo, a fim de sermos eficientes e efetivos na abordagem empreendida nos pacientes que se encontram em PCR (Figuras 24.5 e 24.6).

SUPORTE AVANÇADO DE VIDA (SAVC)

A PCR pode ser causada por quatro ritmos: fibrilação ventricular (FV), taquicardia ventricular sem pulso (TVSP), atividade elétrica sem pulso (AESP) e assistolia. A sobre-

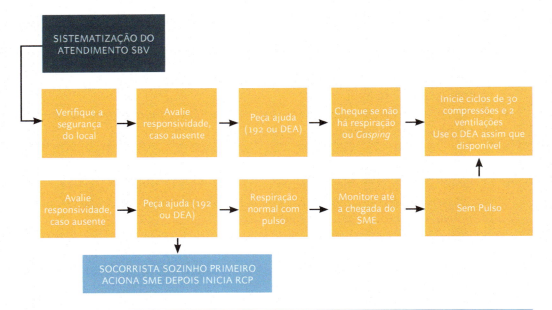

Figura 24.5 Sistematização do atendimento SBV.

capítulo 24   Protocolo de Atendimento à PCR (Suportes Básico e Avançado de Vida)   **359**

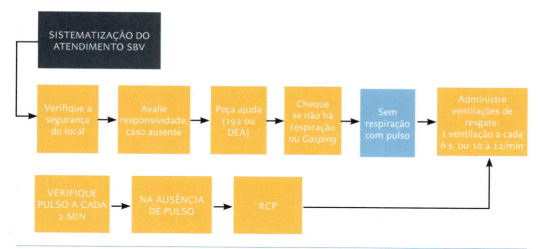

Figura 24.6 Fluxo de atendimento SBV.

vida dos pacientes depende da integração do SBV, do suporte avançado de vida em cardiologia (SAVC) e dos cuidados pós-reanimação. Para vítimas de FV/TVSP, a realização de RCP e desfibrilação precoces têm demonstrado aumento significativo da sobrevida.

O quarto elo corresponde a intervenções do SAVC, como medicações e colocação de uma via aérea avançada precocemente. Apesar de terem demonstrado aumento do retorno à circulação espontânea (RCE), não aumentaram a sobrevida hospitalar.

Existem evidências insuficientes para recomendar o momento específico e a sequência de obtenção de acesso venoso e via aérea avançada. Muitas vezes, o momento dessas intervenções depende do número de socorristas envolvidos no atendimento, porém o atraso no início da administração de vasopressores para além dos primeiros 5 minutos de PCR, bem como a demora em instalar via aérea avançada podem estar associados a pior prognóstico.

Durante a tentativa de reanimação, o socorrista deve tentar identificar a causa da PCR – diagnóstico diferencial. Deve-se obter dados, examinando o paciente ou conversando com os familiares, que permitam definir a possível causa e a estratégia terapêutica, particularmente para as causas reversíveis de PCR, acrescidos aos pontos de especial atenção em PCR que não devemos esquecer, tais como:

1. Deve-se analisar o ritmo cardíaco o mais rápido possível, para definição do melhor protocolo a ser seguido, e, nos casos indicados, desfibrilar rapidamente;
2. Só interromper a reanimação para desfibrilar;
3. Deve-se sempre procurar a causa da PCR.

A cada atendimento deve haver um profissional que assuma o papel de líder na condução do caso. Essa pessoa deve garantir que todas as tarefas sejam definidas e executadas pelos diferentes membros da equipe.

Diante do exposto, é necessário nos deteremos agora na abordagem da PCR em fibrilação ventricular ou taquicardia ventricular sem pulso. As formas mais frequentes de atividade elétrica inicial na PCR extra-hospitalar são a FV/TV sem pulso, encontradas em cerca de 80% dos casos, e são as formas de melhor prognóstico para reversão.

A FV caracteriza-se por uma atividade elétrica caótica e desorganizada do coração, incapaz de gerar contração cardíaca eficiente, daí a ausência de pulso central neste ritmo elétrico. A TV difere da FV por tratar-se de ritmo elétrico organizado caracterizado por complexos QRS alargados, idênticos entre si, com frequência elevada e sem onda P identificável (Figuras 24.7 e 24.8).

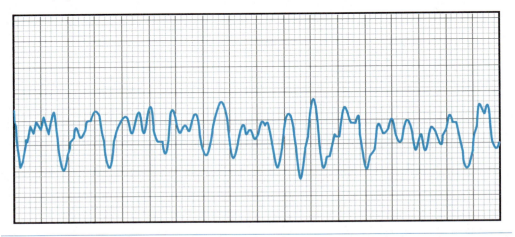

Figura 24.7 Fibrilação ventricular.
Fonte: Karl Disques, ACLS; 2021.[6]

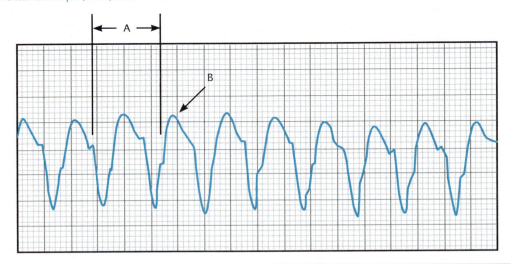

Figura 24.8 Taquicardia ventricular monomórfica.
Karl Disques, ACLS; 2021.[6]

Se um desfibrilador bifásico estiver disponível, a energia do choque deve ser entre 120 e 200 J, conforme as orientações do fabricante (classe I, nível de evidência B). Se o socorrista desconhece as orientações do fabricante, o choque deve ser administrado com a energia máxima disponível no aparelho (classe IIb, nível de evidência C). Choques subsequentes devem ser com energia equivalente ou superior (classe IIb, nível de evidência B). Se um desfibrilador monofásico estiver disponível, o choque deve ser administrado com 360 J, assim como os choques subsequentes.

Recomenda-se manter as compressões torácicas enquanto se prepara o desfibrilador para o choque (classe I, nível de evidência B). Não há evidência suficiente para recomendar atrasar o primeiro choque para realização de RCP por 1,5 a 3 minutos (classe IIb, nível de evidência B), devendo-se realizar a desfibrilação assim que possível.

Após o choque, as manobras de RCP são imediatamente retomadas, promovendo-se a aplicação de medidas de SAVC, que incluem o acesso venoso ou intraósseo, a aplicação de drogas, a abordagem invasiva da via aérea, além da monitoração cardíaca contínua do paciente.

A intubação pode ser realizada durante a RCP, evitando-se a interrupção das compressões torácicas. Caso seja necessário, as compressões podem ser interrompidas pelo menor tempo possível. Após a realização da intubação procede-se à checagem primária da via aérea por meio de ausculta epigástrica e pulmonar contínua. A utilização de capnógrafo nesse momento é indicada para confirmar o correto posicionamento da cânula traqueal, além de possibilitar a aferição da qualidade da RCP, pois valores do CO_2 ao final da expiração ($ETCO_2$) acima de 10 mmHg estão relacionados a melhor prognóstico na PCR (Figuras 24.9 e 24.10).

Sabe-se que o acesso intraósseo deve ser utilizado caso o venoso não esteja disponível. Os possíveis pontos de punção para esse acesso são a crista ilíaca anterior, cabeça do fêmur, a 2 cm abaixo da tuberosidade tibial na face anterior e no maléolo medial da tíbia.

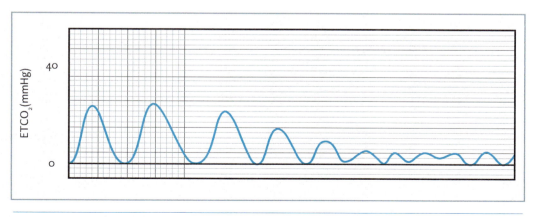

Figura 24.9 Intubação esofágica.
Fonte: Karl Disques, ACLS; 2021.[6]

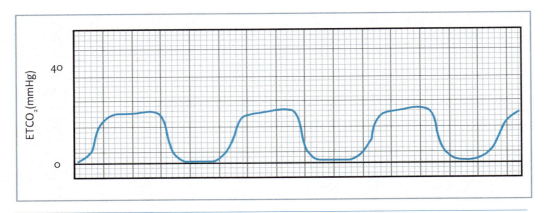

Figura 24.10 Intubação com sucesso.
Fonte: Karl Disques, ACLS; 2021.[6]

MEDICAMENTOS

Na FV/TV sem pulso são utilizadas as drogas vasopressoras e antiarrítmicas. A primeira droga a ser administrada em todos os casos de PCR é a epinefrina, na dose de 1 mg a cada 3 a 5 min por via endovenosa ou intraóssea. Na recomendação atual, visando simplificação do treinamento e em virtude da equivalência de ação, a vasopressina não é mais recomendada.

Na sequência de drogas, a amiodarona pode ser o primeiro antiarrítmico a ser utilizado na primeira dose de 300 mg, IV/IO, podendo ser aplicada a segunda dose (150 mg IV/IO) se não houver reversão da arritmia com o choque realizado após a primeira dose do antiarrítmico.

A lidocaína é um antiarrítmico alternativo de longa duração. Seu uso está indicado em caso de falta da amiodarona ou nos casos de FV/TV refratárias. A dose inicial é de 1 a 1,5 mg/kg, podendo repetir a uma dose de 0,5 a 0,75 mg/kg em intervalos de 5 a 10 min, até um máximo de 3 mg/kg. O sulfato de magnésio na dose de 1 a 2 g pode ser benéfico quando há hipomagnesemia precipitando a arritmia (Tabela 24.1).

Tabela 24.1 Antiarritimicos usados na FV/TV sem pulso.

Droga	Dose de ataque	Dose de manutenção
Amiodarona	300 mg (1ª dose) 150 mg (2ª dose)	1 mg/kg por 6 h, seguido de 0,5 mg/kg por mais 18 h
Lidocaína	1-1,5 mg/kg	2-4 mg/min
Sulfato de magnésio	1-2 g	1-2 g/h

Lidocaína a 2% 1 mg = 20 mg; Sulfato de magnésio 50% 4 mL = 2 g.
Fonte: Arquivo pessoal do autor.

Não há recomendação específica na última revisão de 2015 contra ou a favor da infusão contínua de antiarrítmicos nesses pacientes.

A PCR em atividade elétrica sem pulso ou assistolia são ritmos em que a desfibrilação não esta´ indicada. Deve-se, então, promover RCP de boa qualidade, aplicar as drogas indicadas e procurar identificar e tratar as causas reversíveis.

Durante a PCR, a identificação de qualquer atividade elétrica regular e sustentada diferente de FV/TV sem pulso define a PCR em AESP. Na maior parte das vezes, a assistolia é um evento secundário, na evolução tardia da FV, ou como via final de hipóxia prolongada, acidose ou necrose miocárdica.

A PCR em assistolia é a de pior prognóstico, consistindo na ausência de atividade elétrica no coração, cujas causas são as mesmas descritas para a PCR em AESP. Tão importante quanto o tratamento da assistolia é a sua confirmação diagnóstica, pois há situações nas quais o médico enganosamente diagnostica a assistolia como ritmo da PCR, quando o ritmo real é de FV/TV sem pulso ou AESP. Para o correto diagnóstico de assistolia, deve-se proceder o "protocolo de linha reta", que consiste em checar a conexão dos eletrodos, aumentar o ganho do monitor e, por fim, checar o ritmo em duas conexões contíguas.

Depois de se identificar a PCR em AESP ou assistolia, o tratamento imediato é a RCP, pois a desfibrilação é contraindicada nessa situação. Os passos seguintes do tratamento são os mesmos da FV/TV sem pulso, ou seja, cinco ciclos de RCP. A intubação, a obtenção de um acesso para a infusão de drogas e a pesquisa e o tratamento de possíveis causas associadas são essenciais para a reversão do quadro.

Para ritmos bradicárdicos na AESP e para assistolia, a atropina não é mais indicada por ser considerada medida fútil, assim como o marca-passo transcutâneo para assistolia. A dose de epinefrina é a mesma citada anteriormente, assim como o intervalo da aplicação.

O término dos esforços deve ser considerado com a análise de diversos fatores, como tempo de PCR até o primeiro atendimento, tempo de atendimento da PCR, prognóstico do paciente diante de sua doença de base, idade da vítima e causas associadas (Tabela 24.2).

O quinto elo, cuidados após reanimação, deve-se ao conhecimento de que, após uma PCR, pacientes que conseguem retorno à circulação espontânea (RCE) são considerados de altíssimo risco, com taxas de mortalidade hospitalar em torno de 63 a 90%[7,8].

A síndrome po´s-PCR e´ definida como um estado fisiopatológico complexo constituído pela combinação de três situações principais:

1. Lesões cerebrais pós-PCR;
2. Lesões e disfunções miocárdicas pós-PCR;
3. Resposta isquêmica/reperfusional de múltiplos órgãos.

Dentro dessa complexidade de processos, o tratamento é composto por uma miríade de atitudes, demandando o envolvimento multiprofissional na assistência ao doente, cuja condição clínica pode variar de casos com respiração espontânea até aqueles em coma arreativo, necessitando de suporte ventilatório e drogas vasoativas, independentemente da

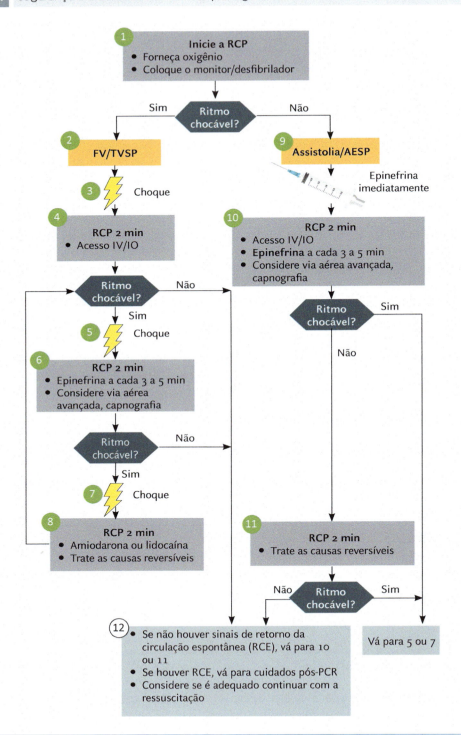

Figura 24.11 Algoritmo de PCR para adultos (*American Heart Association*). (*Continua*)

capítulo 24 Protocolo de Atendimento à PCR (Suportes Básico e Avançado de Vida) **365**

Qualidade da RCP

- Comprima com força (pelo menos 5 cm) e rápido (100 a 120/min) e aguarde o retorno total do tórax
- Minimize interrupções nas compressões
- Evite ventilação excessiva
- Alterne os responsáveis pelas compressões a cada 2 minutos ou antes, se houver cansaço
- Sem via aérea avançada, relação compressão-ventilação de 30:2
- Capnografia quantitativa com forma de onda
  - se PETCO2 estiver baixo ou caindo, reavalie a qualidade da RCP

Carga do choque para desfibrilação

- Bifásica: Recomendação do fabricante (p. ex., dose inicial de 120 a 200 J); se desconhecida, usar o máximo disponível. A segunda dose e as subsequentes devem ser equivalentes, podendo ser consideradas doses mais altas
- Monofásica: 360 J

Tratamento medicamentoso

- Dose IV/IO de epinefrina: 1 mg a cada 3 a 5 minutos
- Dose IV/IO de amiodarona:
  Primeira dose: Bolus de 300 mg
  Segunda dose: 150 mg
  ou
- Dose IV/IO de lidocaína:
  Primeira dose: 1 a 1,5 mg/kg
  Segunda dose: 0,5 a 0,75 mg/kg

Via aérea avançada

- Intubação endotraqueal ou via aérea extraglótica avançada
- Capnografia com forma de onda ou capnometria para confirmar e monitorar o posicionamento do tubo ET
- Quando houver uma via avançada, administre 1 ventilação a cada 6 segundos (10 ventilações/min) com compressões torácicas contínuas

Retorno da Circulação Espontânea (RCE)

- Pulso e pressão arterial
- Aumento abrupto prolongado na PETCO2 (tipicamente ≥ 40 mmHg)
- Ondas de pressão arterial espontânea com monitoramento intra-arterial

Causas reversíveis

- Hipovolemia
- Hipóxia
- Hidrogênio (acidemia)
- Hipo/hipercalemia
- Hipotermia
- Tensão do tórax por pneumotórax
- Tamponamento cardíaco
- Toxinas
- Trombose coronária
- Trombose pulmonar

Figura 24.11 (Cont.) Algoritmo de PCR para adultos (*American Heart Association*).
Fonte: Karl Disques, ACLS; 2021.[6]

Segurança e Qualidade em Endoscopia Digestiva

Tabela 24.2 Causas possíveis de parada cardiorrespiratória durante exames endoscópicos.

Causa	Tratamento
Hipovolemia	Volume
Hipóxia	Oxigênio (intubação)
Hipo/Hipercalemia	Cloreto de potássio Bicarbonato de sódio – 1 mEq/kg
H⁺ (acidose metabólica)	Bicarbonato de sódio – 1 mEq/kg
Hipotermia	Reaquecimento
Tamponamento cardíaco	Punção pericárdica
Tromboembolismo pulmonar	Reversão da PCR
Trombose coronariana	Reversão da PCR
Pneumotórax hipertensivo	Drenagem de tórax
Tóxicos (drogas)	Antagonista
• Opioide	• Naloxone (Narcan) – 0,4-2 mg
• Benzodiazepínicos	• Flumazenil (Lanexat) – 0,2 mg
• Antidepressivos tricíclicos	• Bicarbonato de sódio
• Betabloqueadores	• Glucagon
• Bloqueadores de canais de cálcio	• Cálcio iônico

Fonte: Luciano Cesar Pontes de Azevedo *et al.*, 2020[9].

condição clínica do doente, se o atendimento em geral é realizado no ambiente de terapia intensiva e demanda por monitoração hemodinâmica, metabólica e cerebral. A complexidade da monitoração varia de acordo com a gravidade do paciente (Tabela 24.3).

METAS DE RESSUSCITAÇÃO HEMODINÂMICA

Tabela 24.3 Metas de Ressuscitacao hemodinamica.

PAM	65-100 mmHg
PVC	8-12 mmHg
Lactato	Redução progressiva/normal
$SvcO_2$	> 70%
Hemoglobina	Indeterminado
Débito urinário	1 mL/kg/h

Fonte: Wyckoff *et al*, 2022[10].

Por fim, todos os pacientes adultos comatosos (sem resposta sensata a comandos verbais) com RCE após a PCR devem ser submetidos ao CDT (controle direcionado de temperatura), tendo como temperatura-alvo entre 32°C e 36°C, mantida constantemente durante pelo menos 24 horas. O período mínimo para avaliar o prognóstico de um desfecho neurológico ruim por meio de exame clínico em pacientes não tratados com CDT é de 72 horas após a PCR, mas esse período pode ser ainda maior após a PCR se houver suspeita de que o efeito residual da sedação ou paralisia possa confundir o exame clínico.

REFERÊNCIAS BIBLIOGRÁFICAS

1. Treinamento de Emergências Cardiovasculares Avançado. Rev Bras Ter Intensiva. 2016;28(4):427-435.
2. Nolan JP, Soar J, Smith GB, Gwinnutt C, Parrott F, Power S, et al.; National Cardiac Arrest Audit. Incidence and outcome of in-hospital cardiac arrest in the United Kingdom National Cardiac Arrest Audit. Resuscitation. 2014;85(8):987-92.
3. Merchant RM, Topjian AA, Panchal AR, et al. Part 1: executive summary: 2020 American Heart Association Guidelines for Cardiopulmonary Resuscitation and Emergency Cardiovascular Care. Circulation. 2020;142(suppl 2):In press.
4. Graham Nichol 1, Elizabeth Thomas, Clifton W Callaway, Jerris Hedges, Judy L Powell, Tom P Aufderheide, Tom Rea, Robert Lowe, Todd Brown, John Dreyer, Dan Davis, Ahamed Idris, Ian Stiell, Regional variation in out-of-hospital cardiac arrest incidence and outcome. JAMA 2008 Sep 24;300(12):1423-31.doi: 10.1001/jama.300.12.1423.
5. 2015 Internacional Consensus on Cardiopulmonary Ressuscitation and Emergency Cardiovascular Care Science with Treatment Recommendation. Circulation. 2015;132(16 supply1).
6. Karl Disques, ACLS – Advanced Cardiac Life Support. Copyright © 2021 Satori Continuum Publishing.
7. Stiell IG, Wells GA, Field B, et al. Advanced cardiac life support in out-of-hospital cardiac arrest. N Engl J Med. 2004;351:647-656.
8. Braz LG, Braz JRC, Módulo NSP, et al. Incidência de parada cardíaca durante anestesia, em hospital universitário de atendimento terciário. Estudo prospectivo entre 1996 e 2002. Rev Bras Anestesiol. 2004;54(6):755-768.
9. Luciano Cesar Pontes de Azevedo et al, Medicina Intensiva: abordagem pratica/ 4 ed. rev. e atual. Manole, 2020.
10. Wyckoff et al , 2022 International Consensus on Cardiopulmonary Resuscitation and Emergency Cardiovascular Care Science With Treatment Recommendations: Summary From the Basic Life Support; Advanced Life Support; Pediatric Life Support; Neonatal Life Support; Education, Implementation, and Teams; and First Aid Task Forces. Circulation. 2022;146:00–00. DOI: 10.1161/CIR.0000000000001095
11. Braggion-Santos MF, Volpe GJ, Pazin-Filho A, Maciel BC, Marin-Neto JA, Schmidt A. Morte Súbita Cardíaca no Brasil: Análise dos Casos de Ribeirão Preto (2006-2010).

12. Chan RPC, Auler Jr JOC. Estudo restrospectivo da incidência de óbitos anestésico-cirúrgicos nas primeiras 24 horas. Revisão de 82.641 anestesias. Rev Bras Anestesiol. 2002;52:719-727.
13. Pedersen T. Complications and death following anesthesia. A prospective study with special reference to the influence of patient-anesthesia and surgery-related risk factors. Dan Med Bull. 1994;41:319-331.
14. Timerman S, Gonzalez MMC, Ramires JAF, et al. Rumo ao consenso internacional de ressuscitação cardiopulmonar e cuidados cardiovasculares de emergência 2010 da Aliança Internacional dos Comitês de Ressuscitação. Rev Bras Clin Med. 2010;8(3):228-37.

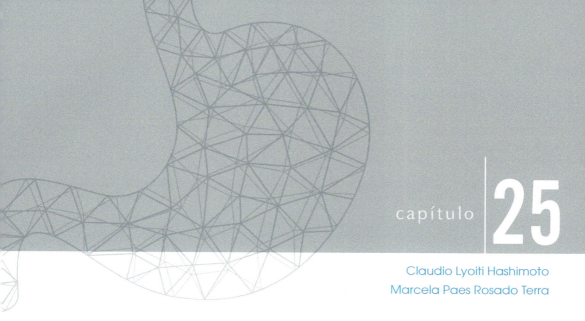

capítulo 25

Claudio Lyoiti Hashimoto
Marcela Paes Rosado Terra

Suporte Avançado de Vida em Endoscopia (save-eN): Alterações Respiratórias e Anafilaxia

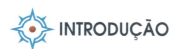 **INTRODUÇÃO**

Procedimentos endoscópicos sob sedação, inclusive com procedimentos avançados e intervencionistas, são considerados seguros e apresentam baixas taxas de morbimortalidade[1].

A sedação é ato médico, realizado por profissionais médicos e de odontologia, que altera o nível de consciência por meio de medicamentos para realização de procedimentos com maior tolerância e conforto. Sabe-se que o nível varia continuamente entre estados mais superficiais e profundos de depressão da consciência, e as respostas às medicações são individuais. Os médicos endoscopistas devem estar preparados para manejar pacientes com níveis mais profundos e indesejados de sedação, com conhecimentos sobre manejo da via aérea, ventilação, farmacologia e treinamento em ressuscitação cardiopulmonar.

As complicações cardiopulmonares somam quase 50% de todas as complicações associadas à endoscopia digestiva e incluem broncoaspiração, sedação excessiva, hipoventilação/depressão respiratória, hipotensão e hipertensão arterial, arritmias cardíacas, reflexo vasovagal e obstrução das vias aéreas. A hipoxemia secundária ao uso de sedativos é considerada o principal fator causal para eventos adversos cardiopulmonares (EAC)[2].

Os principais fatores de risco para hipoxemia incluem: SpO_2 < 95%, múltiplas comorbidades (ASA $\geq$ 3), procedimentos prolongados, situações de emergência e dificuldade para ventilação por ambu[3].

Este capítulo aborda as alterações respiratórias relacionadas à sedação e à anafilaxia. A parada cardiorrespiratória (PCR) e as complicações relacionadas ao exame e procedimentos endoscópicos serão abordadas em outros capítulos.

PREVENÇÃO DOS EVENTOS ADVERSOS

Importante enfatizar que as medidas preventivas para os EAC começam na análise do pedido do exame e anamnese. Deve-se avaliar: comorbidades (questionar ativamente sobre arritmias, cardiopatias, asma, convulsões e principalmente ronco/apneia do sono), medicações em uso, alergias, eventos adversos em exames endoscópicos prévios, jejum e a classificação ASA[3].

O exame físico deve ser direcionado, com aferição de sinais vitais (SpO_2 basal, frequência cardíaca, pressão arterial), peso e altura (IMC) e a avaliação da anatomia da via aérea: distância interincisivos, classificação de Mallampati, distância tireomentoniana[3].

Esta triagem inicial é importante para a escolha do local de realização (ambulatorial ou internado), momento ideal (eletivo ou urgência) e o tipo de sedação para realizar o exame (assistência anestésica ou sedação pelo endoscopista). Para pacientes portadores de comorbidades com sequelas (ASA $\geq$ III) e/ou exames terapêuticos complexos ou prolongados recomenda-se atendimento em nível hospitalar e sob assistência anestésica. Para pacientes hígidos (ASA I) ou com comorbidades compensadas e sem sequelas (ASA II) submetidos a exames endoscópicos rotineiros, de baixa complexidade, podem ser realizados em nível ambulatorial e sedados com segurança pelo médico endoscopista[3].

Pacientes clinicamente instáveis (ASA $\geq$ 3) e em situações de emergência devem ser compensados clinicamente antes do exame. Por exemplo, intubação nos casos de hematêmeses volumosas para proteção de vias aéreas e/ou transfusão sanguínea, e ressuscitação volêmica para estabilização hemodinâmica prévia. Nestes casos a sedação deve ser assistida por médico anestesiologista ou intensivista[4].

A realização da sedação em endoscopia deve ser sempre cautelosa, considerando-se que não existem regimes de dosagens preestabelecidos e que a titulação deve ser feita caso a caso. A associação de medicações sedativas, analgésicas e hipnóticas tem efeitos sinérgicos e nenhuma tem início de ação imediato. Recomenda-se conhecer a farmacocinética e aguardar o início de ação das drogas antes de acrescentar doses em intervalos de tempo muito curtos, que aumentam o risco de aprofundar o nível de sedação além do desejado[5,6].

A monitoração é mandatória durante o exame endoscópico sob sedação, pois permite a detectar precocemente alterações nos sinais vitais. A oximetria de pulso e a pressão arterial não invasiva são recomendadas. Aqui, vale lembrar que a oximetria não reflete a ventilação do paciente e que longos períodos de hipopneia/apneia podem ocorrer antes que haja queda na SpO_2, principalmente em pacientes recebendo suplementação de oxigênio. Recomenda-se, portanto, avaliar continuamente a monitoração e a responsividade, coloração e o padrão ventilatório do paciente, a fim de antecipar intervenções e prevenir desfechos desfavoráveis[3].

A monitoração eletrocardiográfica por cardioscopia deve ser feita em pacientes submetidos à sedação mais profunda e nos pacientes cardiopatas, idosos, pneumopatas, com arritmias e em exames prolongados sob sedação moderada[3].

A administração de oxigênio deve ser rotineira nos exames com sedação moderada e profunda, pois reduz episódios de hipoxemia[3].

ALTERAÇÕES RESPIRATÓRIAS

Avaliação Inicial

Diante de um paciente inconsciente deve-se aplicar o Suporte Básico de Vida (SBV), cujo foco é a ressuscitação cardiopulmonar e desfibrilação precoce. Esta abordagem sistemática não requer equipamentos ou procedimentos avançados. Inicia-se pela avaliação da responsividade (verificar se o paciente está consciente ou não) por estímulos verbais e táteis. Deve-se tocar no ombro do paciente e perguntar: "Senhor/Senhora, você pode me ouvir?" "Você está bem?"[7].

Os pacientes sob sedação consciente são capazes de responder a estímulos verbais isolados ou acompanhados de estímulo tátil e, durante o exame, o paciente é capaz de realizar algum movimento, gesto ou emitir algum som como forma de resposta. Pacientes sob sedação mais profunda respondem somente a estímulos verbais e táteis mais vigorosos e/ou a estímulos dolorosos. O reflexo de retirada a estímulos dolorosos intensos não é considerado uma resposta voluntária[6].

Durante o exame, caso o paciente não responda (sedação mais profunda que o desejado) ou ocorra um alerta da monitoração (p. ex., hipoxemia, arritmia, hipotensão arterial), o próximo passo é *solicitar ajuda* (desfibrilador/carrinho de parada) e *suspender* o exame. Dentro do ambiente hospitalar, solicite ajuda de outros profissionais no setor e acione o código azul ou a equipe de emergência. Se estiver em ambiente ambulatorial, entre em contato com a equipe de emergência local ou o serviço de retaguarda[7].

Após pedir ajuda verifique, simultaneamente, o pulso carotídeo e a respiração (olhando a elevação do tórax) por 5 a 10 segundos, lembrando que *gasping* ou respiração agônica não é uma respiração adequada e deve ser considerada um sinal de PCR. Caso o paciente não esteja respirando e o pulso carotídeo seja palpável, trata-se de uma *parada respiratória* e deve-se iniciar ventilações, como será abordado na sequência. Se o pulso não estiver presente, estaremos diante de uma *parada cardiorrespiratória*, e deve-se iniciar imediatamente as compressões torácicas. Se tiver dúvida quanto à palpação do pulso, não perca tempo tentando palpá-lo: inicie imediatamente as compressões torácicas[7] (Tabela 25.1).

Tabela 25.1 – A avaliação de suporte básico de vida.	
Verifique resposta	Responsividade verbal e tátil: Toque no ombro e pergunte em voz alta: **"Você está bem?"**
Solicite ajuda nas proximidades/ acione o serviço médico de emergência (código azul) e busque um DEA/desfibrilador	**Solicite ajuda** a alguém próximo
	Acione o serviço médico de emergência
	Busque o **DEA** ou encarregue alguém de acionar o serviço médico de emergência e buscar um DEA ou desfibrilador
	Em ambiente externo: ligar 192/193
Verifique respiração e pulso	Confirme se **há respiração** ou se a respiração está anormal (*gasping*) – olhar ou examinar se o tórax se movimenta e o **pulso carotídeo** (simultaneamente), por **5 a 10 segundos**
	Se não houver pulso ou tiver dúvidas quanto à presença do pulso, **inicie RCP** com **compressões torácicas** (30:2)
	Se houver pulso, inicie **ventilação** de resgate (1 a cada 5-6 segundos). Verifique o pulso a cada 2 minutos
Desfibrilação	**Se não sentir pulso**, verifique se há ritmo chocável com um DEA/desfibrilador
	Aplique o choque conforme indicado
	Retome a RCP logo após os choques, começando pelas compressões

Fonte: Advanced Cardiovascular Life Support (ACLS): 2015-2020[7].

OBSTRUÇÃO DAS VIAS AÉREAS SUPERIORES

A obstrução das vias aéreas é uma situação grave que causa hipoxemia e pode evoluir para edema pulmonar agudo. As principais causas de obstrução durante a endoscopia são rebaixamento do nível de consciência e relaxamento da musculatura laringofaríngea, com queda posterior da base da língua causada pelos sedativos, e/ou presença de corpo estranho na orofaringe (p. ex.: próteses dentárias, secreções). A suspeita baseia-se na queda da SpO_2 e, em alguns casos, na presença de estridor laríngeo e respiração abdominal paradoxal[7,8].

A prioridade nesta situação é abrir e retificar as vias aéreas. A cabeça deve ser inclinada para trás enquanto o queixo é levantado (*chin lift maneuver*) e/ou a mandíbula tracionada anteriormente (*jaw thrust maneuver*) (Figura 25.1). A oro e a hipofaringe devem ser examinadas quanto à presença de corpos estranhos[7].

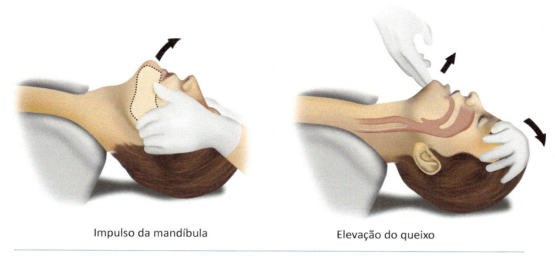

Impulso da mandíbula   Elevação do queixo

Figura 25.1 Manobras para abertura e retificação das vias aéreas.

Em pacientes inconscientes pode-se introduzir uma cânula orofaríngea (Guedel) para desobstruir e manter a permeabilidade das vias aéreas (Figura 25.2). As secreções na orofaringe devem ser aspiradas com um cateter de aspiração, sob monitoração de frequência cardíaca e SpO_2. Em caso de bradicardia ou hipoxemia, deve-se interromper a aspiração e aguardar melhora da condição clínica para nova tentativa de aspiração. Lembrar sempre de aumentar a oferta de oxigênio[7].

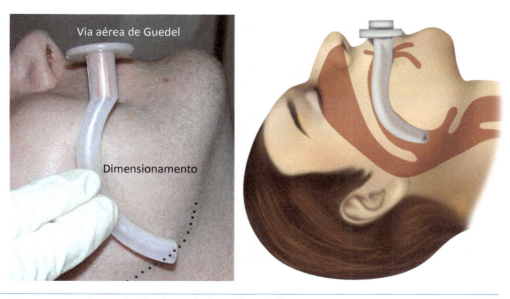

Figura 25.2 Introdução da cânula orofaríngea (Guedel).

Após a abertura e limpeza das vias aéreas deve-se direcionar a atenção para a ventilação. No paciente sob sedação leve ou moderada, solicite que inspire (respire) profundamente. Em nível mais profundo de sedação ou nos pacientes não responsivos, observe a elevação do tórax. Se houver dificuldade em visualizar os movimentos respiratórios, coloque a mão sobre o abdome e/ou ausculte o tórax do paciente[8].

Laringoespasmo

Quando as condutas acima descritas falharem em restabelecer uma ventilação adequada, considerar outras causas de obstrução das vias aéreas, entre elas o laringoespasmo[8].

O laringoespasmo é um reflexo de fechamento glótico desencadeado por irritação laríngea, com estímulo prolongado da atividade motora da musculatura intrínseca da laringe. Pacientes asmáticos, tabagistas e crianças com infecção de vias aéreas superiores recente (hiper-reatividade das vias aéreas) são considerados de risco para esta complicação[8].

O tratamento da obstrução por laringoespasmo consiste em aprofundar a sedação, aspirar as secreções e ventilar com máscara sob pressão positiva com oxigênio a 100%. A manobra de Larson (compressão digital bilateral em região retroauricular, na interseção entre o côndilo posterior da região mandibular e o processo mastoide), associada ao deslocamento anterior da mandíbula, pode ser útil em alguns casos (Figura 25.3). Caso não ocorra alívio do laringoespasmo com as manobras descritas, pode-se utilizar bloqueadores neuromusculares[8,9].

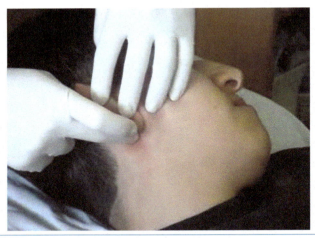

Figura 25.3 Manobra de Larson: compressão digital bilateral em região retroauricular, na intersecção entre o côndilo posterior da região mandibular e o processo mastoide.

Broncoespasmo

O broncoespasmo é a obstrução das vias aéreas inferiores devida à contração da musculatura lisa brônquica causada por hiper-reatividade brônquica, típica dos asmáticos ou resultado de uma reação anafilática. O paciente apresenta dispneia, sibilos e hipoxemia[8].

O tratamento consiste em suplementar oxigênio a fim de aumentar a $SpO_2 > 92\%$ e administrar β_2-agonista por via inalatória, que pode ser repetido com intervalos de 10 a 30 minutos na primeira hora. O brometo de ipratrópio pode ser administrado em conjunto com o β_2-agonista. O sulfato de magnésio pode ser usado nas crises muito graves, sem resposta às medidas iniciais. Corticoides endovenosos podem ser usados precocemente e a aminofilina é considerada como tratamento adjuvante[10] (Tabela 25.2).

Tabela 25.2 Medicações utilizadas para tratamento de broncoespasmo.

Drogas para broncoespasmo em adultos	Dose recomendada
Salbutamol ou fenoterol (solução para nebulização – 5 mg/mL)	2,5 mg a 5 mg a cada 20 minutos por 3 doses. Diluir em 3-4 mL de SF a 0,9%
Salbutamol *spray* 100 mcg/jato Fenoterol *spray* 100 mcg/jato	4 a 8 jatos a cada 20 minutos por 3 doses
Brometo de ipratrópio (0,25 mg/mL)	0,5 mg a cada 20 minutos por 3 doses associado aos β_2-agonistas
Hidrocortisona	2 a 4 mg/kg de 4/4 h
Sulfato de magnésio 50%	2 g (4 mL). Diluir em 50 mL de soro fisiológico Infusão lenta (superior a 20 min) Pode repetir em 20 min
Aminofilina	*Bolus*: 5 a 6 mg/kg

Fonte: IV Diretrizes Brasileiras para o Manejo da Asma. J bras pneumol [Internet][10].

Broncoaspiração

A sedação nos exames endoscópicos compromete os reflexos de proteção das vias aéreas, com consequente aumento do risco de broncoaspiração. Para diminuir os riscos desta complicação, os pacientes devem seguir as recomendações sobre o jejum. Atenção especial deve ser dada a pacientes com comorbidades que retardem o esvaziamento gástrico (p. ex.: acalasia, gastroparesia, diabetes), individualizando o tempo de jejum conforme a condição[3].

A morbimortalidade depende do volume, natureza, acidez e da distribuição do material aspirado. Maior mortalidade está associada com aspiração de grandes volumes de conteúdos ácidos (pH < 2,5)[11].

O diagnóstico baseia-se na visualização de vômito/regurgitação na orofaringe. A aspiração pode ocasionar colapso circulatório e depressão respiratória imediata ou ser mais sutil, com manifestações ocorrendo após 6 a 8 h. A aspiração de sólidos caracteriza-se por sinais de obstrução da via aérea, enquanto a de líquidos manifesta-se por cianose, taquicardia, hipoxemia e taquipneia associada a broncoespasmo ou depressão respiratória[11].

A colonoscopia envolve a insuflação de ar, distensão do cólon, manobras de compressão abdominal e mudanças de decúbito que podem aumentar o risco de aspiração. Na presença de sinais prodrômicos, como tosse e mudança do padrão respiratório (dispneia), diminua a insuflação colônica, reduza a administração dos sedativos e mude o posicionamento do paciente (retornar para decúbito lateral esquerdo). A posição considerada protetora é variável na literatura, sendo que alguns advogam a posição sentada, outros o decúbito lateral esquerdo e outros, a posição inclinada de Trendelenburg[12].

Nos casos de vômito e broncoaspiração deve-se aspirar a orofaringe com sonda, mas evitar sucção muito profunda para não desencadear novos reflexos de náuseas e vômitos[6]. Deve-se manter o paciente em posição de Trendelenburg ou em decúbito lateral esquerdo, além de aumentar o aporte de oxigênio nasal ou, caso esteja em níveis profundos de sedação, deve-se considerar a intubação orotraqueal[12,13].

Depressão Respiratória

O manejo da depressão respiratória ou hipoventilação durante o exame inicia-se com o suporte de via aérea já mencionado acima (retificação/abertura das vias aéreas, retirada de corpos estranhos, aspiração de secreção) e aumento da oferta de oxigênio, inicialmente com incremento do fluxo por cateter nasal. Se as medidas iniciais não forem suficientes, deve-se suspender o exame, retirar o aparelho e iniciar ventilação com bolsa-válvula-máscara e O_2 a 100%[13].

A administração de antagonistas dos sedativos deve ser considerada neste momento, inicialmente com reversão do fentanil com naloxone, devido ao maior efeito depressor dos opioides. Na sequência, se não observar melhora, administrar flumazenil, antagonista dos benzodiazepínicos[13] (Tabela 25.3). Lembrar que os reversores têm meia-vida inferior à dos sedativos e podem resultar em ressedação, portanto, pacientes que receberem reversores devem permanecer em observação no setor por pelo menos 2 horas[3] (Tabela 25.3).

Tabela 25.3 – Medicações antagonistas de sedativos e analgésicos.	
Apresentação antagonistas dos opioides e benzodiazepínicos	**Dose**
Naloxone 0,4 mg/mL (ampola 1 mL)	1 a 2 mcg/kg: 0,2 mg de 2/2 min (máximo 2 mg)
Flumazenil 0,1 mg/mL (ampola 5 mL)	0,2 a 0,4 mg, de 2/2 min (máximo 1 mg) Administração lenta (30 segundos)

Fonte: Arquivo pessoal do autor.

Parada Respiratória

O paciente que não responde, não respira ou apresenta respiração agônica (*gasping*), mas possui pulso carotídeo, está em parada respiratória. O tratamento consiste em abrir as vias aéreas e avaliar a presença de corpos estranhos na orofaringe. Para manter a patência das vias aéreas pode-se utilizar dispositivos como cânulas oro e nasofaríngeas.

Faça uma ventilação com dispositivo bolsa-válvula-máscara ou dispositivo de via aérea avançada, com O_2 a 100% a cada 5 a 6 segundos (10 a 12 ventilações por minuto), verificando se há elevação visível do tórax.

A cada 2 minutos verifique o pulso central por 5 a 10 segundos. Se o pulso estiver presente, reinicie as ventilações, mas se o pulso estiver ausente, inicie 30 compressões torácicas intercalando com duas ventilações de 1 segundo, caso a via aérea ainda não seja a definitiva. Caso o paciente já esteja intubado, as ventilações são assincrônicas e as compressões torácicas não devem ser interrompidas[7].

Importante lembrar que não se deve hiperventilar o paciente, pois aumenta a pressão intratorácica, diminui retorno venoso e reduz débito cardíaco, além de causar distensão gástrica e predispor à broncoaspiração[7].

Nesta situação, utilize os antagonistas para reversão dos efeitos dos sedativos.

Anafilaxia

Define-se anafilaxia como uma reação de hipersensibilidade imediata sistêmica, aguda e potencialmente fatal, imunomediada por IgE, dependente de sensibilização prévia, com liberação de mediadores inflamatórios (histamina, proteases, heparina e citocinas pró-inflamatórias) por mastócitos e basófilos, envolvendo geralmente os sistemas cardiovascular, gastrointestinal, respiratório e a pele[14].

As reações anafilactoides produzem o mesmo quadro clínico da anafilaxia, mas não são mediadas por IgE, ocorrem por ativação e desgranulação direta dos mastócitos e basófilos (histamina) por estímulo direto[14].

No contexto da endoscopia os agentes mais utilizados para sedação e analgesia raramente desencadeiam anafilaxia. Vários opioides são liberadores de histamina (morfina e codeína) e a maioria das reações são consideradas "pseudoalérgicas", sem histórico de exposição prévia ou dose-dependentes, manifestando-se por rubor, prurido (mais comum) e urticária. Raramente evoluem para formas graves com broncoespasmo ou hipotensão[15].

Algumas alergias alimentares podem manifestar-se com resposta alérgica cruzada a certas drogas anestésicas. O propofol é comercializado em uma emulsão contendo óleo de soja refinado (proteínas alergênicas removidas), lecitina de ovos e glicerol. Evidências mais recentes sugerem que pacientes alérgicos a ovo, soja e amendoim (reação cruzada com a soja) podem receber propofol. O fator de risco mais importante para reação anafilática é o histórico de reação perioperatória prévia, e não o histórico de alergia alimentar[16].

As reações de hipersensibilidade imediata são classificadas, de acordo com a gravidade, na escala de Ring e Messmer (Tabela 25.4). A escala não é uma sequência cronológica,

Segurança e Qualidade em Endoscopia Digestiva

podendo o colapso vascular ser o primeiro sinal. Reações graus I e II são geralmente de origem não alérgica e não conferem risco à vida[16]. O sinal cardinal do grau III é o colapso cardiovascular. O padrão de reação mais comum é o colapso cardiovascular associado a taquicardia e alterações mucocutâneas (eritema e/ou urticária extensa, angioedema palpebral e/ou labial). A presença de eritema generalizado e/ou urticária extensa indica vasodilatação cutânea, desde que a perfusão periférica seja mantida durante o estágio inicial da anafilaxia. Taquicardia pode evoluir para arritmias e/ou bradicardia paradoxal (na tentativa de permitir o enchimento ventricular diastólico apesar da hipovolemia intensa)[18]. A parada cardiorrespiratória pode ocorrer no ritmo de AESP secundário à hipovolemia intensa (Tabela 25.4).

Tabela 25.4 – Escala de Ring e Messmer[17].

Grau	Sinais clínicos
I	Sinais mucocutâneos: eritema generalizado, urticária extensa com ou sem angioedema
II	Sinais multiviscerais moderados: sinais mucocutâneos, hipotensão moderada, taquicardia com ou sem broncoespasmo, com ou sem sintomas gastrointestinais
III	Sinais mono ou multiviscerais com risco de vida: hipotensão com risco de vida, taquicardia ou bradicardia com ou sem arritmias, sinais mucocutâneos, broncoespasmo severo ou sintomas gastrointestinais. Atenção: As alterações cutâneas (eritema e urticária) indicam vasodilatação cutânea, desde que a perfusão periférica esteja mantida (nos estágios iniciais da anafilaxia). No contexto do colapso cardiovascular, estas alterações podem estar ausentes e só aparecer após a estabilização hemodinâmica
IV	Parada cardiorrespiratória

O manejo da anafilaxia, assim como qualquer urgência/emergência, requer verificação da responsividade, solicitação de ajuda, avaliação do pulso e respiração. Execute a avaliação primária do SBV com a abertura das vias aéreas e, se ventilação adequada, faça suplementação com oxigênio a 100% (espontânea ou com pressão positiva, em casos de apneia/hipopneia). Se possível, descontinuar a droga suspeita e posicionar o paciente em Trendelenburg[18]. A perda de volume para o terceiro espaço é significativa, podendo chegar a mais de 35% da volemia em 10 a 15 minutos do início do quadro. Deve-se iniciar rapidamente reposição volêmica agressiva com cristaloides ou coloides[18].

A adrenalina é a medicação de primeira linha para tratar o choque na anafilaxia grau III. Não existe contraindicação, mas use com cautela devido aos efeitos colaterais (arritmias, edema pulmonar e isquemia miocárdica). A dose inicial varia de 50 mcg (0,5 mL solução 1:10.000) a 200 mcg EV, podendo ser repetida a cada 1 a 2 minutos ou em infusão contínua. Se o colapso cardiovascular estiver associado ao broncoespasmo, o efeito β_2 da adrenalina é geralmente eficaz no alívio da broncoconstrição; caso este persista,

β_2-agonistas inalatórios e corticoides EV podem ser usados. Nos casos de PCR deve-se seguir as recomendações do ACLS (adrenalina 1 mg a cada 3 a 5 minutos)[7,18].

Não há evidências para o uso dos bloqueadores H1 e H2 na anafilaxia. Os anti-histamínicos são úteis para o tratamento sintomático de urticária, angioedema e prurido em pacientes conscientes. Os receptores H1 são mediadores da maior parte dos eventos adversos da histamina; a difenidramina (antagonista H1) pode ser administrada na dose de 25-50 mg EV e a prometazina, na dose de 25-50 mg IM[18].

REFERÊNCIAS BIBLIOGRÁFICAS

1. Cohen LB, DeLegge MH, Aisenberg J, Brill JV, Inadomi JM, Kochman ML, et al. AGA Institute Review of Endoscopic Sedation. Gastroenterology. 2007;133(2):675-701.
2. Ristikankare M, Julkunen R, Heikkinen M, Mattila M, Laitinen T, Wang SX, et al. Sedation, topical pharyngeal anesthesia and cardiorespiratory safety during gastroscopy. J Clin Gastroenterol. 2006;40(10):899-905. doi: 10.1097/01.mcg.0000225579.65761.b1. PMID: 17063108.
3. Early DS, Lightdale JR, Vargo JJ 2nd, Acosta RD, Chandrasekhara V, Chathadi KV, et al.; ASGE Standards of Practice Committee. Guidelines for sedation and anesthesia in GI endoscopy. Gastrointest Endosc. 2018;87(2):327-337. doi: 10.1016/j.gie.2017.07.018. Epub 2018 Jan 3. PMID: 29306520.
4. Stanley AJ, Laine L. Management of acute upper gastrointestinal bleeding. BMJ. 2019;364:l536. doi: 10.1136/bmj.l536. PMID: 30910853.
5 Multisociety Sedation Curriculum for Gastrointestinal Endoscopy. Hepatology. 2012;56(1):E1-25. doi: 10.1002/hep.25822. Epub 2012 May 22. PMID: 22618807.
6. Karan SB, Bailey PL. Update and review of moderate and deep sedation. Gastrointest Endosc Clin N Am. 2004;14(2):289-312. doi: 10.1016/j.giec.2004.01.009. PMID: 15121144.
7. Advanced Cardiovascular Life Support (ACLS): 2015-2020 American Heart Association Guidelines for Cardiopulmonary Resuscitation and Emergency Cardiovascular Care.
8. Becker DE, Haas DA. Management of complications during moderate and deep sedation: respiratory and cardiovascular considerations. Anesth Prog. 2007;54(2):59-68;quiz 69. doi: 10.2344/0003-3006(2007)54[59:MOCDMA]2.0.CO;2. PMID: 17579505; PMCID: PMC1893095.
9. Landsman IS. Mechanisms and treatment of laryngospasm. Int Anesthesiol Clin. 1997;35(3):67-73. doi: 10.1097/00004311-199703530-00008. PMID: 9361977.
10. IV Diretrizes Brasileiras para o Manejo da Asma. J bras pneumol [Internet]. 200632(Suppl 7):S447-S474. [cited 2021 Mar 24]. doi: http://dx.doi.org/10.1590/S1806-37132006001100002. Disponível em: http://www.scielo.br/scielo.php?script=sci_arttext&pid=S1806-37132006001100002&lng=en. Acesso em: 21-Nov-2022.
11. McCormick PW. Immediate care after aspiration of vomit. Anaesthesia. 1975;30(5):658-65. doi: 10.1111/j.1365-2044.1975.tb00928.x. PMID: 1190403.
12. Parker JD. Pulmonary aspiration during procedural sedation for colonoscopy resulting from positional change managed without oral endotracheal intubation. JA Clin Rep. 2020;6(1):53. doi: 10.1186/s40981-020-00360-5. PMID: 32666416; PMCID: PMC7360006.

13. Becker DE, Haas DA. Recognition and management of complications during moderate and deep sedation part 1: respiratory considerations. Anesth Prog. 2011;58(2):82-92. doi: 10.2344/0003-3006-58.2.82. PMID: 21679044; PMCID: PMC3198131.
14. Harper NJN, Dixon T, Dugué P, Edgar DM, Fay A, Gooi HC, et al. Guidelines suspected anaphylactic reactions associated with anaesthesia. Anaesthesia. 2009;64(2):199-211.
15. Kalangara J, Potru S, Kuruvilla M. Clinical Manifestations and Diagnostic Evaluation of Opioid Allergy Labels – A Review. J Pain Palliat Care Pharmacother. 2019;33(3-4):131-140. doi: 10.1080/15360288.2019.1666955. Epub 2019 Oct 22. PMID: 31638447.
16. Anderson BJ, Sinclair J. Food, fads, allergies and anaphylaxis with propofol. Anaesthesia. 2019;74(10):1223-1226. doi: 10.1111/anae.14749. Epub 2019 Jun 28. PMID: 31254287.
17. Dewachter P, Savic L. Perioperative anaphylaxis: pathophysiology, clinical presentation and management. BJA Educ. 2019;19(10):313-320. doi: 10.1016/j.bjae.2019.06.002. Epub 2019 Aug 29. PMID: 33456852; PMCID: PMC7807982.
18. Dewachter P, Mouton-Faivre C, Hepner DL. Perioperative anaphylaxis: what should be known? Curr Allergy Asthma Rep. 2015;15(5):21. doi: 10.1007/s11882-015-0522-4. PMID: 26139330.

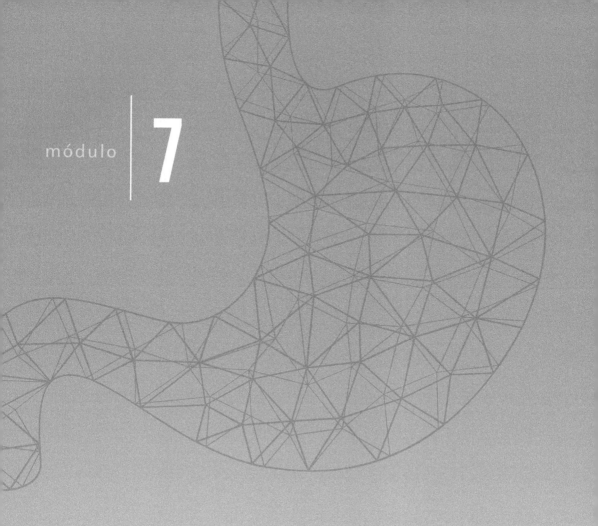

módulo 7

SEGURANÇA DO ENDOSCOPISTA

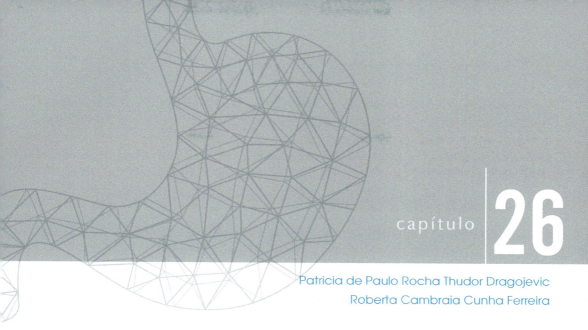

capítulo 26

Patricia de Paulo Rocha Thudor Dragojevic
Roberta Cambraia Cunha Ferreira

Ergonomia e Prevenção das Lesões Osteomusculares

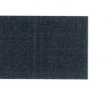 **INTRODUÇÃO**

A alta prevalência de lesões musculoesqueléticas entre os médicos endoscopistas é notória. As lesões e dores nos polegares, em mãos, punhos, ombro, pescoço e costas são as mais comumente relatadas. Não surpreendentemente, os riscos parecem estar relacionados principalmente a fatores como tempo de profissão, volume e tempo prolongado do procedimento em que o profissional precisa se manter em pé com posturas inadequadas, manipulação do aparelho (principalmente colonoscópio e duodenoscópio), *design* não ergonômico dos aparelhos endoscópicos e execução de força e torque com a mão direita[1,2].

Todos esses fatores colocam o médico endoscopista em situação de risco ocupacional, especialmente de natureza ergonômica, que de acordo com o Ministério do Trabalho compreende: "esforço físico excessivo, levantamento e transporte de peso exagerados, exigência de postura inadequada, controle rígido de produtividade, trabalho noturno, jornadas de trabalho extensas, monotonia e repetitividade, entre outras situações que se ligam ao estresse físico ou psicológico do trabalhador"[3].

Os sintomas decorrentes das lesões musculoesqueléticas do endoscopista podem variar desde dores leves até lombalgias mais graves, dormência, formigamento, atrofia e fraqueza, e inevitavelmente a carreira profissional pode ser afetada devido à necessidade de perda de dias de trabalho e tratamento cirúrgico das lesões causadas[4]. Portanto, é importante estarmos atentos em nossa prática diária ao que pode ser feito para evitar tais danos.

ERGONOMIA E ENDOSCOPIA

A ergonomia, conjunto de disciplinas que estuda a organização do trabalho no qual existem interações entre seres humanos e máquinas, tem como objetivo adequar o trabalho ao homem, seja este trabalho de qualquer característica, em qualquer área de atuação[5].

Nas últimas décadas, a relação entre ergonomia e endoscopia tem chamado a atenção em nosso meio e diversos trabalhos que avaliam este vínculo foram realizados, mostrando a ligação entre a falta de ergonomia adequada e a ocorrência de lesões musculoesqueléticas entre os endoscopistas.

Com o número crescente de especialistas e procedimentos endoscópicos, a Sociedade Americana de Endoscopia Digestiva (*American Society of Gastrointestinal Endoscopy* – ASGE) também se posicionou nas últimas décadas. Após analisar questionários preenchidos por 237 endoscopistas, observaram que 78% deles apresentam uma ou mais lesões relacionadas à prática médica, e 12% relataram ter faltado ao trabalho ou até mesmo se submetido a procedimentos cirúrgicos para tratamento de lesão ocasionada pela prática da endoscopia[4]. Apesar do número pouco representativo de endoscopistas estudados, o dado chamou a atenção do ASGE, que anos depois incluiu, através do Comitê de Tecnologia, orientações específicas com foco em melhora da ergonomia na prática endoscópica[6].

FATORES DE RISCO

São muitos os fatores relacionados à ocorrência de lesões musculoesqueléticas decorrentes da prática endoscópica (Quadro 26.1), a começar pelos aparelhos. Os videoendoscópios flexíveis foram introduzidos há cerca de 40 anos e pode-se afirmar que ocorreram poucas mudanças no projeto mecânico (*design*) básico do aparelho, mesmo com grandes inovações e aprimoramento na óptica para obtenção de melhores imagens, trazendo significativa melhora para detecção e caracterização de lesões. O *design* atual do endoscópio não é ergonômico e estudos demonstraram exposições biomecânicas de alto risco durante a realização dos exames endoscópicos sem a aplicação da ergonomia adequada, existindo alta prevalência de lesões relacionadas à endoscopia[7,8].

Outros fatores estão relacionados à atividade da endoscopia em si e são decorrentes de movimentos repetitivos, excesso de força ao manusear o aparelho, posturas não neutras especialmente atribuídas a procedimentos demorados, volume de exames, maior tempo de exposição aos mesmos movimentos (maior tempo de profissão), e a falta de pausas entre um e outro exame. Salas de endoscopia com excesso de materiais, monitor em posição não adequada e pisos escorregadios e não duros também são fatores de alto impacto na ocorrência de lesões[9-11].

Quadro 26.1 – Fatores de risco para a ocorrência de lesões osteomusculares relacionadas à endoscopia.

Design não ergonômico dos aparelhos

Movimentos repetitivos

Excesso de força com as mãos e torque

Mãos pequenas, geralmente relacionadas ao sexo feminino

Postura inadequada, não neutra

Grande volume de exames

Procedimentos demorados

Maior tempo de profissão

Falta de pausa entre os exames

Salas de trabalho não ergonômicas

Fonte: Arquivo pessoal do autor.

Ainda, alguns fatores podem influenciar a ocorrência de dor em uma ou outra localização. A localização da dor parece ser diferente entre endoscopistas em início de carreira e endoscopistas experientes, acometendo de forma mais frequente o polegar esquerdo entre os endoscopistas iniciantes e os ombros esquerdo e direito entre os endoscopistas com mais tempo de prática[10,12]. Observou-se também que mulheres reclamam mais de dor, e quando presente geralmente é mais intensa. Talvez este fato esteja relacionado ao menor tamanho das mãos (tamanho da mão < 6,5), mais comum no sexo feminino [1,7].

PRINCIPAIS LESÕES QUE ACOMETEM OS ENDOSCOPISTAS

Síndrome do Polegar do Endoscopista

A lesão conhecida como "polegar do endoscopista" ou síndrome de De Quervain (tenossinovite ou um espessamento inflamatório da bainha tendínea do extensor curto e abdutor longo do polegar) é uma das mais frequentes entre endoscopistas. Resulta do uso repetitivo de abdução e extensão do polegar esquerdo, que é essencial para girar as manoplas que controlam a angulação da ponta distal do endoscópio. É possível usar a técnica de duas mãos para evitar essa lesão, mas não é tão eficiente quanto a técnica de um polegar[1,13,14].

Lesões no Punho e na Mão

A lesão mais comum que afeta o punho ou a mão é a síndrome do túnel do carpo, a qual foi relatada por acometer médicos endoscopistas devido ao resultado de rotação repetitiva e torque do punho e da mão, especialmente durante a colonoscopia. Durante

Segurança e Qualidade em Endoscopia Digestiva

o repouso em posição neutra, a pressão no túnel do carpo é geralmente em torno de 7-8 mmHg. Na síndrome do túnel do carpo podem ser observadas pressões que atingem 30 mmHg[1,14,15].

Outra lesão citada está relacionada à realização de colangiopancreatografia endoscópica retrógrada (CPRE) e recebe o nome de *biliary endoscopist's knuckle*, que em tradução livre para a língua portuguesa seria "articulação do endoscopista de via biliar", secundária ao movimento repetido de empurrar a prótese biliar por estruturas de calibre reduzido e à força exigida para tal[1,13].

Lesões de Cotovelo

Frequentemente o acometimento de punho e cotovelos está relacionado à força excessiva na realização de colonoscopias[14]. Alguns endoscopistas apresentam parestesias em seu braço dominante, que emanam de seus cotovelos e podem ser secundárias ao aprisionamento dos nervos ulnar ou radial. Com o esforço repetitivo ocorrido durante os exames ocorre inflamação, aumentando a pressão que comprime o nervo, o que produz parestesias e inibe toda a amplitude de movimento.

Lesões de Ombros

A localização mais comum entre os endoscopistas experientes é nos ombros[10,12]. O peso do endoscópio, associado à altura inadequada da mesa de exames e ao posicionamento não ergonômico do monitor são fatores que contribuem para tal.

Lesões no Pescoço, na Coluna Lombar e Sacral

Dor moderada ou forte nas costas após um dia de realização procedimentos é uma queixa frequente, resultado de trauma contínuo ou repetitivo na coluna lombossacral, sobretudo pelo longo período em pé, muito comum em procedimentos endoscópicos demorados. A alta frequência dessas injúrias também está relacionada ao posicionamento inadequado do paciente em relação ao médico, e ao mau posicionamento das mesas de exame e monitores. A altura dos monitores deve ser ajustada ao nível dos olhos dos endoscopistas, evitando a hiperextensão cervical[2,10,15-17].

Ainda, a maioria dos endoscopistas contorce seus corpos de acordo com as exigências de se levantar e trabalhar em posições inadequadas, sendo que em alguns exames, como a CPRE por exemplo, é obrigatório o uso de um avental pesado de chumbo. Uma das complicações associadas é a hérnia de disco.

Lesões nos Quadris, Joelhos, Pernas e Pés

Devido ao longo tempo em pé gasto pelos endoscopistas durante os procedimentos, os mesmos relataram contorcer seus corpos, especialmente para ver o monitor, correndo o risco de ferir o sistema musculoesquelético de suporte[15].

A maior parte das dores nas pernas apresentada pelos endoscopistas decorre da permanência por longos períodos em pé, que ainda pode predispor a flebite e fascite plantar.

Outras Situações

Outras situações na sala de procedimentos endoscópicos que não envolvem de forma direta a realização de exames, também têm sido destacadas como causadoras de lesões musculoesqueléticas. Tais situações incluem o esmagamento da mão contra a porta durante o transporte do paciente, golpe de cabeça em monitores montados, deslizamento e queda em pisos molhados, e tropeço em fios, cabos e tubos de oxigênio expostos[11].

MEDIDAS PREVENTIVAS NA SALA E EXECUÇÃO DE EXAME

Posição do Monitor

Em todos exames endoscópicos o posicionamento do monitor é um importante determinante da postura do tronco e da cabeça. O monitor deve ser colocado em frente ao endoscopista (e não ao lado ou na frente da cabeceira do leito), para evitar que os músculos no pescoço e ombros sejam forçados e haja rotação e flexão da coluna cervical. A altura do monitor deve estar com ângulo de visão ideal de 15 a 25 graus abaixo do horizonte dos olhos, com uma distância de visualização de 52 a 182 cm, dependendo do tamanho do monitor e da preferência do endoscopista. Para acomodar o quinto percentil feminino à altura do 95º percentil do olho masculino, a altura do monitor deve ser ajustável de 93 a 162 cm[9,16].

Posição da Mesa

A altura do leito de exames afeta a posição da coluna e dos braços, e deve estar na altura do cotovelo ou até 10 cm abaixo dele. Para acomodar o 5º percentil feminino ao percentil 95º da altura do cotovelo masculino, a altura da mesa de exame deve ser ajustável de 85 a 120 cm[9,16] (Figura 26.1).

Aparelhos de Endoscopia

Deve-se sempre que possível optar pelo uso dos aparelhos com videomonitor, mais modernos e mais confortáveis para o médico executor e mais seguros para os pacientes. Alguns elementos do próprio aparelho, tais como controles extremamente leves, tubos de inserção com diâmetros superfinos e melhor tecnologia de imagem são necessários para proporcionar o melhor desempenho. Os duodenoscópios devem integrar os avanços ergonômicos e tecnológicos de imagem para que os médicos tenham um melhor manuseio e operação por meio de um sistema elevador e de sucção completamente reprojetado, bem como uma tela de imagem para visualização de alta qualidade[6].

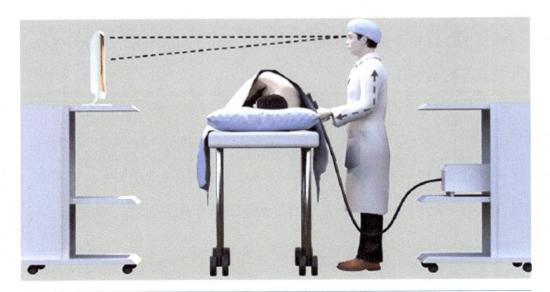

Figura 26.1 Monitor está em frente ao endoscopista, com alturas da tela e do leito de exames devidamente adequadas[13].
Fonte: Ofori *et al.*, 2018.

Os ecoendoscópios mecânicos são muito mais pesados (o peso da seção de controle é de aproximadamente 0,9 kg) e produzem cargas estáticas aumentadas na mão esquerda e no punho, em comparação com os ecoendoscópios eletrônicos (peso da seção de controle de aproximadamente 0,5 kg)[6].

Aventais de Chumbo

Uma situação especial é na CPRE. O médico também faz uso de aventais de chumbo, que podem pesar de 6,8 kg a 9,1 kg. Quando possível, deve-se optar por um avental de duas peças para reduzir as cargas na parte superior das costas e na coluna cervical[6,13].

Organização da Sala de Exames

Falhas de projeto e falhas na forma de organização das salas de endoscopia podem frequentemente contribuir para acidentes, incluindo: monitores de vídeo suspensos volumosos, portas muito estreitas, ausência de piso antiderrapante e fios expostos acima do chão. Medidas corretivas devem ser tomadas a fim de se evitar acidentes que são totalmente preveníveis[11].

Elaboração de Programa de Ergonomia

A melhor forma de prevenção de lesões musculoesqueléticas em sala de exame é através da valorização do trabalhador e promoção de condições propícias à sua motivação, avaliação e controle de risco para doenças e adoção de medidas capazes de promoverem o bem-estar físico e mental dos colaboradores.

É possível estabelecer a aplicação da ergonomia no ambiente de trabalho a partir dos seguintes passos:

- Adaptação da estrutura das salas de exame: o ambiente em que se trabalha pode influenciar diretamente a saúde dos endoscopistas, como as superfícies do piso, macas, assentos, posição dos monitores de vídeo, qualidade dos aparelhos. A estrutura das salas deve ser checada e certificar-se de que as alturas e distâncias estão adequadas e possam ser facilmente adaptadas de acordo com o biótipo do endoscopista, bem como garantir que fios e cabos não fiquem expostos, entre outros materiais. Pisos macios, como os de borracha, também ajudam na melhor distribuição do peso do corpo[10].

- Conscientização dos endoscopistas, desde os iniciantes na profissão até os mais experientes, através de treinamentos e palestras: a maioria dos endoscopistas não tem noção das consequências, no futuro, de trabalhar com condições subótimas de ergonomia. Muitas das melhorias em ergonomia dependem do endoscopista, portanto é de extrema importância que o mesmo adquira o conhecimento para tal. A ergonomia e os métodos de prevenção podem parecer ineficientes e desnecessários se o profissional de endoscopia nunca teve uma lesão. No entanto, o endoscopista deve pensar em si como um endoatleta, sendo que de forma semelhante ao atleta, o endoscopista trabalhou anos para adquirir as habilidades que possui, e por isso deve evitar as chances de uma redução no tempo de carreira (ou de um fim de carreira), que pode render dividendos em longo prazo. Medidas simples, como manter postura neutra do punho, pescoço e ombros durante a endoscopia, não exagerar na força das mãos durante os exames, permitir-se pequenas pausas, realização de alongamento entre exames e após exames, uso de roupas e calçados mais adequados, prática de exercício físico regular e boa alimentação devem ser adotadas por todos[8,16,17] (Quadro 26.2, Figura 26.2).

- Aperfeiçoamento do programa de ergonomia aplicado no ambiente de trabalho: constante adequação da estrutura de salas e equipamentos, bem como orientação dos endoscopistas.

- Estímulo à procura de acompanhamento médico em caso de sintomas recorrentes, evitando complicações e cirurgias futuras – apesar da alta prevalência de sintomas musculoesqueléticos entre os endoscopistas, a maioria dos endoscopistas sintomáticos não procura auxílio médico especializado ou evita[12].

ERGONOMIA E O FUTURO DA ENDOSCOPIA

Embora tenha havido avanços substanciais na tecnologia de imagem endoscópica, no processo de rotação do endoscópio e na deflexão da ponta, pouco mudou desde o desenvolvimento da endoscopia flexível, e a ergonomia dos endoscópios atuais ainda é muito pobre[14].

Quadro 26.2 – O que o endoscopista pode fazer para evitar lesões osteomusculares relacionadas à endoscopia: medidas preventivas gerais.

Manter postura neutra do punho, pescoço e ombros durante a endoscopia

Não exagerar na força das mãos durante os exames

Fazer pequenas pausas e alongamentos simples após o término de procedimentos prolongados

Técnicas para otimizar a ergonomia após e entre os exames endoscópicos, como: exercícios de mãos, punho, cotovelo, ombros, costas e pescoço, com o objetivo de prevenir lesões relacionadas em longos e/ou difíceis procedimentos (Figura 26.4)

Usar sapatos confortáveis, antiderrapantes

Fazer exercícios físicos regularmente

Manter uma alimentação saudável

Fonte: Arquivo pessoal do autor.

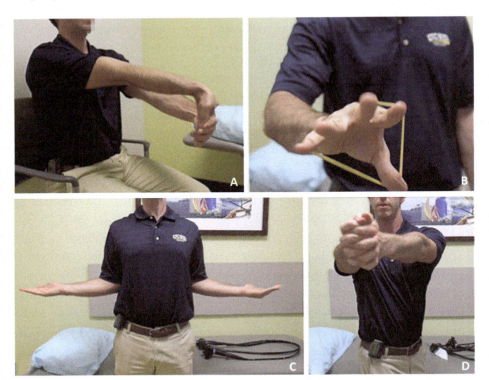

Figura 26.4 Exercícios que podem ser realizados antes, entre exames e após exames. (A) Alongamento de pulso. (B) Exercícios de fortalecimento para os músculos extensores dos dedos. (C) Alongamento do ombro. (D) Alongamento de costas[8].
Fonte> Chang, M. A., et al., 2017

Esforços têm sido feitos para a criação de dispositivos endoscópicos mais modernos. Esses dispositivos podem diminuir o risco de lesão do endoscopista através do uso de melhores princípios ergonômicos. Uma solução proposta para o futuro é o uso de sistema com uma alça de endoscópio totalmente destacável com uma plataforma de controle do tipo *joystick*. Tais tecnologias assistivas têm o potencial de diminuir as lesões pela redução da carga, particularmente na articulação carpometacarpiana. Outros dispositivos buscam diminuir a necessidade de torque e deflexão da ponta de alta carga através do uso de colonoscópios descartáveis e autopropelidos que usam um *joystick* no estilo da aviação (*Aer-o-scope*). Embora interessante e potencialmente útil, nenhum dos produtos está atualmente disponível para uso clínico. Cápsulas endoscópicas magnéticas controladas por *joystick* também têm sido estudadas, mas requerem que o paciente faça rotação em diversas posições e ingira significantes quantidades de líquidos para que haja adequada distensão do órgão a ser estudado, além de ser um método apenas diagnóstico[16].

CONCLUSÃO

A ergonomia desempenha um papel importante na prevenção de lesões para os endoscopistas. Sabe-se que muitos locais de ensino endoscópico ainda negligenciam a ergonomia, sendo necessário e urgente conscientizar os profissionais desde a fase de aprendizagem para melhorar a ergonomia e prevenir lesões relacionadas ao seu trabalho que podem ter grande impacto no seu futuro profissional[1,8,15].

Um caminho para atingir o objetivo da correta ergonomia para os endoscopistas seria através da aplicação da antropometria, que é o estudo das dimensões humanas, ao projeto do conjunto de endoscopia.

A conscientização e o maior envolvimento dos médicos e dos outros membros da equipe, nesse processo de melhoria do ambiente de trabalho, pode ajudar a atingir as metas adequadas para maior conforto e segurança dos endoscopistas durante a realização dos exames.

É importante e urgente que os fabricantes de aparelhos endoscópicos entendam melhor as exposições biomecânicas a que os endoscopistas são submetidos durante a realização dos exames e que tenham soluções para eliminar ou substituir estes problemas, procurando um *design* melhor e ergonômico para os aparelhos.

Para um médico endoscopista que espera trabalhar por muitos anos, a compreensão sobre ergonomia e a prevenção de lesões são essenciais e devem ser integradas nesta profissão, desde a época da residência, e praticadas diariamente.

PONTOS-CHAVE

- Alta prevalência de lesões musculoesqueléticas entre médicos endoscopistas.
- Risco de comprometimento da carreira profissional.

- Conhecer os riscos profissionais relacionados à falta de ergonomia adequada ajuda a minimizar a realização de exames de forma inadequada.
- Medidas preventivas são essenciais para garantir a segurança e a longa carreira do endoscopista.
- A necessidade de desenvolvimento de aparelhos com *design* ergonômico é fundamental.

REFERÊNCIAS BIBLIOGRÁFICAS

1. Harvin G. Review of musculoskeletal injuries and prevention in the endoscopy practitioner. J Clin Gastroenterol. 2014;48(7):590-594. doi: 10.1097/MCG.0000000000000134.
2. Ridtitid W, Coté GA, Leung W, Buschbacher R, Lynch S, Fogel EL, et al. Prevalence and risk factors for musculoskeletal injuries related to endoscopy. Gastrointest Endosc. 2015;81(2):294-302.e4. doi: 10.1016/j.gie.2014.06.036.
3. Secretaria de Segurança e Saúde no Trabalho. PORT SSST 25 de 1994 - Segurança e Medicina do Trabalho - NR 9 - Riscos Ambientais - Aprovação. 1994. Disponível em: <https://www.normasbrasil.com.br/norma/portaria-25-1994_180705.html>. Acesso em: 22 jun. 2020.
4. Keat RF, Dryden GW, Wang K, Chen YK. Occupational injuries to endoscopists: report from ASGE web survey. Gastrointest Endoscop. 2006;63(5):AB111. doi: https://doi.org/10.1016/j.gie.2006.03.139.
5. Moraes A, Soares MM. Ergonomia no Brasil e no mundo: um quadro, uma fotografia. Rio de Janeiro: Editora Univerta; 1989.
6. Pedrosa MC, Farraye FA, Shergill AK, Banerjee S, Desilets D, Diehl DL, et al.; ASGE Technology Committee. Minimizing occupational hazards in endoscopy: personal protective equipment, radiation safety, and ergonomics. Gastrointest Endosc. 2010;72(2):227-235. doi: 10.1016/j.gie.2010.01.071.
7. Shergill AK, McQuaid KR. Ergonomic endoscopy: An oxymoron or realistic goal? Gastrointest Endosc. 2019;90(6):966-970. doi: 10.1016/j.gie.2019.08.023.
8. Hang MA, Mitchell J, Abbas Fehmi SM. Optimizing ergonomics after endoscopy. VideoGIE. 2017;2(7):171. doi: 10.1016/j.vgie.2017.03.006.
9. Shergill AK, McQuaid KR, Rempel D. Ergonomics and GI endoscopy. Gastrointest Endosc. 2009;70(1):145-153. doi: 10.1016/j.gie.2008.12.235.
10. Kuwabara T, Urabe Y, Hiyama T, Tanaka S, Shimomura T, Oko S, et al. Prevalence and impact of musculoskeletal pain in Japanese gastrointestinal endoscopists: a controlled study. World J Gastroenterol. 2011;17(11):1488-93. doi: 10.3748/wjg.v17.i11.1488.
11. Cappell MS. Accidental occupational injuries to endoscopy personnel in a high-volume endoscopy suite during the last decade: Mechanisms, workplace hazards, and proposed remediation. Dig Dis Sci. 2011;56(2):479-87.
12. Byun YH, Lee JH, Park MK, Song JH, Min BH, Chang DK, et al. Procedure-related musculoskeletal symptoms in gastrointestinal endoscopists in Korea. World J Gastroenterol. 2008;14(27):4359-64. doi: 10.3748/wjg.14.4359.
13. Ofori E, Ramai D, John F, Reddy M, Ghevariya V. Occupation-associated health hazards for the gastroenterologist/endoscopist. Ann Gastroenterol. 2018;31(4):448-455. doi: 10.20524/aog.2018.0265.

14. Yung DE, Banfi T, Ciuti G, Arezzo A, Dario P, Koulaouzidis A. Musculoskeletal injuries in gastrointestinal endoscopists: a systematic review. Expert Rev Gastroenterol Hepatol. 2017;11(10):939-947. doi: 10.1080/17474124.2017.1356225.
15. Liberman AS, Shrier I, Gordon PH. Injuries sustained by colorectal surgeons performing colonoscopy. Surg Endosc. 2005;19(12):1606-9. doi: 10.1007/s00464-005-0219-1.
16. Singla M, Kwok RM, Deriban G, Young PE. Training the Endo-Athlete: An Update in Ergonomics in Endoscopy. Clin Gastroenterol Hepatol. 2018;16(7):1003-1006. doi: 10.1016/j.cgh.2018.04.019.
17. Siegel JH. Risk of Repetitive-Use Syndromes and Musculoskeletal Injuries. Tech Gastrointest Endosc. 2007;9:200-4.

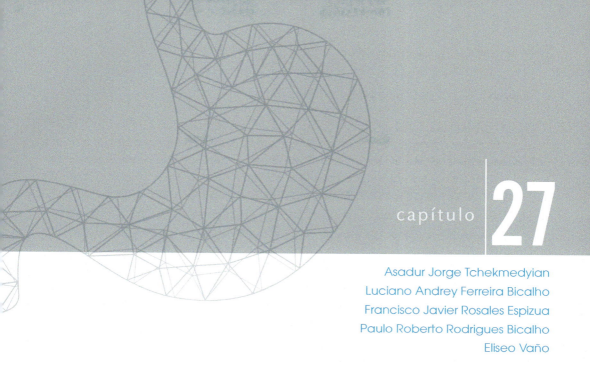

capítulo 27

Asadur Jorge Tchekmedyian
Luciano Andrey Ferreira Bicalho
Francisco Javier Rosales Espizua
Paulo Roberto Rodrigues Bicalho
Eliseo Vaño

Radioproteção em Endoscopia

INTRODUÇÃO

Com a evolução da endoscopia terapêutica, a fluoroscopia tem sido utilizada em doses cada vez maiores, ocorrendo com isto a exposição cada vez maior à RI pela equipe e principalmente pelos pacientes[1], e se os treinamentos adequados em técnicas de radioproteção não forem feitos, níveis de radiação cada vez mais nocivos serão atingidos[2-4].

A RI é definida como aquela que possui energia suficiente para interagir com os objetos em nível atômico, agindo diretamente sobre o DNA ou por meio da formação de radicais livres de oxigênio. São exemplos de RI os raios X e a radiação de radioisótopos utilizados na Medicina Nuclear. Já as ondas de ultrassom, de radiofrequência e os campos magnéticos não são ionizantes. Assim, o risco é inerente ao uso de RI[5,6], que é um carcinógeno comprovado[7].

Segurança e Qualidade em Endoscopia Digestiva

As lesões por RI são classificadas em dois grupos:

1. **Estocásticas ou de probabilidade:** (como uma loteria) que com doses maiores aumenta a chance de ocorrência, onde a gravidade não é proporcional, porém a possibilidade sim, e não há um limite mínimo de segurança. Espera-se a transformação em uma célula viável modificada, tendo como exemplo o câncer e efeitos genéticos, que se tornarão mais evidentes em médio ou longo prazos.

2. **Determinísticos:** (como uma poupança) que aumentam proporcionalmente a gravidade de acordo com a dose recebida e existe uma carga mínima para sua ocorrência, variando de acordo com o órgão ou tecido envolvido (limiar não nocivo), onde o efeito é a morte celular, sendo exemplos a catarata, infertilidade, lesão da pele e perda de cabelo.

Particularmente em 1994, a *Food and Drug Administration* (FDA) incluiu a colangiopancreatografia retrógrada endoscópica (CPRE) entre os exames com potencial risco de desencadear lesões por radiação[8]. Apesar dessa evidência, entre aqueles que realizam endoscopia digestiva há reduzido conhecimento sobre a situação dos operadores e pacientes expostos[9,10].

Na América Latina, uma pesquisa da Sociedade Interamericana de Endoscopia Digestiva (SIED) revelou que apenas 22% dos médicos e 17% da equipe de enfermagem (assistentes) fizeram cursos de treinamento. Observou-se também que tanto os médicos como os assistentes utilizam os meios de radioproteção (aventais, protetores cervicais etc.) de forma heterogênea[11].

TREINAMENTO EM PROTEÇÃO RADIOLÓGICA

Os procedimentos de intervenção guiados por fluoroscopia estão sendo usados cada vez mais por médicos, dos quais boa parte não teve treinamento adequado em segurança radiológica ou radiobiologia, e com isto não estão utilizando meios que evitem danos imediatos ou futuros para os envolvidos no procedimento, seja da equipe ou dos pacientes.

Os pacientes em geral, apesar da imensa comoção já popularizada nas mídias sobre os efeitos da radiação, desconhecem o real risco a que estão expostos pelo efeito acumulativo da RI médica[12].

Essa questão tem sido amplamente abordada por agências internacionais, como a Agência Internacional de Energia Atômica (AIEA), que iniciou um plano de ação de proteção radiológica para pacientes, incluindo ações voltadas para criar consciência sobre a exposição, seus riscos e a otimização da proteção entre médicos e não médicos envolvidos.

Os programas devem incluir treinamento inicial para todos os membros da equipe envolvidos, sejam médicos ou da área de enfermagem ou radiologia, com regular atualização e reciclagem, a fim de que estejam familiarizados com os possíveis riscos e como evitá-los. Os congressos científicos devem incluir cursos de atualização sobre proteção radiológica, atendendo ao que poderia ser um requisito para o desenvolvimento profissional contínuo[13]. Observou-se em um trabalho que a quantidade de radiação utilizada durante a CPRE é maior em indivíduos com menos experiência, porém com um treinamento simples (videoaula de 20 min) e um protocolo básico estabelecido, os níveis se tornaram estatisticamente semelhantes[14].

A *International Commission on Radiological Protection* publicou normativas determinando ações de proteção contra radiações fora do departamento de radiologia, incluindo o de gastroenterologia e o sistema hepatobiliar[15].

JUSTIFICAÇÃO DO PROCEDIMENTO

A justificação dos exames radiográficos consiste em avaliar seu real benefício ou se há possibilidade de utilizar outro meio diagnóstico livre de RI (ultrassom, RNM, ecoendoscopia etc.). Sendo assim, uma avaliação criteriosa aplica-se ao paciente e também poupa toda a equipe da exposição à RI[16,17].

Considerando procedimentos mais complexos, em que a radiação pode atingir níveis muito altos, devemos avaliar as características individuais de cada paciente (idade, história de intervenções prévias com RI, exames de tomografia computadorizada, dose esperada com níveis de referência por exame etc.), pois sabemos que as doses são acumulativas e quanto mais precoce for a exposição, maior será o risco de efeitos deletérios[18,19].

OTIMIZAÇÃO DA PROTEÇÃO

Seguindo os princípios ALARA (*As Low As Reasonably Achievable*), teremos que utilizar os meios necessários para reduzir ao máximo possível a RI utilizada, desde que não haja comprometimento da qualidade do exame, no estrito termo de atingir uma ótima relação entre quantidade de RI/qualidade da imagem para determinado procedimento proposto, conforme a AIEA.

UNIDADES E QUANTIDADES DE RADIAÇÃO

Os diversos tecidos e órgãos expostos a RI sofrem ação da radiação conforme sua sensibilidade, que varia principalmente com a sua velocidade de renovação celular, indo desde muito sensíveis (tecido embrionários, órgãos linfáticos, intestino delgado, medula óssea etc.) a menos sensíveis (cérebro, medula espinal, músculos), e sendo assim utilizamos uma variável chamada Fator de Ponderação para o cálculo da dose equivalente (Tabela 27.1).

EFEITOS BIOLÓGICOS DAS RADIAÇÕES IONIZANTES

Os raios X consistem em radiações que possuem energia suficiente para interagir com as moléculas em nível atômico, sendo absorvidas (efeito fotoelétrico) ou sofrendo

Tabela 27.1 Definições-padrão dos termos técnicos.

Termo	Símbolo	Unidade	Definição
Dose efetiva	E	Sv	Média das doses de radiação absorvidas pelos diferentes órgãos e tecidos, multiplicada pelo fator de ponderação da radiação, assim como pelo fator de radiossensibilidade dos órgãos e tecidos
Dose equivalente	H_T	Sv	Valor que se obtém multiplicando-se a dose absorvida por um fator de ponderação da radiação, para se obter o grau do efeito biológico produzido por um tipo particular de radiação ionizante
Tempo de fluoroscopia	FT	s	Quantidade de tempo no qual se emite radiação no modo de fluoroscopia durante um procedimento de intervenção
Dose absorvida	D	Gy	Energia absorvida por uma unidade de massa. O Gy equivale a 1 Joule por quilograma
Kerma	K	Gy	O quociente da soma de todas as energias cinéticas das partículas carregadas em movimento pela radiação ionizante indireta, num elemento de massa do material e o valor desse elemento de massa
Produto kerma – área	PKA	$Gy.cm^2$	Kerma no ar multiplicado pela área do feixe de raios X da seção transversal no ponto de medição (isso pode ser visualizado na equipe como produto dose-área ou DAP)

Fonte: adaptada de Dumonceau (2012)[20].

espalhamento (efeito Compton). Os efeitos biológicos das radiações ionizantes podem ocorrer de modo direto na molécula de ácido desoxirribonucleico (DNA) ocasionando reorganização das bases nitrogenadas ou mesmo quebra cromossômica. Ou de modo indireto, onde as moléculas de água são quebradas liberando os radicais livres de oxigênio, e nesse caso deve-se lembrar que 60%-80% do corpo são compostos por água, e quanto mais jovem, maior a proporção.

Quando essas alterações no nível de DNA não são adequadamente reparadas, podem ocorrer danos que vão desde incapacidade de reprodução ao surgimento de uma célula viável modificada ou à morte celular, o que ocorrerá dependendo não somente da dose, mas também o intervalo de tempo que se levou para atingi-la. A título de comparação, as dosagens de diferentes estudos e procedimentos são exemplificadas na Tabela 27.2.

Tabela 27.2 – Dose efetiva média (mSv) em exames e procedimentos habituais, citando especialmente a CPRE em dois estudos.

	Dose efetiva média (mSv)	Número equivalente de raios X de tórax
Raios X de tórax	0,02	1
TC de crânio/encéfalo	2	100
TC de abdome	10	500
Embolização cardiovascular	20	1.000
Stent vascular	10	500
TIPS (Transjugular Intrahepatic Portosystemic Shunt)	50	2.500
Colonoscopia virtual	10	500
CPRE Larkin CJ 2001 (n = 20) diagnóstica/terapêutica	3,5 / 17	175/850
CPRE Tchekmedyian AJ 2014 (n = 33)	6,24	312

Fonte: Larkin CJ, et al, 2001, Tchekmedyian AJ, et al, 2014.[21,22]

Segundo a *International Commission on Radiological Protection* (IRCP), não existe dose segura de exposição à radiação, sendo crescente de acordo com a dose e difere também entre idade e sexo (afeta principalmente as crianças em relação aos adultos e as mulheres em relação aos homens). Existe também uma variação entre os tecidos expostos e certas mudanças cromossômicas individuais. A principal fonte de radiação a que a população está exposta é a de fundo natural (torônio do solo, cósmica, interna etc.), e com as medidas de radioproteção adotadas pela UNSCEAR, a partir de 2008 a radiação de fundo natural ampliou-se mais ainda em relação à radiação médica, porém nos países desenvolvidos o excesso de exames associados a radiação, em especial a tomografia, ocasionou a predominância da radiação médica[23], sendo que 30% desta radiação foi julgada como desnecessária[24]. Estatisticamente, uma pessoa exposta a 100 mSv (equivalente a fazer 5.000 raios X de tórax) tem 1% de chance de desenvolver câncer induzido pela radiação e, no entanto, o risco estatístico de uma pessoa adulta não exposta desenvolver câncer é bem maior.

TIPOS DE SISTEMAS DE RAIOS X

Exames endoscópicos que necessitam de acompanhamento radiológico utilizam fluoroscópios que são compostos por uma unidade emissora de raios X que emite a radiação e outra que intensifica as imagens (recebe a imagem).

Tabela 27.3 – Limiares para ocorrência de efeitos determinísticos em fluoroscopia.

Efeito	Limiar aproximado de dose [Gy]	Tempo de aparição do efeito
Eritema transitório	2	2-24 horas
Alopecia temporária	3	Aproximadamente 3 semanas
Alopecia permanente	7	Aproximadamente 3 semanas
Descamação seca	14	Aproximadamente 4 semanas
Descamação úmida	18	Aproximadamente 4 semanas
Ulceração secundária	24	> 6 semanas
Necrose dérmica	> 12	> 52 semanas

Fonte: adaptada de *International Commission on Radiation Protection* (2000).[25]

Nesses sistemas o tubo emissor de raios X pode localizar-se acima ou abaixo da mesa (de exame) e são denominados sistemas *over-couch* ou *under-couch*, respectivamente. Para CPRE são utilizados sistemas tanto acima quanto abaixo da mesa. A diferença entre os sistemas acima ou abaixo é mais relevante para a equipe de saúde do que para os pacientes, pois a radiação dispersa é apenas 1%-5% do valor relativo da que ocorre no ponto de entrada no paciente (maior fonte de dispersão de raios X). Assim, será significativamente maior com as unidades móveis do braço C com o sistema de raios X sobre a mesa quando comparado com o sistema estacionário de raios X abaixo da mesa[26, 27]. Dentre os indicadores de qualidade em ERCP, propõe-se que a dose utilizada de radiação seja incluída como um dos marcadores[28].

DOSIMETRIA DOS PROFISSIONAIS (MÉDICOS, ASSISTENTES E ANESTESISTAS)

A Agência Internacional de Energia Atômica (AIEA) recomenda o registro das doses durante os procedimentos de intervenção sob fluoroscopia[29]. Para isso, recomenda-se usar um dosímetro sob o avental de proteção (para estimar as doses dos órgãos e tecidos protegidos pelo avental) e outros dosímetros acima do avental ou protetor da tireoide (para estimar as doses recebidas por órgãos e tecidos não protegidos). No entanto, para o uso de rotina, a *International Commission on Radiological Protection* (ICRP) afirma que um dosímetro único usado sob o avental principal dará uma estimativa razoável de dose efetiva para a maioria dos casos, mas infelizmente apenas 41% dos assistentes e 43% dos médicos os usam rotineiramente[30]. O uso de um dosímetro adicional no nível do colar acima do avental de chumbo fornecerá uma indicação da dose na cabeça (olho). Além disso, é possível combinar as duas leituras do dosímetro para fornecer uma estimativa melhorada da dose efetiva[18]. Esse processo tem como objetivo garantir a mínima exposição possível aos trabalhadores e garantir que os limites de dose não sejam superados.

LIMITES DE DOSE

Os limites de dose aplicam-se apenas aos profissionais de saúde (endoscopistas, assistentes, anestesistas etc.), não a pacientes. Para os pacientes existem níveis de referência de dose, porém ainda não há uma graduação entre a complexidade dos exames e as doses, o que gera uma ampla variação de valores[31] (*Dose Reference Level* - DRL), porém não há limite de dose seguro.

Os limites de dose para os trabalhadores são expressos em termos de dose equivalente em um órgão ou tecido (H_T) e medidos em Sv para exposição de parte do corpo, e dose efetiva (E) para exposição total do corpo, também medida em Sv, e calculados pela fórmula:

$$\text{Dose efetiva} = 0,5 \text{ Hw} + 0,025 \text{ Hn}$$

Os limites de dose recomendados pela ICRP para os trabalhadores são os seguintes:

1) uma dose efetiva de 20 mSv por ano, em média, em períodos de 5 anos (100 mSv em 5 anos), com a provisão adicional de que a dose efetiva não deve exceder 50 mSv em 1 único ano.

2) um limite de dose equivalente para a lente do olho de 20 mSv por ano, em média, em períodos de 5 anos, sem 1 único ano superior a 50 mSv. O item de RP mais negligenciado são os óculos, com apenas 11% dos assistentes e 13% dos médicos os utilizando, sendo danoso principalmente quando se usam equipamentos com tubo acima da mesa (*over-couch*). Isso pode significar que, após vários anos seguidos de trabalho sem proteção adequada, doses absorvidas cumulativas podem gerar danos, como se vê em cardiologistas intervencionistas[32].

3) as condições de trabalho de uma trabalhadora grávida, após a declaração de gravidez, devem ser tais que garantam que a dose adicional para o embrião/feto não exceda 1 mSv para o feto durante o restante da gravidez ou um total de 5 mSv para a mãe.

Porém, toda vez que a dose ocular de um membro da equipe atingir 0,5 mSv/mês ou uma dose ocular de 5 mSv, um inquérito deverá ser instaurado para avaliar se é uma falha individual (mecanismo do dosímetro ou no uso incorreto) ou negligência por parte da equipe, e medidas para a correção devem ser tomadas[33].

Na Tabela 27.4 apresenta-se um resumo do texto anterior e compara-se com as doses obtidas a partir dos dados do estudo MIRED-Uy.

Tabela 27.4 Limites de dose anuais para o pessoal exposto de acordo com as recomendações da ICRP e da Agência Internacional de Energia Atômica e a dose anual acumulada para 200 procedimentos de acordo com os dados obtidos no estudo MIRED-Uy (dosagem para endoscopista).

	Limite de dose anual (mSv) para o pessoal exposto[21]	Dose anual acumulada para 200 procedimentos de acordo com os dados obtidos no estudo MIRED-Uy
Corpo inteiro (E)	20	0,8
Cristalino	20	1,6
Extremidades	500	3,9

Fonte: Arquivo pessoal do autor

RADIOPROTEÇÃO NA SALA DE EXAMES

O princípio *As Low As Reasonably Achievable* (ALARA) é uma norma básica de segurança radiológica que significa "tão baixo quanto razoavelmente alcançável". Para conseguir isso, há de se cumprir os três critérios básicos: **tempo, distância e blindagem**.

1) **Tempo:** reduzir o tempo e/ou a quantidade de radiação pode ser alcançado usando-se menos fluoroscopia, diminuindo as corridas de cine com altas doses, empregando-se fluoroscopia pulsada, regulando o número de séries e o número de imagens por série e utilizando-se filtros e colimação.

2) **Distância:** a dose de radiação é inversamente proporcional ao quadrado da distância da fonte de raios X. Portanto, aumentar a distância "dar um passo para trás" permite reduzir significativamente a radiação recebida. Isso é especialmente importante para anestesiologistas e assistentes que podem se deslocar pela sala.

3) **Blindagem:** é absolutamente comprovada a utilidade da proteção, como uso de aventais de chumbo (transmissão é de apenas 5% para a radiação), óculos e protetores de tireoide. Sempre que possível, utilizar as barreiras ou "saias de chumbo" entre a fonte e o operador, tudo isso devendo ser considerado imperativo na prática diária.

Com esse intuito, considerar o uso de fluoroscopia pulsada (mínimo de quadros/segundo) em vez de contínua e limitar seu tempo de uso[33]; evitar a obtenção de radiografias (as radiografias representam 10 a 30% da dose total de radiação durante a CPRE); armazenar, quando possível, a "última imagem retida" como uma alternativa à radiografia; aumentar a tensão do tubo o máximo possível que não comprometa a qualidade da imagem; usar os modos de ampliação somente se necessário. Colimar os raios X para um pequeno campo de visão[34].

POSICIONAMENTO DO PESSOAL

A exposição à radiação dos membros da equipe pode ser reduzida significativamente com o posicionamento mais longe do paciente (principal fonte de dispersão de raios para a equipe) e também do tubo de raios X, como mostrado na Figura 27.1.

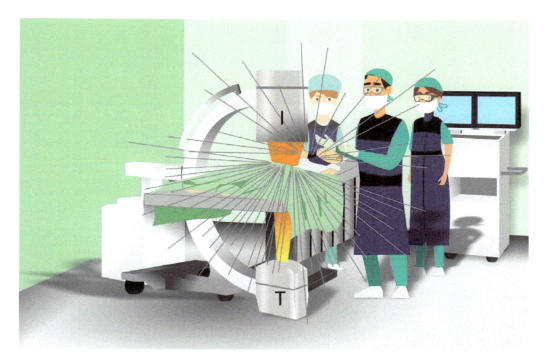

I: Intensificador de imagens; T: Tubo de raios X

Figura 27.1 Exposição à radiação
Fonte: Arquivo pessoal do autor

Intervenção mediante auxílio robótico já foi testada em estudos hemodinâmicos, com resultados encorajadores[35], mas ainda não temos relatos na ERCP. Por sua vez, em posições oblíquas a dose recebida pela equipe será maior tanto pela maior proximidade ao tubo de raios X quanto pelo aumento da espessura corporal a ser atravessada pelo feixe, como mostrado na Figura 27.2.

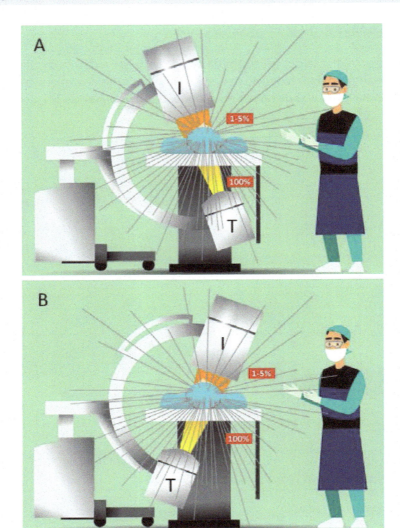

I: Intensificador de imagens
T: Tubo de raios X
Radiação dispersa na zona de saída é de 1-5% em relação à zona de entrada

Figura 27.2 (A) operador perto do tubo de raios X | Exposição a maior dose de radiação; (B) operador perto do tubo de imagem | Exposição a menor dose de radiação.
Fonte: Arquivo pessoal do autor

AVENTAIS E PROTETORES CERVICAIS

Aventais de RP com espessura equivalente a chumbo ≥ 0,25 mm efetivamente reduzem a exposição à radiação. As queixas musculoesqueléticas são frequentes entre os endoscopistas que realizam CPRE e podem ser aumentadas dependendo do modelo e peso dos aventais de RP. A exposição à radiação da glândula tireoide durante a CPRE pode ser significativa, em particular quando se trabalha com sistemas sobre a mesa (*over-couch*) e não blindados. Todo o pessoal na sala de procedimento deve usar um avental de RP (não somente na frente) e um protetor cervical com espessura equivalente a chumbo ≥ 0,25 mm quando utilizar os raios X. Um avental de RP com um protetor cervical ligado a ele pode encorajar a proteção da tireoide. Os aventais RP devem ser pendurados verticalmente, procurando-se não os dobrar para evitar rachaduras, em um local que possa ser facilmente alcançado e sob RP (p. ex., atrás de uma RP estacionária perto da porta de entrada ou fora da sala de endoscopia). Além disso, eles devem ser testados anualmente para avaliar defeitos.

Acessórios de proteção pessoal

Telas ou escudos de proteção: escudos de proteção ≥ 0,5 mm de equivalente de chumbo podem diminuir em cerca de 90% a radiação para a equipe.

Aventais: com espessura ≥ 0,25 mm reduzem 90% da radiação dispersa que os atinge; alguns atualmente são compostos de tungstênio, bário, antimônio e lata e com 30% a menos de peso fornecem a mesma proteção. Os de duas peças ou de uma peça com um cinto central distribuem melhor seu peso e diminuem os riscos de lesões musculoesqueléticas.

Protetores da tireoide e **óculos de proteção**: devem ser utilizados principalmente em sistemas não blindados em *over-couch*. Os óculos devem possuir painéis laterais de proteção. Sua posição adequada é fundamental para cumprir seu papel de proteção.

Luvas: são desconfortáveis, oferecem atenuação limitada e não são recomendadas na CPRE.

Cremes protetores: loções e cremes à base de bismuto ou bário podem oferecer mais proteção[36].

ELEMENTOS ESPECÍFICOS DE RP PARA OS PACIENTES

Deve-se lembrar que a massa corporal que está exposta ao feixe de raios X influencia a dose, de modo que quanto maior a parte do corpo exposta, maior será a espessura dentro do feixe e doses mais elevadas serão necessárias para obter imagens de qualidade adequada. A exposição à pré-radiação pode aumentar o risco de danos.

Exames mais complexos deverão ser realizados por endoscopistas mais experientes, como demonstrado por Jorgensen[37], que observa que a cada 10 anos de experiência a radiação utilizada se reduz em cerca de 20%. Certas doenças podem aumentar a radiossensibilidade (p. ex., ataxia-telangiectasia, doença do tecido conjuntivo como o lúpus discoide e diabetes *mellitus*).

O paciente deve ser posicionado o mais longe possível do tubo de raios X e o mais próximo possível do detector de raios X, como mostra Figura 27.3.

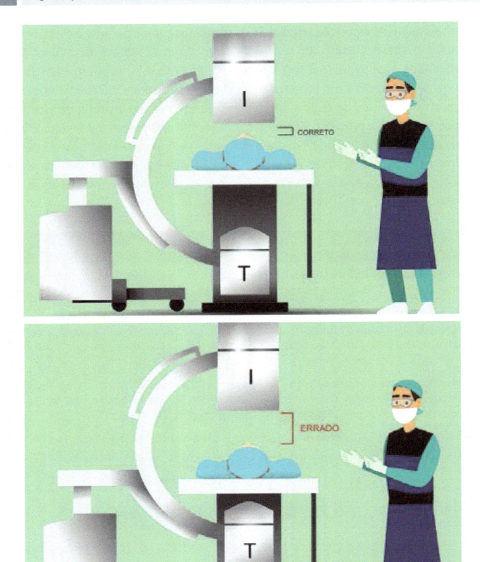

I: Intensificador de imagens
T: Tubo de raios X
CORRETO
ERRADO

Figura 27.3 Posição correta do paciente em relação ao tubo de raios X e ao intensificador de imagens

Fonte: Arquivo pessoal do autor

Dez dicas em proteção radiológica

1. Limitar o tempo de fluoroscopia ao mínimo possível.

2. Manter o detector de imagem (intensificador) o mais próximo e o tubo de raios X o mais longe quanto possível da pele do paciente.

3. Evitar angulações que incidem na mesma área da pele (as projeções oblíquas em porções mais grossas do corpo ocasionam aumento da dose na superfície de entrada).

4. Colimação dos feixes de raios X na zona de interesse e utilizar a magnificação (ampliação com lupa) somente quando necessário.

5. Usar a "última imagem retida" em vez de solicitar radiografias.

6. Dar sempre um passo atrás quando for possível (distanciar-se do paciente) ao utilizar a radioscopia.

7. Lembrar que a radiação dispersa é maior no lado do tubo de raios X e menos importante ao lado do intensificador de imagem durante as projeções laterais.

8. Não abdicar de algum equipamento de proteção individual (EPI); e se possível também utilizar as telas de proteção suspensas no teto e cortinas embaixo da mesa.

9. Utilizar o dosímetro pessoal de forma regular e fazer o seguimento das doses ocupacionais.

10. Casos mais complexos deverão ser realizados por endoscopistas experientes.

SITUAÇÕES ESPECIAIS

Crianças

Comparadas aos adultos, as crianças quanto mais jovens, mais sensíveis a RI, devido à proximidade dos órgãos internos e à maior proporção de água corporal. O procedimento deve ser realizado somente por endoscopistas experientes e as medidas de RP, semelhantes às utilizadas em adultos devem ser rigorosamente seguidas, incluindo o ajuste da colimação ao seu menor volume corporal. Os órgãos mais radiossensíveis (tireoide, glândulas, seios, gônadas e olhos) devem ser protegidos com escudos plumbíferos e mantidos fora do feixe de raios X principal, especialmente em projeção radiográfica oblíqua.

Gravidez

Antes de qualquer exposição usando radiação ionizante, é importante determinar se uma mulher está ou pode estar grávida. A radiação ionizante pode causar dano ao feto e está diretamente relacionada ao período da gestação.

No estágio de pré-implantação (até o 10º dia) há apenas um efeito "tudo ou nada", o que significa que esse efeito será letal (aborto) se certo número de células for afetado.

Por outro lado, se apenas algumas células forem afetadas, as células pluripotentes remanescentes substituirão as perdas.

No início do período fetal (quando ocorre o desenvolvimento do sistema nervoso central – SNC), os raios X podem alterar os processos de migração neuronal, sinaptogênese e arborização dendrítica. O retardo mental severo (RMS) é o evento adverso mais importante que pode ocorrer.

No terceiro trimestre da gravidez não ocorrem malformações pela radiação ionizante. Doses muito altas podem ocasionar a morte fetal e doses mais baixas aumentam a probabilidade de ocorrer câncer futuramente.

Por tudo isso, durante a gravidez justifica-se a observação cuidadosa (realizando-se apenas procedimentos terapêuticos que não podem ser adiados) e utilização otimizada, de maneira a expor o útero à mínima dose possível. Doses de radiação < 50 mGy não são associadas a anomalias congênitas, abortos, retardo mental ou morte neonatal, porém em doses > 250 mGy deve ser aventada a possibilidade de interrupção da gravidez[38,39].

Informações ao Paciente sobre os Riscos da Radiação

O paciente deve estar sempre ciente dos riscos inerentes à RI, principalmente quando submetido a exames de alta carga de radiação (tomografia computadorizada), porém recomenda-se fornecer informações ao paciente sobre os riscos de radiação somente no caso de repetição da CPRE no prazo de 1 mês ou em casos de maior complexidade. O aconselhamento do paciente é recomendado se a dose de entrada na pele (ESD) atingir ou exceder 2 a 3 Gy. Os valores ESD relatados durante a CPRE estão abaixo de 2 Gy. Por conseguinte, as condições que exigem aconselhamento para o paciente são excepcionais.

TESTES DE CONTROLE DE QUALIDADE

Os testes de controle de qualidade são parte importante e devem ser feitos, no mínimo, de acordo com os intervalos estabelecidos pelos órgãos reguladores. No entanto, cada instituição deve estabelecer seus próprios protocolos, de acordo com a idade e a taxa de uso dos equipamentos e as condições de manutenção dos mesmos. Estabelecendo padrões de trabalho a partir dos testes de controle de qualidade, permite-se a uniformização dos padrões de imagem para determinada técnica e a preservação do equipamento.

CONCLUSÃO

Os objetivos da proteção radiológica são evitar lesões causadas por radiação tanto para o paciente quanto para a equipe. Com treinamento adequado e aplicação das técnicas de redução de dose por exame (modo, tempo, distância), e principalmente não abdicar do uso regular dos EPI, raramente a dose limite será atingida pela equipe e paciente. É necessário conhecer a história prévia do uso de radiação ionizante de nossos pacientes, seja em procedimentos diagnósticos (principalmente tomografias) e/ou terapêuticos sob orientação radioscópica, e informá-los das doses de radiação que poderão receber durante o procedimento, baseados em níveis de referência estratificados por complexidade, para que possam ter juízo formado dos riscos e benefícios.

Recordando sempre os três pilares da proteção radiológica (justificação, otimização e limitação de dose), assim como o princípio ALARA, pode-se oferecer a melhor atenção aos pacientes, com o máximo de segurança possível.

REFERÊNCIAS BIBLIOGRÁFICAS

1. Padovani R. Radiological protection in interventional radiology, radiological protection of patients in diagnostic and interventional radiology, nuclear medicine and radiotherapy. Proceedings of an International Conference Held in Malaga, Spain. IAEA, Vienna 2000.
2. Adam A. The definition of interventional radiology (or "when is a barium enema an inter ventional procedure?"). Eur Radiol. 1998;8:1014-1015.
3. Heyd R, Kopecky K, Sherman S, Lehman G, Stockberger SM. Radiation exposure to patients and personnel during interventional ERCP at a teaching institution. Gastrointest Endosc. 1996;44(3):287-92.
4. Mohapatra U, Greemberg RK, Mastracci TM, Eagleton MJ, Thornsberry B. Radiation exposure to operating room personnel and patients during endovascular procedures. J Vasc Surg. 2013;58(3):702-9.
5. Prasad KN, Cole WC, Hasse GM. Health risks of low dose ionizing radiation in humans: a review. Exp Biol Med. 2004;229:378-382.
6. Sowa M, Arthurs BJ, Estes BJ, Morgan WF. Effects of ionizing radiation on cellular structures, induced instability and carcinogenesis. Exs. 2006;(96):293-301.
7. Duran A, Baño E. Textbook of interventional cardiology. In: Kapadia S, Chew D, Cura F, L>Allier P, Roffi M, Tuzcu EM, eds. Radiation protection in interventional cardiology. Chapter 79. London: Jypee brothers medical publishers; 2017.
8. Avoidance of serious x-ray-induced skin injuries to patients during fluoroscopically-guided procedures. Disponível em: <https://www.fda.gov/downloads/Radiation-EmittingProducts/RadiationEmittingProductsandProcedures/MedicalImaging/MedicalX-Rays/ucm116677.pdf>.
9. Son BK, Lee KT, Kim JS, Lee SO. Lack of radiation protection for endoscopists performing endoscopic retrograde cholangiopancreatography. Korean J Gastroenterol. 2011;58:93-99.
10. Sethi S, Barakat MT, Friedland S, Banerjee S. Radiation Training, Radiation Protection, and Fluoroscopy Utilization Practices Among US Therapeutic Endoscopists. Dig Dis Sci. 2019;64(9):2455-2466.
11. Tchekmedyian A, et al. Pesquisa latino-americana de radioproteção em endoscopia digestiva. Revista de Gastroenterologia de México. 2012;77 (Supl 2):47-8.
12. Radiological protection in medicine. ICRP Publication 105. Ann ICRP. 2007;37(6):1-63.

13. Duran A, Baño E. Textbook of interventional cardiology. In: Kapadia S, Chew D, Cura F, L›Allier P, Roffi M, Tuzcu EM, ed. Radiation protection in interventional cardiology. Chapter 79. London: Jypee Brothers Medical Publishers; 2017.

14. Barakat MT, Thosani NC, Huang RJ, et al. Effects of a Brief Educational Program on Optimization of Fluoroscopy to Minimize Radiation Exposure During Endoscopic Retrograde Cholangiopancreatography. Clin Gastroenterol Hepatol. 2018;16(4):550-557.

15. Rehani MM, Cirai-Bielec O, Vano E, et al. TCQRP publication 117. Radiological protection in fluoroscopically guided procedures performed outside the imaging department. Ann ICRP. 2012;40:1-102.

16. MedImag JB, Williams I. Justification of radiographic examinations: What are the key issues? J Med Radiat Sci. 2017;64(3):212-219.

17. Pérez MR. Reference criteria and support for clinical decision: aspects of radiological protection for justification. Ann IRCP. 2015;44(1 Suppl):276-87.

18. Protection of the Patient in Diagnostic Radiology ICRP Publication 34 Ann. ICRP. 1982;(2-3).

19. Mazrani W, McHugh K, Marsden PJ. The radiation load of radiological investigations.Arch Dis Criança. 2007 Dez; 92 (12): 1127-31

20. Dumonceau JM, Garcia-Fernandez FJ, Verdun FR, et al. Radiation protection in digestive endoscopy: European Society of Digestive Endoscopy (ESGE) guideline. Endoscopy. 2012;44:408-21.

21. Larkin CJ, Workman A, Wright R E, Tham TC. Radiation doses to patients during ERCP. Gastrointest Endosc. 2001;53:161-164.

22. Tchekmedyian AJ, Blanco D, Gutiérrez JP, Nader A, Gutiérrez GH. Evaluación de la radiación recibida por personal y pacientes durante la CPRE en el Uruguay. Acta Gastroenterol Latinoam. 2014;44:100-107.

23. Linet MS, Slovis TL, Miller DL, et al. Cancer Risks Associated with External Radiation From Diagnostic Imaging Procedures. CA Cancer J Clin. 2012;62(2):75-100. Smiith-Bindman R, Chu P, Wang Y, et al. Comparison of the Effectiveness of Single-Component and Multicomponent Interventions for Reducing Radiation Doses in Patients Undergoing Computed Tomography: A Randomized Clinical Trial. JAMA Intern Med. 2020;180(5):666-675. doi: 10.1001/jamainternmed.2020.0064.

24. Brenner DJ. Computed Tomography – a growing source of radiation exposure. N Engl J Med. 2007;357(22):2277-84.

25. International Commission on Radiation Protection. Avoidance of radiation injuries from medical interventional procedures. Publication 85. Ann ICRP. 2000;3(2).

26. Dumonceau JM, Garcia-Fernandez FJ, Verdun FR, et al. Radiation protection in digestive endoscopy: European Society of Digestive Endoscopy (ESGE) guideline. Endoscopy. 2012;44:408-21.

27. European Society of Digestive Endoscopy (ESGE) guideline. Endoscopy. 2012;44:408-21.

28. Hayashi S, Takenaka M, Hosono M, Nishoda T. Radiation exposure during image-guided endoscopic procedures: The next quality indicator for endoscopic retrograde cholangiopancreatography. World J Clin Cases. 2018;6(16):1087-1093.

29. Faulkner K, Vaño E, Padovani R, Zoetelief J. Radiation risk evaluation and reference doses in interventional radiology. In: The International Conference on Radiological Protection of

Patients in Diagnostic and Interventional Radiology, Nuclear Medicine and Radiotherapy. Malaga. Vienna: International Atomic Energy Agency; 2001. p. 26-30.

30. Tchekmedyian A, Trigo T, Rodríguez M, Blanco D, Artifon E. Encuesta latinoamericana de radioprotección en endoscopia digestiva. Revista de Gastroenterología de México. 2012;77(Supl. 2):47-8.

31. Hayashi S, Takenaka M, Hosono M, Nishida T. Radiation exposure during image-guided endoscopic procedures: The next quality indicator for endoscopic retrograde cholangiopancreatography. World J Clin Cases. 2018;6(16):1087-1093. doi: 10.12998/wjcc.v6.i16.1087.

32. Vano E, Kleiman NJ, Duran A, Rehani MM, Echeverri D, Cabrera M. Radiation cataract risk in interventional cardiology personnel. Radiat Res. 2010;174(4):490-5.

33. Churrango G, Deutsch JK, Dinneen HS, Churrango J, Samiullah S, Ahlawat SK. Minimizing radiation exposure during ERCP, avoiding live or continuous fluoroscopy, J clin Gastroenterol. 2015;49(10):96-100.

34. Clin Med Phis 2019;20(4); Eur J Radiol. 2019;116

35. Granada JF, Delgado JA, Uribe MP, et al. First-in-human evaluation of a novel robotic-assisted coronary angioplasty system. JACC cardiovasc Interv. 2012;4:460-5.

36. Cantlon MB, Ilyas AM. Assessment of Radiation Protection in Hand-Shielding Products With Mini C-Arm Fluoroscopy. Hand (NY). 2021;16(4):505-510. doi: 10.1177/1558944719865937. Epub 2019 Aug 12. PMID: 31402748.

37. Jorgensen JE, Rubenstein JH, Goodsitt MM, Elta GH. Radiation doses to ERCP patients are significantly lower with experienced endoscopists. Gastrintestinal endosc. 2010;72(1):58-65.

38. Biral AR. Radiações ionizantes para médicos, físicos e leigos. Florianópolis: Insular; 2002. p. 232.

39. Plaut S. Radiation protection in the X-ray department. London: Butterworth & Heinemann; 1993. p. 157.

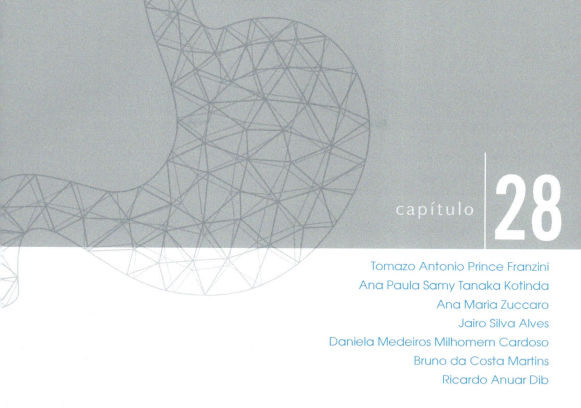

capítulo 28

Tomazo Antonio Prince Franzini
Ana Paula Samy Tanaka Kotinda
Ana Maria Zuccaro
Jairo Silva Alves
Daniela Medeiros Milhomem Cardoso
Bruno da Costa Martins
Ricardo Anuar Dib

Endoscopia Digestiva e a Pandemia por SARS-CoV-2

INTRODUÇÃO

No dia 17 de janeiro de 2021 ocorreu a primeira vacinação contra a COVID-19 no Brasil. Grande passo no combate à pandemia que já infectou mais de 600 milhões de pessoas e provocou mais de 6 milhões de mortes pelo mundo. Apesar de estar longe de ocorrer, o fim da pandemia agora é uma possibilidade e, mais do que nunca, devemos nos esforçar para alcançá-lo. Para isso, a Organização Mundial de Saúde (OMS) estima que 70% das pessoas precisem estar imunizadas para interromper a transmissão e atingir a imunidade de rebanho. Até que se tenha cobertura vacinal além de grupos de risco, inoculação da maioria da população e imunização eficaz de 70% dos 209 milhões de brasileiros, o uso de máscaras e o distanciamento social deverão ser mantidos. Ademais, não podemos esquecer que as variantes possuem papel importante nas novas ondas da doença.

Outra questão importante que surgiu neste contexto é o atraso de atividades eletivas de saúde, que foram suspensas no período de *lockdown*. A demora na realização de exames endoscópicos gastrointestinais, que são utilizados para triagem, diagnóstico precoce e tratamento de neoplasias, pode resultar em diagnóstico tardio, perda no *timing* para instituir terapias curativas, aumento dos custos com saúde e maior morbimortalidade[1]. Portanto, devemos alcançar um equilíbrio entre o respeito às recomendações sanitárias para prevenção e controle de infecção dentro das unidades de endoscopia e a necessidade de atender à demanda reprimida por procedimentos endoscópicos[2].

Nós, profissionais de saúde, temos o dever de atuar na quebra da cadeia de transmissão através da adoção das medidas de proteção e distanciamento social, educação e conscientização da população. A intenção deste capítulo é fornecer orientação simples e atualizada para o funcionamento de unidades de endoscopia gastrointestinal, visando proteger profissionais de saúde, prevenir a contaminação cruzada de pacientes e limitar a propagação da infecção durante a pandemia da COVID-19. Estas orientações não são regras e podem ser adaptadas conforme as legislações locais, condições clínicas e disponibilidade de recursos, podendo não ser aplicadas em todas as situações. Também podem servir como base para outros possíveis eventos similares.

HISTÓRICO

SARS-CoV-2 (do inglês, *Severe Acute Respiratory Syndrome Corona Virus* 2) é o agente etiológico causador da doença COVID-19 (*Corona Virus Disease* 19), que provocou a pandemia iniciada em 2019. Esta doença pode se apresentar com um quadro assintomático até uma insuficiência respiratória grave, com choque séptico e disfunção múltipla de órgãos e sistemas, com uma taxa de 98 mortes por 100 mil habitantes no Brasil, que é o 12º país com maior taxa de mortalidade[3]. Os principais sintomas são fadiga, tosse e febre. Porém, muitos pacientes apresentam também cefaleia, mialgia, congestão nasal, dor de garganta, diarreia, anosmia e ageusia. Em geral as queixas são leves e de início insidioso[4]. Quanto às manifestações gastrointestinais, um estudo conduzido pelo Serviço de Endoscopia Gastrointestinal do Hospital das Clínicas da Faculdade de Medicina da Universidade de São Paulo (HC-FMUSP)[5] incluiu dados de 400 pacientes hospitalizados e confirmados com COVID-19. Um terço dos doentes (33,25%) relatou pelo menos um sintoma gastrointestinal, sendo que a diarreia foi o sintoma mais comum, relatado por 17,25% dos pacientes. Sintomas gastrointestinais foram mais prevalentes em pacientes com doença renal crônica (DRC), em uso de imunossupressores e inibidores da enzima de conversão da angiotensina (iECA). Porém, tempo de hospitalização, admissão em Unidades de Terapia Intensiva (UTI), tempo de permanência em UTI, uso de drogas vasoativas, necessidade de ventilação mecânica e mortalidade hospitalar não diferiram entre pacientes com ou sem sintomas gastrointestinais. Os fatores associados a maior mortalidade foram idade avançada, sexo masculino e imunossupressão.

É necessário compreender que a pandemia não acabou. Ela segue seu curso, agora com uma mutação da subvariante da omicron (BQ.1), que impõe a necessidade de uma vacina bivalente, até então não disponibilizada. Os dados mundiais atualizados, do número de casos e da taxa de mortalidade, de acordo com a Word Health Organization (WHO), em 21 de novembro de 2022, mostra o registro de 634.522.052 casos confirmados e 6.599.100 mortes. No Brasil, registramos 689.039 mortes e, 35.000.000 de casos confirmados, de acordo com os dados atualizados pelo Conselho Nacional de Secretários de Saúde (CONASS). Isto demostra que a pandemia continua em curso com esta nova onda, causada pela subvariante BQ.1. Com esses novos dados sobre a pandemia, o país mantem o segundo lugar com maior número de óbitos e o terceiro em infectados pelo coronavírus no mundo, de acordo com a Universidade Johns Hopkins e do Worldometers.

Diante do exposto, nós endoscopistas devemos nos manter atentos, respeitando todas as orientações para reduzir a transmissibilidade entre o corpo clínico, pacientes e demais profissionais que atuam na nossa especialidade.

TRANSMISSÃO DURANTE O EXAME ENDOSCÓPICO

Com base nas evidências disponíveis na literatura, sabemos que o vírus SARS-CoV-2 está presente em todas as secreções respiratórias e gastrointestinais (saliva e fezes diarreicas) e que a transmissão ocorre principalmente por gotículas respiratórias[4]. No entanto, ela também pode ocorrer através de aerossóis, contato com fluidos corporais e superfícies contaminadas[1,6].

Por envolver sucção contínua através do endoscópio, insuflação sob pressão no trato gastrointestinal (TGI) e na orofaringe, e propiciar a tosse e vômitos, a endoscopia é, sem dúvida, um Procedimento Gerador de Aerossol (PGA). Sagami e cols. conduziram um estudo que demonstrou a formação significativa de aerossóis em endoscopias[7]. Ademais, exames endoscópicos terapêuticos e colonoscopias podem ter duração prolongada. Um exame de 40 minutos pode corresponder a três vezes o tempo de uma broncoscopia e oito vezes mais que uma intubação orotraqueal. Assim, a exposição cumulativa ao vírus é potencialmente maior para as equipes de endoscopia. Posto isto, os procedimentos endoscópicos são atividades de alto risco de infecção pela proximidade ao paciente, com longa exposição a secreções e aerossóis. Portanto, é recomendado pela Sociedade Brasileira de Endoscopia Digestiva (SOBED) que as Secretarias de Saúde de Estado e Municípios, gestores e CCIH hospitalares considerem os endoscopistas na mesma categoria de risco dos intensivistas e emergencistas[8].

Em questionário enviado aos associados da SOBED em abril de 2020, de 980 respostas válidas, dez endoscopistas (1%) relataram infecção por COVID-19[9]. Por outro lado, em estudo realizado em hospital oncológico quaternário, enquanto nenhum endoscopista gastrointestinal se infectou por COVID-19 na primeira onda, todos os broncoscopistas, 2/3 do pessoal da enfermagem e metade dos colaboradores do setor administrativo se contaminaram, sugerindo que o ambiente hospitalar não foi o local principal da disseminação viral entre os colaboradores[10].

Realizaremos, a seguir, considerações e recomendações acerca da indicação dos exames, do uso de equipamentos de proteção individual (EPI), bem como orientação de toda a assistência prestada pela unidade de Endoscopia.

INDICAÇÃO DO EXAME ENDOSCÓPICO

As indicações e contraindicações para realização de exames endoscópicos permanecem as mesmas, independentemente da pandemia pela COVID-19. A realização de exames eletivos e de menor urgência irá depender da disponibilidade de recursos para proteção da equipe e do paciente.

Em fase de *lockdown*, de alerta máximo, em que há grande contaminação na comunidade e liberação apenas para serviços essenciais, os exames endoscópicos eletivos podem ser adiados e os recursos destinados para endoscopias de urgência. Esta medida permite a liberação de mão de obra para assistência direta ao paciente com COVID-19 e redução da circulação de pessoas.

Em fases de menor restrição, procedimentos eletivos, de urgência e emergência em pacientes sem suspeita de infecção por COVID-19 podem ser realizados seguindo medidas de prevenção. Na vigência de infecção presumida ou confirmada por SARS-CoV-2, deve-se realizar apenas exames com indicação de urgência (Quadro 28.1). Procedimentos eletivos em pacientes com infecção por COVID-19 devem ser adiados até a resolução do quadro infeccioso, a fim de garantir a segurança dos profissionais de saúde.

PRÉ-PROCEDIMENTO ENDOSCÓPICO

Inicialmente, deve-se realizar o treinamento e a educação da equipe da unidade de endoscopia quanto às estratégias de prevenção da COVID-19: esclarecimentos sobre forma de transmissão, higienização, uso adequado de EPI, cuidados com pacientes suspeitos ou confirmados e quando suspeitar de infecção entre profissionais de saúde[4].

Aconselhamos diminuir o tamanho das equipes para o mínimo necessário para atendimento da demanda. A equipe do Serviço de profissionais assistentes deve ser monitorados diariamente quanto a presença de sintomas gripais[4]. Todos os funcionários devem utilizar máscara dentro da unidade[1].

Higienização frequente e adequada das mãos com água e sabão ou álcool gel 70% antes e depois de cada interação com o paciente e após contato com superfícies po-

---

Quadro 28.1 – Indicação de exame endoscópico em pacientes com COVID-19.

Hemorragia digestiva alta ou baixa com instabilidade hemodinâmica

Anemia com instabilidade hemodinâmica

Corpo estranho esofágico

Corpo estranho gástrico de alto risco

Icterícia obstrutiva

Colangite aguda

Nutrição enteral

tencialmente contaminadas deve ser realizada por todos os presentes nas unidades de endoscopia. Telefones celulares, canetas, estações de trabalho com computador devem ser higienizados e não devem ser compartilhados. Anéis, pulseiras e relógios não devem ser utilizados por membros da equipe[4].

Quanto às instalações, nas áreas de pré-procedimento (recepção e sala de espera) e nas de pós-procedimento (sala de recuperação) é importante que tenham ventilação adequada, sinalização para manter o distanciamento físico de 2 metros e, se possível, instalação de barreiras de acrílico. Sugere-se também evitar móveis e decorações desnecessários para diminuir áreas para limpeza.

Cada unidade deve garantir disponibilidade de todos os equipamentos de proteção individual (EPI) em tamanho, número de procedimentos e funcionários. É recomendado um estoque de pelo menos 2 semanas.

No que se refere ao fluxo dos pacientes, recomenda-se orientar pacientes a não comparecerem caso apresentem sintomatologia suspeita, restringir o número de acompanhantes, aferir temperatura na entrada e orientar a utilização de máscaras e insumos para higienização de mãos. A retirada da máscara deve ser feita apenas durante o exame endoscópico, devendo ser recolocada quando for seguro o transporte à sala de recuperação.

INTRAPROCEDIMENTO

Apenas funcionários essenciais e devidamente treinados devem estar presentes nas salas de procedimento e utilizar EPI completo[4]. Em unidades de endoscopia acadêmicas, os estágios observacionais devem ser evitados e a educação à distância deve ser incentivada.

De acordo com o risco de infecção, deve-se utilizar um mínimo de EPI (Tabela 28.1). Exames de alto risco de infecção da equipe, ou seja, em pacientes suspeitos ou con-

Tabela 28.1 – Lista de EPI necessários para atendimento de casos de alto risco (confirmados/suspeitos) e casos de baixo risco (sem suspeita de COVID-19) para infecção por COVID-19.	
Baixo Risco (sem suspeita)	**Alto Risco (confirmados/suspeitos)**
Máscara cirúrgica	Máscaras tipo respirador (PFF2/N95)
Luvas	Luvas
Propé/Sapato impermeável	Propé/Sapato impermeável
Touca	Touca
Óculos de proteção ou protetor facial	Óculos de proteção ou protetor facial
Avental descartável	Aventais impermeáveis
	Roupa privativa

Fonte: Adaptada de: *ESGE and ESGENA Position Statement on gastrointestinal endoscopy and the COVID-19 pandemic*[4].

firmados para COVID-19, obrigatoriamente se deve utilizar respirador tipo N95. A colocação (Figura 28.1) e retirada (Figura 28.2) sistematizada de EPI deve ser realizada fora da sala do exame e auxiliada por uma segunda pessoa, com o intuito de reduzir a contaminação[11]. A higienização sistemática das mãos antes e após cada procedimento é mandatória.

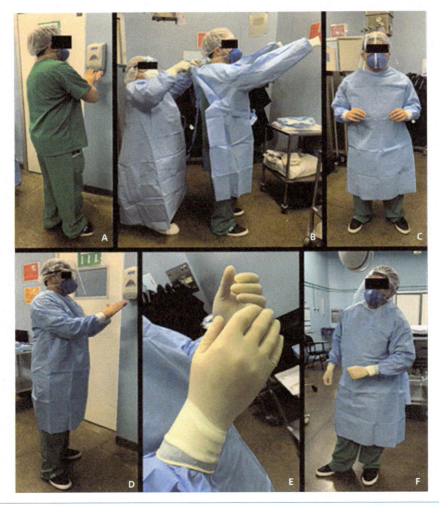

Figura 28.1 Orientação para colocação de EPI durante procedimentos endoscópicos de pacientes com COVID-19 confirmado ou suspeito. (A) primeiro, o profissional de saúde coloca roupa privativa, sapatos fechados e impermeáveis, máscara N95 ou PPF2 e touca para o cabelo e realiza a higienização das mãos; (B) vestir o avental de isolamento impermeável de mangas longas; (C) colocar óculos de proteção e protetor facial; (D) higiene das mãos; e (E) calçar luvas que cubram totalmente os pulsos. (F) o profissional de saúde pode agora entrar no quarto do paciente.

Fonte: Extraída de: Franzini e cols.[11].

capítulo 28   Endoscopia Digestiva e a Pandemia por SARS-CoV-2

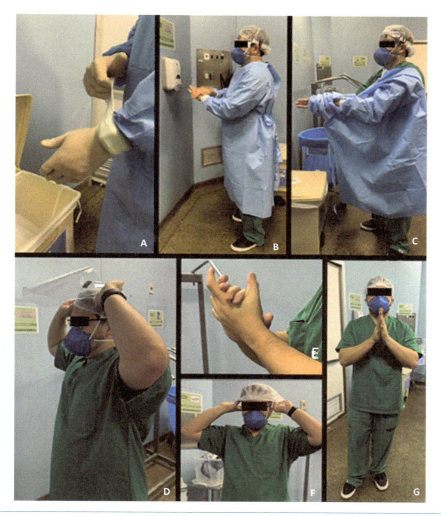

Figura 28.2 Orientação sobre a remoção do EPI após procedimentos endoscópicos para pacientes com COVID-19 confirmado/suspeito. Após o procedimento, o profissional deve se dirigir à sala de desparamentação. (A) retirar as luvas; (B) higienizar as mãos; (C) remover e descartar o avental; (D) remover a proteção facial e os óculos; (E) higienizar as mãos; (F) descartar a touca de cabelo e colocar uma nova; e (G) higienizar as mãos[11].
Fonte: Fonte: Extraída de: Franzini e cols.[11].

Na admissão do paciente deve-se tentar identificar pacientes infectados ou com risco aumentado para COVID-19. Isso pode ser feito através de um questionário sobre sintomas e exposições (Tabela 28.2). Caso apresentem respostas positivas, pode-se adiar o exame, testar o paciente ou encaminhá-lo para realizar o exame em um centro de referência em COVID. A avaliação do risco-benefício e o bom senso guiarão a melhor conduta. Caso se decida testar o paciente, a RT-PCR (do inglês, *reverse-transcriptase polymerase chain reac-*

Segurança e Qualidade em Endoscopia Digestiva

Tabela 28.2 – Modelo de questionário de sintomas e exposições.

		Sim	Não
1	Você ou algum membro da sua residência/família tem diagnóstico confirmado de COVID-19? Em caso afirmativo, aguarde o período de 14 dias do início dos sintomas. Caso seja urgente, siga as orientações de alto risco		
2	Você ou algum membro da sua casa/família está esperando pelo resultado do teste COVID-19? Em caso afirmativo, verifique se o exame pode ser adiado até que os resultados sejam conhecidos. Se for necessário atendimento urgente, siga o caminho de alto risco		
3	Você teve contato com alguém com diagnóstico confirmado de COVID-19, ou esteve em isolamento com suspeita de caso nos últimos 14 dias? Em caso afirmativo, aguarde o isolamento de 14 dias. Se o exame for urgente, siga o caminho de alto risco		
4	Você tem algum dos seguintes sintomas? • febre • tosse • perda ou alteração do paladar ou cheiro Em caso afirmativo, aconselhe quem contatar (GP/NHS111) ou, se a admissão for necessária, siga o caminho de alto/médio risco		

Se não para todas as perguntas, prossiga com o exame.

Fonte: Adaptada de: <https://www.gov.uk/government/publications/wuhan-novel-coronavirus-infection-prevention--and-control>.

tion) deve ser a escolha, pois é o padrão-ouro na detecção do vírus SARS-CoV-2. Testes sorológicos não são úteis na identificação de pacientes com infecção ativa.

Quanto ao local a ser realizado o exame, idealmente deve ser em uma sala de pressão negativa para casos confirmados. Quando indisponível, utilizar sala com ventilação adequada e caso o paciente esteja em UTI, realizar o procedimento à beira do leito[4]. Se realizada intubação orotraqueal, apenas a equipe de anestesiologia e auxiliares devem estar presentes em sala, minimizando o número de funcionários expostos.

Os pacientes devem assinar termo de consentimento e ciência de realização de exame durante a pandemia de COVID-19 (Figura 28.3). Veja modelo de termo de consentimento elaborado pela SOBED.

PÓS-PROCEDIMENTO

O reprocessamento de endoscópios e acessórios deve ser realizado de acordo com as orientações padrão de desinfecção de alto nível. Acessórios críticos reprocessados devem passar por processo de esterilização. Profissionais envolvidos na desinfecção dos apare-

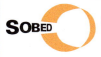

Sociedade Brasileira de Endoscopia Digestiva
Departamento de Endoscopia da Associação Médica Brasileira
Filiada à Organização Mundial de Endoscopia Digestiva
Filiada à Sociedade Interamericana de Endoscopia Digestiva

CONSENTIMENTO INFORMADO PARA EXAMES E PROCEDIMENTOS ENDOSCÓPICOS DURANTE A PANDEMIA POR CORONAVÍRUS – Documento de referência da SOBED, publicado com Recomendações para Endoscópica Segura em 24/04/2020 pela Comissão de Ética e Defesa profissional e pelo grupo Endoscopia Segura SOBED

Nome do paciente:	Prontuário:
Data do exame:	Solicitado por:
Clínica/Hospital:	Médico Responsável:
Tel. do paciente:	Tel. testemunha:

1. Eu compreendi que serei submetido um PROCEDIMENTO ENDOSCÓPICO durante uma pandemia por coronavírus.
2. Declaro que não apresentei nos últimos 14 dias quadro de febre (temperatura > 37,5), falta de ar, cansaço, tosse ou coriza.
3. Declaro que não tive contato com qualquer pessoa que tenha apresentado esses sintomas nos últimos 14 dias.
4. Declaro que se apresentar febre (> 37,5), falta de ar, cansaço, tosse ou coriza nos próximos 14 dias, entrarei em contato com o Serviço de Endoscopia no qual realizei o PROCEDIMENTO ENDOSCÓPICO.
5. Eu compreendi que terei minha temperatura corporal aferida antes de entrar no Serviço de Endoscopia Digestiva e me responsabilizo pelas informações acima prestadas.

Declaro que me foram fornecidas todas estas informações em linguagem clara e que todas as dúvidas em relação ao procedimento foram sanadas.

_____, _____ / _____ / _____

_____   _____
Nome legível   Nome legível

_____   _____
Nome legível   Assinatura (Testemunha)

Em caso de paciente hospitalizado em outra unidade hospitalar encaminhado para **PROCEDIMENTO ENDOSCÓPICO**: Declaro que me responsabilizarei pela transmissão correta destas informações ao paciente acima referido e possuo condições de dar prosseguimento ao tratamento clínico pós-procedimento endoscópico

_____ _____ _____
Nome legível e CRM   Assinatura e carimbo   Tel (_____) _____

Rua Peixoto Gomide, 515 - 4a andar - conj. 44
01409-001 - São Paulo-SP - 11 3148-8200 - 3148-8201
www.sobed.org.br

Figura 28.3 Modelo de termo de consentimento proposto pela SOBED.

lhos devem utilizar máscara tipo respirador N95/PFF2 sem válvula, principalmente após endoscopias realizadas em pacientes confirmados com COVID-19[4].

No que tange à higienização das unidades de endoscopia, devem ter um plano sistematizado de desinfecção das salas de procedimentos endoscópicos, devendo a limpeza terminal ser realizada após cada exame confirmado ou suspeito de COVID-19 e ao final do dia[1].

Sugere-se também orientar pacientes e acompanhantes a notificar a unidade caso apresentem sintomas ou tenham um teste positivo para o SARS-CoV-2 no período de 1-2 semanas após o exame. O atendimento à distância deve ser estimulado, como por exemplo, a entrega de resultados de exames por via *online*.

CONCLUSÃO

A pandemia do COVID-19 provocou grande impacto no funcionamento dos serviços de saúde. No que tange nossa especialidade da endoscopia digestiva, sofremos impacto brutal pela necessidade e muitas vezes, infelizmente, dificuldade no acesso aos EPI adequados, assim como preços abusivos dos mesmos, de materiais e medicamentos sedativos, fundamentais para nossa prática. Mesmo com medidas para redução do contágio, o número de novos casos e de mortes diárias continua elevado no Brasil até a finalização deste capítulo, em maio de 2021. Por isso, as unidades devem estar prontas para garantir a prestação de serviços de saúde da forma mais segura possível, seguindo os *guidelines* existentes e suas atualizações e protegendo seus profissionais da área de saúde e nossos pacientes.

PONTOS-CHAVE

- Exames endoscópicos são um Procedimento Gerador de Aerossol (PGA).
- Diferentes rotinas são empregadas nos serviços de endoscopia digestiva de acordo com as fases da pandemia, incluindo o momento de realização dos exames endoscópicos eletivos.
- Uso, colocação e principalmente remoção dos EPI são fundamentais para evitar o contágio.

REFERÊNCIAS BIBLIOGRÁFICAS

1. Guda NM, Emura F, Reddy DN, et al. Recommendations for the Operation of Endoscopy Centers in the setting of the COVID-19 pandemic – World Endoscopy Organization guidance document. Dig Endosc. 2020;32(6):844-850. doi: 10.1111/den.13777.
2. Gralnek IM, Hassan C, Beilenhoff U, et al. ESGE and ESGENA Position Statement on gastrointestinal endoscopy and COVID-19: An update on guidance during the post-lockdown phase and selected results from a membership survey. Endoscopy. 2020;52(10):891-898. doi: 10.1055/a-1213-5761.

3. Johns Hopkins, University of Medicine. Coronavirus Resource Center Mortality in the most affected countries.. Disponível em: https://coronavirus.jhu.edu/data/mortality. Acesso em: 22-Nov-2022.
4. Gralnek IM, Hassan C, Beilenhoff U, et al. ESGE and ESGENA Position Statement on gastrointestinal endoscopy and the COVID-19 pandemic. Endoscopy. 2020;52(6):483-490. doi: 10.1055/a-1155-6229.
5. Moura DTH, Proença IM, McCarty TR, et al. Gastrointestinal Manifestations and Associated Health Outcomes of COVID-19: A Brazilian Experience From the Largest South American Public Hospital. Clinics (São Paulo). 2020;75:e2271. Published 2020 Oct 26. doi: 10.6061/clinics/2020/e2271.
6. Soetikno R, Teoh AYB, Kaltenbach T, et al. Considerations in performing endoscopy during the COVID-19 pandemic. Gastrointest Endosc. 2020;92(1):176-183. doi:10.1016/j.gie.2020.03.3758.
7. Sagami R, Nishikiori H, Sato T, et al. Aerosols Produced by Upper Gastrointestinal Endoscopy: A Quantitative Evaluation. Am J Gastroenterol. 2021;116(1):202-205. doi:10.14309/ajg.0000000000000983.
8. Atualização recomendações SOBED para endoscopia segura durante a pandemia por coronavírus. Documento # 007/2021 – 27/01/2021.
9. Arantes VN, Martins BC, Seqatto R, Milhomen-Cardoso DM, Franzini TP, Zuccaro AM, et al. Impact of coronavirus pandemic crisis in endoscopic clinical practice: Results from a national survey in Brazil. Endosc Int Open. 2020;8(6):E822-E829. doi: 10.1055/a-1183-3324. Epub 2020 Jun 10. PMID: 32537484.
10. Pombo AAM, Lenz L, Paulo GA, Santos MA, Tamae PK, Santos ALDR, et al. Endoscopy infection control strategy during the COVID-19 pandemic: experience from a tertiary cancer center in Brazil. Clinics (São Paulo). 2021;76:e2280. doi: 10.6061/clinics/2021/e2280. eCollection 2021. PMID: 33681942.
11. Franzini TAP, Kotinda APST, Moura DTH, et al. Approach to Endoscopic Procedures: A Routine Protocol from a Quaternary University Referral Center Exclusively for Coronavirus Disease 2019 Patients. Clinics (São Paulo). 2020;75:e1989. Published 2020 Jun 12. doi: 10.6061/clinics/2020/e1989.

capítulo 29

Jairo Silva Alves
Gabriela Castro de Rezende
João Cláudio Soares de Sousa
Marcus Vinícius Gonçalves Moreira

Proteção Contra Infecções e Contaminações

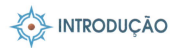# INTRODUÇÃO

A endoscopia digestiva tem papel fundamental na prevenção, no diagnóstico e tratamento de afecções do trato gastrointestinal, e sua evolução está atrelada ao desenvolvimento de avanço de novas tecnologias e do conhecimento científico. Desde o início da prática da endoscopia, utilizando tubos rígidos no século XVIII, até os modernos tubos flexíveis de hoje, evoluímos na compreensão sobre a abordagem diagnóstica de doenças infecciosas, a possibilidade da transmissão destas afecções por via endoscópica e de contaminação da equipe de trabalho nas atividades relativas à endoscopia. Portanto, este tema assumiu posição relevante, principalmente para a proteção dos pacientes e dos colaboradores contra agentes infecciosos e contaminantes, fazendo parte das nossas atividades diárias[1].

Endoscópios flexíveis são estruturas complexas com múltiplos lúmens e canais que se abrem para o exterior e, por isso, estão expostos a fluidos corporais e contaminantes difíceis de serem removidos. Isto, juntamente

Segurança e Qualidade em Endoscopia Digestiva

com a natureza termolábil dos aparelhos, demanda um processo de desinfecção especializado. Por esse motivo, as principais sociedades de endoscopia digestiva no mundo e os fabricantes de endoscópios e acessórios estudam e orientam, através de publicações de *guidelines* e recomendações, sobre o processo de lavagem e desinfecção destes aparelhos, buscando garantir segurança máxima em todos os processos[1].

Em 2020, com a pandemia e o drástico aumento das taxas de transmissão do vírus SARS-CoV-2, observou-se um interesse crescente em relação ao risco de infecção de organismos transportados pelo ar e o potencial para geração de aerossol dos procedimentos endoscópicos. Isto culminou no estabelecimento de novas diretrizes quanto ao uso adequado de EPI (Equipamentos de Proteção Individual), restrição do atendimento e isolamento de pacientes com sintomas respiratórios.[19]

LEGISLAÇÃO E NORMAS VIGENTES

No Brasil, a Agência Nacional de Vigilância Sanitária – Anvisa é uma autarquia vinculada ao Ministério da Saúde com a finalidade de criar normas, regulamentos, dar suporte e fiscalizar todos os aspectos dentro do conceito de vigilância sanitária[2].

Entende-se por vigilância sanitária, um conjunto de ações capaz de eliminar, diminuir ou prevenir riscos à saúde e de intervir nos problemas sanitários decorrentes do meio ambiente, da produção e circulação de bens e da prestação de serviços de interesse da saúde[1,2].

Dessa forma, representantes da Anvisa, do Ministério da Saúde e das especialidades de Endoscopia Digestiva (SOBED), Otorrinolaringologia, Pneumologia, Ginecologia, Urologia, Proctologia e de Enfermagem elaboraram, a partir de 2008, a Resolução de Diretoria Colegiada denominada RDC n° 6. Este documento, aprovado e publicado em 10 de março de 2013, é o principal documento que normatiza os serviços de endoscopia. Outro documento normatizador com impacto nos serviços de endoscopia é a RDC n° 50, revisada em 2002, e que estabelece os requisitos dos projetos de edificações e de suas instalações para os estabelecimentos de saúde[2,23,24].

No que se refere à RDC n° 6, são normas com impacto na prevenção de infecções e contaminações:

"Art. 6° Todo serviço de endoscopia deve possuir:

I. Registro diário dos procedimentos endoscópicos realizados, contendo data e horário do exame, nome do paciente, data de nascimento, sexo, procedimento, nome do profissional que executou o procedimento e identificação do equipamento;

II. Registro de intercorrências e eventos adversos contendo data e horário do exame, nome do paciente, data de nascimento, sexo, identificação do equipamento, procedimento realizado, profissional que executou o procedimento e tipo de intercorrência ou evento adverso, além das medidas de suporte prestadas ao paciente;

III. Registro de controle das substâncias e medicamentos sujeitos a controle especial (entorpecentes e psicotrópicos) utilizados durante o procedimento endoscópico, de acordo com as normas específicas vigentes; e

IV. Registro de acidentes ocupacionais.

Parágrafo único. As exigências determinadas para os incisos I, II, III podem ser anotadas diretamente no prontuário para unidades onde se realiza apenas procedimentos sem sedação, com ou sem anestesia tópica;

Art. 7° Os registros de que trata esta Resolução devem ser arquivados de forma a permitir a sua rastreabilidade. Na ausência de legislação específica, o prazo de guarda mínimo é de 5 (cinco) anos, para efeitos de inspeção sanitária."

Aqui pontua-se a importância da rastreabilidade no controle da qualidade do serviço prestado, na identificação da origem de uma possível infecção ou contaminação e no direcionamento das ações de prevenção, passando a responsabilidade quando pertinente.

A prevenção também é o principal tema na seção II – recursos humanos – da RDC n° 6:

"Art. 14° O serviço de endoscopia deve promover a capacitação de seus profissionais antes do início das atividades e de forma permanente, em conformidade com as atividades desenvolvidas.

Art. 15° As capacitações devem contemplar conteúdo; relacionados aos seguintes temas:

I. Prevenção e controle de infecção em serviços de saúde;

II. Uso de Equipamento de Proteção Individual (EPI);

III. Higienização das mãos;

IV. Processo de limpeza, desinfecção, esterilização, armazenamento, transporte, funcionamento e manuseio dos equipamentos e acessórios;

V. Monitoramento da eficácia dos saneantes;

VI. Gerenciamento de resíduos; e

VII. Atendimento de emergência."

O treinamento contínuo dos conteúdos acima visa uma melhor padronização dos procedimentos operacionais padrão das condutas dos colaboradores envolvidos no atendimento, o que traz mais segurança para o paciente.

Já no tocante às estruturas físicas mínimas necessárias ao serviço de endoscopia, a RDC n° 6 regulamenta:

"Art. 18° O serviço de endoscopia deve possuir, no mínimo, os seguintes ambientes:

I. Sala de recepção de pacientes;

428 Segurança e Qualidade em Endoscopia Digestiva

II. Sala de consulta/procedimento;

III. Sala para recuperação, exceto para serviços de endoscopia

tipo I; e

IV. Sala para processamento de equipamentos, acessórios e outros produtos para a saúde, exceto para serviços de endoscopia tipo I.

Parágrafo único. Caso o serviço de endoscopia utilize no processamento produtos químicos para desinfecção de alto nível, independente da classificação do tipo de serviço, a limpeza e desinfecção devem ser realizadas obrigatoriamente na sala de processamento.

...

Art. 24° A sala de processamento dos serviços de endoscopia deve possuir:

I. Cuba para lavagem com profundidade suficiente para evitar respingos em suas laterais, no piso e no profissional;

II. Bancada lisa e impermeável com dimensões compatíveis para a acomodação dos equipamentos, acessórios e outros produtos para a saúde a serem processados;

III. Ponto de água que atenda os padrões de potabilidade conforme normatização vigente; e

IV. Sistema de climatização.

Art. 26° O sistema de climatização da sala de processamento dos serviços de endoscopia deve atender aos seguintes requisitos:

I. Garantir vazão mínima de ar total de 18,00 m³/h/m²;

II. Manter um diferencial de pressão negativo entre os ambientes adjacentes, com pressão diferencial mínima de 2,5 Pa;

III. Prover exaustão forçada de todo ar da sala com descarga para o exterior da edificação; e

IV. O ar de reposição pode ser proveniente dos ambientes vizinhos.

Art. 28° Para a secagem dos equipamentos com canais, os serviços devem dispor de ar comprimido medicinal, gás inerte ou ar filtrado, seco e isento de óleo."

Nos artigos acima, vemos uma preocupação com a segregação das várias atividades presentes no serviço de endoscopia em ambientes adequados. Percebe-se a importância de se limitar o contato entre os pacientes e destes com os colaboradores aos momentos estritamente necessários, bem como dispor de salas de espera e recuperação pós-anestésica com dimensões adequadas ao número de pacientes atendidos e obedecendo regras de distanciamento e espaço adequado para circulação. Tais medidas se mostraram importantes na redução dos casos de infecção cruzada entre pacientes e destes com os colaboradores.

Vemos também a preocupação em minimizar a exposição dos colaboradores e pacientes a contaminantes, pela exigência de ambientes adequadamente ventilados e climatização da sala de processamento dos aparelhos. Tal medida tem impacto na redução das exposições aos vapores provenientes dos saneantes usados no reprocessamento dos aparelhos e a microrganismos aerossolizados durante a fase de pré-lavagem, lavagem e secagem anteriores à desinfecção de alto nível.

Normatizações mais específicas dos projetos de edificações e de suas instalações são tratadas detalhadamente na RDC n° 50.

Em relação ao processamento de equipamentos e acessórios endoscópicos, a RDC n° 6 normatiza:

"Art. 29° O serviço de endoscopia deve dispor de equipamentos e acessórios em quantidade suficiente para o número de pacientes atendidos, respeitando o tipo de procedimento e o tempo necessário para os respectivos processamentos.

Art. 30° Deve ser elaborado Procedimento Operacional Padrão (POP) no qual sejam detalhadas todas as etapas do processamento de equipamentos e acessórios utilizados nos procedimentos endoscópicos, respeitando a legislação referente ao uso dos agentes saneantes e as orientações contidas nos manuais de processamento do fabricante.

Parágrafo único. O POP deve ser aprovado pelo responsável técnico do serviço autônomo ou médico responsável do serviço não autônomo de endoscopia e estar disponível na sala de processamento para consulta pela equipe de saúde e pela autoridade sanitária competente.

Art. 31° A pré-limpeza do endoscópio deve ser realizada imediatamente após a finalização do procedimento com remoção da sujidade da superfície externa.

Parágrafo único. Sempre que o equipamento possuir canais, deve haver a introdução de detergente sob pressão nestes, conforme a orientação do fabricante.

Art. 32° A limpeza de equipamentos endoscópicos deve ser realizada no menor intervalo de tempo possível após a pré-limpeza, de acordo com a orientação do fabricante.

Art. 33° O processo de limpeza de todos os canais, válvulas e conectores deve incluir escovação e irrigação de todos os componentes externos e internos com utilização de detergente, conforme orientação do fabricante.

Art. 34° Após o processo de limpeza, os equipamentos endoscópicos e seus acessórios devem ser submetidos à secagem antes de qualquer técnica de desinfecção ou esterilização.

Art. 35° As escovas utilizadas na limpeza dos canais endoscópicos, quando passíveis de processamento, devem ser submetidas à limpeza e desinfecção a cada turno de trabalho.

Art. 36° O processo de desinfecção deve respeitar o tempo mínimo de exposição do equipamento ao produto utilizado, de acordo com a recomendação do fabricante e a legislação vigente.

Art. 37° É obrigatório realizar a monitorização dos parâmetros indicadores de efetividade dos agentes saneantes que possuem ação antimicrobiana, como concentração, pH ou outros indicados pelo fabricante, no mínimo uma vez ao dia antes do início das atividades.

§1" Não podem ser utilizados saneantes que estejam com os parâmetros divergentes daqueles constantes do rótulo do produto.

§2° Os parâmetros monitorados (iniciais e subsequentes) devem ser registrados e arquivados pelo prazo mínimo de cinco anos e disponibilizados para consulta da autoridade sanitária.

Art. 38° Os endoscópios flexíveis, após serem submetidos a processamento, devem ser mantidos em posição vertical com preservação de alinhamento entre as duas extremidades até a sua utilização.

Art. 39° Quando for necessário o transporte do endoscópio entre a sala de procedimento e a sala de processamento, os endoscópios devem estar acondicionados em recipientes laváveis e com tampas diferentes para material sujo e limpo.

Parágrafo único. Quando a sala de processamento estiver contígua à sala de procedimento, o acondicionamento pode ser dispensado.

Art. 40° Quando o endoscópio for transportado para outro serviço de saúde, o processamento deve ser novamente realizado antes da sua utilização.

Art. 41° A limpeza dos produtos para saúde de conformações complexas deve ser precedida de limpeza manual e complementada por limpeza automatizada em lavadora ultrassónica ou outro equipamento de eficiência comprovada.

Art. 42° Os acessórios e outros produtos para a saúde classificados como críticos devem ser submetidos à esterilização antes da sua utilização.

§1° O serviço de endoscopia poderá utilizar, para esterilização de acessórios críticos, o centro de material e esterilização do serviço de saúde no qual está fisicamente inserido ou empresa processadora devidamente licenciada pelo órgão sanitário competente.

§2° Para os casos referidos no parágrafo acima, os produtos para saúde devem ser encaminhados, após serem submetidos à limpeza no serviço de saúde, conforme Procedimento Operacional Padrão (POP) definido entre as partes envolvidas.

Art. 43° O serviço de endoscopia e a empresa processadora devem utilizar embalagens que garantam a manutenção da esterilidade do conteúdo, bem como a sua transferência sob técnica asséptica.

Art. 44° As embalagens utilizadas para a esterilização de produtos para saúde devem estar regularizadas junto à Anvisa, para uso específico em esterilização.

Art. 45° A selagem de embalagens tipo envelope deve ser feita por termosseladora ou conforme orientação do fabricante.

Art. 46° Não é permitido o uso de caixas metálicas sem furos para esterilização de produtos para saúde.

Art. 47° É obrigatória a identificação, nas embalagens, dos produtos para saúde submetidos à esterilização por meio de rótulos ou etiquetas.

Art. 48° O rótulo de identificação da embalagem deve conter:

I. Nome do produto;

II. Data de esterilização;

III. Data limite de uso;

IV. Método de esterilização; e

V. Nome do responsável pelo preparo.

Art. 49° Para a utilização de acessórios submetidos à esterilização, deverá ser obedecida a data limite de uso do produto esterilizado pelo serviço que a executou.

Art. 50° Não é permitido o uso de estufas para a esterilização de produtos para saúde.

Art. 51° Os produtos esterilizados devem ser armazenados em local limpo e seco, sob proteção da luz solar direta e submetidos à manipulação mínima.

Art. 52° É proibida a utilização de método manual de imersão em desinfetantes líquidos para fins de esterilização de produtos para a saúde.

Art. 53° Produtos para saúde utilizados na assistência ventilatória e anestésica não poderão ser submetidos à desinfecção por métodos de imersão química líquida com a utilização de saneantes à base de aldeídos."

Estas normas direcionam o reprocessamento dos aparelhos e a elaboração dos Procedimentos Operacionais Padrão (POP) de pré-limpeza, limpeza mecânica, enxágue, secagem, desinfecção de alto nível, enxágue e secagem.

Por fim, temos a seção de segurança e saúde do trabalho da RDC n° 6, que trata do uso de EPI:

"Art. 54° Quando o procedimento implicar a utilização de raios X, devem ser atendidos os requisitos estabelecidos no regulamento sanitário vigente para a proteção radiológica em radiodiagnóstico médico.

Art. 55° O serviço de endoscopia deve adotar as medidas de segurança ocupacional preconizadas pelo fabricante, relativas ao uso de saneantes.

Art. 56° O trabalhador responsável pelo processamento deve utilizar gorro, óculos de proteção ou protetor facial, máscara compatível com o risco, luvas de borracha cano longo, avental impermeável, protetor auricular (de acordo com o risco), calçados fechados impermeáveis e antiderrapantes."

Tais medidas de segurança são discutidas mais detalhadamente no uso de EPI, a seguir.

TRANSMISSÃO ENDOSCÓPICA

A transmissão de infecções relacionadas à endoscopia ocorre quando microrganismos são transmitidos de paciente para paciente por equipamentos contaminados ou se microrganismos são disseminados do lúmen intestinal durante a endoscopia através da corrente sanguínea para órgãos suscetíveis, tecidos adjacentes ou próteses[4,5].

Ao longo de um exame endoscópico, a superfície externa e os canais internos de endoscópios flexíveis são expostos a fluidos corporais e contaminantes. O reprocessamento dos endoscópios é realizado por processos mecânicos e limpeza com detergente, seguida por desinfecção de alto nível, enxágue e secagem[5].

O reprocessamento seguro e eficaz do endoscópio é crucial para a segurança do paciente na endoscopia. O não cumprimento das diretrizes, bem como os desvios dos protocolos de reprocessamento padronizados e validados, podem levar a um reprocessamento ineficaz, com possibilidade de transmissão de paciente a paciente[5].

TRANSMISSÃO NÃO ENDOSCÓPICA

A transmissão de infecção não endoscópica pode ocorrer se microrganismos infecciosos são transmitidos de paciente para paciente por meio do manuseio inapropriado dos medicamentos sedativos, reutilização de agulhas e pelas mãos dos colaboradores quando do trato direto com o paciente[5].

A transmissão não endoscópica também pode ocorrer se os microrganismos forem transmitidos dos pacientes para o pessoal da endoscopia. Os modos potenciais de transmissão incluem lesão por picada de agulha, respingos de sangue na conjuntiva, inalação de microrganismos aerossolizados, e transferência de manipulação direta de pacientes[5].

A equipe da unidade de endoscopia está em maior risco de alguns tipos de infecções, em comparação com outros tipos de profissionais de saúde ou a população em geral. Por exemplo, há uma maior prevalência de infecção por *H. pylori* nos profissionais que atuam na endoscopia, com uma maior prevalência observada com o aumento dos anos de prática[5].

USO DE EPI

As unidades de endoscopia digestiva realizam procedimentos de cunho semicríticos e críticos, com potencial de contaminação, sendo necessário que os trabalhadores de saúde tenham como prioridade a segurança para realizar os procedimentos, práticas efetivas e constantes para prevenir, minimizar a disseminação das doenças e a proteção dos produtos químicos utilizados nos processos de desinfecção e esterilização[6].

As precauções padrão, estabelecidas pelos CDC (Centros de Controle de Doenças, de Atlanta), são de recomendações básicas para a segurança da equipe e do paciente. Estas incluem o uso de barreiras (equipamentos de proteção individual) e lavagem das mãos,

capítulo 29 — Proteção Contra Infecções e Contaminações — 433

toda vez que houver a possibilidade de contato com sangue, secreções, excreções e fluidos corporais (exceto suor), pele não íntegra e membranas mucosas de todos os pacientes[6].

Os EPI e EPC (equipamentos de proteção coletiva) destinam-se a proteger os profissionais durante o exercício de suas atividades, minimizando os riscos por contato com sangue e outros fluidos corporais, bem como manuseio de germicidas químicos. São exemplos de EPI os óculos de proteção, máscaras, luvas, aventais e sapatos fechados. São exemplos de EPC as caixas perfurocortantes, o sistema de exaustão e ventilação[6].

O uso de radiações ionizantes em alguns procedimentos endoscópicos como a CPRE (colangiopancreatografia endoscópica retrógrada), por exemplo, demanda o uso de EPI adequado, como aventais de chumbo e protetores de tireoide, além de óculos plumbados, bem como a monitorização periódica do dosímetro de cada funcionário. Um protocolo na Instituição sobre o controle de saúde periódico do trabalhador e o controle da exposição é obrigatório[6]. Os EPI recomendados em procedimentos endoscópicos são descritos na Tabela 29.1.

INFECÇÕES

Bacterianas

Infecções bacterianas passíveis de serem adquiridas durante a endoscopia podem ser causadas, por exemplo, por *Salmonella* spp., *Helicobacter pylori* e *Pseudomonas* spp. bem como bactérias Gram-negativas como a *Pseudomonas aeruginosa* e *Klebisiella*

Tabela 29.1 – Uso de EPI nas diferentes etapas do processo.

	Procedimento	Limpeza	Desinfecção	Secagem
Óculos	X	X	X	X
Luvas de Procedimentos	X			
Luvas de látex		X	X	X
Máscara de procedimento	X	X		X
Máscara de carvão ativado			X	
Avental manga longa	X	X	X	X
Avental plástico		X	X	X
Protetor auricular				X
Dosímetro	X*			
Avental de chumbo	X*			
Protetor de tireoide	X*			

*Em procedimento com uso de raios X.

Fonte: Recomendações SOBED para endoscopia segura durante a pandemia por coronavírus, 2021[18].

pneumoniae. As fontes de contaminação podem ser gastroscópios submetidos a limpeza, desinfecção e secagem inadequadas que irão carrear bactérias do trato gastrointestinal de pacientes colonizados ou provenientes do ambiente, que incluem garrafas de água contaminadas[7].

Desde 2010, infecções nosocomiais graves causadas por organismos multirresistentes também têm sido associadas à CPRE. Enterobacteriaceae multirresistentes incluindo *K. pneumoniae*, *E. coli* e *Enterobacter* spp., assim como *P. aeruginosa* foram encontrados em duodenoscópios, especialmente na extremidade distal e em torno do mecanismo elevador de pinça, tanto pela presença de pequenas rachaduras ou áreas de desgastes que exigiam manutenção e reparos, apesar do bom funcionamento do aparelho, quanto pela complexidade do mecanismo. Em alguns casos, os surtos aconteceram apesar do uso de protocolos de reprocessamento aparentemente adequados. Em outros casos, a limpeza e a secagem insuficientes permitiram o surto e a higiene insuficiente das mãos também foi identificada como um fator que facilitou a transmissão de um paciente para outro[7].

Antibioticoprofilaxia não está indicada nos procedimentos endoscópicos de forma rotineira, estando reservada para casos específicos, como na gastrostomia e jejunostomia percutânea, CPRE com drenagem incompleta ou nos pacientes com risco aumentado de endocardite[10,11,12,13].

Virais

Poucos casos de transmissão dos vírus da hepatite B e da hepatite C foram associados a algum procedimento endoscópico. Em todos, pode-se identificar falhas na limpeza e desinfecção de endoscópios e acessórios, bem como a reutilização de frascos de anestésicos ou seringas contaminadas. Até o momento não se identificaram casos de transmissão do vírus da imunodeficiência humana (HIV) atribuídos à endoscopia[5].

SARS-CoV-2

A pandemia do COVID-19 é uma emergência de saúde pública global. Desde o início da pandemia, em dezembro de 2019, o novo coronavírus (SARS-CoV-2) já causou a infecção e o óbito de milhões de pessoas no mundo. Com a vacinação, espera-se que esse cenário melhore e ocorra redução da ocupação dos leitos de Unidades de Terapia Intensiva – UTI, o que já vem sendo notado na maioria dos países. Considerando os serviços de saúde, destaca-se a importância de que mesmo com a vacinação de profissionais e da população, as medidas de prevenção e controle de infecção precisam continuar sendo intensificadas pelos profissionais para evitar ou reduzir ao máximo a transmissão do vírus, principalmente de novas variantes, em especial nos procedimentos geradores de aerossóis como a endoscopia digestiva. A segurança do paciente e dos profissionais de saúde deve permanecer como prioridade, junto com a qualidade na assistência prestada aos pacientes[14,15,16].

Evidências recentes demostram que a transmissão por contato em superfícies contaminadas (conhecidas como fômites) é improvável de ocorrer quando os procedimentos de limpeza e desinfecção e outras medidas de precaução padrão são aplicadas, reforçando a importância destas práticas em todos os serviços de saúde e por todos os profissionais de saúde[14,17].

Tendo em vista a grande possibilidade de transmissão do SARS-CoV-2 dentro dos serviços de saúde, as medidas de prevenção e controle devem ser implementadas em todas as etapas do atendimento do paciente nesses serviços, desde sua marcação, chegada, triagem, espera, durante toda a assistência prestada, até sua a sua alta/transferência ou óbito, com ênfase no uso de EPI (Tabela 29.2)[14,18,19].

Parasitas

Um relato de caso documentou a transmissão de *Strongyloides* para quatro pacientes, de um instrumento contaminado, sem outros casos de transmissão de parasitas por endoscopia[3].

Fungos

Não existem casos de infecção fúngica relacionada à endoscopia digestiva documentados[5].

Tabela 29.2 – Orientações sobre EPI durante a pandemia do SARS-CoV-2.					
	Pacientes ambulatoriais	Pacientes internados	Recepção e triagem	Limpeza	Equipe no exame
Óculos/*face shield*				X	X
Luvas				X	X
Botas impermeáveis cano longo				X	
Máscara cirúrgica	X		X		
Máscara N95 ou PFF2				X	X
Avental impermeável				X	X
Higiene das mãos	X	X	X	X	X
Gorro/touca				X	X
Roupa privativa					X
Propé descartável					X
CCIH		X			

Fonte: Recomendações SOBED para endoscopia segura durante a pandemia por coronavirus, 2021[18].

Príons

A doença de Creutzfeldt-Jakob (CJD) e a variante-CJD são transmitidas por agentes infecciosos chamados príons (partículas de proteína sem ácido nucleico), que são extremamente resistentes aos procedimentos de reprocessamento padrão. Na CJD clássica, os príons são concentrados no sistema nervoso central, mas na variante-CJD os príons podem se acumular no tecido linfoide, inclusive no trato GI, sendo sua transmissão endoscópica teoricamente possível, contudo nenhum relato dessa transmissão foi publicado até o momento[5].

VACINAÇÃO

O Ministério do Trabalho e Emprego, através da NR32, coloca como obrigatórias as vacinas contra hepatite B, difteria e tétano (DT). O Ministério da Saúde recomenda a vacinação anual contra a influenza e a vacina dTpa para profissionais que atuam em UTI neonatal e berçário. Essas quatro vacinas encontram-se disponibilizadas na rede pública de saúde. As outras vacinas estão disponíveis somente na rede privada[20].

Outras agências e sociedades médicas ao redor do mundo vão mais longe e recomendam imunidade documentada contra influenza, sarampo/caxumba/rubéola, varicela (se o indivíduo não teve varicela no passado), tétano/difteria/coqueluche e meningococo. Estas recomendações variam muito de acordo com as peculiaridades de cada região. Nos Estados Unidos, a OSHA (*Occupational Safety and Health Administration*) exige que todos os funcionários devem ser imunizados contra o VHB, embora o risco da infecção seja pequeno. Porém, por se tratar de um país federativo, cada estado possui legislação própria com exigências específicas no tocante a vacinação de profissionais da saúde[5].

Frente à pandemia do SARS-CoV-2, é orientada a vacinação de toda a população contra o COVID-19, e uma vez que o endoscopista exerce sua prática diária sob exposição contínua de aerossóis e atua, com muita frequência, no atendimento de pacientes infectados pelo COVID-19, é de suma importância a vacinação da equipe[21,22].

CONCLUSÃO

Uma série de precauções essenciais deve ser observada na unidade de endoscopia, a fim de minimizar os riscos infecciosos para funcionários e pacientes. Uso adequado de equipamentos de proteção individual e uma boa higiene das mãos deve minimizar o risco da maioria dessas infecções.

Ferramentas importantes na prevenção de infecções são: formação de pessoal e avaliação regular de competências; adesão da equipe às diretrizes e às especificações dos fabricantes e instruções de uso; inspeções de rotina de endoscópios e manutenção regular/programada; avaliação periódica da qualidade, com auditorias de conformidade do pessoal, vigilância microbiológica e validação dos ciclos de reprocessamento; locais e equipamentos dedicados para todas as etapas de reprocessamento (qualidade da estrutura).

Além disso, as unidades de endoscopia precisam ter políticas, procedimentos e um serviço de pronto atendimento de referência para seus colaboradores quando da exposição acidental destes a contaminantes com risco biológico no local de trabalho. Tais medidas desempenham um papel crítico na gestão da profilaxia pós-exposição, quando da falha nas medidas preventivas discutidas no presente capítulo.

REFERÊNCIAS BIBLIOGRÁFICAS

1. Machado G. História da Endoscopia Digestiva. In: Averbach M, et al. Tratado ilustrado de Endoscopia Digestiva. Anuar Dib. Rio de Janeiro: Thieme Revinter Publicações; 2018. p. 3-17.
2. Ejima FH, Ejima GW, Acioli Filho W, Salomao BC. Legislação e normas vigentes. In: Averbach M, et al. Tratado ilustrado de Endoscopia Digestiva. Anuar Dib. Rio de Janeiro: Thieme Revinter Publicações; 2018. p. 32-38.
3. Quinoneiro AC, Cavassin LGT. Limpeza, desinfecção e manutenção dos equipamentos. In: Averbach M, et al. Tratado ilustrado de Endoscopia Digestiva. Anuar Dib. Rio de Janeiro: Thieme Revinter Publicações; 2018. p. 72-78.
4. Calderwood AH, Day LW, Muthusamy VR, et al.; ASGE Quality Assurance in Endoscopy Committee. ASGE guideline for infection control during GI endoscopy. Gastrointest Endosc. 2018;87(5):1167-1179..
5. Brasil. Ministério da Saúde. Agência Nacional de Vigilância sanitária. Guia prático de limpeza e desinfecção de aparelhos endoscópicos. Sociedade Brasileira de Enfermagem em Endoscopia Gastrointestinal. Agosto 2006.
6. Beilenhoff U, Biering H, Blum R, et al. Reprocessing of flexible endoscopes and endoscopic accessories used in gastrointestinal endoscopy: Position Statement of the European Society of Gastrointestinal Endoscopy (ESGE) and European Society of Gastroenterology Nurses and Associates (ESGENA) – Update 2018. Endoscopy. 2018;50(12):1205-1234. doi: 10.1055/a-0759-1629.
7. Meyer GW. Preventing infection transmitted by gastrointestinal endoscopy. Disponível em: <https://www.uptodate.com/contents/preventing-infection-transmitted-by-gastrointestinal-endoscopy>. Acesso em: set. 2021.
8. Beilenhoff U, Biering H, Blum R, et al. Prevention of multidrug-resistant infections from contaminated duodenoscopes: Position Statement of the European Society of Gastrointestinal Endoscopy (ESGE) and European Society of Gastroenterology Nurses and Associates (ESGENA). Endoscopy. 2017;49(11):1098-1106. doi: 10.1055/s-0043-120523.
9. Allison MC, Sandoe JAT, Tighe R, et al. Antibiotic prophylaxis in gastrointestinal endoscopy. British Society of Gastroenterology. Gut. 2009;58:869-880.
10. Banerjee S, Shen B, Baron TH, et al.; ASGE Standards of Practice Committee. Antibiotic prophylaxis for GI endoscopy. American Society for Gastrointestinal Endoscopy. Gastrointestinal Endoscopy. 2008;67:791-798.
11. Gould FK, Elliott TSJ, Foweraker J, et al. Guidelines for the prevention of endocarditis: Report of the Working Party of the British Society for Antimicrobial Chemotherapy. Journal of Antimicrobial Chemotherapy. 2006;57:1035-1042.

12. Heresbach D, Boyer J, Laffon S, et al. Societé Française de Endoscopie Digestive. Consensus em Endoscopie Digestive (CED). Antibioprophylaxie enendoscopie digestive. Acta Endosc. 2008;4:401-413.
13. Brasil. Ministério da Saúde. Diretrizes para a atenção especializada no contexto da pandemia de COVID-19. Junho 2021.
14. Endoscopy activity and COVID-19: BSG and JAG guidance. Disponível em: <https://www.bsg.org.uk/covid-19-advice/endoscopy-activity-and-covid-19-bsg-and-jag-guidance/>. Acesso em: set. 2021.
15. Soetikno R, Teoh AYB, Kaltenbach T, et al. Considerations in performing endoscopy during the COVID-19 pandemic. Gastrointest Endosc. 2020;92(1):176-183. doi: 10.1016/j.gie.2020.03.3758. Epub 2020 Mar 27.
16. Vavricka SR, Tutuian R, Imhof A, et al. Air suctioning during colon biopsy forceps removal reduces bacterial air contamination in the endoscopy suite. Endoscopy. 2010;42(9):736-41.
17. Centers for Disease Control and Prevention. Disponível em: <https://www.cdc.gov/coronavirus/2019-ncov/infection-control/control-recommendations.html>. Acesso em: set. 2021.
18. Recomendações SOBED para endoscopia segura durante a pandemia por coronavírus. Documento 003/2020 – 21/03/2020. Disponível em: <https://www.sobed.org.br/fileadmin/user_upload/sobed/2020/03/21/RECOMENDACOES_SOBED_ENDOSCOPIA_SEGURA__003_1_.pdf>. Acesso em: set. 2021.
19. Brasil. Segurança e saúde do trabalho em estabelecimentos de saúde - Norma Reguladora nº 32, Ministério do Trabalho e Emprego de novembro de 2005.
20. Recomendações SOBED para endoscopia segura – Proteção vacinal das equipes de trabalho em Endoscopia Digestiva. Atualização #007- 21/01/2021. Disponível em: <https://www.sobed.org.br/fileadmin/user_upload/sobed/2021/01/21/atualizacao007-21.01.2021.pdf>. Acesso em: set. 2021.
21. Brasil. Ministério da Saúde. Informe técnico: Campanha Nacional de Vacinação contra a COVID-19. Brasília,18/01/2021.
22. Brasil. Regulamento técnico para planejamento, programação, elaboração e avaliação de projetos físicos de estabelecimentos assistenciais de saúde – RDC 50 de fevereiro de 2002.
23. Brasil. Minuta da revisão do regulamento técnico para planejamento, programação, elaboração e avaliação de projetos físicos de estabelecimentos assistenciais de saúde – RDC n" 50 de agosto de 2016.
24. Brasil. Requisitos de boas práticas de funcionamento para os serviços de endoscopia com vias de acesso ao organismo por orifícios exclusivamente naturais – RDC nº 6, ANVISA, de março de 2013.

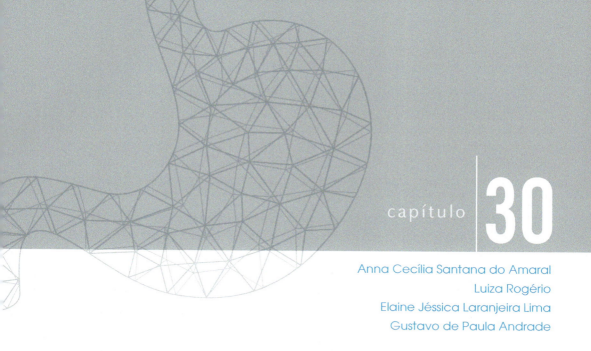

capítulo 30

Anna Cecília Santana do Amaral
Luiza Rogério
Elaine Jéssica Laranjeira Lima
Gustavo de Paula Andrade

Conduta nas Complicações Endoscópicas

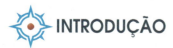 **INTRODUÇÃO**

Os exames endoscópicos gastrointestinais são realizados rotineiramente devido a sua capacidade diagnóstica e terapêutica de muitos distúrbios gastrointestinais e ao seu papel importante nos programas de rastreamento de câncer. Embora sejam exames seguros, é essencial saber identificar fatores de risco e reduzir os eventos adversos relacionados a eles[1-4].

A endoscopia digestiva alta (EDA) é comumente realizada e apresenta baixo risco de complicações. Taxas de eventos adversos de 1:200 a 1:10.000 e taxas de mortalidade variando de 0 a 1:2.000 são relatadas. A taxa de eventos cardiopulmonares é de 1:170 e a taxa de mortalidade é de 1:10.000 entre 140.000 exames de EDA[4].

A taxa de mortalidade após uma colonoscopia varia de 0,007 a 0,07%. Em uma metanálise, a taxa de mortalidade foi de 2,9/100.000 (IC 95%: 1,1-5,5)[1]. As principais complicações incluem eventos relacionados à sedação, ao exame e às manobras diagnósticas e terapêuticas[4].

Os eventos relacionados à sedação são relativamente comuns, a maioria transitórios e de grau leve. Em geral, complicações indesejáveis significativas (pneumonia por aspiração, parada respiratória, infarto do miocárdio, acidente vascular cerebral e choque) podem ser evitadas por meio de avaliação e preparação cuidadosa da pré-sedação, monitoramento e suporte adequados, bem como manejo pós-sedação[2,4] principalmente naqueles pacientes com idade avançada, doença cardiopulmonar preexistente, classe III ou superior da *American Society of Anesthesiologists* (ASA), pois são de maior risco[2-4].

Complicações resultantes da EDA são raras e incluem eventos cardiopulmonares associados à dificuldade em intubar o esôfago, a procedimentos prolongados, infecção, perfuração e sangramento[1,2].

O sangramento na EDA diagnóstica é muito raro, geralmente está associado à biópsia e/ou atrito mecânico do endoscópio e pode ser mais provável em indivíduos com trombocitopenia e/ou coagulopatia[1]. Taxas de perfuração de 1 em 2.500 a 1 em 11.000 são relatadas, podendo estar associadas a divertículo de Zenker, estenose esofágica, doenças malignas do trato digestivo alto, divertículos duodenais e intervenções endoscópicas[1].

Na colonoscopia diagnóstica, a incidência de hemorragia é de apenas 0,03% e a maioria ocorre após biópsias. Entre os exames terapêuticos, o sangramento é o evento adverso mais comum, sendo responsável por 0,3-6,1% dos casos e quase sempre é resultado de polipectomias[1,3]. O número, tamanho, morfologia e histologia dos pólipos são fatores de risco para sangramento pós-polipectomia[1,3].

A perfuração do cólon é um evento temido, com alta morbidade e considerável mortalidade. Em pacientes com idade avançada, sexo feminino, doença de Crohn, diverticulose, remoção de corpo estranho, obstrução intestinal, aumento da classe ASA, a remoção de pólipos > 10 mm e a colonoscopia terapêutica (polipectomia para pólipos grandes, polipectomias múltiplas, dilatação pneumática, uso de coagulação de plasma de argônio, ressecção endoscópica da mucosa e dissecção endoscópica da submucosa) são fatores significativamente associados a um risco maior de perfuração[1,5].

Após a realização da colonoscopia, outros eventos como angina ou infarto do miocárdio, acidente vascular cerebral, arritmia cardíaca, pneumonia, tromboflebite, ruptura esplênica, síndrome pós-polipectomia, diverticulite, cetoacidose diabética, insuficiência renal aguda e embolia pulmonar podem ocorrer, resultando na necessidade de hospitalização, acompanhamento e aumento de custos[1,3].

SANGRAMENTO

A taxa de sangramento após exames endoscópicos, ao contrário da taxa de perfurações, vem caindo com o passar do tempo, a despeito do envelhecimento da população e acentuação das comorbidades. A realização de terapias endoscópicas representa maior risco, sendo este dependente do tipo de tratamento instituído e da porção do trato digestivo avaliada.

Sangramento na Endoscopia Digestiva Alta

O sangramento após exames endoscópicos pode ocorrer de forma imediata ou tardia. A primeira limita-se ao momento até a sala de recuperação e a segunda em até 30 dias após a realização do procedimento[4].

Sangramento na Endoscopia Digestiva Alta

Sangramentos vultuosos são raros nos exames realizados na via digestiva alta. As erosões de Mallory-Weiss, causadas por procedimentos diagnósticos, correspondem a somente 0,5% dos sangramentos. As terapias como dilatação, ligadura elástica/esclerose, gastrostomia endoscópica e ressecção de lesões estão mais relacionadas a essa complicação[4].

Nos exames diagnósticos o índice de hemorragia tem relação com o estado de coagulabilidade do paciente. A contagem de plaquetas acima de 20.000 se mostrou segura para exames sem biópsias ou terapias. No entanto, para os casos nos quais a biópsia se faz necessária, as plaquetas devem estar acima de 50.000, para que o risco de sangramento seja pequeno[4].

Nas dilatações o sangramento costuma ser autolimitado e de pequena monta. Em algumas séries de casos acometeu 0,2% dos pacientes na dilatação mecânica com velas[6] e 2% na com balão[7]. Em outras, mostrou-se pouquíssimo frequente, independentemente do tipo de material utilizado[8,9].

O tratamento de varizes, gástricas ou esofágicas, pode induzir sangramento durante o procedimento devido a sua realização inadequada, obliterando o cordão de maneira ineficaz, ou de maneira tardia, após a queda da banda elástica e formação da úlcera, sendo raros os casos relacionados[4].

A ressecção de pólipos gástricos possui maior relação com sangramentos imediatos (3,4 a 7,2%), enquanto as lesões duodenais possuem maior índice de sangramento tardio (3,1-22%)[4].

Sangramento na Colonoscopia

O risco de sangramento na colonoscopia supera o da perfuração. Estudos recentes encontraram um índice de 0,03 a 6,1%, sendo a taxa inferior relacionada a exames diagnósticos, nos quais as biópsias ou a fricção do aparelho podem induzir o sangramento[10].

Nos exames terapêuticos, como após polipectomia, uma série de fatores de risco foi identificada. Eles se resumem à técnica de ressecção, às características da lesão e comorbidades do paciente[11,12].

O tamanho, a quantidade e o tipo de pólipos ressecados são fatores relacionados. Pólipos sésseis maiores que 10 mm apresentam até 4,5 vezes maior risco[11,12]. As lesões pediculadas que apresentem a base larga, ou localizadas no cólon direito, também estão mais propensas a sangramento, sendo indicado avaliar ressecção com uso de terapia térmica e/ou colocação de clipes[11,12].

Segurança e Qualidade em Endoscopia Digestiva

A técnica inadequada, como o uso de eletrocoagulação no modo corte puro ou a ressecção precoce levando a cauterização incorreta do leito de ressecção, também representam maior risco de hemorragia[13].

Pacientes idosos, com doença cardiovascular, renal ou em uso de anticoagulante estão mais propensos a complicações. O uso de AINE ou AAS não demonstrou maior risco de sangramento imediato, mas tem correlação com a ocorrência tardia[12].

Apesar de autolimitado na maioria dos casos, algumas vezes o sangramento pode ser intenso e necessitar de um tratamento específico. Nos casos das polipectomias, há a possibilidade de utilização da terapia injetora com soluções como a de epinefrina, terapia térmica para coagulação, terapia mecânica com colocação de clipes ou o uso de *hemospray*. A combinação delas demonstrou maior eficácia na abordagem da hemorragia. Em caso de falha do tratamento endoscópico, a abordagem cirúrgica está indicada[11-13].

PERFURAÇÃO

As perfurações iatrogênicas são eventos adversos raros, mas graves. Portanto, o diagnóstico e o manejo adequados são de suma importância[14]. Com base nos *guidelines* das sociedades americana e europeia, recomenda-se que cada serviço implemente um regimento relativo ao manejo da perfuração iatrogênica, alertando para os procedimentos que apresentam maior risco dessa complicação, além de compartilhá-lo com os radiologistas e cirurgiões de cada centro[14].

Além disso, a equipe deve lembrar do termo de consentimento livre e esclarecido (TCLE), descrevendo adequadamente os riscos daquele procedimento, e incluindo os riscos de perfuração[14].

A perfuração iatrogênica aguda relacionada à endoscopia é definida como o reconhecimento de gás ou fluidos luminais fora do trato gastrointestinal, ou qualquer sinal visível definitivo identificado endoscopicamente de perfuração durante ou no tempo relacionado à endoscopia[14]. Quando identificada, o endoscopista deve relatar seu tamanho e localização utilizando fotos e descrição correta do exame, assim como do tratamento endoscópico que foi realizado[14].

Sintomas ou sinais sugestivos de perfuração iatrogênica após um procedimento endoscópico devem ser rápidos e cuidadosamente avaliados e documentados com exame de imagem. A pesquisa precoce de perfuração iatrogênica deve ser motivada por dor abdominal incomum com distensão, dor torácica, enfisema subcutâneo ou dispneia, enquanto a perfuração iatrogênica em um estágio tardio está associada a sintomas ou sinais mais graves, como resposta inflamatória sistêmica, hipotensão e confusão mental[14].

O diagnóstico precoce permite o tratamento endoscópico ou cirúrgico com menos chance de contaminação da cavidade. TC com corte axial possui maior sensibilidade e especificidade na detecção de pequenos vazamentos de ar/líquido e pequenos pneumotórax. Além disso, é possível identificar se o tratamento endoscópico realizado foi adequado. A possibilidade de ingestão de contraste iodado oral aumenta a acurácia, evidenciando o local preciso da perfuração, ou confirmando a resolutividade do tratamento endoscópico[14].

A terapia recomendada para a perfuração iatrogênica depende do momento do diagnóstico (intra ou pós-procedimento), da presença do conteúdo luminal e de seu caráter ("limpo" ou contaminado), das características da perfuração (tamanho, localização), do estado geral do paciente, da experiência do endoscopista e da disponibilidade de dispositivos de fechamento[14].

Os tratamentos podem ser divididos em endoscópico imediato, conservador ou cirúrgico. O tratamento endoscópico previne peritonite ou mediastinite, além de reduzir a chance de intervenção cirúrgica. Deve ser considerado dependendo do tipo de perfuração, seu tamanho e a experiência do endoscopista. Utilização de dióxido de carbono (CO_2) para insuflação, desvio do conteúdo luminal digestivo (utilizando sondas) e descompressão do pneumoperitônio hipertensivo ou pneumotórax também devem ser realizados, se necessário[14].

Podem-se utilizar clipes endoscópicos (*through-the-scope* – TTS) para pequenas perfurações, desde que o tecido das bordas esteja viável e sem fibrose. Clipes *over-the-scope* (OTS) são utilizados em perfurações maiores (> 10 mm e < 20-25 mm). Perfurações > 30 mm possuem tratamento dificultado por OTS, mas pode-se utilizá-lo, além da sutura endoscópica. Deve-se lembrar do uso de CO_2 desde o início em procedimentos longos e com maior chance de perfuração[14].

Após o tratamento endoscópico, o manejo do paciente deve ser baseado no sucesso estimado do fechamento endoscópico e na condição clínica geral do paciente. No caso de não realização, falha no fechamento e em pacientes com piora do quadro clínico, recomenda-se hospitalização e avaliação cirúrgica[14].

A hospitalização após uma perfuração iatrogênica é quase obrigatória. A alta no mesmo dia em uma perfuração assintomática, tratada com sucesso endoscopicamente, pode ser considerada em pacientes selecionados, embora um acompanhamento rigoroso deva ser adotado. O manejo conservador é realizado com associação de: antibioticoterapia venosa, jejum, monitoração cardiológica e acompanhamento multidisciplinar adequado. Dieta parenteral é indicada para pacientes desnutridos ou para aqueles bem nutridos e que não receberão dieta por 7 dias ou mais. Caso o manejo conservador falhe ou o paciente intercorra com sepse ou sinais de peritonite, deve-se encaminhá-lo para avaliação cirúrgica[14].

O tratamento cirúrgico também é prontamente indicado para falha no tratamento endoscópico, perfurações extensas, deterioração nas condições clínicas, falha na drenagem percutânea e presença de vazamento ativo. O tipo de cirurgia (videolaparoscopia – VL ou laparotomia) dependerá da localização e da decisão do cirurgião. A VL tem trazido melhores resultados[14].

Perfuração Esofágica

Sabe-se que, dos órgãos do trato gastrointestinal, o mais propenso a perfurações iatrogênicas, sejam elas durante exames diagnósticos ou terapêuticos, é o esôfago. A perfuração do esôfago está associada a uma taxa de mortalidade entre 2% e 36%. A

Segurança e Qualidade em Endoscopia Digestiva

identificação precoce e o manejo rápido de uma perfuração demonstraram diminuir a morbidade e mortalidade associadas[4].

Os *guidelines* consideram a dilatação endoscópica, mucosectomia (EMR), dissecção da submucosa (ESD), septotomia para tratamento de divertículo de Zenker e remoção de corpo estranho como procedimentos terapêuticos com risco aumentado de perfuração iatrogênica do esôfago[14]. Presença de osteófitos cervicais anteriores e alterações malignas do trato gastrointestinal também são consideradas fatores predisponentes[4].

Causas iatrogênicas foram responsáveis por 46,5% das perfurações esofágicas. A maioria está associada a manobras endoscópicas terapêuticas e localizada na parte torácica do esôfago. A perfuração é a principal complicação da dilatação esofágica. O risco é baixo (0,09-2,2%) para estenoses de anel simples, pépticas ou anastomóticas, e maior para estenoses complexas (anguladas, múltiplas ou longas), cáusticas, induzidas por radiação ou malignas. Para septotomia do divertículo de Zenker, uma metanálise mostrou uma taxa geral de perfuração iatrogênica de 5,3%. Para ressecção endoscópica, estudo comparativo recente relatou um maior risco de perfuração com ESD quando comparado a EMR. Nos casos de POEM (*Per Oral Endoscopic Myotomy*), a taxa de perfuração iatrogênica encontrada foi de 0,3%. Corpos estranhos grandes, irregulares e pontiagudos ou corpos estranhos impactados no esôfago por um período muito longo, bem como uma história de ingestão intencional de corpo estranho repetida são fatores de risco para perfuração esofágica (1,5%)[14].

O diagnóstico de perfuração iatrogênica esofágica deve se basear na anamnese, no exame físico, em exames de sangue e imagens por meio de TC com contraste hidrossolúvel administrado por via oral. O atraso no diagnóstico e tratamento, além de 24 horas, pode estar relacionado ao aumento da morbimortalidade[14].

Perfurações envolvendo o esôfago cervical caracterizam-se por disfagia, enfisema subcutâneo, odinofagia ou disfonia e têm probabilidade maior de tratamento conservador bem-sucedido, uma vez que não têm contato com o mediastino; no esôfago torácico, os sintomas prevalentes são dor torácica, dispneia, taquipneia e enfisema subcutâneo; no esôfago distal pode haver dor retroesternal/epigástrica, náuseas e vômitos, com sinais de peritonite aguda. Sintomas tardios da perfuração esofágica podem ser inespecíficos e frequentemente confundidos com outras doenças, incluindo, por exemplo, sinais de inflamação sistêmica e sepse. O uso da EDA para complementar o diagnóstico é questionável, uma vez que pode aumentar a perfuração ou espalhar fluidos contaminados para fora do esôfago. Em geral, a endoscopia é indicada quando, de acordo com a situação clínica, a terapia endoscópica pode ser realizada no mesmo procedimento ou antes da cirurgia, após discussão com o cirurgião[14].

O tratamento endoscópico é a primeira etapa na perfuração iatrogênica esofágica relacionada à endoscopia. Os clipes TTS podem ser usados para perfurações < 10 mm e os clipes OTS são recomendados para perfurações > 10 mm. Os *stents* podem ser usados para defeitos maiores (> 20 mm)[14].

O tratamento conservador consiste em: antibioticoterapia intravenosa, jejum, uso de sondas nasogástricas para sucção de fluidos, controle da dor e uso de inibidor de bomba de prótons (IBP). Na presença de coleções, sugere-se drenagem percutânea e deve-se enviar amostra do líquido para análise bacteriológica[14].

As principais opções de tratamento endoscópico incluem fechamento com clipes, desvio do conteúdo enteral com *stents* ou terapia a vácuo endoscópica. Clipes do tipo TTS possuem, de acordo com estudos, eficácia de aproximadamente 96,8% e os OTS de 84,6%. O tratamento temporário com uso de próteses (*stents*) metálicas autoexpansíveis também foi proposto para perfurações no esôfago médio e distal, principalmente grandes perfurações e em casos de doença maligna associada, uma vez que também auxiliam na disfagia. As próteses apresentaram altas taxas de sucesso técnico (99%) e clínico geral (85%), e não houve diferença entre *stents* totalmente cobertos, parcialmente cobertos ou plásticos. Estudos subsequentes demostraram taxas de sucesso clínico variando de 67,8% a 85%. Os efeitos adversos das próteses são migração e crescimento tumoral (*ingrowth*). O tempo de uso preconizado é de 4-6 semanas e têm-se utilizado o clipe OTS para fixação da prótese. A terapia a vácuo endoscópica (EVT) usa pressão negativa para absorver secreções e promover a cicatrização de feridas por segunda intenção. Possui 91% de taxa de cura e o tempo de uso preconizado é de 11-29 dias[14].

Perfuração Gástrica

As perfurações gástricas iatrogênicas estão mais frequentemente relacionadas a procedimentos terapêuticos como dilatação da anastomose gastroentérica (2%); procedimentos com plasma de argônio ou crioterapia (< 0,5%); polipectomias com alça; EMR (0,5%); e, mais frequentemente, ESD. Fatores de risco adicionais durante EMR e ESD são: mucosa com soluções de continuidade (úlcera) ou desvitalizada (p. ex., pós-radioterapia); idade > 80 anos; lesões tumorais grandes; localização da lesão em paredes mais finas e longo tempo de duração da ressecção[14].

Quando a perfuração iatrogênica gástrica é diagnosticada durante o procedimento ou dentro de 24 horas após a endoscopia, o fechamento endoscópico tem sido associado a bons resultados para o paciente. Se a perfuração for reconhecida após 24 horas, cirurgia pode ser necessária. O manejo endoscópico deve ser evitado em casos de diagnóstico tardio (> 24 horas) ou de características clínicas sugestivas de infecção[14].

Frente a pequenas perfurações (≤ 10 mm), sugere-se tentativa de resolução com clipes endoscópicos tipo TTS, se a perfuração possuir forma linear. A taxa de sucesso encontrada nos estudos analisados foi de mais de 99%[14].

Para perfurações maiores que 10 mm (10 a 30 mm), sugere-se tratamento utilizando clipes endoscópicos do tipo OTS, com eficácia de 81%. O clipe OTS se tornou a ferramenta endoscópica mais popular para o fechamento de perfurações gástricas, dando a possibilidade de fechar defeitos de 30 mm de diâmetro. Caso o omento seja visível através da perfuração, a técnica do *patch* de omento pode ser recomendada. O *patch* de omento adicionado ao fechamento com clipe TTS pareceu ser mais eficaz e também estendeu a possibilidade de fechamento endoscópico para perfurações maiores. Caso não haja disponibilidade de clipe do tipo OTS, sugere-se lançar mão do tratamento combinado utilizando clipe TTS + *Endoloop*[14].

Segurança e Qualidade em Endoscopia Digestiva

O tratamento não cirúrgico de perfurações gástricas pode incluir *stents* removíveis ou *stents* de plástico autoexpansíveis, somente se a perfuração ocorreu no local de uma estenose. Esses *stents* são indicados para perfurações causadas por dilatação de uma anastomose gastroentérica, ou de uma estenose antral, ou após cistogastrostomia[14].

Perfuração Colorretal

A perfuração colorretal iatrogênica foi relatada em 0,03%-0,8% das colonoscopias diagnósticas e sigmoidoscopias flexíveis, tanto em pacientes sintomáticos quanto nos de rastreamento. Já a colonoscopia terapêutica apresenta um risco pequeno, mas significativo, de perfuração iatrogênica, particularmente após polipectomia avançada. Procedimentos de alto risco, como dilatação por balão endoscópico e colocação de *stents* colônicos, podem estar associados a taxas de perfuração iatrogênica de até, respectivamente, 3% e 7,4%[14].

Certas populações podem enfrentar maiores riscos de perfuração durante a colonoscopia, incluindo gênero feminino (presumivelmente relacionado a aderências pélvicas), idade avançada (associada a tecidos enfraquecidos da parede do cólon), história de acidente vascular cerebral, doença pulmonar obstrutiva crônica, fibrilação atrial, insuficiência cardíaca congestiva, diverticulose e doença inflamatória intestinal (DII), sendo o uso de corticosteroides relacionado a um risco 13 vezes maior de perfuração associada à colonoscopia[13,14].

O risco de perfuração iatrogênica também parece depender do operador. Endoscopistas não adequadamente formados e que possuem pequeno volume de exames (< 141 procedimentos anuais, mediana de 63) estão relacionados a um risco aumentado[13,14].

A perfuração colônica durante uma colonoscopia pode resultar de forças mecânicas contra a parede intestinal, barotrauma ou resultar diretamente de procedimentos terapêuticos. Os primeiros sintomas incluem dor abdominal persistente e distensão abdominal. Podem ser classificadas em intra ou extraperitoneais. As intraperitoneais geram extravasamento de ar e conteúdo colônico dentro do peritônio, que podem ser comprovados por meio de exames de imagem. Raramente a perfuração colônica é extraperitoneal, permitindo a passagem de ar para o retroperitônio, o que pode dissecar os planos fasciais e grandes vasos, provocando pneumo-retroperitônio, pneumomediastino, pneumopericárdio, pneumotórax e enfisema subcutâneo. Alguns pacientes podem ter uma apresentação atípica, incluindo crepitação subcutânea, edema cervical, dor torácica e dispneia após a colonoscopia[13].

O ar livre dentro da cavidade pode resolver espontaneamente dentro de aproximadamente 1 semana, ou progredir para a síndrome compartimental. Caso haja extravasamento de conteúdo fecal, o tratamento ideal é a cirurgia[14].

O cólon sigmoide e a junção retossigmoideana são os locais mais comuns de perfuração iatrogênica durante um procedimento diagnóstico, devido à lesão mecânica direta por meio de forças de cisalhamento aplicadas pela haste ou ponta do colonoscópio durante a inserção. As aderências pericolônicas (de cirurgia ginecológica anterior ou inflamação abdominal) e doença diverticular grave podem aumentar o risco de perfuração, principalmente quando instrumentos de grande calibre e força excessiva são usados (quantidade de torque ou pressão aplicada à parede intestinal durante o avanço do colonoscópio). Rupturas traumáticas antimesentéricas da parede do cólon são menos comuns em outros lugares, mas podem ocorrer nas flexões devido à força excessiva da ponta ou no reto durante a retroflexão. A perfuração cecal também pode ocorrer por causa do barotrauma, principalmente se o gás for introduzido acima de uma área de estenose. O barotrauma é menos provável quando se utiliza CO_2, em comparação com o ar[13,14].

A *British Society of Gastroenterology* (BSG) demonstrou, em um estudo sobre colonoscopias, que o risco de perfuração em exames diagnósticos era de 1:923 em comparação com 1:460 após a polipectomia. O maior estudo prospectivo, o *Munich Polypectomy Study*, relatou um risco de 1,1% para perfuração colorretal em 3.976 polipectomias com alça. As complicações maiores foram mais comuns quando os pólipos eram maiores que 20 mm ou estavam localizados no cólon direito[14].

A decisão de tentar o fechamento endoscópico de uma perfuração iatrogênica depende de vários fatores, incluindo o tamanho e a causa da perfuração, a experiência do endoscopista e os acessórios disponíveis no momento[14].

Guidelines sugerem o uso de clipes TTS para perfuração iatrogênica < 10 mm e o uso de clipes OTS para defeitos > 10 mm. Após todas as ressecções endoscópicas, recomenda-se realizar inspeção cuidadosa da área cruenta ressecada. A Classificação de Sydney para lesões murais profundas (*Deep Mural Injury* – DMI) após mucosectomia procede dos resultados de 911 lesões ≥ 20 mm tratadas por EMR, e descreve a extensão total da lesão da parede intestinal, variando de exposição da muscular própria à transecção da espessura total e observação de contaminação externa (Tabela 30.1)[14].

Tabela 30.1 – Classificação de Sydney para lesões murais profundas após mucosectomia.	
Tipo 0	Defeito normal. Fibras de tecido conectivo submucoso obliquamente orientadas com aparência de "tapete" azulado
Tipo 1	Muscular própria visível, mas sem lesão mecânica
Tipo 2	Perda focal do plano submucoso com dúvidas sobre lesão da muscular própria
Tipo 3	Lesão da muscular própria, "sinal do alvo" identificado no sítio de ressecção ou espécime
Tipo 4	Perfuração evidente com anel de cauterização esbranquiçado ao redor do orifício, sem contaminação observada
TIPO 5	Perfuração evidente com anel de cauterização esbranquiçado ao redor do orifício, com contaminação observada

Fonte: Adaptada de Paspatis GA *et al.*, 2020 e Burgess NG *et al.*, 2017.

Segurança e Qualidade em Endoscopia Digestiva

O risco de perfuração após uma lesão do tipo 1 é considerado baixo e o tratamento profilático com clipes geralmente não é necessário. A colocação de clipes em casos de lesão do tipo 2 é recomendada para reduzir o risco de perfuração tardia[14].

As perfurações tardias são a forma mais grave de apresentação dessa complicação, pois ocorrem posteriormente ao procedimento, usualmente com o paciente fora do hospital, não permitindo ao endoscopista intervir para oclusão não cirúrgica. Além disso, as perfurações tardias costumam se associar a resultados piores, incluindo cirurgias de emergência, morbidade e mortalidade[15].

Lesões murais profundas (tipos 3, 4 e 5 – sinal do alvo ou perfuração) estão associadas a mucosectomias em cólon transverso, ressecção em bloco e displasia de alto grau ou câncer invadindo a submucosa[15].

O "sinal do alvo" tem sido descrito como eventual marcador de lesões na camada muscular própria após ressecções (tipo 3)[15]. Isto é caracterizado por um círculo branco a cinza de muscular própria ressecada, na superfície inferior seccionada do espécime, rodeado por uma submucosa tingida de azul da solução de injeção. Em um estudo de 445 pacientes com pólipos > 20 mm, todos os dez pacientes com ressecção da muscular própria confirmada histologicamente foram identificados durante o procedimento por um "sinal do alvo", e foram tratados satisfatoriamente com clipes TTS sem necessidade de cirurgia subsequente[14].

As lesões dos tipos 4 e 5 correspondem à transecção completa da camada muscular e devem ser fechadas para evitar extensão da lesão ou contaminação fecal extraluminal[14].

Em suma, sugere-se avaliação cuidadosa dos riscos e benefícios da ressecção em bloco antes de EMR de lesões ≥ 25 mm, além de ressecção cuidadosa de lesões de cólon transverso e daquelas com evidência endoscópica de displasia de alto grau ou câncer, devido ao risco de lesão mural profunda. A identificação e o manejo proativo de lesões murais profundas são essenciais para minimizar eventos adversos clinicamente importantes relacionados a mucosectomia[15].

Ocasionalmente, perfurações são descobertas após o procedimento e, se o preparo ainda estiver adequado, o tratamento endoscópico pode ser considerado[14].

A administração concomitante de fluidos intravenosos, antibióticos de amplo espectro e monitoramento rigoroso dos sinais vitais é sempre recomendada em cada perfuração colorretal suspeita ou diagnosticada, para prevenir e monitorar possível deterioração clínica. Perfurações iatrogênicas maiores ou pacientes com falha de fechamento ou deterioração da condição clínica podem requerer reparo cirúrgico imediato[14].

COMPLICAÇÕES RELACIONADAS À SEDAÇÃO

A anestesia realizada durante o procedimento endoscópico tem por objetivo o controle álgico, controle da ansiedade relacionada ao exame e o efeito hipnótico. Todos esses fatores permitem que o exame seja realizado com maior qualidade, permitindo o diagnóstico necessário, e probabilidade do paciente aceitar caso seja preciso repetir. Os eventos adversos associados à sedação podem levar a elevada morbidade e mortalidade, principalmente em pacientes com comorbidades relevantes. As complicações podem ser cardiovasculares, pulmonares, alérgicas ou paradoxais. A incidência varia entre os estudos entre 0,006%-0,042%[2].

Pacientes que realizam exames de urgência ou com comorbidades graves e/ou clinicamente instáveis submetidos a procedimentos endoscópicos complexos (gastrostomia percutânea, drenagem de pseudocisto pancreático infectado, inserção de prótese, sondagem entérica e tratamento de hemorragia digestiva) são os mais suscetíveis a complicações ou óbito[16,17].

Recomenda-se cautela em pacientes idosos, portadores de multimorbidades e internados submetidos a exames colonoscópicos sob sedação profunda, devido ao maior risco complicação por broncoaspiração[16,17].

Em geral, complicações indesejáveis significativas podem ser evitadas por meio de avaliação e preparação cuidadosa da pré-sedação, monitoramento e suporte adequados, bem como manejo pós-sedação[2]. Uma vez que a avaliação pré-anestésica é realizada de forma correta, obtemos a redução do risco ao adequar ajustes necessários antes do procedimento e garantimos maior segurança do exame[18]. Os fatores de risco mais associados são idade > 60 anos, comorbidades, ASA elevado e o envolvimento de profissional em capacitação[18].

O preparo durante o exame baseia-se em uma monitoração adequada, definição do plano anestésico e drogas a serem utilizadas. Além disso, a presença dos materiais necessários em caso de intercorrência, como as drogas para reversão, permite maior efetividade no tratamento caso haja uma complicação[18].

Cardiovasculares

Os eventos cardiovasculares correspondem a 50% da morbimortalidade associada ao procedimento. A hipotensão pode ocorrer tanto pelo uso de sedativos que alteram o sistema simpático quanto por reflexos vagais. Medicamentos como os benzodiazepínicos também possuem efeito vasodilatador e induzem redução do nível pressórico. Pacientes hipovolêmicos ou com comorbidades importantes podem ter maior impacto, levando a hipoperfusão e necessidade de intervenção[18].

Arritmias cardíacas são induzidas por estímulos álgicos, compensação da hipotensão/desidratação, ou após uso de drogas como o buscopam. Em pacientes saudáveis a taquicardia ou a bradicardia costumam influenciar com menor frequência a perfusão[18].

A isquemia miocárdica pode ser induzida mediante as alterações do fluxo perfusional ou o aumento do consumo do oxigênio, sendo prevenida através de suplementação com oxigenoterapia e manutenção das drogas antianginosas /anti-hipertensivas[18].

Pulmonares

A hipoxemia é a mais frequente complicação relacionada à endoscopia. Ela pode ocorrer devido à depressão respiratória causada por drogas como os opioides ou benzodiazepínicos, pela obstrução da via aérea devida a anatomia ou corpo estranho e pela aspiração de conteúdo gástrico. São fatores de risco o sexo masculino, alto índice de massa corporal, problemas cardiovasculares, diabetes, hipertensão e a combinação da endoscopia digestiva alta e a colonoscopia[18].

A aspiração ocorre mais facilmente se houver obstrução gastrointestinal, hemorragia digestiva, pacientes idosos, encefalopatia hepática e o uso de anestésico *spray*. A incidência de aspiração com necessidade de internação é geralmente baixa < 1/1.000, e a ingesta de líquidos claros em até 2 horas antes do procedimento se mostrou segura[18].

O manejo periódico do nível de sedação e a monitoração contínua dos sistemas cardiovascular e respiratório fornecem informações oportunas. A oximetria de pulso e a suplementação de oxigênio são recomendadas para a redução da hipoxemia. O monitoramento da capnografia é considerado em pacientes submetidos a procedimentos endoscópicos prolongados que apresentam risco de sedação profunda[2,18].

CONCLUSÃO

As intervenções endoscópicas exercem um papel importante no tratamento de diversos distúrbios gastrointestinais. Com a maior utilização dos procedimentos endoscópicos diagnósticos e terapêuticos, o potencial para seus eventos adversos tende a ser crescente. Dessa forma, reconhecer os potenciais eventos adversos endoscópicos, sua frequência esperada e os fatores de risco para sua ocorrência podem ajudar a minimizar sua incidência. Para isso, a capacitação dos endoscopistas, o preparo e a seleção cuidadosa dos pacientes para a intervenção apropriada são componentes essenciais para a prestação de cuidados de qualidade ao paciente. O reconhecimento precoce e a intervenção imediata diante das complicações endoscópicas podem reduzir a morbidade e a mortalidade associadas a elas[1-4].

REFERÊNCIAS BIBLIOGRÁFICAS

1. Kim SY, Kim HS, Park HJ. Adverse events related to colonoscopy: Global trends and future challenges. World J Gastroenterol. 2019;25(2):190-204.
2. Amornyotin S. Sedation-related complications in gastrointestinal endoscopy. World J Gastrointest Endosc. 2013;5(11):527-33.
3. Borgaonkar MR, Hookey L, Hollingworth R, et al. Indicators of safety compromise in gastrointestinal endoscopy. Canadian Association of Gastroenterology Safety and Quality Indicators in Endoscopy Consensus Group. Can J Gastroenterol. 2012;26(2):71-8.
4. Ben-Menachem T, Decker GA, Early DS, et al. ASGE Standards of Practice Committee. Adverse events of upper GI endoscopy. Gastrointest Endosc. 2012;76(4):707-18.
5. de'Angelis N, Di Saverio S, Chiara O, et al. WSES guidelines for the management of iatrogenic colonoscopy perforation. World J Emerg Surg. 2018;13:5.

6. Mandelstam P, Sugawa C, Silvis SE, Nebel OT, Rogers BH. Complications associated with esophagogastroduodenoscopy and with esophageal dilation. Gastrointest Endosc. 1976;23(1):16.

7. Kozarek RA. Hydrostatic balloon dilation of gastrointestinal stenoses: a national survey. Gastrointest Endosc. 1986;32(1):15.

8. Saeed ZA, Winchester CB, Ferro PS, Michaletz PA, Schwartz JT, Graham DY. Prospective randomized comparison of polyvinyl bougies and through-the-scope balloons for dilation of peptic strictures of the esophagus. Gastrointest Endosc. 1995;41(3):189.

9. Shemesh E, Czerniak A. Comparison between Savary-Gilliard and balloon dilatation of benign esophageal strictures. World J Surg. 1990;14(4):518.

10. Kavic SM, Basson MD. Complications of endoscopy. Am J Surg. 2001;181:319-332.

11. Kim HS, Kim TI, Kim WH, et al. Risk factors for immediate post-polypectomy bleeding of the colon: a multicenter study. Am J Gastroenterol. 2006;101:1333e41.

12. Levy I, Gralnek IM. Complications of diagnostic colonoscopy, upper endoscopy, and enteroscopy. Best Practice & Research Clinical Gastroenterology. 2016;30(5):705-718.

13. Kothari ST, Huang RJ, Shaukat A, et al. ASGE Review of adverse events in colonoscopy. Gastrointestinal Endoscopy. 2019;90(6):863-876.

14. Paspatis GA, Arvanitakis M, Dumonceau J-M, et al. Diagnosis and management of iatrogenic endoscopic perforations: European Society of Gastrointestinal Endoscopy (ESGE) Position Statement - Update 2020. Endoscopy. 2020;52:792-810.

15. Burgess NG, Bassan MS, McLeod D, et al. Deep mural injury and perforation after colonic endoscopic mucosal resection: A new classification and analysis of risk factors. Gut. 2017;66:1779-1789.

16. Early DS, Lightdale JR, Vargo 2nd JJ, et al.; ASGE Standards of Practice Committee. Guidelines for sedation and anesthesia in GI endoscopy. Gastrointestinal Endoscopy. 2018;87(2):327-337.

17. Hashimoto CL, Ramos JSD, Nahoum RG, et al. Diretrizes da SOBED- Sedação em endoscopia gastrointestinal I: Conceitos, riscos e comorbidades. Comissão de Diretrizes e Protocolos – Sociedade Brasileira de Endoscopia – SOBED. Versão - 29/08/2017.

18. Behrens A, Kreuzmayr A, Manner H, et al. Acute sedation-associated complications in GI endoscopy (ProSed 2 Study): Results from the prospective multicentre electronic registry of sedation-associated complications. Gut. 2018;68(3):445-452. [e-pub]. doi: http://dx.doi.org/10.1136/gutjnl-2015-311037.

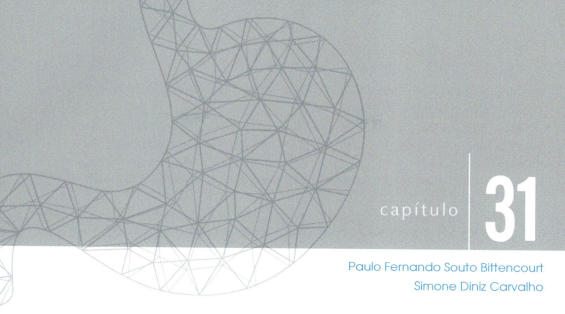

capítulo 31

Paulo Fernando Souto Bittencourt
Simone Diniz Carvalho

Qualidade e Segurança em Endoscopia Digestiva Pediátrica

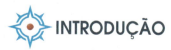 **INTRODUÇÃO**

Indicadores de qualidade e segurança em serviços de saúde são estudados há alguns anos, com o principal objetivo de oferecer aos pacientes e seus familiares a excelência no cuidado assistencial. Qualidade do cuidado é definida como a capacidade com que os serviços de saúde, individuais ou coletivos, aumentam a probabilidade de resultados de saúde desejados, considerando o conhecimento profissional atual[1].

A endoscopia digestiva pediátrica apresenta particularidades que estão diretamente relacionadas à qualidade e segurança do exame, tais como indicações, equipamentos e técnica específicos para a faixa etária pediátrica, suporte anestesiológico, endoscopistas pediátricos ou com experiência em pediatria, entre outras.

Apesar da prática de endoscopia digestiva pediátrica estar presente nas instituições de saúde há vários anos, há escassez de dados quanto aos indicadores de qualidade em endoscopia pediátrica e só recentemente estudos

Segurança e Qualidade em Endoscopia Digestiva

têm sido desenvolvidos para avaliar e propor uma assistência de qualidade e segurança para crianças submetidas ao exame.

As Sociedades de Gastroenterologia, Hepatologia e Nutrição Pediátrica Americana (NASPGHAN) e Europeia (ESPGHAN) criaram um grupo de trabalho composto por 33 endoscopistas, representando 31 centros de endoscopia pediátrica distribuídos em 11 países, para avaliar o que está sendo realizado na prática assistencial e estudar os indicadores de qualidade e segurança baseados em critérios científicos. Os estudos incluíram a população infantil até à adolescência. Esse grupo foi denominado PEnQuIN – Rede Internacional de Melhorias na Qualidade da Endoscopia Pediátrica[2].

Evidências sugerem que a prática endoscópica de alta qualidade alcançou melhores resultados para a saúde, melhores experiências para os pacientes e cuidadores e uma menor necessidade de repetir exames[3].

A manutenção e o aprimoramento da qualidade e segurança dos serviços de endoscopia digestiva pediátrica necessitam de um processo contínuo para definir e mensurar os indicadores de cuidados, identificar lacunas na linha de atendimento e definir planos de melhorias, realizando mudanças baseadas nos indicadores estudados[4].

INDICADORES DE QUALIDADE

Os indicadores de qualidade estão relacionados ao ambiente de saúde no qual suas estruturas organizacionais estão incluídas e nos processos de saúde em que se entregam os cuidados ou seus resultados prestados. Eles devem ser clinicamente relevantes, baseados em evidências e passíveis de medições e melhorias[5,6]. Alguns indicadores podem ser específicos para determinados procedimentos endoscópicos pediátricos e outros podem ser gerais, de acordo com a situação a ser estudada.

Na busca para a melhoria na qualidade, são necessárias diretrizes baseadas em evidências que definem os padrões e indicadores que devem ser cuidadosamente selecionados. Estes indicadores devem identificar e avaliar todos os aspectos importantes na prestação de serviços de endoscopia pediátrica e, quando em conjunto, fornecer um panorama abrangente da qualidade do serviço[6]. Um sistema informatizado de registro de dados também é importante para se comparar relatórios e resultados e buscar melhorias da qualidade.

Alguns indicadores de qualidade encontrados na literatura foram excluídos, por não se adequarem à endoscopia pediátrica, entre eles:

1) **Relacionados às instalações**: as instalações onde são realizados os procedimentos pediátricos devem rastrear o número de procedimentos diagnósticos com resultados alterados e achados patológicos;

2) **Relacionados aos procedimentos**:
   a. a documentação em foto ou vídeo de todos os marcos anatômicos relevantes deve ser obtida e registrada a frequência de realização;
   b. taxas em que terminologias e classificações relacionadas às doenças são aplicadas;

c. porcentagem de laudos de endoscopia que registram a duração do procedimento desde a primeira inserção até a remoção final do endoscópio;

d. gerenciamento de terapia antitrombótica documentado antes do procedimento, consistente com as diretrizes aceitas;

e. rendimento diagnóstico, ou seja número de procedimentos diagnósticos com anormalidades e/ou achados patológicos positivos sobre o número total de procedimentos diagnósticos concluídos;

f. taxa de procedimentos diagnósticos que levam a uma mudança no manejo do paciente.

3) **Relacionados ao endoscopista e endoscopista em treinamento**: os endoscopistas que realizam procedimentos em pacientes pediátricos devem realizar um número mínimo de procedimentos ao ano, especificando por procedimento, apesar de esse número ainda não ter sido definido por consenso. Seus diagnósticos devem levar a uma mudança na condução do paciente. São eles:

a. tempo de retirada do aparelho;

b. taxa de detecção de adenomas e de pólipos;

c. taxa de recuperação de pólipos;

d. incidência de câncer de intervalo[2].

QUALIDADE EM ENDOSCOPIA PEDIÁTRICA

Devido às indicações específicas do exame na população pediátrica, à fisiopatologia das doenças gastrointestinais infantis e ao perfil de risco envolvido no exame endoscópico pediátrico, tem sido debatido que os índices de qualidade derivados da população adulta não são diretamente aplicados para as necessidades específicas da criança e seus familiares. Por outro lado, é importante que os padrões e indicadores de qualidade dos adultos sejam avaliados em termo de sua relevância para a endoscopia pediátrica, e que os padrões e indicadores exclusivos da endoscopia pediátrica sejam identificados[7].

O grupo de estudo PEnQuiN realizou um rigoroso processo de desenvolvimento de diretrizes em várias etapas, baseado na Avaliação de Diretrizes com a ferramenta AGREE II, estrutura internacionalmente aceita para o desenvolvimento de diretrizes que orientam e avaliam o rigor científico e a transparência em todo o processo[8].

O conjunto inicial de padrões e indicadores de qualidade em endoscopia pediátrica propostos por esse grupo foram derivados de uma pesquisa sistemática de literatura realizados no Medline, EMBASE e Cochrane, uma busca manual de referências de consenso em pacientes adultos e uma pesquisa com os membros do grupo PEnQuiN. A qualidade de evidência dos indicadores foi definida através da Classificação de Avaliação de Recomendação, Desenvolvimento e Avaliação (GRADE), em alta, moderada, baixa, muito baixa e sem evidência, quando não encontrados estudos. Também foram classificadas as recomendações em forte, fraca ou condicional[2].

EVIDÊNCIAS DE NORMAS E INDICADORES DE QUALIDADE E SEGURANÇA EM ENDOSCOPIA PEDIÁTRICA

Com base nos estudos do grupo PEnQuIN, serão descritos de forma sumária as normas e os indicadores de qualidade e segurança para a endoscopia digestiva pediátrica (Tabela 31.1), assim como os dados padronizados definidos pelo consenso que devem constar no laudo de uma endoscopia pediátrica de qualidade (Quadro 31.1).

CONCLUSÕES

As iniciativas de melhoria da qualidade assistencial refletem no aumento da qualidade dos exames endoscópicos. Tais medidas servem de base para estabelecer outras atividades de melhoria de qualidade e facilitam o monitoramento longitudinal dos serviços de endoscopia. Indicadores padronizados auxiliarão na criação de bancos de dados nacionais e internacionais de qualidade em endoscopia digestiva pediátrica.

Tabela 31.1 – Normas e Indicadores de Qualidade e Segurança em Endoscopia Pediátrica.	
Normas	**Qualidade de Evidência**
1. As instalações de endoscopia onde são realizados os procedimentos pediátricos devem atender ou exceder os padrões operacionais definidos pelos órgãos nacional, estadual ou municipal apropriados, autoridades reguladoras e ser credenciadas para prestar cuidados pediátricos	Muito baixa
2. As instalações de endoscopia onde são realizados os procedimentos pediátricos devem ter um processo em vigor para garantir a realização de exames endoscópicos pediátricos eletivos, com base nas indicações do procedimento e nas características dos pacientes *(indicador 1)*	Muito baixa
3. As instalações de endoscopia onde são realizados os procedimentos pediátricos devem ter em vigor processos e políticas bem definidos para garantir cuidados endoscópicos de alta qualidade durante os procedimentos de emergência e após o expediente	Muito baixa
4. As instalações de endoscopia onde os procedimentos pediátricos são realizados devem implementar e monitorar políticas pré-procedimento que garantam as melhores práticas em atendimento pediátrico, como por exemplo diretrizes de antibioticoprofilaxia, de agentes antitrombóticos, cronograma de vigilância, manejo do diabetes *mellitus*, sedação e anestesia, diretrizes de avaliação de riscos, alergia ou sensibilidade a medicamentos e intervalo de procedimentos *(indicadores 2, 3, 4 e 5)*	Muito baixa

(Continua)

capítulo 31 — Qualidade e Segurança em Endoscopia Digestiva Pediátrica — 457

Tabela 31.1 – (Cont.) Normas e Indicadores de Qualidade e Segurança em Endoscopia Pediátrica.

Normas	Qualidade de Evidência
5. As instalações onde são realizados os procedimentos pediátricos devem implementar e monitorar políticas intraprocedimentos que garantam as melhores práticas em atendimento pediátrico, tais como documentação com foto/vídeo de intubação do íleo terminal, monitoramento de pacientes e avaliação da qualidade de preparo intestinal	Muito baixa
6. As instalações onde são realizados os procedimentos pediátricos devem implementar e monitorar políticas pós-procedimentos que garantam as melhores práticas em relação à alta dos pacientes pediátricos após os procedimentos endoscópicos, como por exemplo avaliação da prontidão para alta e acompanhamento dos resultados anatomopatológicos	Ausência de estudos relevantes
7. As instalações onde são realizados os procedimentos pediátricos devem seguir as políticas da instituição em relação à implementação de procedimentos pré e pós-exames com *checklists* de segurança e qualidade, como por exemplo protocolos de tempo limite e ferramentas de avaliação de prontidão para alta.	Muito baixa
8. As instalações onde são realizados os procedimentos endoscópicos pediátricos devem implementar políticas para monitorar e garantir a pontualidade e integridade do procedimento	Ausência de estudos relevantes
9. As instalações onde são realizados os procedimentos endoscópicos pediátricos devem implementar políticas para monitorar e garantir o reprocessamento e rastreabilidade adequados de todos os equipamentos endoscópicos	Muito baixa
10. As instalações onde são realizados os procedimentos pediátricos devem ter um processo em vigor para o manuseio, rotulagem e processamento adequado de tecidos e outros espécimes obtidos por endoscopia	Muito baixa
11. As instalações onde são realizados os procedimentos pediátricos devem monitorar sua taxa de amostras de tecidos mal manipuladas, mal rotuladas ou mal processadas e relatar os resultados ao comitê de supervisão institucional *(indicador 6)*	Ausência de estudos relevantes
12. As instalações onde são realizados os exames pediátricos devem monitorar sua taxa de eventos adversos graves durante procedimentos endoscópicos e anestésicos e relatar à instituição *(indicadores 7, 8, 9 e 10)*	Muito baixa

(Continua)

Segurança e Qualidade em Endoscopia Digestiva

Tabela 31.1 – (Cont.) Normas e Indicadores de Qualidade e Segurança em Endoscopia Pediátrica.

Normas	Qualidade de Evidência
13. As instalações onde são realizados os procedimentos pediátricos devem manter um programa abrangente de melhoria na qualidade, incorporando a revisão de relatórios de desempenho a nível de instalações e endoscopistas *(indicador 11)*	Baixa
14. As instalações de endoscopia onde são realizados os procedimentos pediátricos devem ter um comitê/equipe de supervisão interna com participação de especialistas pediátricos para monitorar a adesão às diretrizes de melhores práticas, implementar mudanças e comunicar diretamente com a liderança clínica e operacional da instituição	Muito baixa
15. As instalações de endoscopia onde são realizados os procedimentos pediátricos devem revisar sistemática e regularmente os indicadores de qualidade e segurança de todos os procedimentos endoscópicos e implementar mudanças apropriadas para garantir a conformidade	Ausência de estudos relevantes
16. As instalações de endoscopia onde são realizados os procedimentos pediátricos devem assegurar que os serviços prestadores objetivem o paciente e a família	Muito baixa
17. Pacientes e/ou cuidadores devem receber informações adequadas sobre o procedimento endoscópico antes do dia do procedimento *(indicador 12)*	Baixa
18. As instalações de endoscopia onde são realizados os procedimentos pediátricos devem ter um processo claro e bem definido para comunicar instruções que garantam um preparo de cólon adequado, apropriado à idade e centrado no paciente e na família *(indicador 13)*	Baixa
19. As instalações de endoscopia onde são realizados os procedimentos pediátricos devem ter processos específicos para pediatria, centrados no paciente e na família, desde o pré-procedimento até a recuperação	Muito baixa
20. As instalações de endoscopia onde são realizados os procedimentos pediátricos devem garantir a disponibilidade de equipamentos de monitoração e ressuscitação específicos para pediatria, como por exemplo capnografia, oximetria de pulso, eletrocardiografia, tubos endotraqueais, máscaras e manguitos de pressão arterial	Moderada
21. As instalações de endoscopia onde são realizados os procedimentos pediátricos devem assegurar a disponibilidade de equipamentos de endoscopia adequados à idade, ao tamanho e peso da criança	Muito baixa

(Continua)

capítulo 31 — Qualidade e Segurança em Endoscopia Digestiva Pediátrica — 459

Tabela 31.1 – (Cont.) Normas e Indicadores de Qualidade e Segurança em Endoscopia Pediátrica.

Normas	Qualidade de Evidência
22. Pacientes pediátricos devem receber alta após os procedimentos com critérios predeterminados de alto padrão e documentação clara de prontidão para alta *(indicador 14)*	Ausência de estudos relevantes
23. As instalações de endoscopia onde são realizados os procedimentos pediátricos devem implementar e monitorar políticas que garantam que os pacientes pediátricos e/ou cuidadores sejam notificados dos achados patológicos em tempo hábil para receber instruções adequadas de acompanhamento	Muito baixa
24. As instalações de endoscopia onde são realizados os procedimentos pediátricos devem solicitar sistematicamente o *feedback* do paciente pediátrico e/ou cuidador, relatar os resultados ao serviço e ao comitê de qualidade da instituição e implementar planos de melhorias em tempo hábil *(indicadores 15 e 16)*	Ausência de estudos relevantes
25. As instalações de endoscopia onde são realizados os procedimentos pediátricos devem ter o pessoal e os recursos técnicos exigidos pelas autoridades nacionais, estaduais e municipais para realizar todos os procedimentos pediátricos planejados com segurança e eficácia	Muito baixa
26. As instalações de endoscopia onde são realizados os procedimentos pediátricos devem facilitar a participação de todos os funcionários em programas educacionais de alta qualidade, incluindo aqueles que trabalham diretamente com os procedimentos, a fim de manter a capacitação necessária e atualizada da equipe	Muito baixa
27. Todo pessoal que trabalha com o endoscopista, direta ou indiretamente, deve ser treinado e certificado como tendo competência para atuar nos procedimentos endoscópicos pediátricos eletivos ou de emergência, de acordo com as normas apropriadas	Muito baixa
28. Os procedimentos endoscópicos pediátricos devem ter indicação documentada e consistente com as diretrizes atuais baseadas em evidências, quando disponíveis *(indicadores 17 e 18)*	Baixa
29. Paciente ou responsável deve receber termo de consentimento informado para o procedimento endoscópico eletivo, em tempo hábil para ter conhecimento dos riscos, benefícios e alternativas, se houver, e para ter oportunidade de fazer perguntas ao médico responsável pelo procedimento. Esse processo deve ser documentado *(indicador 19)*	Moderada

(Continua)

460 Segurança e Qualidade em Endoscopia Digestiva

Tabela 31.1 – (Cont.) Normas e Indicadores de Qualidade e Segurança em Endoscopia Pediátrica.

Normas	Qualidade de Evidência
30. Para todo procedimento endoscópico o plano de sedação e/ou anestesia deve ser documentado juntamente com uma medida padronizada da complexidade do paciente *(indicadores 20 e 21)*	Baixa
31. Sedação e/ou anestesia adequadas devem ser realizadas para garantir que o paciente tenha cooperação, conforto e segurança de acordo com as melhores práticas e diretrizes baseadas em evidências, quando disponíveis *(indicadores 22, 23, 24, 25 e 26)*	Baixa
32. Procedimentos endoscópicos pediátricos devem ser realizados de forma eficiente, dentro de um tempo de procedimento razoável, desde a inserção até a retirada do endoscópio *(indicador 27)*	Muito baixa
33. O preparo intestinal para colonoscopia deve ser de qualidade, a fim de permitir procedimento endoscópico completo, e deve ser mensurado em terminologia padronizada, por exemplo, em ruim, regular ou bom *(indicadores 28 e 29)*	Baixa
34. Os procedimentos endoscópicos pediátricos devem ser realizados em sua totalidade, incluindo a inspeção de todas as áreas relevantes, coleta de biópsias apropriadas e conclusão do que for realizado de acordo com a indicação do procedimento *(indicadores 30, 31 e 32)*	Ausência de estudos relevantes
35. Obter documentação de foto/vídeo de todas as alterações detectadas durante o procedimento endoscópico	Muito baixa
36. As biópsias endoscópicas devem ser obtidas de acordo com as indicações definidas nas diretrizes atuais baseadas em evidências, quando disponíveis *(indicador 33)*	Baixa
37. Os procedimentos endoscópicos pediátricos devem ser relatados de forma que se permita documentação completa de todas as medidas clínicas de qualidade adotadas *(indicadores 34, 35, 36 e 37)*	Muito baixa
38. Os procedimentos endoscópicos pediátricos devem ser relatados usando terminologia e/ou classificação padronizadas relacionadas às doenças, quando disponíveis	Ausência de estudos relevantes
39. Todos os pacientes e/ou responsáveis devem receber à alta informações sobre sintomas que indicam provável evento adverso relacionado ao procedimento e instruções sobre o que fazer caso os sintomas persistam *(indicador 38)*	Muito baixa

(Continua)

capítulo 31 — Qualidade e Segurança em Endoscopia Digestiva Pediátrica — 461

Tabela 31.1 – (Cont.) Normas e Indicadores de Qualidade e Segurança em Endoscopia Pediátrica.

Normas	Qualidade de Evidência
40. Antes da alta, pacientes e/ou responsáveis devem receber informações verbais sobre os achados da endoscopia e orientações do acompanhamento, sendo esse processo documentado *(indicador 39)*	Muito baixa
41. Os achados de patologia devem ser revisados com o paciente e/ou responsável em tempo oportuno, devendo ser documentados *(indicador 40)*	Muito baixa
42. Todos os endoscopistas do serviço devem ser treinados e certificados para realizar procedimentos endoscópicos pediátricos de rotina e/ou emergência *(indicador 41)*	Muito baixa
43. Os endoscopistas que realizam procedimentos em pacientes pediátricos devem ter preferência de acordo com a sua competência na realização do procedimento específico *(indicador 42)*	Ausência de estudos relevantes
44. Os endoscopistas que realizam procedimentos em pacientes pediátricos devem ser submetidos a uma avaliação formal e programada para garantir a atualização de sua competência	Ausência de estudos relevantes
45. Os endoscopistas que realizam procedimentos em pacientes pediátricos devem revisar sua prática endoscópica e seus resultados com o objetivo de educação continuada *(indicador 43)*	Muito baixa
46. A prática endoscópica e dados de resultados de endoscopistas que realizam procedimentos em pacientes pediátricos devem ser revisados regularmente pela supervisão para assegurar a manutenção da competência	Ausência de estudos relevantes
47. Os endoscopistas que realizam procedimentos de colonoscopia em pacientes pediátricos devem objetivar o exame completo (ileocolonoscopia), a menos que o procedimento esteja sendo realizado por uma indicação que não exige isso *(indicadores 44 e 45)*	Baixa
48. Todos os endoscopistas em treinamento que realizam procedimentos em pacientes pediátricos devem ser supervisionados com monitoramento frequente de desempenho e f*eedback* construtivo até adquirir competência *(indicador 46)*	Muito baixa
49. Devem ser usadas ferramentas de avaliação de competência para registrar o progresso e o nível de proficiência do endoscopista em formação durante o treinamento *(indicador 47)*	Baixa

(Continua)

462 Segurança e Qualidade em Endoscopia Digestiva

Tabela 31.1 – (Cont.) Normas e Indicadores de Qualidade e Segurança em Endoscopia Pediátrica.

Indicadores	Qualidade de Evidência
1. Taxa com que as endoscopias são realizadas dentro do prazo conforme especificado nas diretrizes, como por exemplo retirada de bateria tipo botão e endoscopia na suspeita de doença inflamatória intestinal	Muito baixa
2. Taxa com que anamnese e exame físico pré-procedimento são realizados	Muito baixa
3. Taxa de administração de antibiótico profilático apropriado de acordo com diretrizes aceitas	Muito baixa
4. Taxa com que uma pausa da equipe pré-procedimento é conduzida	Muito baixa
5. Taxa com que as diretrizes de jejum relacionadas à sedação são seguidas	Ausência de estudos relevantes
6. Taxa de amostra de tecido manuseada, rotulada ou processada incorretamente	Ausência de estudos relevantes
7. Taxa de eventos adversos intraprocedimentos documentados	Muito baixa
8. Taxa de eventos adversos pós-procedimentos imediatos documentados	Muito baixa
9. Taxa de eventos adversos tardios documentados	Muito baixa
10. Taxa de eventos adversos	Muito baixa
11. Instalação de um serviço de endoscopia pediátrica de qualidade reconhecido tanto pela estrutura quanto pelos endoscopistas associado a melhores resultados	Baixa
12. Taxa de pacientes/cuidadores que recebem informações e instruções antes da data do procedimento	Baixa
13. Taxa com que os pacientes recebem instruções adequadas para a preparação intestinal	Baixa
14. Taxas de alta de acordo com critérios de qualidade predeterminados	Ausência de estudos relevantes
15. Qualidade da experiência do paciente e/ou responsável	Ausência de estudos relevantes
16. Taxa com que a experiência do paciente e/ou responsável é obtida	Ausência de estudos relevantes
17. Taxa com que o laudo de endoscopia documenta a indicação do procedimento	Baixa

(Continua)

capítulo 31 · Qualidade e Segurança em Endoscopia Digestiva Pediátrica · **463**

Tabela 31.1 – (Cont.) Normas e Indicadores de Qualidade e Segurança em Endoscopia Pediátrica.

Indicadores	Qualidade de Evidência
18. Taxa com que a endoscopia é realizada para uma indicação que está em acordo com as diretrizes atuais baseadas em evidências e/ou padrões de publicações, quando disponível	Baixa
19. Taxa de obtenção do consentimento informado	Moderado
20. Taxa com que se documenta o plano de sedação e/ou anestesia	Baixa
21. Taxa com que o *status* ASA é documentado	Baixa
22. Taxa com que o monitoramento do paciente durante a sedação e/ou anestesia é realizado	Baixa
23. Taxa com que a dose e a via de administração de todos os medicamentos usados durante o procedimento são documentadas	Baixa
24. Taxa com que o conforto intraoperatório do paciente é documentado	Baixa
25. Taxa de utilização de agentes sedativos de reversão	Baixa
26. Taxa com que o procedimento é interrompido e/ou prematuramente interrompido devido a um problema relacionado à sedação e/ou anestesia	Baixa
27. Tempo do procedimento endoscópico	Muito baixa
28. Taxa de preparo intestinal adequado	Baixa
29. Taxa com que o laudo da colonoscopia documenta a qualidade do preparo	Baixa
30. Taxa de exame endoscópico completo conforme definido pela inspeção de todas as áreas relevantes, aquisição de biópsias apropriadas e conclusão bem-sucedida de intervenções	Ausência de estudos relevantes
31. Taxa com que as intervenções endoscópicas são realizadas ou evitadas, apropriadamente	Ausência de estudos relevantes
32. Taxa de conclusão de intervenção endoscópica	Ausência de estudos relevantes
33. Taxas com que as biópsias são obtidas e enviadas adequadamente	Baixa
34. Taxa com que o laudo da endoscopia documenta os achados endoscópicos	Muito baixa

(Continua)

Tabela 31.1 – (Cont.) Normas e Indicadores de Qualidade e Segurança em Endoscopia Pediátrica.

Indicadores	Qualidade de Evidência
35. Taxa com que a documentação do laudo de endoscopia está completa	Muito baixa
36. Taxa com que a documentação do laudo de endoscopia é finalizada	Muito baixa
37. Taxa com que a documentação do laudo de endoscopia é finalizada em um momento oportuno	Muito baixa
38. Taxa com que os pacientes e/ou responsáveis recebem por escrito instruções de alta pós-procedimento	Muito baixa
39. Taxa com que o plano de acompanhamento dos achados da endoscopia é comunicado para pacientes e/ou responsáveis	Muito baixa
40. Taxas com que os achados de patologia são revisados com o paciente e/ou responsável	Muito baixa
41. Taxa com que as endoscopias pediátricas são realizadas por profissionais treinados e certificados	Muito baixa
42. Taxa com que a competência dos endoscopistas pediátricos é avaliada	Ausência de estudos relevantes
43. Número de procedimentos endoscópicos realizados anualmente	Muito baixa
44. Taxa de intubação cecal	Baixa
45. Taxa de intubação ileal	Baixa
46. Proporção de endoscopistas em treinamento que alcançam competência no final da formação	Muito baixa
47. Taxa com que a competência do endoscopista em treinamento é avaliada longitudinalmente	Baixa

Fonte: Overview of the Pediatric Endoscopy Quality Improvement Network (PEnQuIN) Quality Standards and Indicators for Pediatric Endoscopy: A Joint NASPGHAN/ESPGHAN Guideline. Walsh CM et al. J Pediatr Gastroenterol Nutr. 2022;74(S1 Suppl 1):S3-S15.

Quadro 31.1 – Dados para documentação (laudo) do exame endoscópico pediátrico.

1. Tipo de exame/procedimento
2. Alterações no procedimento planejado
3. Data e duração do procedimento
4. Nome do endoscopista responsável
5. Nome dos demais profissionais envolvidos no exame endoscópico, inclusive o residente
6. Nome e número de registro do paciente
7. Data de nascimento do paciente
8. Sexo do paciente
9. Indicação do exame
10. Termo de Consentimento Informado
11. Plano de sedação realizado
12. Nível de sedação e medicações/doses utilizadas
13. Tipo de endoscópio utilizado
14. Descrição e extensão anatômica do exame
15. Método de confirmação da extensão anatômica do exame (marcos anatômicos)
16. Completou o exame
17. Qualidade do preparo de cólon
18. Qualidade da imagem endoscópica
19. Achados endoscópicos relevantes (incluindo ausência de achados)
20. Documentação de imagens dos achados endoscópicos
21. Acessórios utilizados
22. Intervenções realizadas
23. Resultado das intervenções realizadas
24. Descrição das biópsias endoscópicas
25. Localização anatômica das biópsias
26. Descrição geral de outras amostras
27. Impressão diagnóstica (incluindo normal)
28. Eventos adversos e intervenções realizadas (ou ausência de eventos adversos)
29. Motivos de interrupção do exame
30. Orientações pós-exame

Fonte: Walsh CM, et al. Pediatric Endoscopy Quality Improvement Network pediatric endoscopy elements: a joint NASP-GHAN/ESPGHAN guideline. J Pediatr Gastroenterol Nutr. 2022;74:S53-S62.[9]

REFERÊNCIAS BIBLIOGRÁFICAS

1. Chassin MR, Galvin RW. The urgent need to improve health care quality. Institute of Medicine National Roundtable on Health Care Quality. JAMA. 1998;280:1000-5.
2. Walsh CM, Lightdale JR, Mack DR, Amil-Dias J, Bontems P, Brill H, et al. Overview of the Pediatric Endoscopy Quality Improvement Network (PEnQuIN) Quality Standards and Indicators for Pediatric Endoscopy: A Joint NASPGHAN/ESPGHAN Guideline. J Pediatr Gastroenterol Nutr. 2022;74(S1 Suppl 1):S3-S15.
3. Rutter MD, Rees CJ. Quality in gastrointestinal endoscopy. Endoscopy. 2014;46:526-8.
4. Kramer RE, Walsh CM, Lerner DG, Fishman DS. Quality improvement in pediatric endoscopy: a clinical report from the NASPGHAN Endoscopy Committee. J Pediatr Gastroenterol Nutr. 2017;65:125-31.
5. Petersen BT. Quality assurance for endoscopists. Best Pract Res Clin Gastroenterol. 2011;25:349-60.
6. Rutter MD, Senore C, Bisschops R, Domagk D, Valori R, Kaminski MF, et al. The European Society of Gastrointestinal Endoscopy quality improvement initiative: developing performance measures. United Eur Gastroenterol J. 2016;4:30-41.
7. Forget S, Walsh C. Pediatric endoscopy: need for a tailored approach to guidelines on quality and safety. Can J Gastroenterol. 2012;26:735.
8. Brouwers MC, Kho ME, Browman GP, Burgers JK, Cluzeau F, Feder G, et al. AGREE II: advancing guideline development, reporting and evaluation in health care. Can Med Assoc J. 2010;182:839-42.
9. Walsh CM, Lightdale JR, Fishman DS, Furlano RI, Mamula P, Gillett PM, et al. Pediatric Endoscopy Quality Improvement Network pediatric endoscopy elements: a joint NASPGHAN/ESPGHAN guideline. J Pediatr Gastroenterol Nutr. 2022;74:S53-S62.